キッズルーム
トイレ
DN
階段室
UP
EV
EV
採血室
採血室
待合
受付
女子トイレ
男子トイレ
診察室1

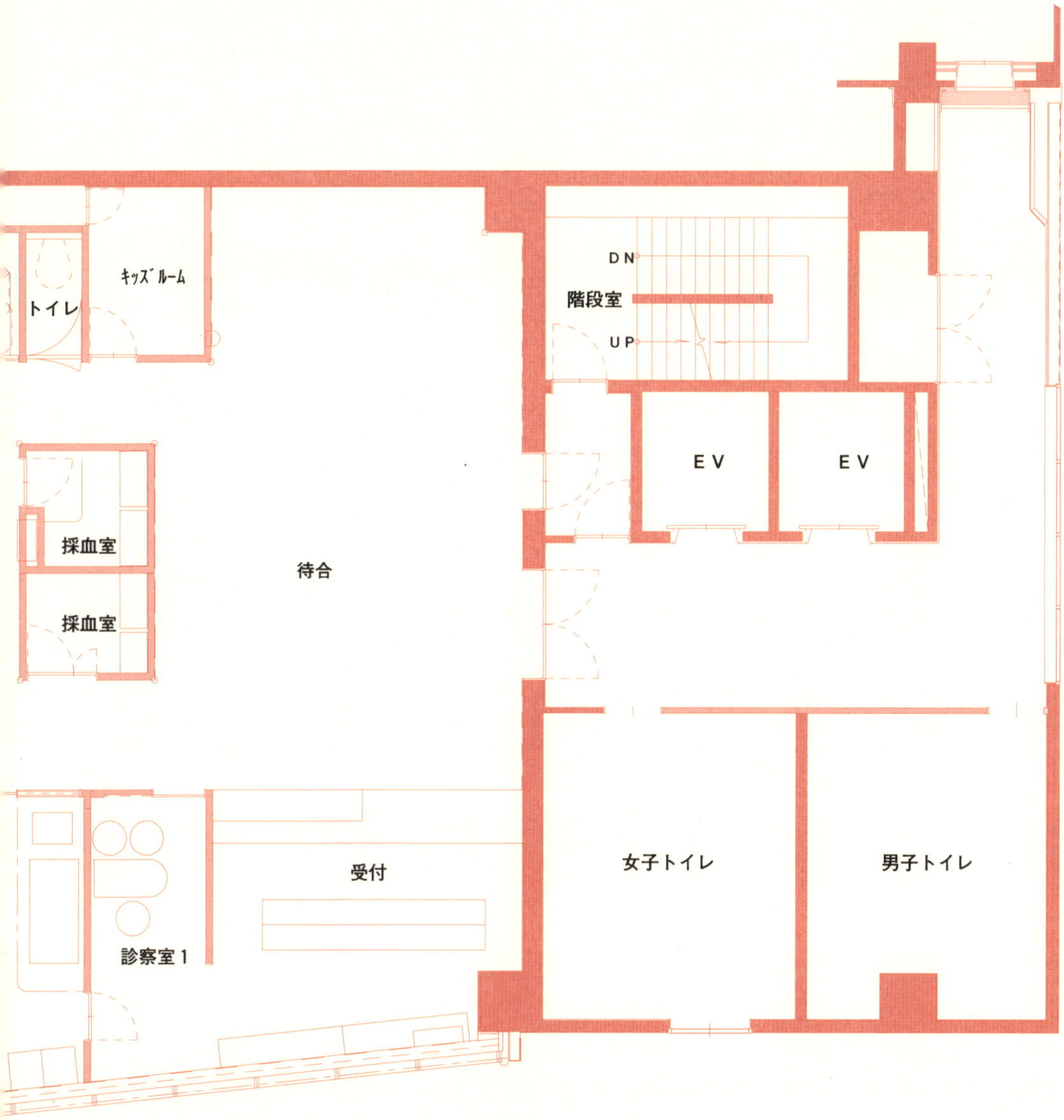

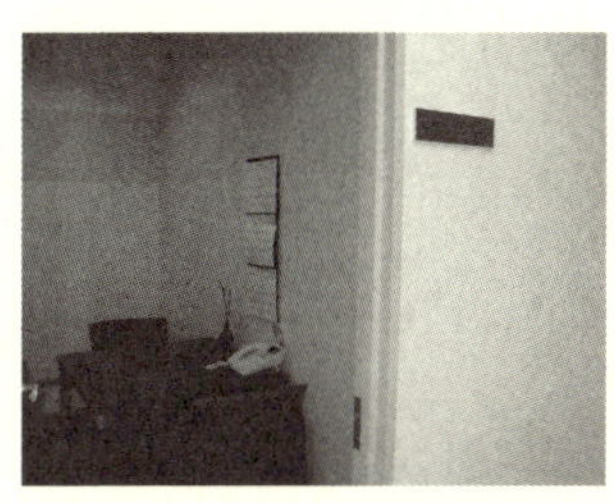
コーディネート室1

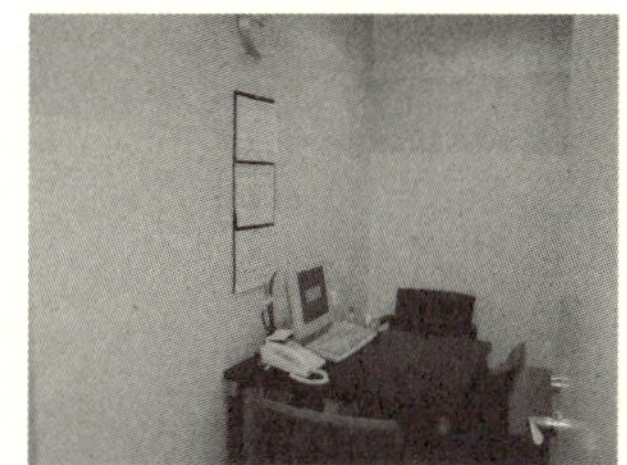
コーディネート室2

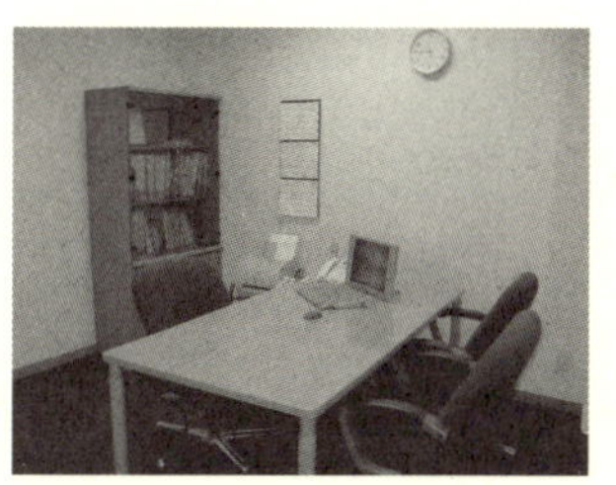
コーディネート室3

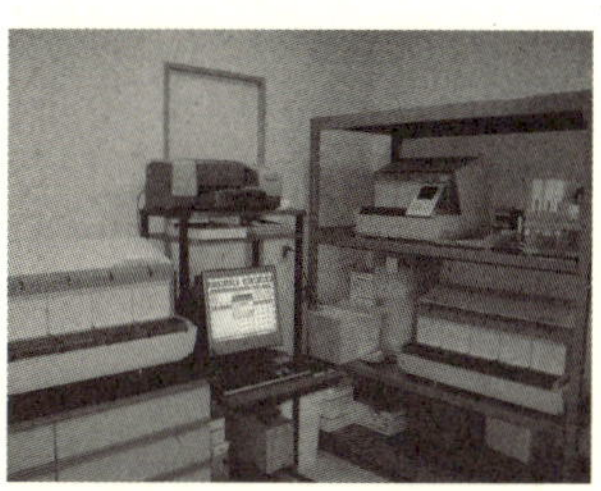
ホルモン検査室

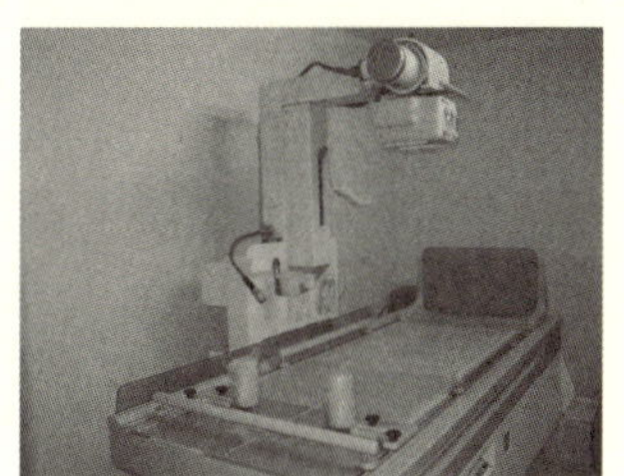
レントゲン室

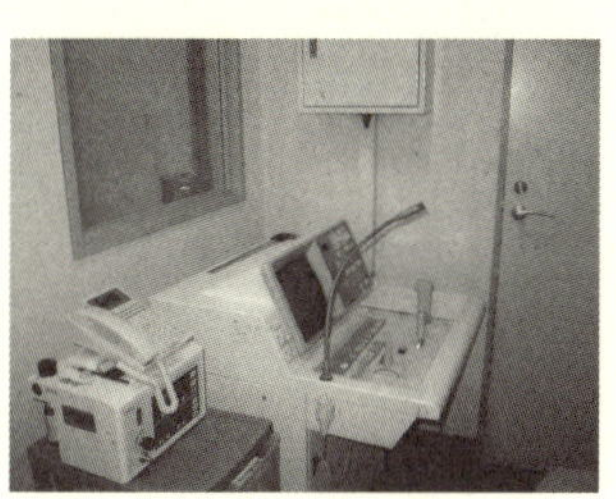
レントゲン操作室

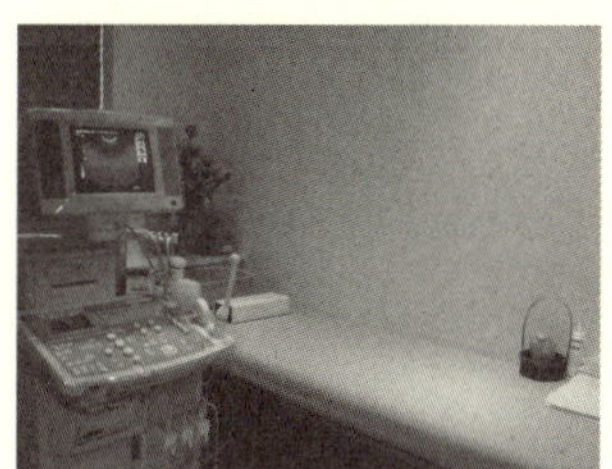
男性診察室

すぐに役立つ
ART実践マニュアル

－木場公園クリニック式method－

編著●吉田　淳（木場公園クリニック院長）

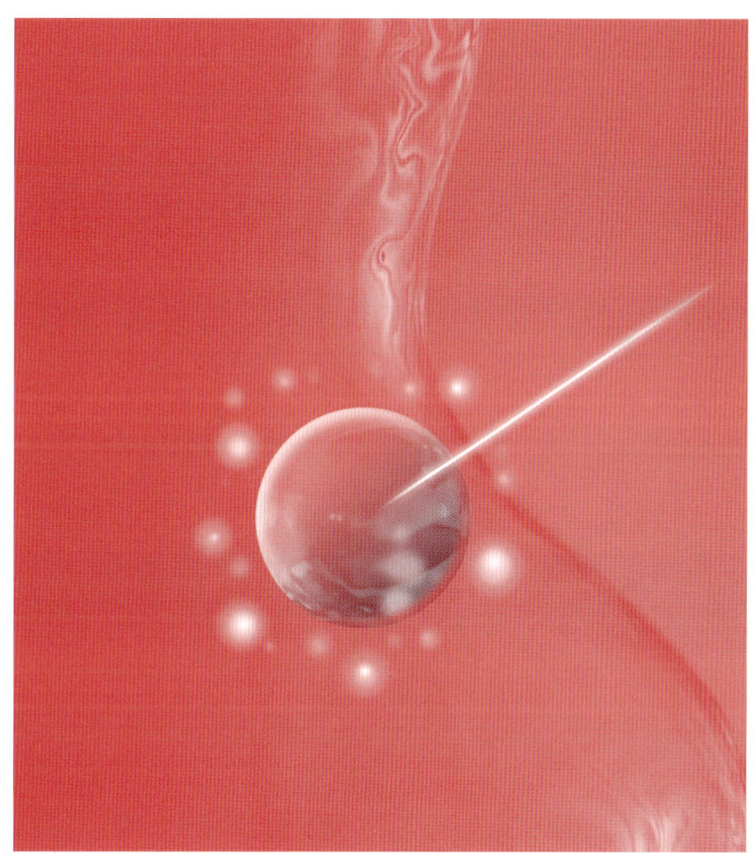

永井書店

■執筆者

吉田　　淳（木場公園クリニック院長）

■執筆協力者（木場公園クリニックスタッフ）

●看護部門

菅野　伸俊（看護師長）

川波　政美（看護師）

若林　美樹（看護師）

関根　政代（看護師）

長谷川陽子（看護師）

●ラボ部門

田中　美穂（エンブリオロジスト長）

鈴木　寛規（エンブリオロジスト）

高橋　暁子（エンブリオロジスト）

溝田　圭子（エンブリオロジスト）

高田真智子（エンブリオロジスト）

●ホルモン検査部門

柿沼　美果（ホルモンコーディネーター長）

松葉　智子（ホルモンコーディネーター）

黒川あかね（ホルモンコーディネーター）

推薦のことば

この度『すぐに役立つ ART 実践マニュアル―木場公園クリニック式 method―』が木場公園クリニック院長　吉田　淳博士によって上梓された。本書は同クリニックの開設以来、おそらく欧米の一流 ART クリニックに勝るとも劣らぬ施設と診療レベルを目指して奮心してこられた同博士と、その指導の下に実績と経験を積み重ねてこられた同クリニック・スタッフの努力の結晶である。私は 2 回にわたり木場公園クリニックを見学訪問する機会を得、その施設や管理の実態をみせて頂いたが、そのときを思い出して今回の本は出るべくして出された本であると感じている。

これまで ART の実地指針書やマニュアルは多数出版され、それぞれの特色をもって江湖に迎えられている。その多くは多数の異なった施設にまたがる執筆者の分担となっているため、個々の著者の方針を知るには手っ取り早いが、内容的に必ずしも統一されていないので戸惑う読者もあろう。今回出版のマニュアルは、生殖医療はそもそも産婦人科と泌尿器科のハイブリッドではなく、生命の発生を取り扱う医学・医療の専門領域であるという著者の考えが前面に色濃く出ており、これは産婦人科と泌尿器科の専門医として長年診療と臨床研究に携わってこられた吉田博士ならではの理念が、本書全体を貫いている。この意味では 1 つの考えによって体系的に書かれた指針書であることが本書の何よりの特色である。

現代の ART はいくつかの専門化した業務内容が統合されたチーム医療であることを余儀なくされている。いうまでもなく、患者側がハードとソフトの両面で高品質の医療レベルを求めているからにほかならない。本書の内容を拝見すると、総論で高レベルの ART に対する院長の方針が明確に示され、各論では医師、看護師、エンブリオロジスト、そしてホルモンコーディネーターという独特の役割分担を設け、それぞれの業務別に事細かにマニュアル、チェック項目、資料などが示されている。ART 現場の実施体制と態様について、これほど詳しく系統的に示した指針書を私は知らない。

日本は ART 大国といわれている。だが、数のうえでは確かに大国でも、質のうえで先進国といえるであろうか。ART を産婦人科医が片手間に実施する時代は過ぎ去ろうとしている。患者が洗練された ART 医療を求める時代に入りつつあるからである。これから ART 専門クリニックとして脱皮しようと志している ART 従事者にとって本書は確かで充実した指針を与えてくれるに違いない。

吉田　淳博士は、診療だけでなく研究志向も旺盛で、かつ並外れた実行力にも富んでいる。かねてから私は現行の ART の限界を覚え、ART の恩恵を受けることのできない不妊患者の治療に新しい生殖医療技術の開発が必要であることを痛感していた。そこで、日本生殖医療エンジニアリング研究会を立ちあげることを決意し、吉田博士にも同志の１人として参加して頂くようお願いした。ご快諾を得、2005年12月に吉田院長を会長として第１回学術集会を開催する運びとなった。

本書が文字どおり、『すぐに役立つ ART 実践マニュアル』として ART 医療従事者の座右におかれ、手引き書として活用されることをお薦めしたい。それは、本書が数から質への転換を遂げるべき時期にきている本邦 ART の現場にとって即座に役立つと考えるからである。

平成17年12月吉日

京都大学名誉教授　**森　崇英**

序文

不妊症はカップルの病気であるのにもかかわらず、女性不妊症の治療は産婦人科で、男性不妊症の治療は泌尿器科で行われている。その点に疑問を感じ、1999年1月に男性・女性不妊症の両方を1人のドクターが診察できる施設として木場公園クリニックはスタートした。治療内容は、女性には子宮卵管造影などの一般不妊症の検査、子宮鏡、膣内精子注入法、人工授精、体外受精、顕微授精があり、男性には男性不妊症の検査、バイアグラなどによる性機能障害の治療、精索静脈瘤の手術、膀胱内精子回収法、精巣内精子回収法を行っている。

開院当初は男性不妊症の木場公園クリニックというイメージが強かったが、3年目にARTのすべての行程について見直しを行った。具体的には、①ART実施前の検査、②ovarian reserveを評価した適切な卵巣刺激、③採卵、④laboratory work、⑤胚の選別と胚移植、⑥黄体補充、すべてについて見直しを行い、細かい点を詰めていった。体外受精・顕微授精における40歳未満の胚移植1回あたりの臨床妊娠率(FHM率)は、2003年には46.0%に上昇した。

また、以前より取り違えなどのミスのないシステムづくりのためにダブルチェックを行ってきたが、2003年度はさらに発展させてISO 9001の取得に向けて各種マニュアルの文書手順化を行った。病院には病院評価機構があるが、診療所(クリニック)は病院でないためその評価を受けることができない。欧米の不妊症専門クリニックではISO 9001を取得している施設が近年多くなっている。このISO 9001は、製品の保証をするのではなく、すべての業務のプロセスの整合性と顧客(患者様)満足度の向上を外部団体から評価を受けて認証を取得するものである。また、1年に1度更新をしていく国際的な規格である。2004年2月には木場公園クリニックでもISO 9001を取得した。

ARTに関する本は数多く出版されているが、総論や各論を述べたものが多く、1つの施設のマニュアルすべてが記載されている本はほとんど出版されていない。そこで今回、1%でも妊娠率をアップさせるためのARTに対する考え方と木場公園クリニックの各部門のマニュアルについて詳しく書いた。この本が実際に不妊症の治療を行っている先生方の少しでもお役に立てば幸いである。

平成17年12月吉日

木場公園クリニック院長　吉田　淳

ARTの成績を決定する6つの柱

1．ART実施前の検査
2．ovarian reserveを評価した適切な卵巣刺激
3．採卵
4．laboratory work
5．胚の選別と胚移植
6．黄体補充

ARTの成績に影響を及ぼす大きな6つの柱には、ART実施前の検査、ovarian reserveを評価した適切な卵巣刺激、採卵、laboratory work、胚の選別と胚移植、黄体補充がある。この6つの柱のどの柱が欠けても良好な分娩率や着床率を得ることはできない。これから実際に木場公園クリニックで行っている検査やARTに対する考え方について文献の考察も含めて詳しく述べる。

目　次

I. 総論

Ⅱ．医師

● III. 看護 ●

Ⅳ. エンブリオロジスト

V. ホルモンコーディネーター

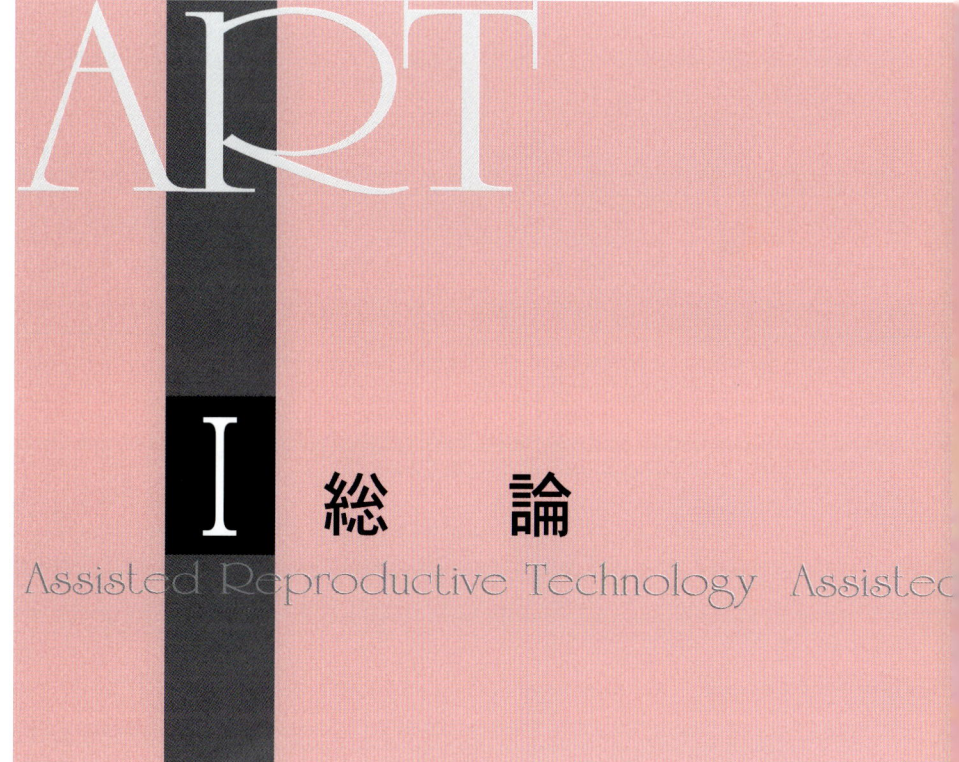

I 総　論

1 ART 実施前検査

ART(assisted reproductive technology；生殖補助技術)実施前に、なるべく少ない回数で妊娠できるようにご夫婦にいろいろな検査を行う。甲状腺機能亢進症などで治療をする必要がある場合は、まずその治療を行ってから ART に臨む。ART の直前の状態を把握するため、これから説明する検査は、通常、卵巣刺激前周期に行う。

女性

●感染症…梅毒(RPR 定性・TPHA 定性)、B 型肝炎(HBs 抗原)、C 型肝炎(HCV 抗体)、成人 T 細胞白血病(HTLV-1)、エイズ[HIV(1、2)抗体]

●血液型…ABO 血液型、Rh 血液型

●末梢血液一般検査…白血球数・赤血球数・血色素量、ヘマトクリット値、MCV、MCH、MCHC、血小板数

●凝固系検査…PT、APTT

以上 4 項目は、採卵は手術であるため、手術前の一般的な検査として調べている。

●甲状腺機能検査…freeT_3、freeT_4、TSH

甲状腺ホルモンは、妊娠に深く関連しているため、甲状腺疾患の有無も調べる。甲状腺ホルモン値は、低くても高くても妊娠しづらくなる。甲状腺機能低下症や甲状腺機能亢進症があるときには甲状腺の専門病院で精密検査をして治療を行った後 ART を実施する。

●クラミジア抗体検査…クラミジアトラコマチス抗体価精密測定検査 IgG、IgA

クラミジア抗体が陽性のときは抗生物質で治療を行う。

●免疫系検査…抗核抗体精密、抗 CL(カルジオリピン)抗体 IgG、抗 CLIgM 抗体、抗 CLβ_2GP Ⅰ、抗 DNA 抗体精密

免疫系に異常があると妊娠率が低下することがあるため、上記の項目を木場公園クリニックでは基本検査として実施している。高度に異常が認められる場合には自己免疫性疾患の専門外来で精査をする。治療には、紫苓湯、バファリン® 、ヘパリンなどを使用している。

●抗精子抗体

血液中に、精子に対する抗体がないかを調べる。女性の抗精子抗体が陽性というだけで、ICSI(顕微授精)の適応にはならないが、採卵後の卵をよく洗浄しても IVF(体外受精)で受精率が悪いときもあるため、IVF と ICSI を半々にする(split)などで対応している。

●染色体検査

最近では、ARTを行う前に夫婦の染色体検査をした方がいいとの考えもあるため、血液中の染色体検査を行っている。

●月経1〜3日目のホルモン検査

月経1〜3日目の値をホルモンの基礎値として測定している。

①FSH(卵胞刺激ホルモン)、②LH(黄体化ホルモン)、③E_2(卵胞ホルモン)、④PRL(プロラクチン)、⑤TES(テストステロン)

●内診

●経腟超音波検査

●子宮頸癌検査

●腟・子宮頸管の細菌培養

細い綿棒を腟・子宮頸管に入れて細菌がないかの検査をする。胚移植(ET)のとき、胚(受精卵)の入った細いカテーテルを子宮頸管から子宮腔内に挿入する。子宮頸管に菌があると、カテーテルに付着した菌を子宮腔内に持ち込む可能性があり、よい胚を戻しても、胚の成長が阻害されることがある。そのため、前もって腟・子宮頸管細菌培養で菌がないかを調べ、悪影響を及ぼすような菌がみつかったときには抗菌薬(腟錠や内服薬)を使用する。

●ゾンデ診

ゾンデ診とは、実際に胚移植に使用するカテーテルを用いて子宮腔の長さを測ることである。胚移植に使用するカテーテルはいろいろなメーカーから発売されているが、カテーテルは種類によって太さや硬さが違う。また、子宮の長さや子宮頸管のねじれは人によって違う。つまり、「一人ひとりに合ったカテーテルを知り、子宮底までの長さを知る」ためにゾンデ診を行う。ゾンデ診を行うことで一人ひとりに合ったカテーテルを知り、胚移植時のカテーテルを挿入するイメージができれば、胚移植本番に、胚が子宮腔内に戻るまでの時間が短縮でき、胚のダメージを少なくすることができる。また、子宮の長さを調べておくことで、胚移植時に「ここまで挿入してしまうと、子宮底に当ててしまう」というカテーテル挿入の限界を知ることができる。ゾンデ診は尿を溜めて実施する。このゾンデ診でうまくカテーテルが挿入できないときは、子宮鏡や子宮頸管拡張術を実施する。

●月経1〜3日目の前胞状卵胞数(経腟超音波)

卵巣内にある小さい卵胞の数のことで、卵巣の能力(卵巣年齢)を表している。

<その他、必要に応じて行う検査>

○子宮卵管造影

○子宮鏡

○MRI検査

処方

厚生労働省では、神経管閉鎖障害の発症を減らすためには、妊娠1ヵ月以上前から妊娠3ヵ月までの間、葉酸などのビタミン豊富な栄養バランスのよい食事が重要であり、特に食事に加えて栄養補助食品で1日400 μg(=0.4 mg)の葉酸を摂取するように勧めている。木場公園クリニックでは、大塚製薬のマルチビタミン1錠と葉酸1錠の内服をお勧めしている。

男性

●感染症検査

梅毒(RPR定性・TPHA定性)、B型肝炎(HBs抗原)、C型肝炎(HCV抗体)、成人T細胞白血病(HTLV-1)、エイズ[HIV(1、2)抗体]。

●抗精子抗体

男性も自分自身の精子に対する抗体をもっていることがある。パイプカット後や、精巣に外傷を受けた後では、高い頻度で陽性になる。IVF(体外受精)で受精させることが可能か、ICSI(卵細胞質内精子注入法)にするべきかなどを判断する材料にする。

●染色体検査

乏精子症や無精子症の男性不妊が原因でICSIを行う場合のみでなく、IVFを行うときでも染色体検査を実施した方がいいとの考えがあるため、末梢血リンパ球を用いた染色体検査を行っている。

○(AZF領域検査)

Y染色体にある精子の形成に関連しているといわれている遺伝子群の検査である。乏精子症・無精子症やICSI適応の方には検査をお勧めしている。

○(ホルモン検査)

①FSH(卵胞刺激ホルモン)、②LH(黄体化ホルモン)、③PRL(プロラクチン)、④TES(テストステロン)、⑤ E_2(卵胞ホルモン)

●精液検査

48時間～7日間禁欲した後に、精液の色、精液量、精子濃度(精子数)、精子運動率、高速精子運動率、正常形態精子率、白血球数、液化、凝集を調べる。

●クルーガーテスト

精子を染色し、精子の形態を詳しく調べる検査。type 1からtype 6に分類する。正常値はtype 1が14.0%以上。type 1が4.0%未満のときは、IVFでの受精率が非常に悪いため、ICSIの適応としている。

●精液培養検査

大腸菌などの細菌が多くみられた場合には、その細菌に対して有効な抗菌薬を使用する。

<その他、必要に応じて行う検査>

○抗精子抗体検査(イムノビーズテスト)

抗精子抗体が精子そのものにどのようにくっついているかを調べる。

○精子生存性検査

動いていない精子が多数認められるときに、その精子が生きていて動いていないのか、死んでいて動いていないのかを調べる検査である。エオジンYで精子を染色して、ピンクに染まる精子が死んでいる精子、染まらない精子が生きている精子と診断する。

○HOS テスト

動いている精子がみつからず、どの精子を顕微授精すればよいのかわからない場合に、生きている精子をみつける方法で、精子の受精能力も調べることができる。

○精子凍結

採卵予定時期に夫が出張などで来院できない、精子の数が非常に少なく当日に採精された精子だけでは不安がある、採卵当日の採精に不安があるなど患者様もしくは医師からの希望で、前もって精子を凍結しておく場合もある。

○視診・触診・陰嚢部超音波検査

ICSI の適応となるような患者様に実施する。この診察によって、精巣(睾丸)の大きさや精索静脈瘤があるかないかがわかる。また、時には精巣腫瘍を発見するときもある。

ART 実施前チェックリスト

ART 実施前検査の検査漏れがないように、また、結果が一目でわかるように木場公園クリニック独自のチェックリストを使用している。

ホルモンコーディネーター(hMG やホルモンなどについて詳しい研修を医師より受けた臨床検査技師)が、チェックリストの表面には女性の検査結果を、裏面には男性の検査結果を記入している。また、異常値があるところは赤色で記入する。卵巣刺激開始前に実施しなければならない検査が漏れないように、医師とホルモンコーディネーターのダブルチェックができるシステムになっている。

2 ovarian reserve を評価した適切な卵巣刺激

●はじめに

不妊症の治療を実施する前に ovarian reserve(卵巣の予備能力、卵巣年齢)を評価することは、ART によって、どれぐらいの成績を上げられるかを患者様にインフォームド・コンセント(IC)をすることが可能になり、かつそれぞれの患者様に合った卵巣刺激を個別化できるという点で、非常に重要である。また、ovarian reserve を評価した適切な卵巣刺激は ART 1 周期目から採卵のキャンセル率や OHSS(卵巣過剰刺激症候群)の発生頻度が低くなりかつ良好な着床率が得られるため良質な卵を得るために非常に重要な部分を占める。本章では、ovarian reserve、各種卵巣刺激法について述べる。

1 ovarian reserve

1 Age

女性の年齢が上がるに従って、当然 ovarian reserve は低下してくる。

Van Kooij ら[1]は図 1 のように IVF-ET を行ったときに女性の年齢が高くなると、implantation rate が低くなると報告している。

Roset ら[2]もまた、図 2 のように年齢別の IVF の成績を比較した結果、採卵あたりの clinical pregnancy rate は、30 歳未満では 26.4%、30〜34 歳では 22.5%、35〜39 歳では 23.5%、40 歳以上では 16.1%と報告している。また implantation rate は、30 歳未満では 17.0%、30〜34 歳では 14.2%、35〜39 歳では 12.7%、40 歳以上では 9.2%と報告している。女性の年齢が高くなるにつれて、妊娠率、着床率とも低下する。

しかし、女性の年齢と卵巣年齢(卵巣の予備能力)がいつも同じわけではない。Roset らは、15 mm 以上の卵胞が 3 個より多くできる症例に限定すると、採卵あたりの妊娠率は 40 歳未満では 24.8%、40 歳以上では 19.6%と報告している。poor responder でなければ、40 歳以上の高齢者でも良好な妊娠率が得られる可能性がある。

木場公園クリニックでは 2003 年度に 739 周期の体外受精(IVF)・卵細胞質内精子注入法(ICSI)を実施しているが図 3 のように女性の年齢が上昇するのに従って、採卵数、胚移植(ET)あたりの臨床妊娠率(FHM)、着床率とも低下した。

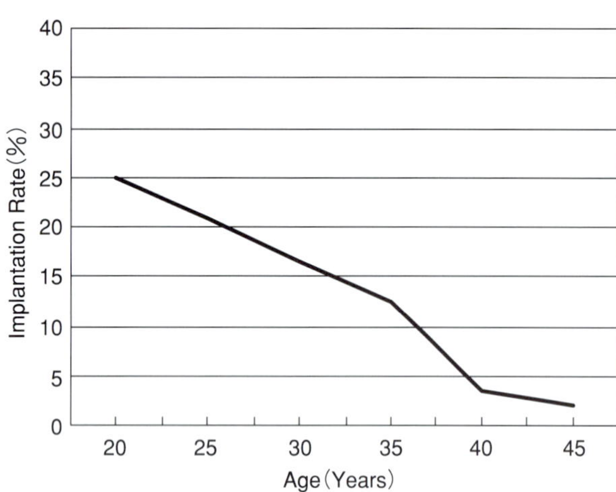

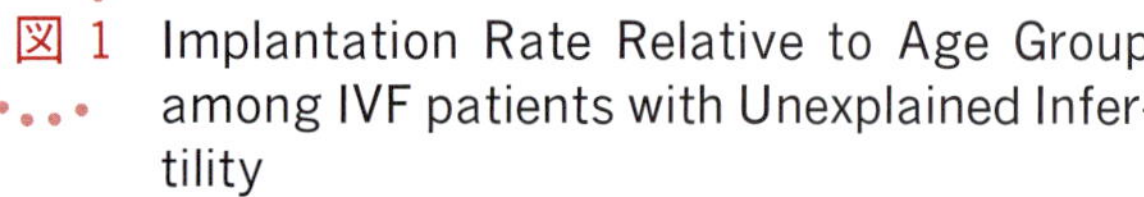

図 1　Implantation Rate Relative to Age Group among IVF patients with Unexplained Infertility

(Van Kooij RJ, et al：Age-dependent decrease in embryo implantation rate after *in vitro* fertilization. Fertil Steril 66：769-775, 1996 による)

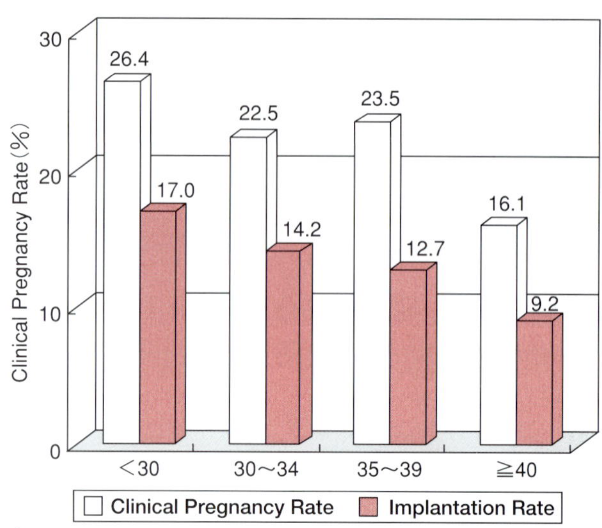

図 2　Clinical Pregnancy Rates per Oocyte Retrievals and Implantation Rate in the four Age groups

(Roset J, et al：The ovarian response as a predictor for successful *in vitro* fertilization treatment after the age of 40 years. Fertil Steril 66：969-973, 1996 による)

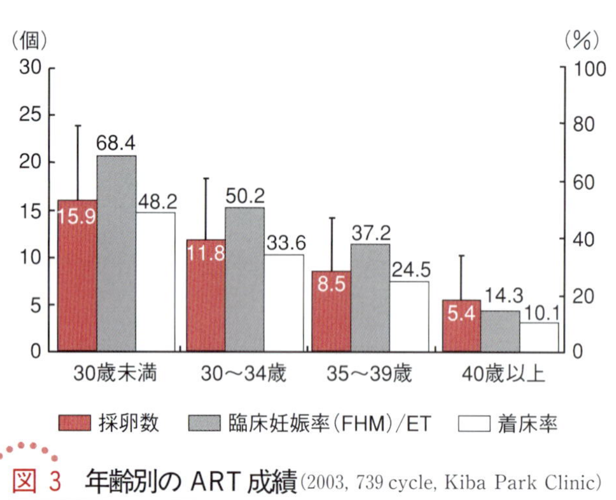

図 3　**年齢別の ART 成績** (2003, 739 cycle, Kiba Park Clinic)

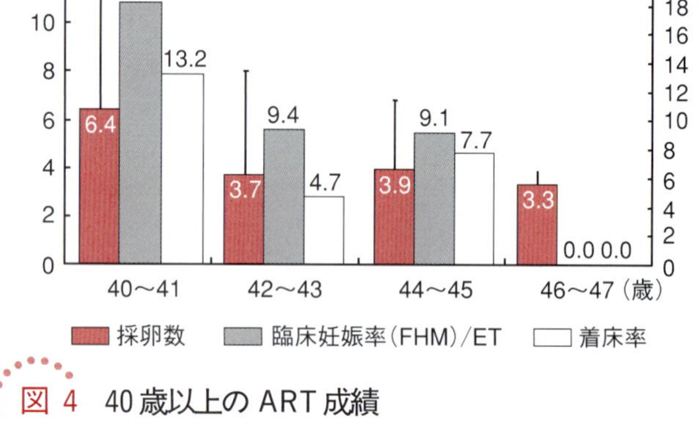

図 4　**40 歳以上の ART 成績**
(2003, 112 cycle, Kiba Park Clinic)

また、図 4 は女性の年齢が 40 歳以上の ART の成績をまとめたものであるが、40～41 歳では比較的チャンスがあるが 46 歳以上では臨床妊娠率が 0%という厳しい成績であった。

2　FSH

FSH は、下垂体前葉から分泌している卵胞刺激ホルモンであるが、閉経の 5～6 年前、無排卵、不規則な月経周期の症例では上昇する。

FSH の値が上がるということは、ovarian reserve が落ちているということを意味する。

Scott ら[3]は図 5 のように、妊娠率は、basal Day 3 FSH が 15 IU/l 未満では 24.0%、15～24.9 IU/l では 13.6%、25 IU/l 以上では 10.7%で、分娩率は basal Day 3 FSH が 15 IU/l 未満では 17.0%、15～24.9 IU/l では 9.3%、25 IU/l 以上では 3.6%と報告している。

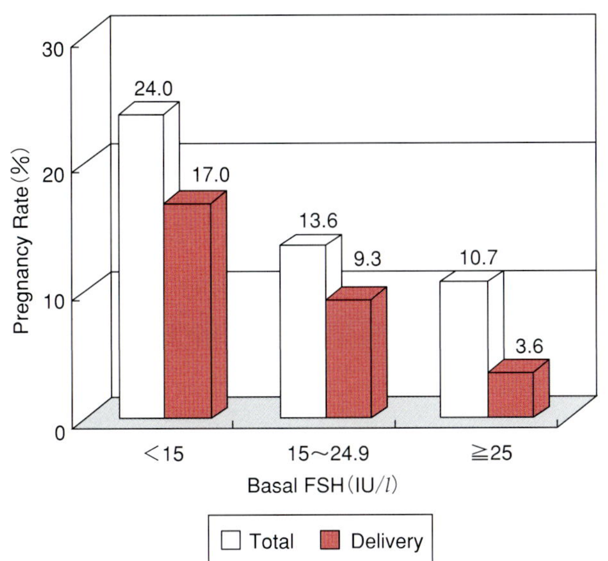

図 5 Basal FSH Levels and Pregnancy Rates in IVF

(Scott RT, et al : Follicle-stimulating hormone levels on cycle day 3 are predictive of *in vitro* fertilization outcome. Fertil Steril 51 : 651-654, 1989)

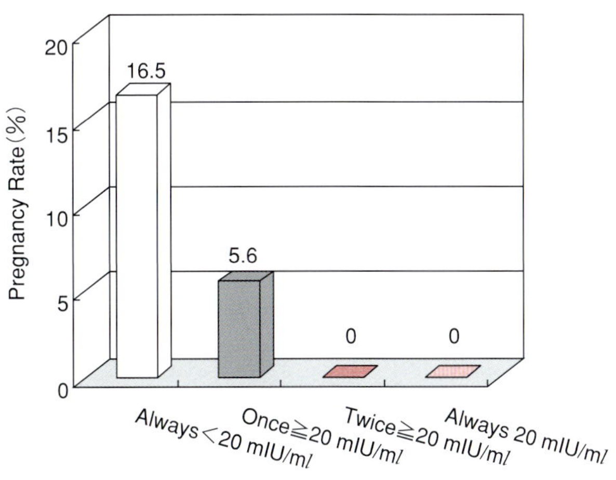

図 6 Basal FSH Variability and Pregnancy Rates

(Martin JSB,et al : Future *in vitro* fertilization pregnancy potential of woman with variably elevated day 3 follicle-stimulating hormone levels. Fertil Steril 65 : 1238-1240, 1996)

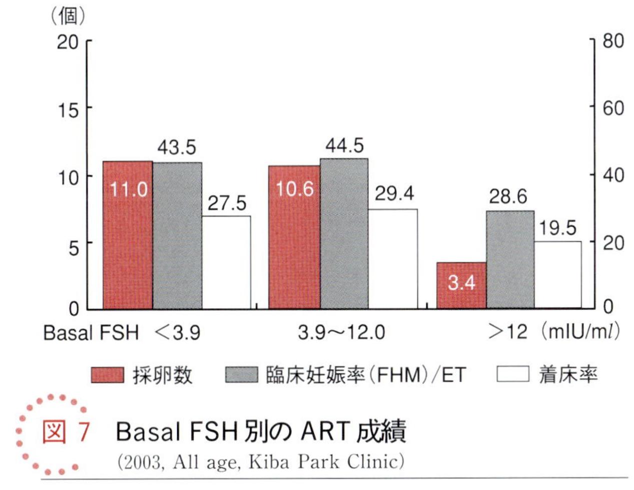

図 7 Basal FSH 別の ART 成績

(2003, All age, Kiba Park Clinic)

Basal Day 3 FSH の値が上昇するにつれて、妊娠率、分娩率とも低くなる。

また次に、FSH の値は周期によってばらつきがあるが、Scott ら[4]は、basal FSH が 15 IU/l 未満の症例では、周期ごとのばらつきが 2.6±0.2 IU/l と小さかったのに対して、basal FSH が 15 IU/l 以上と上昇している症例では、周期ごとのばらつきが 7.4±0.9 IU/l と大きかったと報告している。ovarian reserve が低下している症例ほど、周期ごとの basal FSH の値にばらつきが多いということになる。

次に Martin ら[5]は、図 6 のように妊娠率は Day 3 の FSH 値が、常に 20 mIU/ml 未満の症例では 16.5%、1 回のみ 20 mIU/ml 以上の症例では 5.6%、2 回以上 20 mIU/ml 以上の症例では 0%、常に 20 mIU/ml 以上の症例では 0%と報告している。

木場公園クリニックの 2003 年度の体外受精・顕微授精の成績をみてみると、図 7 のように basal FSH が 12.0 mIU/ml より多くなると採卵数、胚移植あたりの臨床妊娠率(FHM)、着床率とも有意に低下した。

3 E_2

Smotrich ら[6)]は図 8 のように、卵巣刺激を行う前に Day 3 の E_2を測定して、その結果によって IVF の成績がどのようになるかを検討した。Cancellation rate は、Day 3 E_2が 80 pg/m*l* 未満では 0.4%であったのに対して、80 pg/m*l* 以上では 18.5%。一方、周期あたりの clinical pregnancy rate は、80 pg/m*l* 未満では 37.0%であったのに対して、80 pg/m*l* 以上では 14.8%であった。つまり、Day 3 E_2が高いと、cancellation rate が高くなり、clinical pregnancy rate は低くなる。

また、Day 3 E_2 100 pg/m*l* 以上では、clinical pregnancy rate は 0%であったと報告している。

図 9 のように木場公園クリニックの 2003 年の体外受精・顕微授精のデータでは Basal E_2のが上昇すると胚移植(ET)あたりの臨床妊娠率(FHM)と着床率が低下した。特に E_2が 200 pg/m*l* 以上になると胎児の心拍が確認できたものは 1 例もなかった。

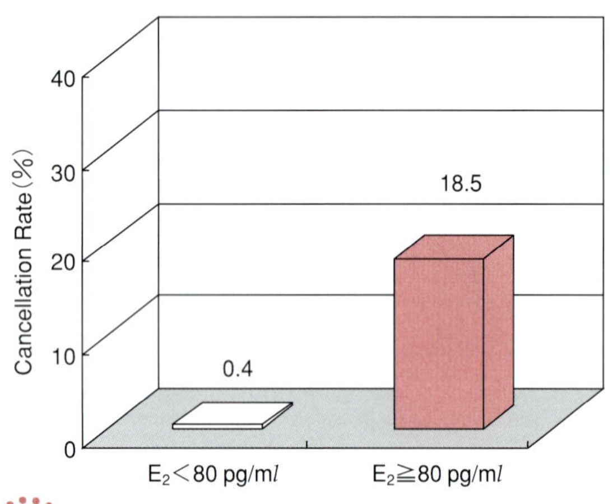

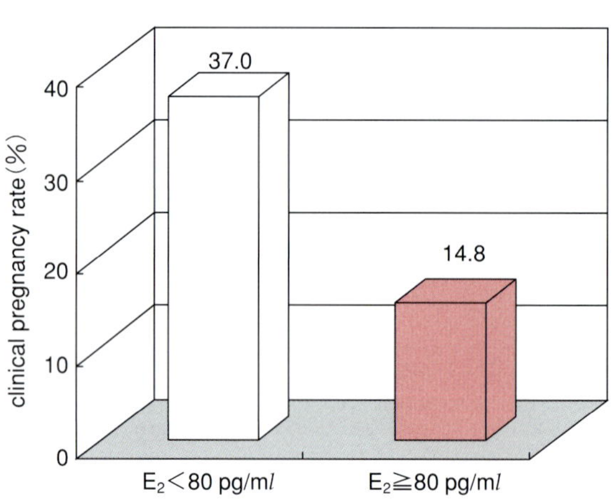

図 8 Predictive Value of Basal Estradiol measurements in IVF
(Smotrich DB, et al : Prognostic value of day 3 estradiol on *in vitro* fertilization outcome. Fertil Steril 64 : 1136-1140, 1995 による)

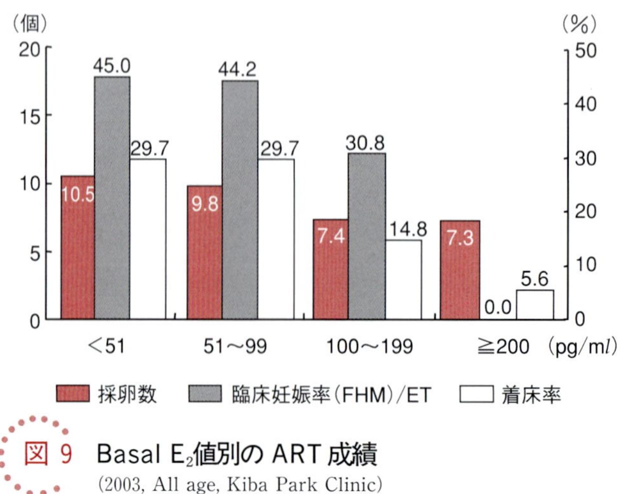

図 9 Basal E_2値別の ART 成績
(2003, All age, Kiba Park Clinic)

4 卵巣容積

男性では、精巣の大きさイコール精子をつくる力といわれているが、女性でも卵巣容積(ovarian volume)が ovarian reserve と関連しているといわれている。また、ovarian volume は経腟超音波検査によって、簡単に下の式のように測定することができる。

$$\text{Ovarian volume} = \pi \times \frac{\text{length} \times \text{width} \times \text{depth}}{6}$$

Syrop ら[7]は、図 10 のように、周期あたりの clinical pregnancy rate は、total ovarian volume が 8.6 cm^3未満では 31%、8.6～22.2 cm^3では 34%、22.2 cm^3以上では 50%、cancellation rate は、total ovarian volume が 8.6 cm^3未満では 21%、8.6～22.2 cm^3では 13%、22 cm^3以上では 4%と報告している。卵巣容積が大きいほど、妊娠率が高く、cancellation rate が低くなる。

また、1999 年に Syrop ら[8]は、女性の年齢、卵巣容積、喫煙の状態が、Day 3 の FSH や Day 3 の E_2よりも ovarian reserve を評価できると報告している。

また、Sharara ら[9]は、GnRH agonist による long protocol によって、卵巣容積は減少しないと報告している。

われわれも、卵巣刺激前周期の黄体期中期の卵巣容積を以前は測定していたが、卵巣容積の合計と採卵数との間には、非常に弱い正の相関しか認めなかった(図 11)。このような結果から現在、木場公園クリニックでは卵巣容積は測定していない。

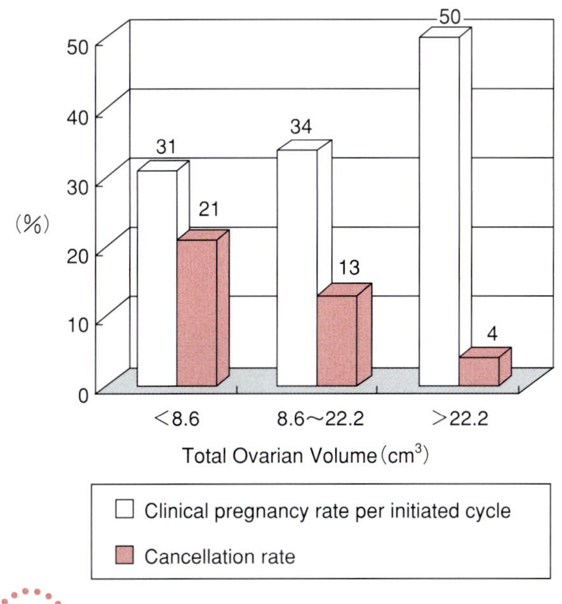

図 10 Trends of Ovarian Volumes and Outcome Measures
(Syrop CH, et al : Ovarian volume ; a novel outcome predictor for assisted reproduction. Fertil Steril 64 : 1167-1171, 1995 による)

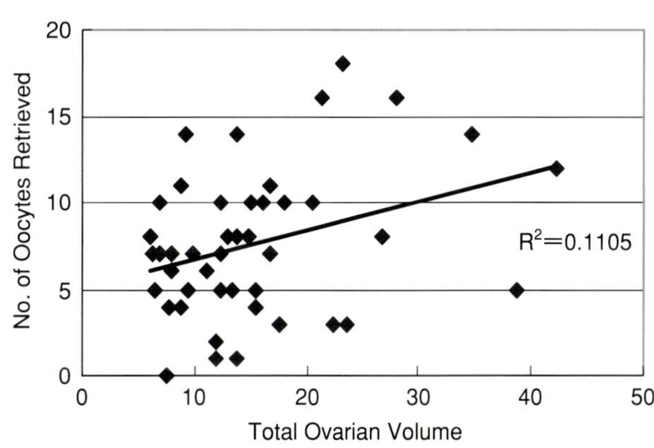

図 11 Relationship between Total Ovarian Volume and Oocytes Retrieved Number
(Yoshida, et al : unpublished data (Kiba Park Clinic) による)

5 antral follicle 数

原始卵胞、一次卵胞、二次卵胞、前胞状卵胞、胞状卵胞、排卵前卵胞となって、排卵が起こるが、卵胞腔が形成されたもののことを前胞状卵胞(antral follicle)と呼ぶ。

卵巣刺激を実施する前に、Day 1～3 の antral follicle 数を調べることは、非常に簡単な方法である。

Ng ら[10)]は、antral follicle 数は、Day 3 の FSH や女性の年齢よりも採卵数と深い相関があり、antral follicle 数と採卵数との正の相関を報告している。

また、Chang ら[11)]は、long protocol では Day 1 に、short protocol では Day 2 に antral follicle 数を調べて、図 12 のように antral follicle number と採卵数との正の相関を証明している。

次に図 13 のように、antral follicle 数が 3 個以下、4～10 個、11 個以上の 3 群に分けて検討したところ、cancellation rate は 3 個以下で 68.8%、4～10 個で 5.3%、11 個以上で 0%であった。一方 pregnancy rate は、3 個以下で 0%、4～10 個で 23.7%、11 個以上で 36.8%であった。antral follicle 数が多ければ、cancellation rate は低くなり、pregnancy rate は高くなる。

われわれは、まず卵巣刺激を行う前周期の月経 1～3 日目に図 14 のよう

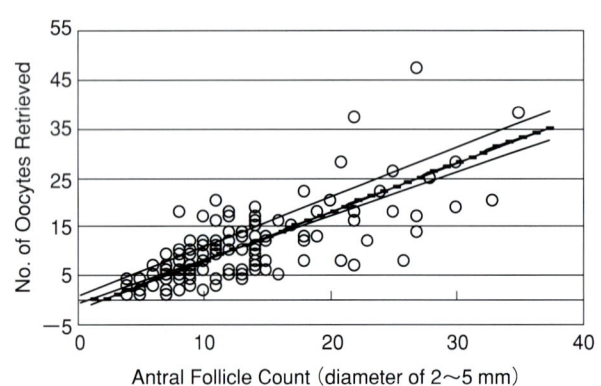

図 12 Relationship between Antral Follicle Count and Oocytes Retrieved Number
(Chang MY, et al : Use of the antral follicle count to predict the outcome of assisted reproductive technologies. Fertil Steril 69 : 505-510, 1998 による)

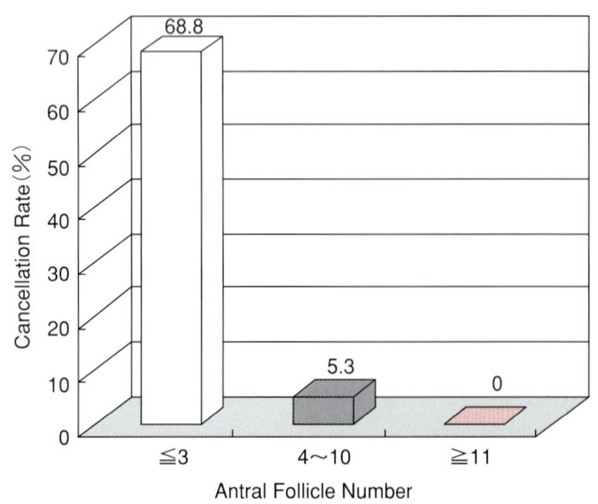

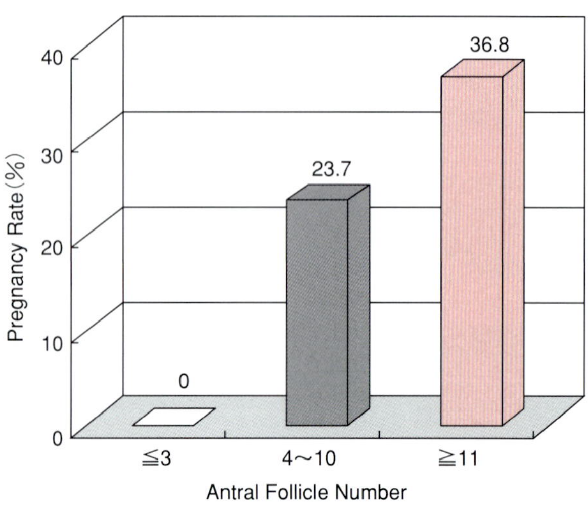

図 13 Antral Follicle Count and ART Outcome
(Chang MY, et al : Use of the antral follicle count to predict the outcome of assisted reproductive technologies. Fertil Steril 69 : 505-510, 1998 による)

に antral follicle 数を調べている。次に、long 法では月経 2～4 日目の間に、short 法と antagonist 法では月経 1～3 日目の間に antral follicle 数を再度調べて排卵誘発剤の量を決定している。**図 15** のように、卵巣刺激周期の antral follicle 数と採卵数との間に強い正の相関を認めた。

われわれは、排卵誘発剤を使用する直前に、その周期の卵巣の反応性を予想する方法として、antral follicle 数が最も有効な方法であると考えている。

図 16 に木場公園クリニックの 2003 年の卵巣刺激直前の antral follicle 数別の体外受精・顕微授精の成績を示した。antral follicle 数が少ないと採卵数、胚移植(ET)あたりの臨床妊娠率(FHM)、着床率が低くなった。これらのデータをもとに木場公園クリニックでは、女性の年齢が若くても antral follicle 数が 7 個以下のときは卵巣刺激法は long 法ではなく、患者様の希望があるときは個人輸入という形でセトロタイド法を行っている。

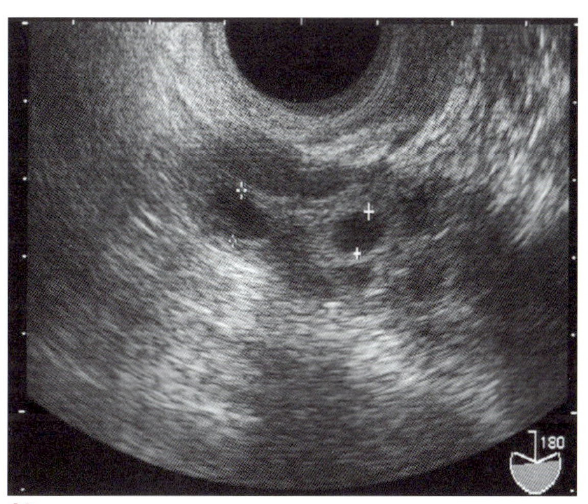

図 14 卵巣刺激を行う前周期の月経 1～3 日目の antral follicle 数

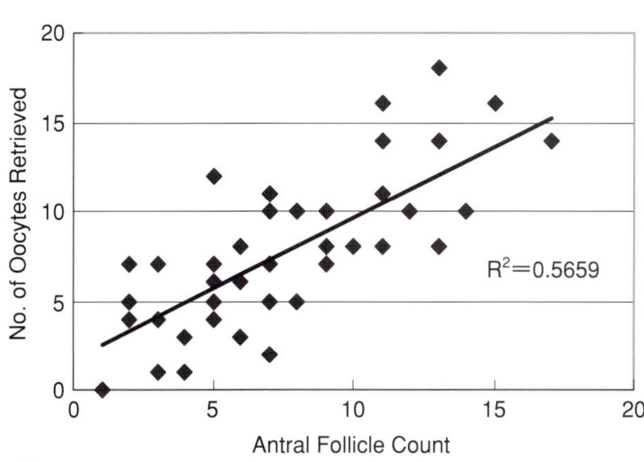

図 15 Relationship between Antral Follicle Count and Oocytes Retrieved Number
(Yoshida, et al : unpublished data (Kiba Park Clinic) による)

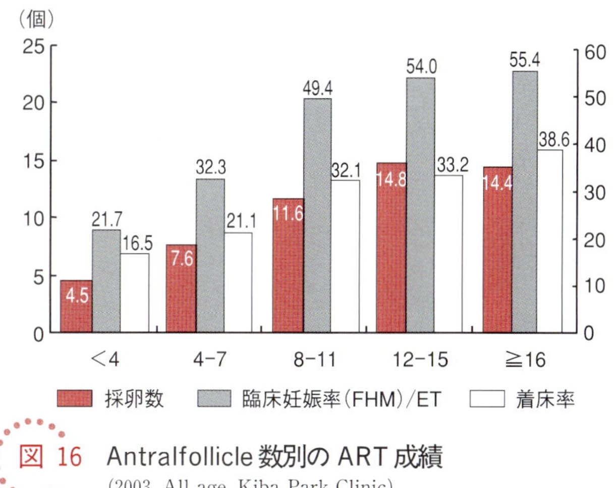

図 16 Antralfollicle 数別の ART 成績
(2003, All age, Kiba Park Clinic)

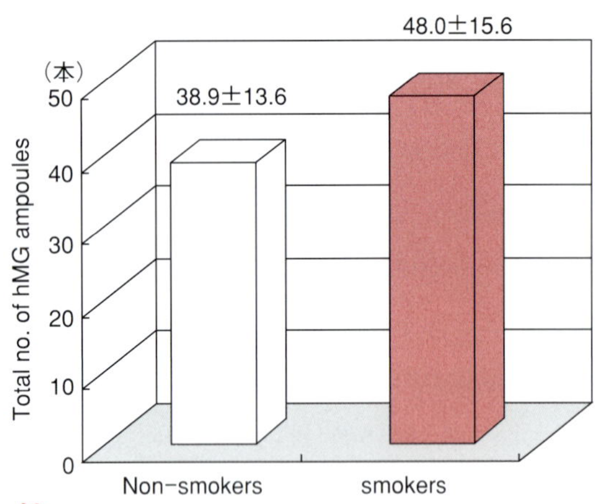

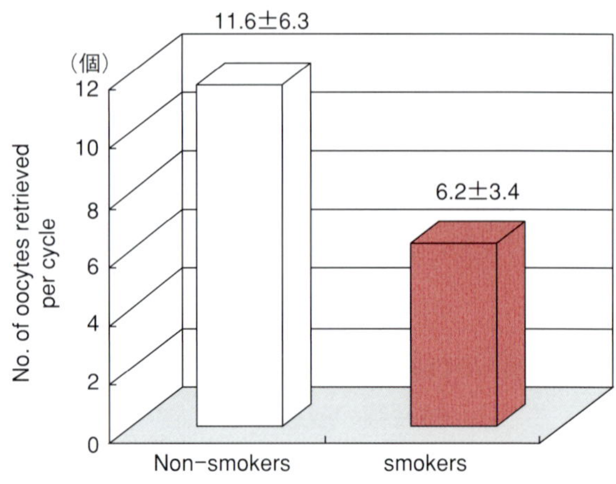

図 17　Effects of Smoking on Ovarian Stimulation in IVF
（El-Nemr, et al：Effect of smoking on ovarian reserve and ovarian stimulation in *in-vitro* fertilization and embryo transfer. Hum Reprod 13：2192-2198, 1998 による）

6　smoking

喫煙は、男女ともに生殖能力を落とすといわれている。Nemr ら[12]は、108 人の non-smoker と 65 人の smoker を比較した結果、36 歳未満の女性では、non-smoker と比較して smoker では、basal serum FSH が高かったと報告している。また図 17 のように、ART 実施時に使用した hMG のアンプル数は、non-smoker では 38.9±13.6 本、smoker では 48.0±15.6 本、また採卵数は、non-smoker では 11.6±6.3 個、smoker では 6.2±3.4 個と報告している。喫煙は ovarian reserve を低下させる。

7　その他

その他、ovarian　reserve を予想する方法には、clomiphene citrate challenge test（clomiphene 100 mg を Day 5〜9 まで内服し、Day 3 と Day 10 の FSH を測定する方法）、Day 3 の血清インヒビン B の測定、カラードップラー付きの経腟超音波で卵巣の血流を測定する方法などがある。

2　各種卵巣刺激法

卵巣刺激とは、hMG などの排卵誘発剤を使い、卵を多く育てることである。通常、毎月何個かの卵のうち 1 個が選ばれ、大きくなり排卵が起こるが、成熟卵の数を増やすために排卵誘発剤を使用する。

GnRH agonist を使った卵巣刺激法には、

①long 法……GnRH　agonist を前周期の卵胞期前期または黄体期中期から使いながら hMG を使用する方法。

②ultra long 法……long 法よりも注射の開始時期を非常に遅らせて hMG を使用する方法。

③short 法……GnRH agonist を Day 1 または Day 3 から使いながら hMG を使用する方法。

④低容量(20%希釈) short 法……20%に薄めた GnRH agonist を使用してショート法を行う方法。

GnRH agonist を使用しない卵巣刺激法には、

①antagonist(日本未発売)法

②シクロフェニル-hMG 併用法

③クロミフェン-hMG 併用法

④レトロゾール(日本未発売)-hMG 併用法

などがある。

以上の多くの卵巣刺激法の中から、個々に適していると思われる卵巣刺激法を選択する必要がある。われわれは ovarian reserve をもとに、卵巣手術の既往、過去の卵巣刺激に対する反応、PCOS(多嚢胞性卵巣症候群)かどうか、視床下部性または下垂体性の排卵障害かどうか、ART の経験がある場合には、卵のクオリティ、M II(成熟卵)率、受精率、分割率、胚のグレード、胚盤胞到達率なども加味して、卵巣刺激法を選択している。われわれは卵巣年齢が若く、卵巣刺激に対する反応がよい患者様には long 法を第一選択と考えている。卵巣年齢が高く、卵巣刺激に対する反応が悪い患者様や、以前に long 法で良質の卵が得られなかった患者様には、インフォームド・コンセントが得られた場合(個人輸入という形で患者様が希望した場合)には antagonist 法を第一選択と考えている。

われわれは、過去の hMG に対する反応性を考慮しながら、antral follicle 数をもとに卵巣刺激に使用する hMG の量を決定している。

1 long 法

Long 法には、前周期の卵胞期前期から GnRH agonist を使用する場合、前周期の黄体期中期から使用する場合などがある。

Urbancsek ら[13]は、GnRH agonist を前周期の卵胞期初期から開始した場合と、黄体期中期から開始した場合で比較検討している。**図 18** のように、clinical pregnancy rate は、卵胞期初期より GnRH agonist を開始した場合には 15.7%、黄体期中期より GnRH agonist を開始した場合には 27.0%と黄体期中期より GnRH agonist を開始した方が有意に妊娠率が高かったと報告している。

黄体期中期から GnRH agonist を使用する long 法では、卵巣嚢腫ができることがある。この cyst のことを、baseline cyst と呼ぶ。baseline cyst は、GnRH agonist を使用することにより、一時的に FSH と LH のレベルが増加することによって形成されると考えられている。baseline cyst があると、卵巣刺激を行った場合の peak E_2は低くなり、cancellation rate が高くなり、採卵数が少なくなる。Kertz ら[14]は**図 19** のように、clinical pregnancy rate は、

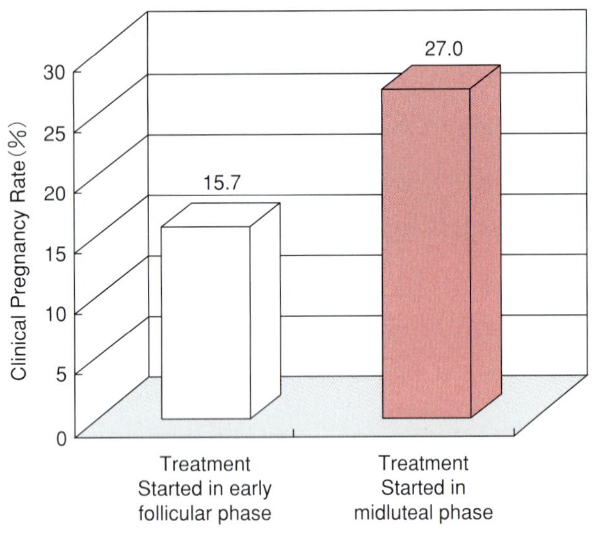

図 18　Midluteal buserelin is superior to early follicular phase buserelin in combind GnRH analog and gonadotoropin stimulation in IVF

(Urvancsek J, et al：Midluteal buserelin is superior to early follicular phase buserelin in combined gonadotoropin-releasing hormone analog and gonadotropin stimulation in *in vitro* fertilization. Fertil Steril 65：966-971, 1996 による)

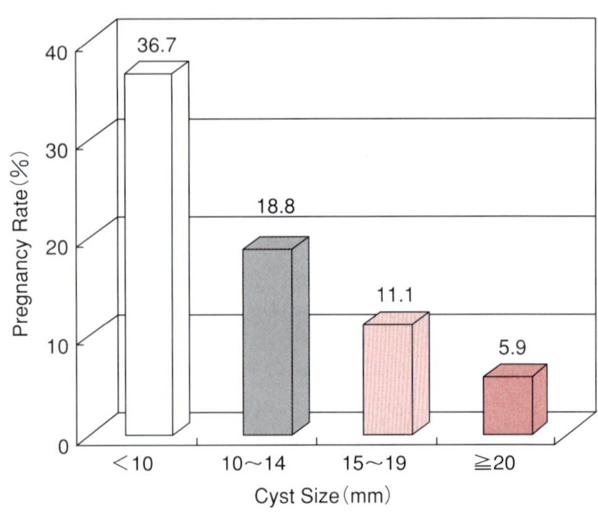

図 19　Progressive Baseline Cyst Diameter and Clinical Pregnancy Rate

(Kertz MD, et al：Baseline cyst formation after luteal phase gonadotropin-releasing hormone agonist administration is linked to poor *in vitro* fertilization outcome. Fertil Steril 64：568-572, 1995 による)

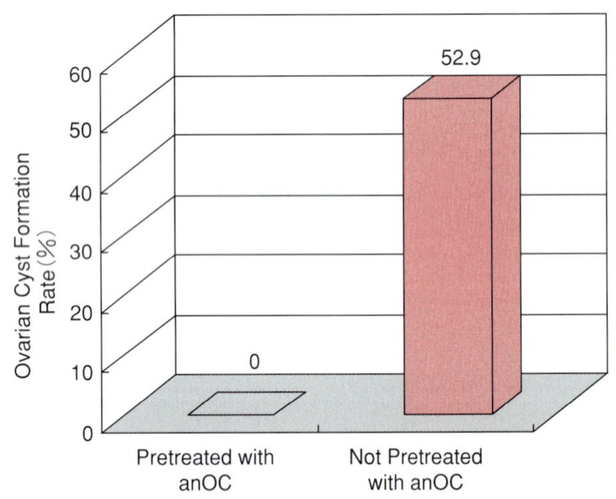

図 20　Comparison between patients pretreated and patients not pretreated with an oral contraceptive before the commencement of GnRH-agonist treatment

(Biljan MM, et al：Effects of pretreatment with an oral contraceptive on the time required to achieve pituitary suppression with gonadotropin-releasing hormone analogues and on subsequent implantation and pregnancy rates. Fertil Steril 70：1063-1069, 1998)

baseline cyst の大きさが 10 mm 未満で 36.7%、10～14 mm で 18.8%、15～19 mm で 11.1%、20 mm 以上で 5.9%と報告している。baseline cyst が大きくなるにつれて、妊娠率は低下する。これらのデータをもとにわれわれは、10 mm 以上の baseline cyst があるときは、原則としてその周期をキャンセルしている。

では、どのようにすれば baseline cyst formation を予防できるであろうか。それには前周期の oral contraceptive の使用が有効である。oral contraceptive はそれのみで下垂体の抑制をかけることができる。

Biljan ら[15]は図 20 のように、baseline cyst formation は、oral contraceptive を使用した場合には 0%であったが、使用しなかった場合には 52.9%であったと報告している。

oral contraceptive 使用の利点としては、

①antral follicle の大きさのばらつきが少なくなる。

②baseline cyst formation 率が低くなる。

③妊娠しているときに GnRH agonist を使う可能性がなくなる。

④GnRH agonist で起こる頭痛などの副作用を予防することができる。

⑤スケジュールがコントロールしやすい。

がある。short 法、低容量 short 法、antagonist 法でも oral contraceptive は有効である。しかし、oral contraceptive は poor responder をつくることにもなるので、慎重に使用期間を選ぶ必要がある。Tan ら[16)]が報告しているように、long 法が short 法より受精率が良好なので、われわれは、ovarian reserve が低下していないときは、oral contraceptive を前周期に使用した long 法を第一選択としている(図 21)。

● 1．木場公園クリニックでの long 法による卵巣刺激法(図 21)

①卵巣刺激前周期の Day 3 からピルを内服する。内服期間は 14～28 日間(antral follicle 数によってピルの使用期間を選択する)。

②GnRH agonist はピル内服終了日の 2 日前から使用する。

③卵巣刺激周期の月経 2～4 日目の間に行う経腟超音波で、卵巣内に baseline cyst がないかを調べ、antral follicle 数を数える。また、FSH、LH、E_2、P の測定も行う。

④卵巣刺激を始める前日、または前々日の LH の値で hMG の種類を決める。LH が 1.5 mIU/ml 以上の場合はフェルティノーム P® 75 単位またはヒュメゴン® 100 単位または日研 hMG 150 単位を、LH が 1.5 mIU/ml 未満の場合には LH がある程度入っているヒュメゴン® 150 単位を使用する。

⑤OHSS(卵巣過剰刺激症候群)の発生を減らすためには、antral follicle 数によって hMG の量(アンプル数)を変えることが大切である。過去の卵巣刺激時の hMG に対する卵巣の反応も考慮して hMG の量を決定している。目安として antral follicle 数が 7～12 個では 300 単位、13～15 個では 225 単位、16 個以上では 150 単位を使用する。

⑥卵巣刺激開始後 3 本後または 4 本後の E_2の値と卵胞の大きさによって hMG の量を変更する。

⑦卵巣刺激開始後 4 本目または 5 本目より、hMG はパーゴグリーン® に変更する。

⑧卵胞の平均径が 18 mm 以上のものが 2 個以上できた時点で、hCG に切り替える。

⑨GnRH agonist は hCG 投与日の午後 3 時まで使用する。

⑩hCG 投与日の hMG の注射は、卵胞の発育が十分のときは前日の半量、卵胞の発育が不十分のときは前日と同量使用する。OHSS の可能性があるときは hCG 投与日の hMG の注射は行わない。

⑪COH 中に P の上昇があったとき、E_2の著明な低下があったとき、hCG 投与翌日の P の上昇がないとき、poor response のときはその周期を原則としてキャンセルしている。

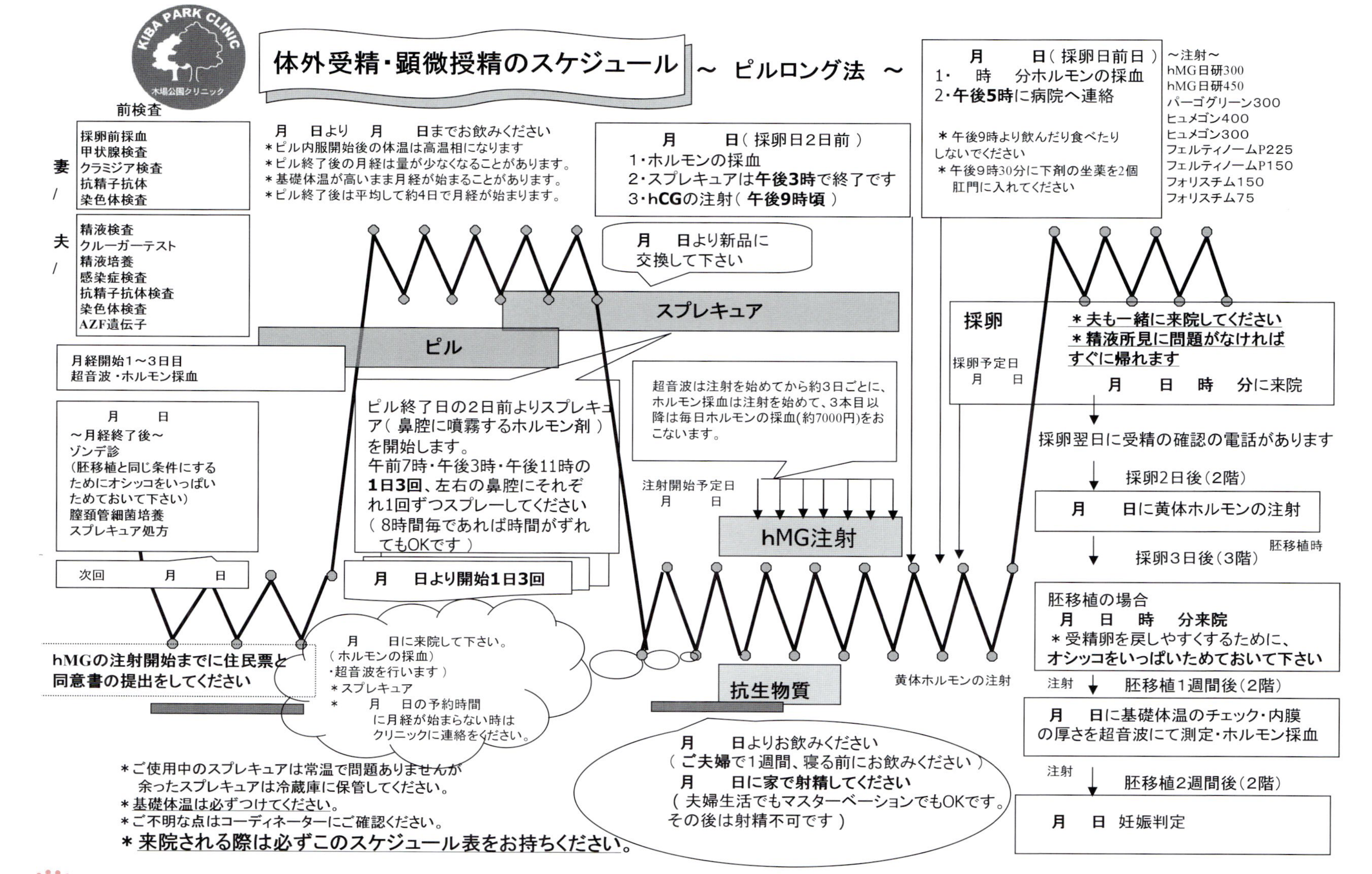

図 21　木場公園クリニックでの long 法による卵巣刺激法

2 short 法

Short 法では hCG を投与するタイミングが非常に重要である。short protocol では、2 個の leading follicle が 17 mm になったら hCG を注射しなければならない。つまり、long protocol よりも少し早いタイミングで、hCG を投与する必要がある。**図 22** のように Clark ら[17]は、投与が 24 時間遅れると卵が過熟になって、clinical pregnancy rate が低下すると報告している。

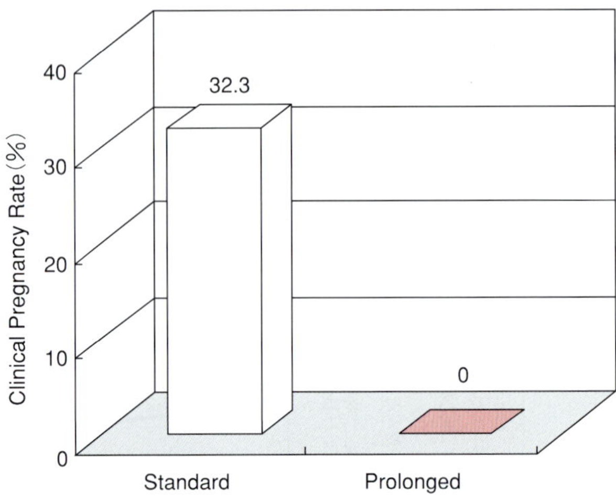

図 22 Pregnancy Outcome of Standard and Prolonged Follicle Recruitment

(Clark L, et al : Prolonged follicle stimulation decreases pregnancy rates after *in vitro* fertilization. Fertil Steril 55 : 1192-1194, 1991 による)

3 microdose GnRH agonist short 法

Poor responder に GnRH agonist を使用することは、卵巣の反応性を poor にする可能性がある。そこで、通常の GnRH agonist よりも非常に少ない量で hMG との併用を行う方法がある。その方法のことを microdose GnRH agonist 法と呼ぶ。

Feldberg ら[18]は、通常よりも少ない量の GnRH agonist を使用すると、cancellation rate が低くなり、採卵数が多くなり、受精率も高かったと報告している。

次に Schoolcraft ら[19]は、premature LH surge や early P を予防する目的で、前周期に oral contraceptive を 21 日間使用し、その後低容量の GnRH agonist と成長ホルモンを併用しながら卵巣刺激を行う方法を報告している。**図 23** のように、従来の long protocol に成長ホルモンを併用したものと、microdose GnRH agonist 法に成長ホルモンを併用したものを比較した。cancellation rate は、従来の long protocol では 100%であったが、microdose GnRH agonist 法では 12.5%であった。また、Day 5 の E_2は従来の long protocol では 81.8±42.9 pg/m*l* であったが、microdose GnRH agonist 法では 303.8±167.6 pg/m*l* であった。

また、microdose GnRH agonist 法による ongoing pregnancy rate は 50.0%と報告している。

われわれは short 法を行っても poor response な症例や、ovarian reserve が非常に低くなっている症例には、20%に希釈したスプレキュア® (ブセレリン)を使用した microdose GnRH agonist short 法を以前は行っていた(**図 24**)。

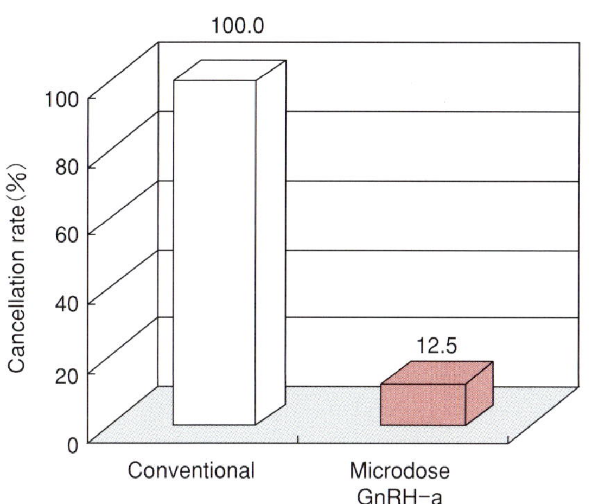

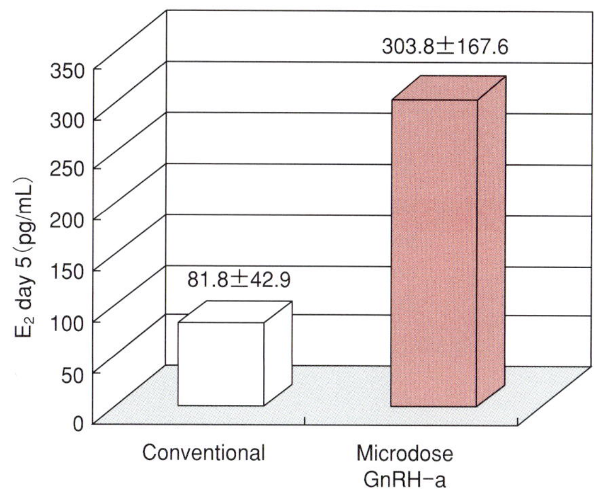

図 23 Comparison of Stimulation Parameters for Cycles using Microdose GnRH-a versus Conventional Protocol
(Schoolcraft, et al : Improved controlled ovarian hyperstimulation in poor responder *in vitro* fertilization patients with a microdose follicle-stimulating hormone flare, growth hormone protocol. Fertil Steril 67 : 93-99, 1997 による)

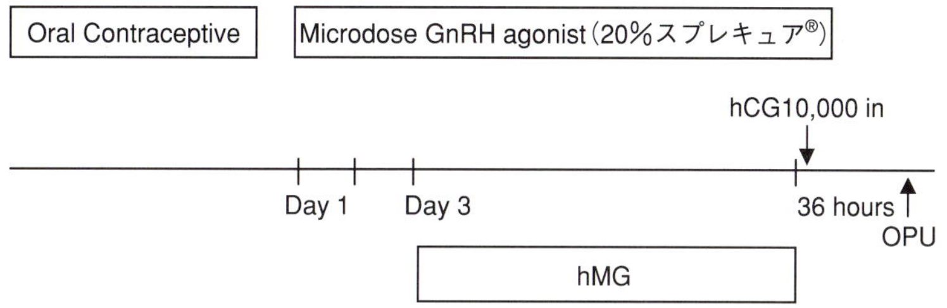

(20%スプレキュア®は、スプレキュア®を蒸留水で 20%に希釈したもの)
(前周期の oral contraceptive は症例の状態によって使用したりしなかったりする。使用期間は 7～21日間)

図 24 Microdose GnRH agonist short protocol
(Yoshida, et al : unpublished data (Kiba Park Clinic) による)

4 antagonist 法

1971 年に Schally AV らにより GnRH の構造が決定された。GnRH は**表 1** に示すように 10 個のアミノ酸からなるデカペプチドである。ヒトの GnRH はヒツジやブタなどの哺乳類の GnRH と同一のアミノ酸配列をもつが、魚類やニワトリの GnRH とはアミノ酸配列が異なる。GnRH の 1 位、2 位、3 位のアミノ酸はゴナドトロピン放出作用に関連し、6 位と 10 位のアミノ酸は GnRH 受容体への結合に関連している。GnRH は分解酵素により速やかに分解されるため、作用時間は短い。特に 5 位、6 位と 9 位、10 位のアミノ酸残基間で GnRH は分解を受けやすい。

GnRH の生物学的作用を増強することを目的とした GnRH agonist は、分解酵素による分解を受けにくく、GnRH より GnRH 受容体に対する結合親和性が強い構造をもつように開発された。**表 1** に GnRH agonist の構造を示した。GnRH agonist は GnRH の 6 位のグリシン (Gly) を D 体のアミノ酸に置換することによって分解酵素による分解に抵抗を示すように

表 1　GnRH agonist 製剤

	1	2	3	4	5	6	7	8	9	10
GnRH	pGlu	His	Trp	Ser	Tyr	Gly	Leu	Arg	Pro	GlyNH$_2$
leuprolide	pGlu	His	Trp	Ser	Tyr	DLeu	Leu	Arg	ProNHEt	
buserelin	pGlu	His	Trp	Ser	Tyr	DSer(tBu)	Leu	Arg	ProNHEt	
nafarelin	pGlu	His	Trp	Ser	Tyr	D 2 Nal	Leu	Arg	Pro	GlyNH$_2$
goserelin	pGlu	His	Trp	Ser	Tyr	DSer(tBu)	Leu	Arg	Pro	AzGly

表 2　GnRH antagonist 製剤

	1	2	3	4	5	6	7	8	9	10	名称
GnRH	pGlu	His	Trp	Ser	Tyr	Gly	Leu	Arg	Pro	GlyNH$_2$	
第一世代	NAcΔ^{3}Pro	D 4 FPhe	DTrp	Ser	Tyr	DTrp	Leu	Arg	Pro	GlyNH$_2$	4 F-Ant
	NAcD 2 Nal	D 4 FPhe	DTrp	Ser	Tyr	DArg	Leu	Arg	Pro	GlyNH$_2$	Nal-Arg
	NAcD 2 Nal	D 4 ClPhe	DTrp	Ser	Tyr	DhArg(Et$_2$)	Leu	Arg	Pro	DAla	detirelix
	NAcD 4 ClPhe	NAcD 4 ClPhe	DTrp	Ser	Tyr	DArg	Leu	Arg	Pro	DAla	ORG 30276
第二世代	NAcD 2 Nal	D 4 ClPhe	D 3 Pal	Ser	Arg	DGlu(AA)	Leu	Arg	Pro	DAla	Nal-Glu
第三世代	NAcD 2 Nal	D 4 ClPhe	D 3 Pal	Ser	Lys(Nic)	DLya(Nic)	Leu	Lya(Isp)	Pro	DAla	antlde
	NAcD 4 ClPhe	NAcD 4 ClPhe	D 3 Pal	Ser	Tyr	DLys	Leu	Arg	Pro	DAla	ORG 30850
	NAcD 2 Nal	D 4 ClPhe	D 3 Pal	Ser	Tyr	DhArg(Et$_2$)	Leu	hArg(Et$_2$)	Pro	DAla	ganirelix
	NAcD 2 Nal	D 4 ClPhe	D 3 Pal	Ser	Tyr	DClt	Leu	Arg	Pro	DAla	cetrorelix
	NAcD 2 Nal	D 4 ClPhe	D 3 Pal	Ser	Aph(atz)	DAph(atz)	Leu	Lys(Isp)	Pro	DAla	azaline B
	NAcD 2 Nal	D 4 ClPhe	D 3 Pal	Ser	Tyr	DhClt	Leu	Lys(Isp)	Pro	DAla	antarelix
	NAcD 2 Nal	D 4 ClPhe	DTrp	Ser	Tyr	Dser(Rha)	Leu	Arg	Pro	AzGlyNH$_2$	ramorelix
第四世代	NAcD 2 Nal	D 4 ClPhe	D 3 Pal	Ser	NMeTyr	DLys(Nic)	Leu	Lys(Isp)	Pro	DAla	A-75998

なる。また、C端のグリシンアミド(GlyNH$_2$)をエチルアミド(N-ethylamide；NHEt)に変換することによりGnRH受容体への結合親和性が増加する。これらのアミノ酸の置換によって、GnRHのゴナドトロピン放出作用は数十倍から数百倍となる。多くのGnRH agonistが開発されてきたが、GnRH agonistは、日本でも1988年に臨床使用が可能となった。

一方、GnRH antagonistは、GnRH agonistにみられる投与初期の一過性のゴナドトロピン分泌刺激(flare up現象)がなく、強力にしかも迅速にゴナドトロピン分泌と性ステロイドホルモンの産生を抑制する。下垂体の細胞は、GnRH受容体の約10%が刺激されると、ゴナドトロピンを分泌するので、GnRH antagonistが視床下部から律動的に分泌されてくる内因性のGnRHに対抗するためには、GnRH受容体との高い結合能と作用の持続性が不可欠である。そのため、ゴナドトロピン放出に関連している1・2・3位のアミノ酸を置換してゴナドトロピン放出作用をなくし、受容体との結合能を高めるためにGnRH agonistと同じように6位と10位のアミノ酸をD体に置換してGnRH受容体への結合性を増加させて分解酵素に対する抵抗性を高めている。しかし、初期のGnRH antagonistは強力なヒスタミン遊離作用を引き起こし浮腫やアナフィラキシー反応を起こしたため臨床応用が遅れた。しかし、現在は副作用の少ない第三世代が開発され、特に6位をDCitに置換したCetrorelixはその効果と安全性が顕著である。このCetrorelixおよびGanirelixは、既に欧米では体外受精プログラムにおける卵巣刺激法に使用されている。

表2に第一世代から現在までのGnRH antagonistの構造を示した。第一世代(1972～1984

表 3 GnRH agonist と GnRH antagonist の比較

	GnRH agonist	GnRH antagonist
特徴	投与初期の一過性の flare-up 効果（baseline cyst 形成の可能性あり）	即時にゴナドトロピン分泌抑制
下垂体の回復までの時間	長い	短い
LH surge	抑制	抑制
卵巣刺激時の使用期間	長い	短い
OHSS の確率	高い	低い
hMG の使用量	多い	少ない
黄体補充	必要	必要
卵巣刺激にかかる総費用	高い	安い

年)の GnRH antagonist で 4ヵ所のアミノ酸を置換した 4 F-Ant は 1 位を NAcΔ³Pro に、2 位を D 4 FPhe、3 位と 6 位を DTrp にそれぞれ置換したもので、ヒトへの投与では副作用は認められなかったが、GnRH antagonist としての作用は弱かった。同じく第一世代の GnRH antagonist で、6 位を DArg に置換した Nal-Arg やさらに 10 位のアミノ酸を DAla に置換した detirelix はヒトでも強力な GnRH antagonist 作用を認めたが、ヒトへの投与はヒスタミン遊離作用による全身浮腫や注射部位の発赤が起きたため臨床応用はできなかった。GnRH antagonist のヒスタミン遊離作用は 6 位と 8 位に塩基性アミノ酸の Arg が存在することと、1～3 位までの疎水性アミノ酸残基が原因と考えられた。

第二世代(1985 年)の GnRH antagonist ではヒスタミン遊離作用を抑えるために、3 位の DTrp を D 3 Pal に置換し疎水性を改善かつ Arg 間の位置を広げるために 6 位の Arg を 5 位に移動、6 位には DGlu(AA)を挿入した。この Nal-Glu はヒトでも十分な GnRH antagonist としての作用があり、またヒスタミン遊離に伴う副作用も全身浮腫は認められず注射部位のみの発赤に限局させることができた。

現在、欧米で臨床に使用されているのは、第二世代よりもさらにヒスタミンの遊離作用を抑えた第三世代(1987 年以降)の GnRH antagonist である。この第三世代の GnRH antagonist の中で有名なものは Cetrorelix と Ganirelix である。Cetrorelix は detirelix のヒスタミン遊離作用を抑制するために 3 位のアミノ酸を D 3 Pal に置換したものである。一方、Ganirelix は detirelix のヒスタミン遊離作用を抑制するために 3 位のアミノ酸を D 3 Pal に、8 位を hArg(Et_2)に置換したものである。

第三世代の GnRH antagonist は水に溶けにくい欠点がある。第三世代の GnRH antagonist の 5 位のアミノ酸を NMeTyr に置換すると水に対する溶解性が増加することがわかった。このような GnRH antagonist は第四世代の GnRH antagonist と考えられている。

表 3 に GnRH agonist と GnRH antagonist の比較を示した。GnRH agonist は投与初期に一過性のゴナドトロピン分泌刺激(flare-up 現象)があるが、GnRH antagonist は即時にゴナドトロピン分泌を抑制する。下垂体の機能は、GnRH agonist では回復に時間がかかるが、GnRH antagonist では短時間で回復する。GnRH agonist と GnRH antagonist とも LH surge を抑制する。現時点では、体外受精の卵巣刺激の protocol に多く使用されているのは

GnRH agonist であるが、将来的に GnRH antagonist の使用がマスターされたら GnRH antagonist が多くなると考えられる。体外受精の卵巣刺激の protocol で特に long 法では GnRH agonist の使用期間は長いが、GnRH antagonist の使用期間は短い。体外受精の卵巣刺激に使用する注射の量は、GnRH agonist を用いた protocol で多く、GnRH antagonist を用いた protocol では少ない。採卵数は、GnRH agonist を用いた protocol で多く、GnRH antagonist を用いた protocol では少なくなるが、OHSS の発生頻度は GnRH antagonist を用いた protocol で少なくなる。卵巣刺激にかかる費用は、GnRH antagonist を用いた protocol の方が安い。

1．木場公園クリニックでの antagonist 法による卵巣刺激法（図 25）

まず、ART 実施前の検査を行った後、Day 1〜3 に経腟超音波検査で子宮内膜の厚さ、antral follicle 数を測定、かつ卵巣嚢腫の有無や大きさを調べる。また、血中の FSH、LH、E_2、PRL 値を測定する。

月経 3 日目からピルを 7〜28 日間使用する。ピルを使用する目的は、実際に卵巣刺激を行う周期の卵巣刺激前の antral follicle の大きさに差が少なくなるという利点があるためである。しかし、ピルは下垂体に抑制をかけるため使用期間はそれぞれの症例の ovarian reserve に合わせて選択をしなければならない。

月経が終了したら、pre-cycle trial transfer を実施する。尿を溜めた状態で胚移植（ET）時に使用するカテーテルを用いて子宮腔長、挿入時の方向を測定しておく。また、測定時に子宮頸部にポリープがあるときは切除しておく。また pre-cycle trial transfer 実施時に、腟と子宮頸管の細菌培養を実施する。子宮頸部に細菌感染がある症例では慢性の子宮内膜炎を起こしているケースが多く、それが uterine receptivity を下げたり、ET 時に混入される頸管粘液中にある細菌によって子宮内膜の性状が変化したり、細菌が直接胚の発育を阻害するとされているので、細菌培養の陽性例には治療を実施する。

pre-cycle trial transfer で ET カテーテルの挿入が困難な症例には、卵巣刺激前に子宮鏡を行う。子宮頸管が狭窄しているケースでは、卵巣刺激前に静脈麻酔下に Hegar の 8 番までの子宮頸管の拡張を行う。ET 直前の頸管拡張は、ET は容易になるものの子宮内膜が損傷されるために妊娠率が非常に低くなるため無効とされているので、Hegar による子宮頸管拡張は卵巣刺激前に行わなければならない。

卵巣刺激周期の Day 1〜3 に、経腟超音波検査で子宮内膜の厚さ、antral follicle 数を測定し、かつ卵巣嚢腫の有無を調べる。また、血中の FSH、LH、E_2、P 値を測定する。

・卵巣刺激は Day 2〜4 から開始する

卵巣刺激を始める前日、または当日の LH の値で hMG の種類を決める。LH が 1.5 mIU/m*l* 以上の場合はフェルティノーム P® 75 単位またはヒュメゴン® 100 単位または日研 hMG 150 単位を、LH が 1.5 mIU/m*l* 未満の場合には LH がある程度入っているヒュメゴン® 150 単位を使用する。過去の卵巣刺激時の hMG に対する卵巣の反応も考慮して hMG の量は決定している。目安として antral follicle 数が 6 個以下では 400 単位または 450 単位、7

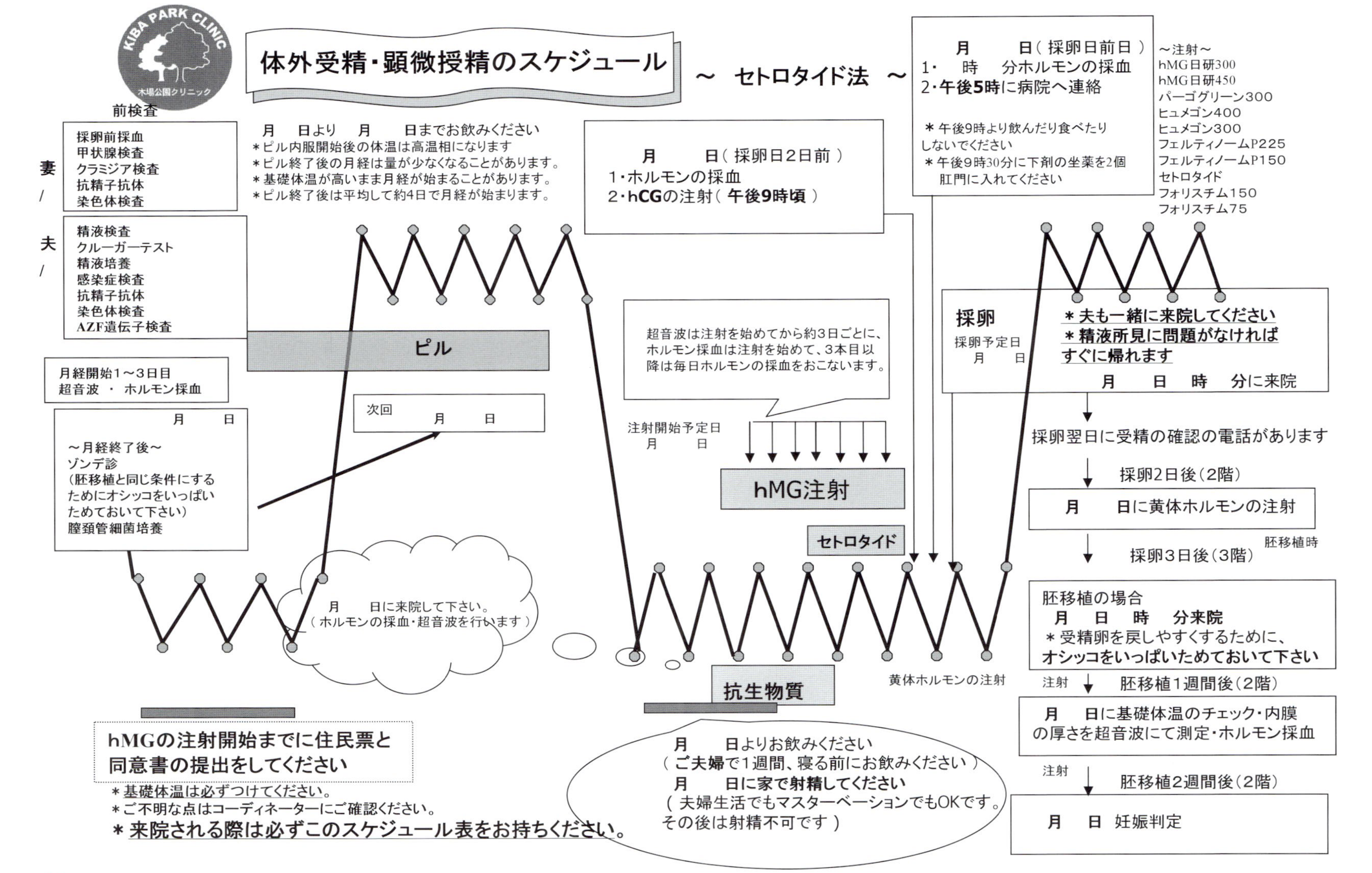
KIBA PARK CLINIC
木場公園クリニック
体外受精・顕微授精のスケジュール
～ セトロタイド法 ～
前検査
妻 /
採卵前採血
甲状腺検査
クラミジア検査
抗精子抗体
染色体検査
夫 /
精液検査
クルーガーテスト
精液培養
感染症検査
抗精子抗体
染色体検査
AZF遺伝子検査
月経開始1～3日目
超音波 ・ ホルモン採血
月 日
～月経終了後～
ゾンデ診
（胚移植と同じ条件にするためにオシッコをいっぱいためておいて下さい）
膣頸管細菌培養
月 日より 月 日までお飲みください
＊ピル内服開始後の体温は高温相になります
＊ピル終了後の月経は量が少なくなることがあります。
＊基礎体温が高いまま月経が始まることがあります。
＊ピル終了後は平均して約4日で月経が始まります。
ピル
次回 月 日
月 日に来院して下さい。
（ホルモンの採血・超音波を行います）
月 日（採卵日2日前）
1・ホルモンの採血
2・hCGの注射（午後9時頃）
超音波は注射を始めてから約3日ごとに、ホルモン採血は注射を始めて、3本目以降は毎日ホルモンの採血をおこないます。
注射開始予定日
月 日
hMG注射
セトロタイド
抗生物質
月 日（採卵日前日）
1・ 時 分ホルモンの採血
2・午後5時に病院へ連絡
＊午後9時より飲んだり食べたりしないでください
＊午後9時30分に下剤の坐薬を2個肛門に入れてください
～注射～
hMG日研300
hMG日研450
パーゴグリーン300
ヒュメゴン400
ヒュメゴン300
フェルティノームP225
フェルティノームP150
セトロタイド
フォリスチム150
フォリスチム75
採卵
採卵予定日
月 日
＊夫も一緒に来院してください
＊精液所見に問題がなければすぐに帰れます
月 日 時 分に来院
採卵翌日に受精の確認の電話があります
採卵2日後（2階）
月 日に黄体ホルモンの注射
採卵3日後（3階）
胚移植時
胚移植の場合
月 日 時 分来院
＊受精卵を戻しやすくするために、オシッコをいっぱいためておいて下さい
黄体ホルモンの注射
注射
胚移植1週間後（2階）
月 日に基礎体温のチェック・内膜の厚さを超音波にて測定・ホルモン採血
注射
胚移植2週間後（2階）
月 日 妊娠判定
hMGの注射開始までに住民票と同意書の提出をしてください
＊基礎体温は必ずつけてください。
＊ご不明な点はコーディネーターにご確認ください。
＊来院される際は必ずこのスケジュール表をお持ちください。
月 日よりお飲みください
（ご夫婦で1週間、寝る前にお飲みください）
月 日に家で射精してください
（夫婦生活でもマスターベーションでもOKです。その後は射精不可です）

図 25 木場公園クリニックでのアンタゴニスト法による卵巣刺激法

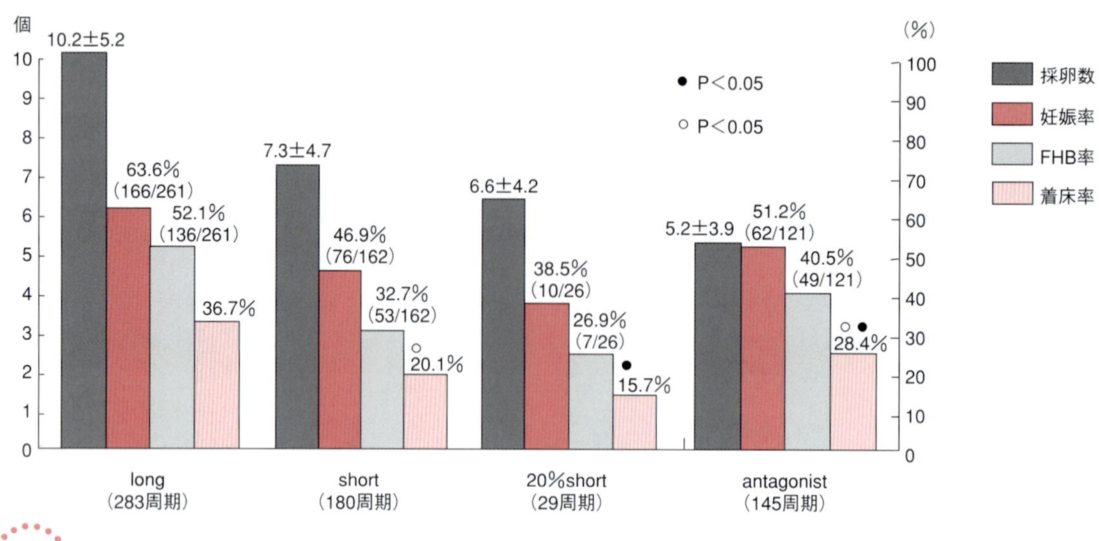

図 26　各種卵巣刺激法別の成績（40歳未満：637周期）

～9個では300単位、10～12個では225単位、13個以上では150単位を使用する。

卵巣刺激4日目より経腟超音波検査を実施し、主席卵胞の平均径が14 mmになったら個人輸入の形でGnRH antagonist（Cetrotide® 0.25 mg）を開始する。排卵誘発の注射はLHを多く含んでいるhMG（パーゴグリーン® 150単位）に変更する。GnRH antagonistとhMGの注射は夕方または夜に実施する。

・主席卵胞の平均径が20 mmになったら、hCGに切り替える

HCG投与日にはGnRH antagonistは原則的には使用しないが、前周期にearly Pがあった症例やLHが高めの症例にはhCG投与日の朝にもGnRH antagonistを投与する。

・hCG投与日にもhMGは前日と同量または半量使用する

hCGは採卵2日前の夜9時に10,000単位を筋注する。PCOSの症例などでOHSS（卵巣過剰刺激症候群）になる可能性が高い症例にはhCGの代わりにGnRH agonist（スプレキュア® 0.3 mg）を使用してLH surgeを起こすこともできるが、無効な症例もあるため原則的にはhCGを使用している。

黄体補充は採卵後2日目から行う。

Ovarian reserveが低下している症例では、周期ごとのばらつきが多いのでピルを使用せずにDay 1～3のantral follicle数が多い周期に卵巣刺激を行う。最初から注射による卵巣刺激を行わず、まずクロミフェンまたはシクロフェニルを内服投与してからhMGの注射を行う場合などもある。

また、ピルでよい結果が得られない症例では、エストロゲン製剤を採卵前周期のDay 20から採卵周期のDay 2まで使用して、Day 3から卵巣刺激を開始する場合もある。エストロゲン製剤を使用した症例では、採卵周期の卵巣刺激前に行う超音波検査でantral follicleを観察した際に、antral follicleの大きさの差が少なくなるが、antral follicleが通常より少し小さめのため、antral follicleが超音波でみづらい。また、GnRH antagonistを開始するまでの日数も長くなり、卵巣刺激の期間も長くなる。

木場公園クリニックにおける各種卵巣刺激法別の臨床成績を図26に示した。対象は、2001年

8月〜2002年10月までに木場公園クリニックにて体外受精または顕微授精を行った738周期のうち、40歳未満の637周期である。この時期はGnRH antagonistを個人輸入の形で導入してその有効性を確かめようとした時期である。

この時期の結果からみると、GnRH antagonist法は、short法や20% short法と比較して着床率が有意に高かった。このデータをもとに現在、ovarian reserveが低下している症例(採卵前周期のDay 1〜3のantral follicle数が7個以下の症例)にはGnRH antagonist法を第一選択と考えている。

次に、long法を行っても成功しないgood responderにantagonist法を実施したときの有効性を検討した。対象は2002年1月〜2003年12月までに、木場公園クリニックにて体外受精または顕微授精を行った66症例(合計148周期、うちlong法：72周期、antagonist法：76周期)である。すべての症例は、long法を行っても成功しなかった(児を得ることができなかった)症例で、antral follicle数が7個以上のgood responderである。66症例の卵巣刺激法の内訳は、1周期目がlong法で、2周期目がantagonist法を行ったLAが52症例、LAAが7症例、LAAAが1症例、LLAが5症例、LLAAが1症例である。採卵前周期のFSHは、long法群6.4±1.4 mIU/ml、antagonist法群6.5±1.5 mIU/mlであった。平均胚移植(ET)数は、long法群2.1±0.6個、antagonist法群2.2±0.5個であった。ET時の子宮内膜の厚さは、long法群12.3±2.3 mm、antagonist法群12.0±2.7 mmであった。採卵前周期のFSH、平均胚移植数、ET時の子宮内膜の厚さとも両群間で有意差を認めなかった。しかし、ETあたりの臨床妊娠率は、long法群6.9%、antagonist法群46.1%、着床率は、long法群4.6%、antagonist法群29.8%であった。ETあたりの臨床妊娠率、着床率ともlong法群と比較してantagonist法群で有意に高かった。この結果から、long法からantagonist法に切り替えただけでうまくいく症例が存在することが証明された。症例によっては、GnRH agonistが卵の質に直接影響を与えるような場合もあるため、漫然と同じ卵巣刺激法を続けることは止めるべきである。

5 卵巣の予備能力が非常に低下している症例の卵巣刺激法

卵巣の機能が低下している場合には周期ごとのばらつきが多いので、ピルを内服しないでDay 1〜3のantral follicle数が多い周期に卵巣刺激を行う。また、最初から注射による卵巣刺激は行わずまずクロミフェン®、シクロフェニル®、レトロゾール®(アロマターゼインヒビター：日本未発売)の内服をしてからhMGの注射を行う。卵巣の機能が非常に低下している場合はGnRH antagonistは卵胞の発育を阻害したり、採卵しても卵子が回収できない場合が増えるため、GnRH antagonistは使用しない。

6 PCOSの卵巣刺激法

PCOS(多嚢胞性卵巣症候群)のARTに対する問題点として、①OHSS(卵巣過剰刺激症候群)になりやすい、②とれた卵の質が悪い、③子宮内膜の胚に対する受容力が弱い、④流産率が高い、がある。PCOS は、病態が明らかになるにつれ、機能性卵巣アンドロゲン過剰分泌（FOH）として理解されるようになった。また、PCOS ではしばしばインシュリンに抵抗を示し、代償的に高インシュリン血症となり、アンドロゲン過剰分泌を起こす。インシュリンに対する感受性を高める作用のある糖尿病治療薬のグリコラン® （メトホルミン）を内服すると、卵巣レベルでインシュリンの作用を変化させて卵巣内のアンドロゲン濃度を低下させ、PCOS の症状が改善する場合もある。採卵の約 1～2ヵ月前からメトホルミンを 1 日 750 mg 内服して、antagonist 法で卵巣刺激を行う。

7 低ゴナドトロピン性性腺機能低下症の卵巣刺激法

FSH と LH が低下しているので、ピルまたはカウフマン療法で消褪出血を起こした後、hMG による卵巣刺激を行う。最初から 300 単位を使用するのではなく、少ない単位数から日数をかけて、例えば 150 単位で 1 週間、225 単位で 1 週間などというように、ゆっくり卵巣刺激を行うことが重要である。

3 ホルモンコーディネーターの仕事

1．ホルモンコーディネーター（hMG やホルモンなどについて詳しい研修を医師より受けた臨床検査技師）は患者様の個人シートと検査のチェックシートを周期ごとに作成する。

Cycle No		Cycle Type	ICSI	Stim Type	Pill 8－hMG Antagonist	採卵前 ゾンデ 感染症 精検 クル 精培					GIFT	IVF	ET	FET	ICSI	ET	FET	CM
ID No		妻氏名		生年月日		年齢	37	住所		他院既往歴	0	0	0	0	0	0	0	
ID No		夫氏名		生年月日		年齢	39	TEL		当院既往歴	0	0	0	0	0	0	0	
不妊原因	1) 男性因子（無力・奇）	2)		3)		4)		5)										

Day Info		FP	PG		日研		HG			SP	HCG	AT	AG		OC		Blood Work					Stim US							Preg US		
Date	Day	75	75	150	75	150	150	100	75	50		CTT	S	R	P	Ot	E2	P	LH	FSH	HCG	ETh	ETy	RAF	LAF	CM	R	L	GS	FD	FH
4/26/04	2																36.10		3.37	11.64	0.18	4.2		2 見づらい	2						
4/27	3														8																
5/10	3																26.51	0.52	4.08	13.09		5.2		2	1						
5/11	4					3																									
5/12	5					3																									
5/13	6					3																									
5/14	7					3																									
5/15	8					3											341.94	0.58	1.18			8.6					12×1	10×1 9×1			
5/16	9			3								0.25					791.46	0.79	1.27												
5/17	10			3								0.25					901.65	0.68	1.94												
5/18	11			3								0.25					1644.60	0.71	3.23			12.8					18×1 ①	15×1 14×1 13×1 ③			
5/19	12			3							10000						2157.16	0.77	2.86												
5/20	13																2157.16	3.10	3.25												
5/21		採	卵														1196.53	3.92	1.29												
5/24		E	T														1425.68	108.15				12.3	②								
5/31																	961.18	144.85				12.1									
6/7		妊	反	(+)													1957.69	249.36			570.23								/		/

図 27　ホルモンシート

2．シートの表(図27)には患者様の情報を網羅し、さらに卵巣刺激前周期(Day 1〜3)の E_2、LH、FSH、PRL の基礎値、卵巣刺激周期 Day 1〜3 の E_2、P、LH、FSH の測定値、hMG 3 日間投与以降から hCG 投与翌日までの E_2、P、LH の測定値を排卵誘発剤の種類と量とともに記入、裏面は E_2値の変動をグラフ化する。

3．卵巣刺激中はこのホルモンシートで測定値を確認し、早期 LH surge、early P の出現、E_2値の急激な上昇および下降などが認められた場合はすぐに医師に報告する。

4．hCG 投与前日までに医師がシートの最終確認をし、hCG 投与翌日にはこの日のホルモン値を確認しながら院内ミーティングを行う。

5．採卵日・採卵後 3 日目に E_2、P を測定。

6．採卵後 3 日目(Day 3 ET 実施日)にホルモンシートを患者様に見せながら卵巣刺激中のホルモンの結果などを詳しく説明する。

7．採卵後 7 日目と 10 日目の E_2、P を測定して黄体補充が有効であるかどうかの確認を医師と行う。

8．採卵後 17 日目に血中 hCG、E_2、P を測定する。

●おわりに

ここまで述べたように、ART を実施する前に ovarian reserve を評価して、症例ごとに個別に卵巣刺激法を選択することは、ART の成績向上の点で非常に重要である。

また、症例によっては、GnRH agonist が卵の質に直接影響を与えるような場合もあるため、常にどうしていい卵が取れないのか、またどうして妊娠しないのかを考えながら診察をする必要がある。

漫然と ART を行うのでは、患者様、医師ともフラストレーションが溜まるのみなので、妊娠しなかった場合は、患者様に今回の卵巣刺激、Laboratory work、胚移植(ET)、黄体補充における問題点を話して、次の周期はこのような方法でトライしたいという話を必ずするようにしている。

■ 文 献

1) van Kooij RJ, Dorland M, Looman CWN, et al：Age-dependent decrease in embryo implantation rate after *in vitro* fertilization. Fertil Steril 66：769-775, 1996.

2) Roset J, Zeilmaker GH, van Heusden AM, et al：The ovarian response as a predictor for successful *in vitro* fertilization treatment after the age of 40 years. Fertil Steril 66：969-973, 1996.

3) Scott RT, Oehninger S, Toner JP, et al：Follicle-stimulating hormone levels on cycle day 3 are predictive of *in vitro* fertilization outcome. Fertil Steril 51：651-654, 1989.

4) Scott RT, Hofmann GE, Oehninger S, et al：Intercycle variability of day 3 follicle-stimulating hormone levels and its effect on stimulation quality in *in vitro* fertilization. Fertil Steril 54：297-302, 1990.

5) Martin JSB, Daniel SAJ, Nisker JA, et al：Future *in vitro* fertilization pregnancy potential of woman with variably elevated day 3 follicle-stimulating hormone levels. Fertil Steril 65：1238-1240, 1996.

6) Smotrich DB, Levy MJ, Widra EA, et al：Prognostic value of day 3 estradiol on *in vitro* fertilization outcome. Fertil Steril 64：1136-1141, 1995.

7) Syrop CH, Willhoite A, Van Voorhis BJ：Ovarian volume；a novel outcome predictor for assisted reproduction.

Fertil Steril 64 : 1167-1171, 1995.

8) Syrop CH, Dawson JD, Husman KJ, et al : Ovarian volume may predict assisted reproductive outcomes better than follicle stimulating hormone concentration on day 3. Hum Reprod 14 : 1752-1756, 1999.

9) Sharara FI, Mcclamrock HD : The Effect of Aging on Ovarian Volume Measurements in Infertile Women. Clin Obstet Gynecol 94 : 57-60, 1999.

10) Ng EHY, Tang OS, Ho PC : The significance of the number of antral follicles prior to stimulation in predicting ovarian responses in an IVF programme. Hum Reprod 15 : 1937-1942, 2000.

11) Chang MY, Chiang CH, Hsieh TT, et al : Use of the antral follicle count to predict the outcome of assisted reproductive technologies. Fertil Steril 69 : 505-510, 1998.

12) El-Nemr A, Al-Shawaf T, Sabatini L, et al : Effect of smoking on ovarian reserve and ovarian stimulation in *in vitro* fertilization and embryo transfer. Hum Reprod 13 : 2192-2198, 1998.

13) Urbancsek J, Witthaus E : Midluteal buserelin is superior to early follicular phase buserelin in combined gonadotoropin-releasing hormone analog and gonadotropin stimulation in *in vitro* fertilization. Fertil Steril 65 : 966-971, 1996.

14) Keltz MD, Polcz T, Jones EE, et al : Baseline cyst formation after luteal phase gonadotropin-releasing hormone agonist administration is linked to poor *in vitro* fertilization outcome. Fertil Steril 64 : 568-572, 1995.

15) Biljan MM, Mahutte NG, Dean N, et al : Effects of pretreatment with an oral contraceptive on the time required to achieve pituitary suppression with gonadotropin-releasing hormone analogues and on subsequent implantation and pregnancy rates. Fertil Steril 70 : 1063-1069, 1998.

16) Tan SL, Bradfiels J, Kingsland C, et al : The long protocol of administration of gonadotropin-releasing hormone agonist is superior to the short protocol for ovarian stimulation for *in vitro* fertilization. Fertil Steril 57 : 810-814, 1992.

17) Clark L, Stanger J, Brinsmead M : Prolonged follicle stimulation decreases pregnancy rates after *in vitro* fertilization. Fertil Steril 55 : 1192-1194, 1991.

18) Feldberg D, Dicker D, Farhi J, et al : Minidose gonadotropin-releasing hormone agonist is the treatment of choice in poor responders with high follicle-stimulating hormone levels. Fertil Steril 62 : 343-346, 1994.

19) Schoolcraft W, Stevens J, Schlenker T, et al : Improved controlled ovarian hyperstimulation in poor responder *in vitro* fertilization patients with a microdose follicle-stimulating hormone flare, growth hormone protocol. Fertil Steril 67 : 93-97, 1997.

3 採卵

採卵はいかに短時間で卵を良好な状態で数多く回収できるかが重要となる。採卵時は患者様の緊張も高くなるので、患者様の緊張を少なくするためにバックグラウンドミュージックなどがあるといい。採卵室(図 28)は部屋を暗くして温度にも気を遣って特に夏などは冷やし過ぎてはならない。また、採卵室はラボともつながっているので、ヘパフィルター付きのエアコンがベストである。

1 麻酔法

麻酔は静脈麻酔[1)]、局所麻酔[2)]、全身麻酔、硬膜外麻酔、腰椎麻酔などがあるが、最近は日帰りで採卵を実施する施設が多くなったので、一般的に使用するのは、静脈麻酔、局所麻酔が多く行われている。

2 超音波断層装置

採卵は超音波断層装置に穿刺用のアタッチメントを装着した経腟超音波プローブを腟内に挿

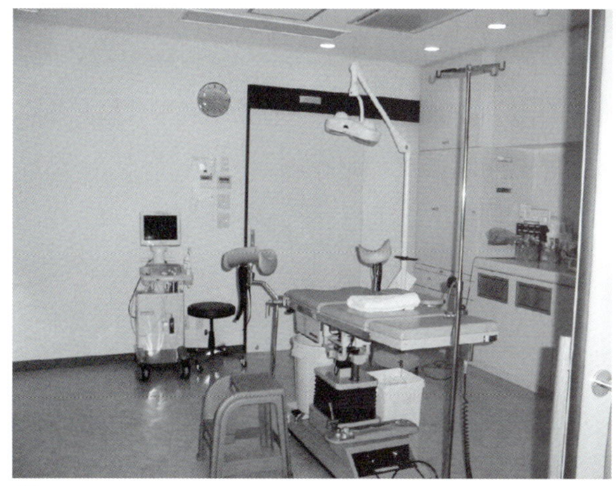

図 28 採卵室(木場公園クリニック)

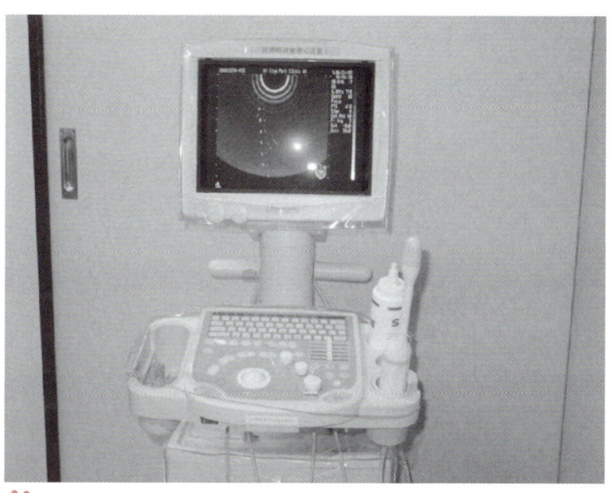

図 29 採卵時に使用している超音波断層装置
(持田製薬. LUKETRON SONOVISTA MSC)

入して実施する。現在、木場公園クリニックでは、超音波断層装置に持田製薬 LUKETRON SONOVISTA MSC(7.5 MHz)(図 29)を使用している。LUKETRON の経腟プローブはまっすぐになっているが、他社製にはピストル型のものもある。十分な画像の解像度が得られれば採卵実施者の好みに応じて機種を選択すればいい。また、経腟超音波プローブに装着する穿刺用のアタッチメントにはステンレス製やポリアセタール製などがある。木場公園クリニックでは、ポリアセタール製は頻繁に使用すると変形するため、ステンレス製を使用している。

3 採卵の方法(ポンプ vs 手動)

採卵の方法には、ポンプを使用する場合と注射器のシリンジを使用して手で引く場合、またフラッシュをする場合としない場合がある。どちらの場合にも吸引圧に気をつけながら、また注射器のシリンジを用いて手引きをしているときには何 ml のシリンジを使用しているのかメーカーなどもよく吟味して選別をしなければならない。現在木場公園クリニックでは、東機貿(株)から発売されている cook 社のアスピレーションポンプ(図 30)を使用している。器械は故障することもあるため、常に 2 台体制で、1 週間ごとに使用している。

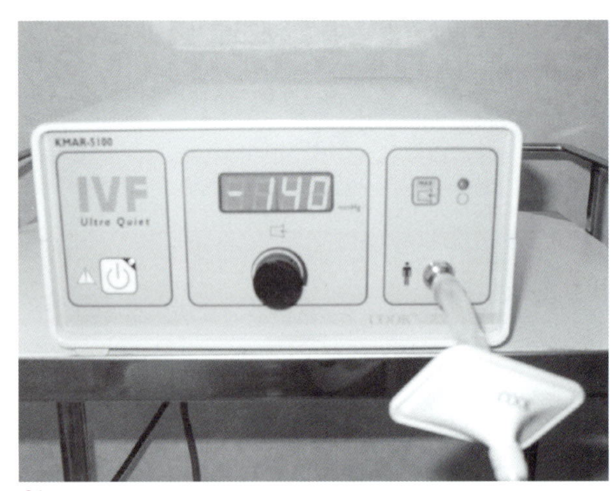

図 30 採卵ポンプ
(東機貿，クックアスピレーションポンプ)

4 採卵針(single lumen vs double lumen)

採卵針には single lumen と double lumen がある。表 4 のような特徴がそれぞれにあるが、double lumen の採卵針を採用している最大の理由は卵の回収率の高さと考えられる。しかし、single lumen の針でもチューブまたはシリンジを卵胞の中の卵胞液がある程度残っているところで交換をし、1 つの卵胞の吸引が終了して次の卵胞の吸引に移るときは陰圧をかけたままで採卵を実施すれば卵子の回収率はアップする。

double lumen の採卵針による採卵ではフラッシュする液を卵胞内(体内)に注入するので HSA が入っている場合など余

表 4 single lumen 針と double lumen 針の比較

	single lumen	double lumen
フラッシュ	不要	要
採卵時間	短い	長い
卵子回収率	低い？	高い

分なものを体内に注入することになるため、木場公園クリニックでは single lumen の針を採用してフラッシュなしで採卵を行っている。

5 採卵針の太さと吸引圧

採卵針が細くなると狭いところを通ってくるため卵が変形する可能性が高くなり、また吸引するためにより高い圧が必要となる。しかし、採卵針が太くなると腟壁や卵巣からの出血が多くなる。高い圧で吸引をすると卵が変形したり顆粒膜細胞が剝がれたりひどいときには透明帯が破損また卵細胞質そのものが破損してしまう可能性もある[3]。しかし、非常に低い圧で吸引すると卵の回収率が悪くなる。採卵のときの吸引圧は使用する採卵針の太さによって慎重に決めなければならない。

また、われわれの経験からは、採卵針と採卵用のガイドの太さがジャストフィットしているときは遊びが少なく採卵しづらい印象がある。現在、木場公園クリニックでは、16 G の採卵用のガイドに 18 G の採卵針の組み合わせで採卵を行っている。

6 採卵の手順

超音波で見える卵巣は平面であるが、当然卵巣は立体であるので、採卵は常に採卵針が卵巣のどこにあるのかを立体的にイメージしながら行わなければならない。採卵に慣れていない初心者が行うときにはカラーモードで実施すると採卵が容易になるかも知れない。まず経腟超音波プローブを挿入したら、卵巣の位置、卵胞数、子宮の位置を確認する。そのときに血管の位置、卵巣囊腫の有無、卵管水腫の有無も確認する。木場公園クリニックでは卵胞数が多くて穿

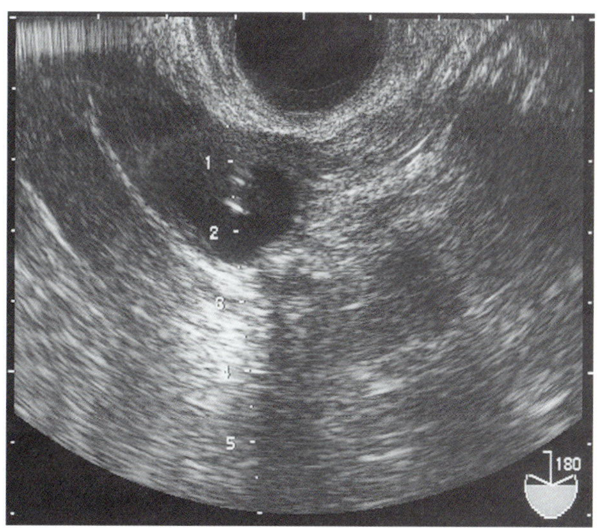

図 31 採卵時の超音波写真
採卵針の先が常に卵胞の中心にあるように採卵する。

刺しやすい卵巣から採卵を実施する。また、チョコレート囊腫などの卵巣囊腫がある場合には卵巣囊腫がない側から採卵を実施する。採卵を行うときには腟壁の小さい血管を刺さないようにモニターに目を凝らして確認をしながら腟壁の小さい血管を避けて、かつなるべく1回の穿刺で片側の卵子のすべての回収ができるようにプランを立て、穿刺のポイントを決めなければならない。採卵は常に採卵針が最もクリアに描出されかつ卵胞液が少なくなってきても採卵針が常に卵胞の中心にあるように経腟超音波プローブで位置を調節しながら実施する(図31)。1滴の卵胞液も卵胞内に残さないという姿勢で採卵は行う。1つの卵胞の吸引が終了したら陰圧をかけたままで採卵針を少し回転させてから次の卵胞へ移動する。次の卵胞に移動するときには採卵針の先が最もよく見える位置で次に穿刺する卵胞が最も大きく写る角度に経腟超音波プローブの向きを調節して次の卵胞を穿刺する。チューブは卵胞中の卵胞液がある程度残っているタイミングで交換をする。その理由は陰圧を止めてチューブの交換を行うために、回路内に吸っている卵胞液が卵胞内に少し逆流するからである。また、チョコレート囊腫などの卵巣囊腫があるときにはそれを避けるようにプランを立てて採卵を行う。採卵終了後クスコを挿入して止血確認をする。腟壁から出血しているときには、ペアンで挟んで止血をするが、そのときはクスコをうまく使用しながら腹壁から介助者にお腹を押してもらうと挟みやすくなる。それでも出血が止まらないときは電気メスで凝固を行うか縫合を行う。採卵では採卵針を身体の中に何cmも挿入するので常に戦場にいるような緊迫感をもって行わなければならない。車の運転と一緒で慣れた頃に事故が起こりやすいので、常に細心の注意をはらって採卵は実施しなければならない。

文 献

1) 京野廣一，福永憲隆，拝郷浩佑：採卵のタイミングと採卵法の実際．体外受精 Update，改訂3版，pp 130-133，メジカルビュー社，東京，2001．

2) 岡　親弘，高橋克彦：採卵法．図説 ART マニュアル，pp 71-76，永井書店，大阪，2002．

3) Lowe B, Osborn JC, Fothergill DJ, et al：Factors associated with accidental fractures of the zona pellucida and multipronuclear human oocytes following *in-vitro* fertilization. Hum Reprod 3：901, 1988.

4 Laboratory work

●はじめに

木場公園クリニックでは、Embryo ICU システムを導入するときにラボ管理全体の見直しを行い、2002 年 5 月に ART 専用フロアを増設した。同年ラボ拡大のための増員に伴いエンブリオロジストの教育システムを導入し、徹底したラボ管理と取り違えのないシステムづくりを目指した。また 2003 年 5 月から ISO 9001 を取得するために手技の文書化と設備機器管理の見直しを行った。2004 年 2 月には ISO 9001 を木場公園クリニックとして取得した。

2004 年 5 月には Embryo ICU システムをさらに補強するためにインキュベーター監視システムを導入した。現在木場公園クリニックでは 8 名のエンブリオロジストが ART に従事している。

本章では、木場公園クリニックで実際に行っている laboratory work の具体的内容を述べる。

1 ラボのセッティング

図 32 は木場公園クリニックの培養室の見取り図である。培養室が直接外気にふれることのないように前室を設けてある。また、さらに外気を遮断するために培養室と前室との間にエアーシャワーを設置している。培養室内の空調はヘパフィルターを通した空気が流れているが、このようなシステムを導入することで培養室内はクリーン度の高い状態(クラス 100)が保たれている。培養室内は精子処理スペース、胚培養スペース、凍結スペースに分けて機能的にセッティングされている。

1 精子処理スペース(図 33)

検体の取り違えのないようにするために 1 クリーンベンチ・1 遠心分離器・1 顕微鏡が一直線上に並ぶように配置をし、1 つの検体はその直線上のクリーンベンチ・遠心分離器・顕微鏡で処理を行うようにしている。また、同時に 4 検体の精液の処理ができるように、1 クリーンベンチ・1 遠心分離器・1 顕微鏡が 4 セットある。

精液処理の流れを考慮し、精液の受け取り(パスボックス)→精液の静置(保温庫)→処理(クリーンベンチ)→培養(インキュベーター)→ IVF/ICSI と効率よく作業ができるように配置し

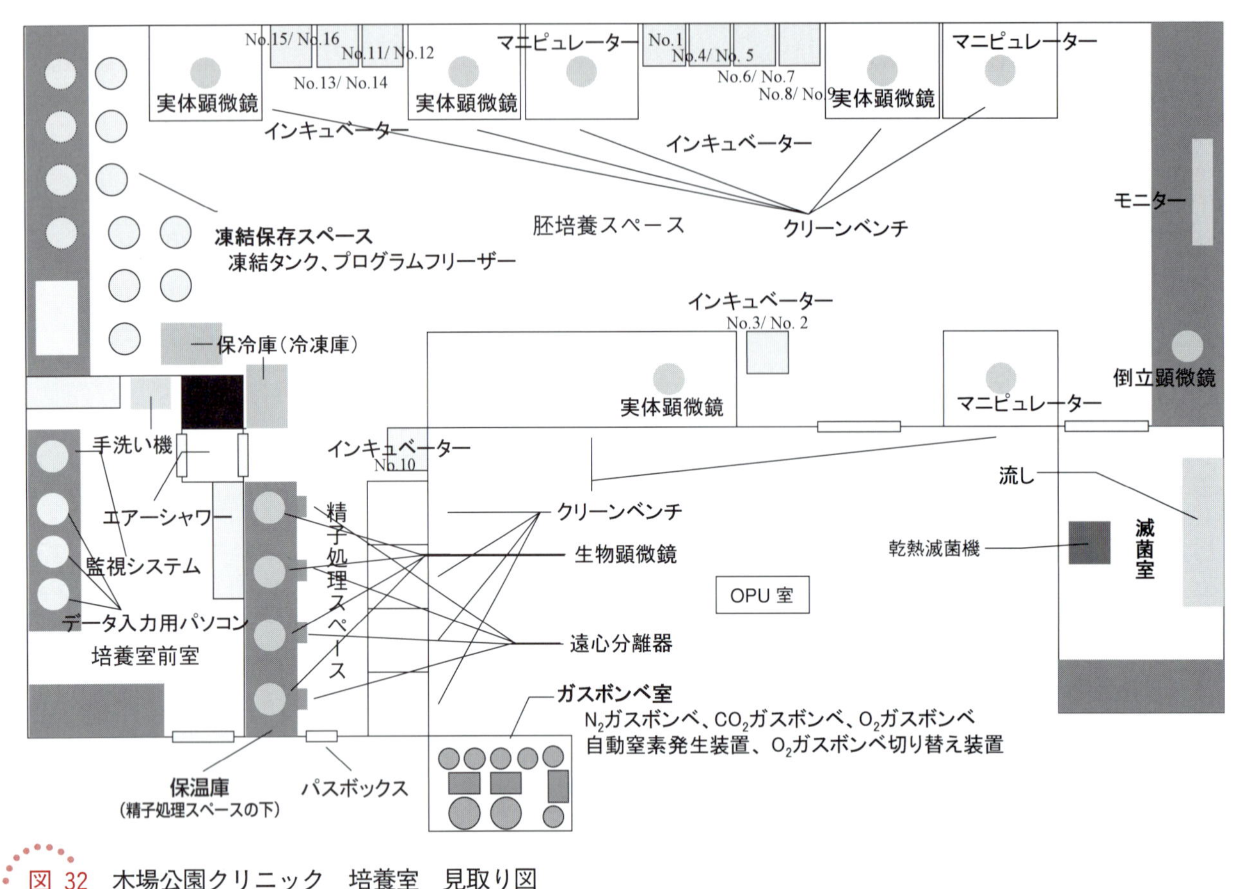

図 32　木場公園クリニック　培養室　見取り図

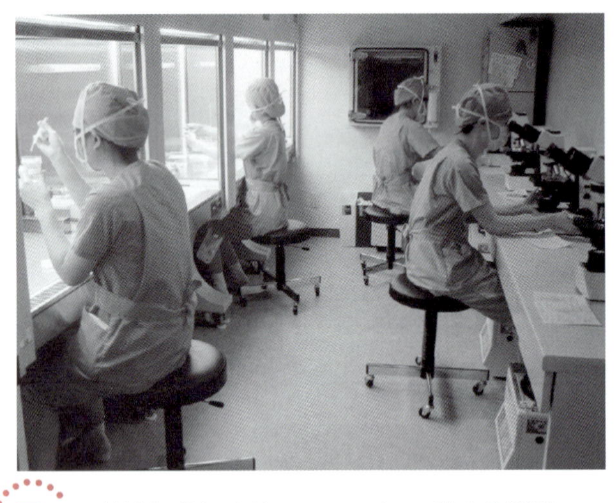

図 33　精液処理(1 クリーンベンチ・1 遠心分離器・1 顕微鏡)×4 セット

ている。

2　胚培養スペース(図 34)

このスペースの機器の配置は最も重要である。採卵した卵子は胚移植までの間、数回インキュベーターから外に出し、観察や培養液の交換を行わなければならない。そのため、顕微鏡やイ

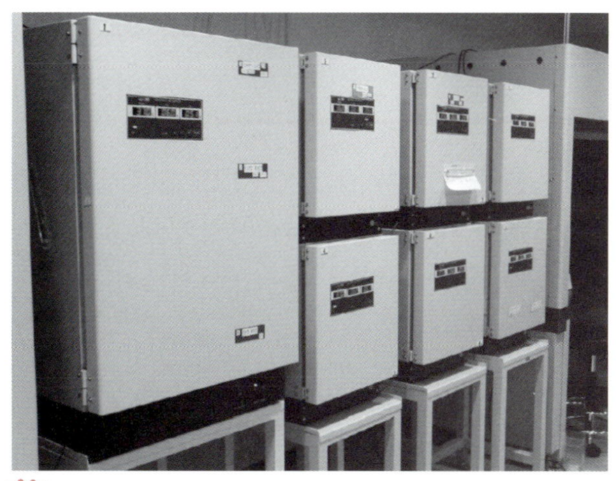

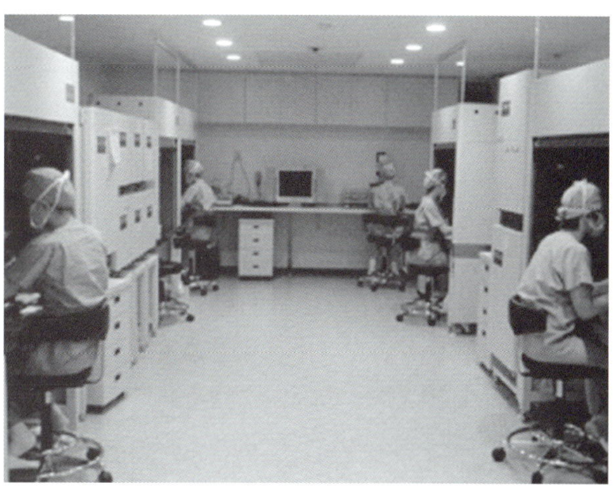

図 34 胚培養スペース
大型 CO_2インキューベーター：2 台、大型マルチインキュベーター：2 台、小型マルチインキュベーター：12 台

ンキュベーターの配置は、卵子・胚を短時間でインキュベーターに戻せるように動線をできるだけ短くする必要がある（顕微鏡の位置とインキュベーターの扉が右開けなのか左開けなのかまで考慮した位置）。また同じ時間帯で人が交差して接触することがないように機器を配置している。木場公園クリニックでの胚の操作は日・祭日や夜間であっても常に胚操作実施者と確認者の2人1組で行うため、その動線にはある程度のスペースを確保している。

2 Embryo ICU システム

1 ビルの屋上に設置している発電機（図 35）

通常電源停電時もUPS（大型の蓄電池）と組み合わせているため、瞬時も電源が停止せずかつ防災用とは異なり、電算機電源にも利用できる精密な波形精度の発電機でバックアップしている。無停電となるものは、インキュベーター、保冷庫、エアコン、クリーンベンチ、ラボ内電気などである。

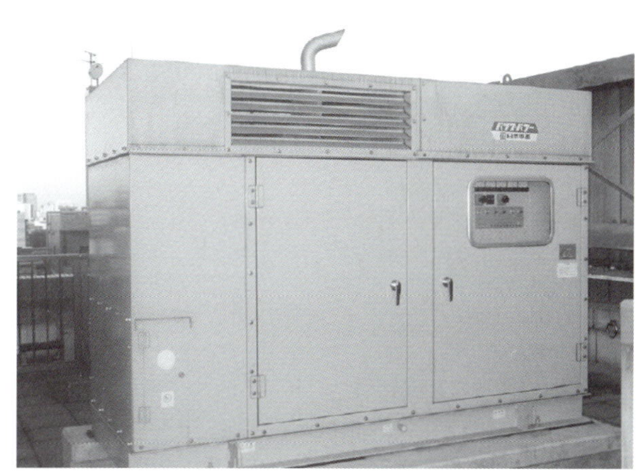

図 35 発電機

2 高性能エアコン

ラボ内専用の高性能ヘパフィルター付きのエアコンで、温度は27°C±1°Cに設定し、1年を通して恒温状態を保つことができる。また、1台が故障しても問題がないように2台のエアコンを設置している。また、化学汚染物質や揮発性物質および臭気削減のために活性炭素、ゼオライト、カリウムが組み込まれたヘパフィルターの付いた特殊エアクリーナーを設置している。木場公園クリニックは交通量の激しい大きな通りに面しているため、自動車の排気ガスに含まれている化学汚染物質を除去できるこのような空気清浄機が必要である。

3 インキュベーター監視システム（図36）

24時間、インキュベーターの温度・CO_2濃度・O_2濃度、培養液を保管する保冷庫の温度、ラボ内の室温・湿度を監視し、その記録がすべて残り異常値が出た場合はスタッフの携帯電話にメールが届くシステム。異常値が出た場合は休診日・夜間などのラボ内不在時にも24時間体制で対応することができる。

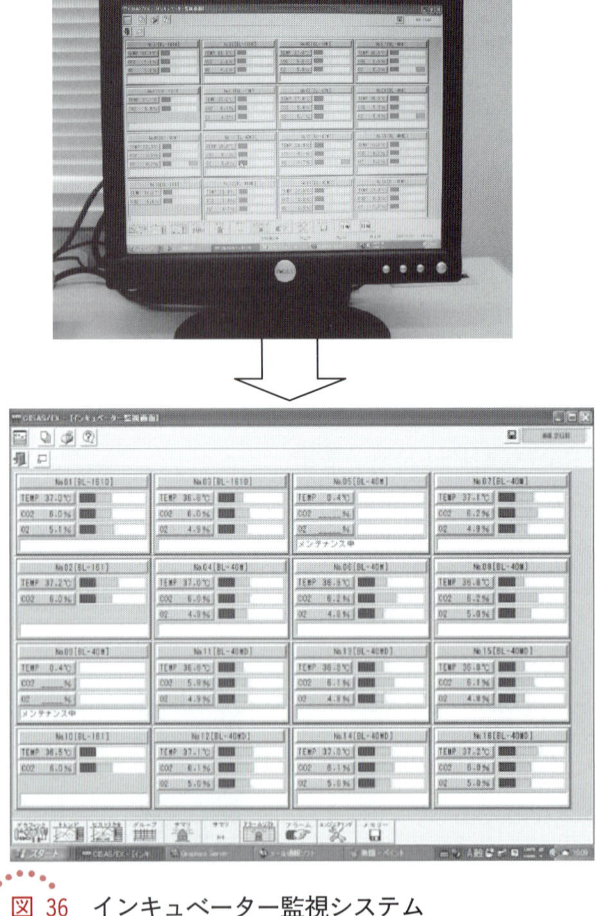

図36 インキュベーター監視システム

3 ミスのない安全なラボづくり

1 防犯

ラボ内には暗証番号を押し、手を洗い、エアーシャワーを通らなければ入室ができない(図37)。また、ラボ内の凍結タンクには個別に鍵を付けている。さらにインキュベーター、凍結タンクが映る防犯カメラを設置している。このラボ内の映像は患者様も図書室に設置しているモニターを通していつでも自由に見ることができる。

2 精液カップの受け取り(図38)

精液カップは患者様自身にラボへ持ってきてもらい、エンブリオロジストがパスボックスを

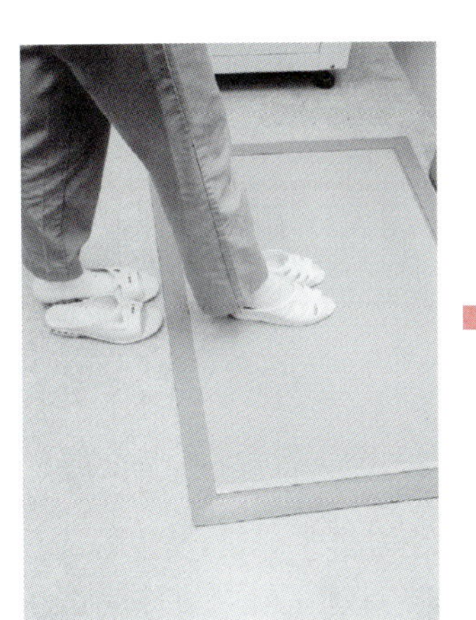
スリッパを履き替える

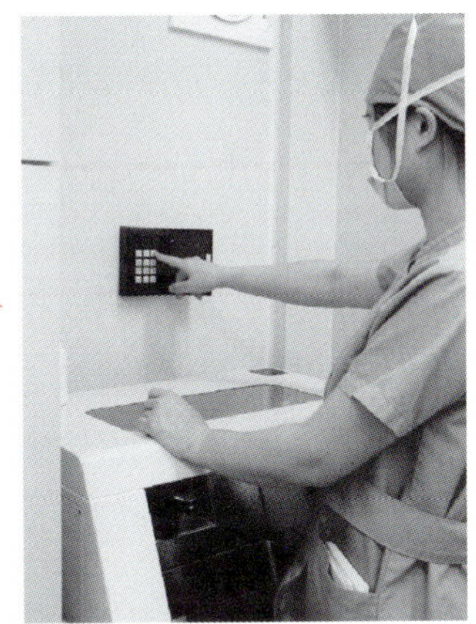
暗証番号を押す

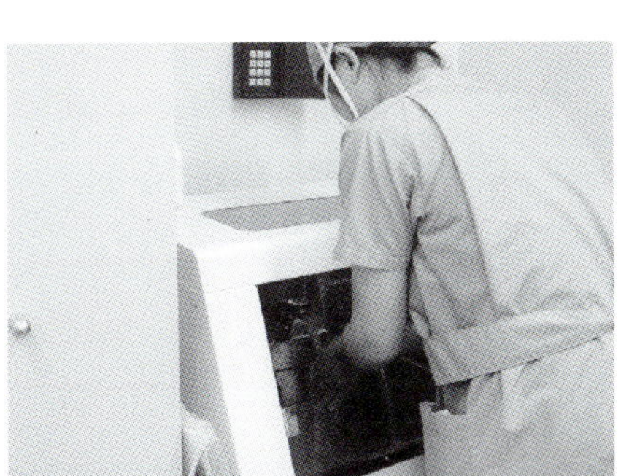
手を洗う

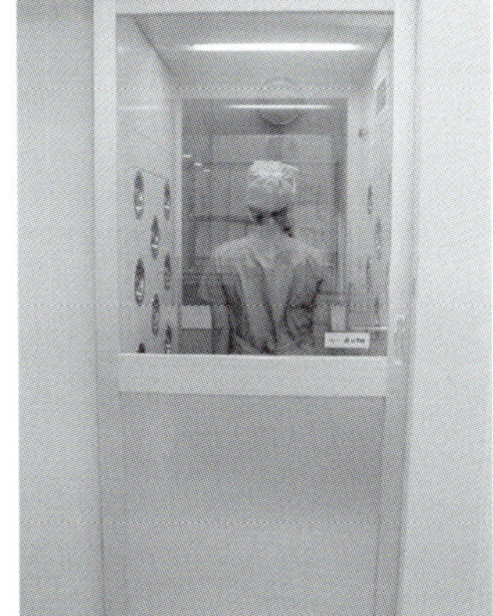
エアーシャワー

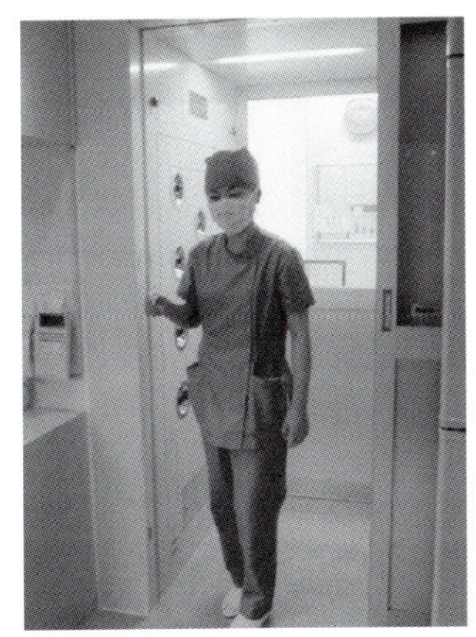
ラボ入室

図 37　ラボ入室

通して直接受け取る。受け取り時には患者様に氏名を言ってもらい、精液カップの氏名・検査伝票の氏名が同じであるかを確認してから精液カップをラボ内へ入れる。

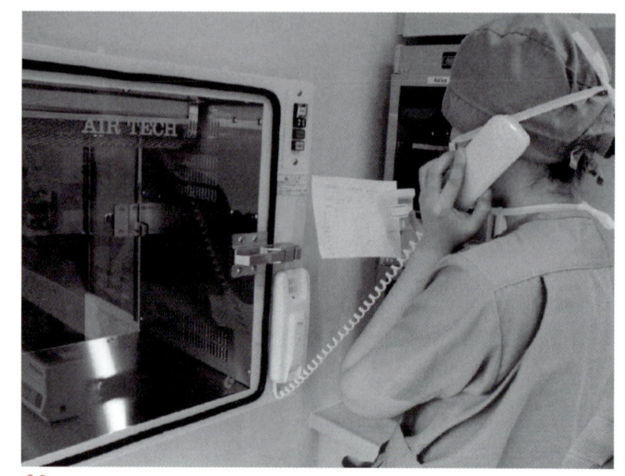

図 38　パスボックスを通して直接患者様から精液を受け取り名前の確認を行う

3　取り違えのないシステムづくり

精液１検体は「１クリーンベンチ・１遠心分離器・１顕微鏡」で処理を行い１検体のみ取り扱う。１人の精液処理が終わった後に次の人の精液処理を行う。

4　ダブルチェック

卵・精子の処理から破棄に至るまで実施者・確認者でダブルチェックを行う。ダブルチェックは指で指しながら声を出して行う。その作業の各段階での実施者・確認者の名前を記録に残し責任の所在を明確にしている(図 39)。責任を明確にしておくことで、事故やヒヤリハットが発生した場合に、速やかに原因を解明することができ同じことが起こらないように予防策を考えることができる。

5　事故・ヒヤリハット報告

事故・ヒヤリハットが発生した場合は直ちに業務を停止し、その大小にかかわらず、すべて責任者に報告する。責任者は是正の要・不要を判断し、必要な場合は当事者とともに改善策を考え、原則としてその日のうちに報告書を作成し院長に提出する。ラボミーティングを開きラボスタッフ全員にその旨を報告し、手順の変更があった場合などは確認を行う。

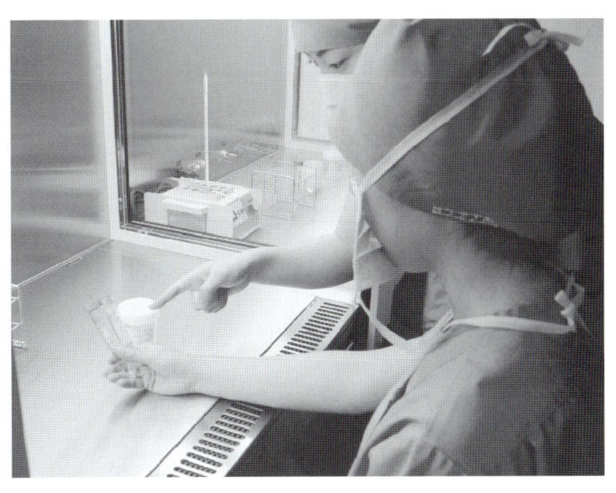

指を指しながら声に出してダブルチェック

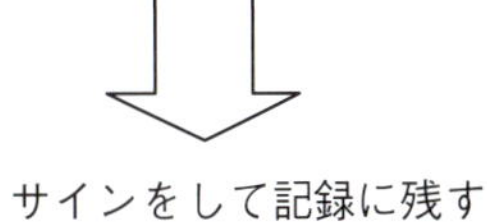

サインをして記録に残す

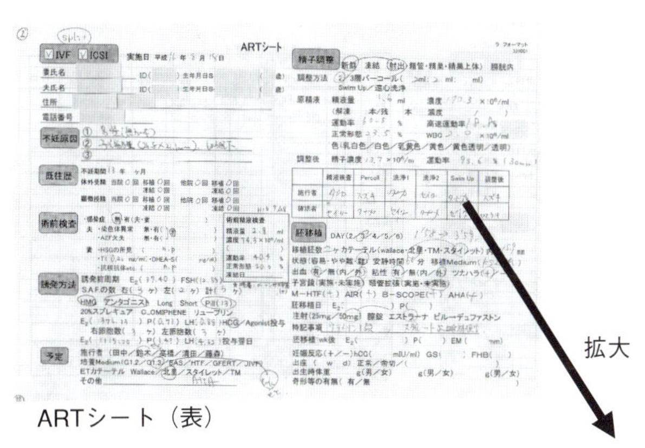

ARTシート（表）

拡大

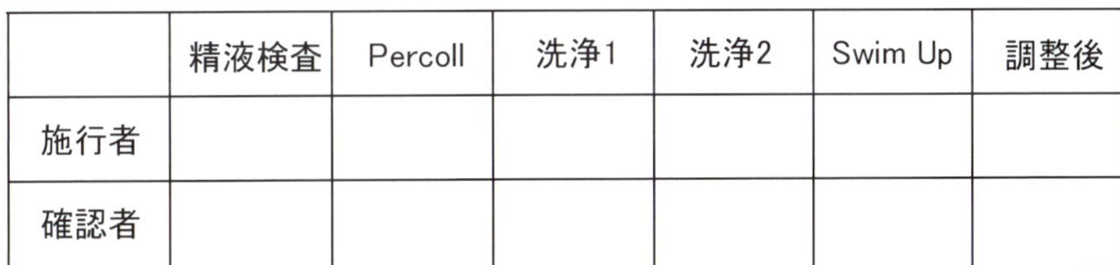

	精液検査	Percoll	洗浄1	洗浄2	Swim Up	調整後
施行者						
確認者						

胚観察

日目
施
確

日目
施
確

日目
施
確

日目
施
確

日目
施
確

日目
施
確

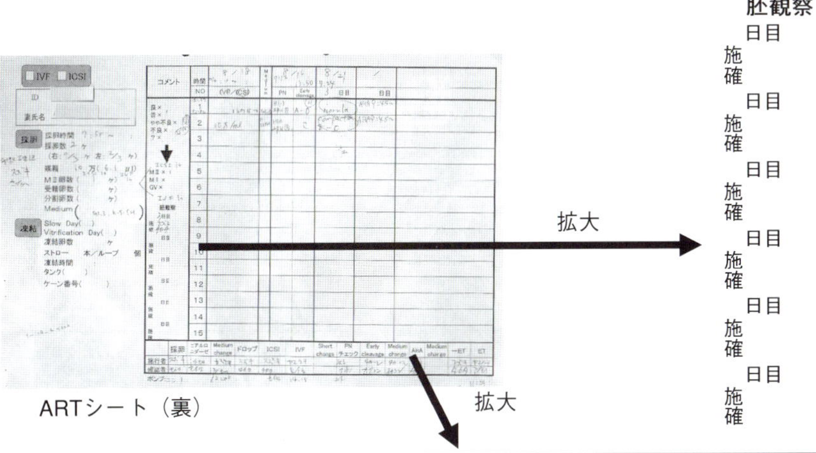

ARTシート（裏）

拡大

拡大

	採卵	ヒアルロニダーゼ	Medium change	ドロップ	ICSI	IVF	Short change	PN チェック	Early cleavage	Medium change	AHA	Medium change	→ET	ET
施行者														
確認者														

ポンプ:

図 39　ダブルチェック→記録

4 ラボ管理

1. 日常点検

インキュベーター内の温度、CO_2濃度の測定、pH 測定、ラボの埃チェックなどを Quality Control シート（図 40）に従って行う。

2. 胚の培養

常に 2 種類の培養液で胚を培養することで、どちらかの培養液に異常が生じた場合、早期に気がつくことができ成績の低下を最小限に抑えることができる。

Laboratory Quolity Control				Date (/ / /)										
	入室	退室	INCUBATER											
Labo	(:)	(:)	1	表示温度	℃	5	表示温度	℃	9	表示温度	℃	13	表示温度	℃
温度	℃	℃	測定者:	温度計	℃	測定者:	温度計	℃	測定者:	温度計	℃	測定者:	温度計	℃
湿度	%	%		CO_2	%		CO_2	%		CO_2	%		CO_2	%
加湿器水交換				FYRITE	%		FYRITE	%		FYRITE	%		FYRITE	%
液体窒素残量				O_2	%		O_2	%		O_2	%		O_2	%
タンク Ⅰ		cm		保湿水確認			保湿水確認			保湿水確認			保湿水確認	
タンク Ⅱ		cm		medium			medium			medium			medium	
タンク Ⅲ		cm		pH			pH			pH			pH	
タンク Ⅳ		cm		pCO_2			pCO_2			pCO_2			pCO_2	
タンク Ⅴ		cm		pO_2			pO_2			pO_2			pO_2	
タンク Ⅵ		cm	2	表示温度	℃	6	表示温度	℃	10	表示温度	℃	14	表示温度	℃
タンク Ⅶ		cm	測定者:	温度計	℃	測定者:	温度計	℃	測定者:	温度計	℃	測定者:	温度計	℃
タンク Ⅷ		cm		CO_2	%		CO_2	%		CO_2	%		CO_2	%
タンク Ⅸ		cm		FYRITE	%		FYRITE	%		FYRITE	%		FYRITE	%
タンク Ⅹ		cm		O_2	%		O_2	%		O_2	%		O_2	%
冷蔵室(①)	表示温度	℃		保湿水確認			保湿水確認			保湿水確認			保湿水確認	
	温度計	℃		medium			medium			medium			medium	
冷凍室(①)		℃		pH			pH			pH			pH	
冷蔵庫(②)	表示温度	℃		pCO_2			pCO_2			pCO_2			pCO_2	
	温度計	℃		pO_2			pO_2			pO_2			pO_2	
ホコリチェック	0.3μl:		3	表示温度	℃	7	表示温度	℃	11	表示温度	℃	15	表示温度	℃
	0.5μl:		測定者:	温度計	℃	測定者:	温度計	℃	測定者:	温度計	℃	測定者:	温度計	℃
COMMENT				CO_2	%		CO_2	%		CO_2	%		CO_2	%
＊タンクXの残量が20cm以下				FYRITE	%		FYRITE	%		FYRITE	%		FYRITE	%
になったら鈴木に連絡すること				O_2	%		O_2	%		O_2	%		O_2	%
				保湿水確認			保湿水確認			保湿水確認			保湿水確認	
2階オペ室（第1月曜-ホコリチェック）				medium			medium			medium			medium	
0.3μl:	0.5μl:			pH			pH			pH			pH	
2階待合い（第1月曜-ホコリチェック）				pCO_2			pCO_2			pCO_2			pCO_2	
0.3μl:	0.5μl:			pO_2			pO_2			pO_2			pO_2	
3階オペ室（第1月曜-ホコリチェック）			4	表示温度	℃	8	表示温度	℃	12	表示温度	℃	16	表示温度	℃
0.3μl:	0.5μl:		測定者:	温度計	℃	測定者:	温度計	℃	測定者:	温度計	℃	測定者:	温度計	℃
3階待合い（第1月曜-ホコリチェック）				CO_2	%		CO_2	%		CO_2	%		CO_2	%
0.3μl:	0.5μl:			FYRITE	%		FYRITE	%		FYRITE	%		FYRITE	%
				O_2	%		O_2	%		O_2	%		O_2	%
				保湿水確認			保湿水確認			保湿水確認			保湿水確認	
				medium			medium			medium			medium	
				pH			pH			pH			pH	
				pCO_2			pCO_2			pCO_2			pCO_2	
				pO_2			pO_2			pO_2			pO_2	

図 40　Quality Control シート

● 3．ミーティング

月ごとのラボの仕事量、卵回収率、受精率、分割率、妊娠率、各培養液の平均フラグメント率、平均割球数、胚盤胞到達率を算出し、月に1度ミーティングを行っている。このミーティングを行うことでどこかに異常が生じた場合に早期に気がつくことができ、成績の低下を最小限に抑えることができる。

● 4．ロット、バッチ No の管理

患者様ごとに培養液のロット、培養用ディッシュのロットを記録し、後に成績の低下がみられた場合の原因を追究しやすくしている。

● 5．機器の管理

ラボ内で管理するすべての機器はナンバリングし機器管理表で管理をしている。日常点検が必要なもの、定期的に校正が必要なものに分けて管理をしている。

5 エンブリオロジストの教育

国内・海外の学会への参加・発表をする機会を与え、一人ひとりのモチベーションを高く保つことができる環境をつくっている。

1 新人エンブリオロジストの教育

● 1．経験なし

これまでのバックグラウンドに関係なく、すべて平等にゼロから行う。教育計画に基づいたエンブリオロジストの教育を行い3ヵ月ごとにその力量を評価する(図41)。週に1度日誌・各種トレーニングシート(図42)を院長・主任に提出し、各段階で試験を行い合格したもののみが次へ進むことができる。

● 2．経験あり

経験年数に応じ、個別に教育計画を立て、教育計画に基づいたエンブリオロジストの教育を行っていく。3ヵ月ごとにその力量を評価する。週に1度日誌・各種トレーニングシートを院長・主任に提出する。各段階で試験を実施し合格したもののみが次へ進む。

2 シニアエンブリオロジストの教育

当院のシニアエンブリオロジストとは、各試験を合格し最終段階のICSI技術を習得したエ

<ラボ室／エンブリオロジスト力量評価シート>

氏名：＿＿＿＿＿＿　入職日：＿＿＿＿＿＿

評価日：＿＿＿＿	主任印：＿＿＿＿	院長印：＿＿＿＿	（3カ月）
評価日：＿＿＿＿	主任印：＿＿＿＿	院長印：＿＿＿＿	（6カ月）
評価日：＿＿＿＿	主任印：＿＿＿＿	院長印：＿＿＿＿	（9カ月）
評価日：＿＿＿＿	主任印：＿＿＿＿	院長印：＿＿＿＿	（12カ月）
評価日：＿＿＿＿	主任印：＿＿＿＿	院長印：＿＿＿＿	（15カ月）
評価日：＿＿＿＿	主任印：＿＿＿＿	院長印：＿＿＿＿	（18カ月）
評価日：＿＿＿＿	主任印：＿＿＿＿	院長印：＿＿＿＿	（21カ月）
評価日：＿＿＿＿	主任印：＿＿＿＿	院長印：＿＿＿＿	（24カ月）
評価日：＿＿＿＿	主任印：＿＿＿＿	院長印：＿＿＿＿	（30カ月）
評価日：＿＿＿＿	主任印：＿＿＿＿	院長印：＿＿＿＿	（36カ月）

評価（1,2）
A：期日を守り提出できる
B：提出が遅れる時がある
C：期日を守らない
D：ほとんど提出していない

評価（3～177）
A：1人で出来る
B：技術者の補助付きでできる
C：トレーニング中
D：見学のみ
F：出来ない

		項目	入職日	1カ月	2カ月	3カ月		4カ月	5カ月	6カ月		7カ月	8カ月	9カ月		10カ月	11カ月	12カ月		13カ月	14カ月	15カ月		16カ月	17カ月	18カ月		19カ月	20カ月	21
						自己評価	主任評価			自己評価	主任評価			自己評価	主任評価			自己評価	主任評価			自己評価	主任評価			自己評価	主任評価			自己評価
	1	日誌をつけ主任、院長に提出																												
	2	各種ワークシートの記入と提出																												
	3	清潔と不潔																												
	4	データベース「ART」への入力																												
	5	データベース「F-ET」への入力																												
	6	データベース「胚情報」への入力																												
	7	物品の補充																												
	8	物品の注文																												
	9	ファイライトによるインキュベーター炭酸ガス濃度測定																												
	10	パーティカルカウンター測定																												
	11	インキュベーター温度計																												
	12	アイスタットによるインキュベーター内pHの測定																												
	13	インキュベーター保湿水㶡																												
	14	インキュベーター清掃																												
	15	インキュベーター立ち上げ（pHと温度調整）																												
	16	培養用mediumチューブの作成																												
	17	培養用mediumの分注																												
精液検査	18	一般精液検査																												
	19	Azospermia検査																												
	20	膀胱内（尿中）精子検査																												
	21	精子生存性試験																												
	22	クルーガーテスト																												
	23	精液培養																												
	24	イムノビーズテスト																												
AIH	25	フラッシング液の分注																												
	26	90%アイソレートの分注																												
	27	通常のAIH																												
	28	逆行性射精のAIH																												
	29	膣内精子注入																												
ART精子処理	30	90%、70%、50%アイソレート作成																												
	31	IVFのアイソレート層の判断																												
	32	IVFのアイソレート層の作成																												
	33	ICSIのアイソレート層の判断																												
	34	ICSIのアイソレート層の作成																												
	35	ミニ三層アイソレートの使用判																												
	36	ミニ三層アイソレートの作成																												
	37	精子洗浄（新鮮射出精子）																												
	38	精子洗浄（TESE）																												
	39	Swim Up																												
	40	射出凍結精子no融解																												
	41	TESE凍結精子融解（OA）																												
	42	TESE凍結精子融解																												

図 41　エンブリオロジスト力量評価シート

検卵トレーニングシート　No.　名前:

No.	日付	卵胞数	Dish数	卵子数	見落とし卵子数	時間	コメント	指導者
1		R	R	R	R	R　:		
		L	L	L	L	L　:		
2		R	R	R	R	R　:		
		L	L	L	L	L　:		
3		R	R	R	R	R　:		
		L	L	L	L	L　:		
4		R	R	R	R	R　:		
		L	L	L	L	L　:		
5		R	R	R	R	R　:		
		L	L	L	L	L　:		
6		R	R	R	R	R　:		
		L	L	L	L	L　:		
7		R	R	R	R	R　:		
		L	L	L	L	L　:		
8		R	R	R	R	R　:		
		L	L	L	L	L　:		
9		R	R	R	R	R　:		
		L	L	L	L	L　:		
10		R	R	R	R	R　:		
		L	L	L	L	L　:		
11		R	R	R	R	R　:		
		L	L	L	L	L　:		
12		R	R	R	R	R　:		
		L	L	L	L	L　:		
13		R	R	R	R	R　:		
		L	L	L	L	L　:		
14		R	R	R	R	R　:		
		L	L	L	L	L　:		
15		R	R	R	R	R　:		
		L	L	L	L	L　:		
16		R	R	R	R	R　:		
		L	L	L	L	L　:		
17		R	R	R	R	R　:		
		L	L	L	L	L　:		
18		R	R	R	R	R　:		
		L	L	L	L	L　:		
19		R	R	R	R	R　:		
		L	L	L	L	L　:		
20		R	R	R	R	R　:		
		L	L	L	L	L　:		

図 42　トレーニングシート

ンブリオロジストを示す。未経験の新人エンブリオロジストが当院でシニアエンブリオロジストと認められるまでには約３年以上の訓練期間を要する。シニアエンブリオロジストの教育は毎月個別に受精率、分割率、妊娠率、平均フラグメント率、平均割球数、胚盤胞到達率などを算出し、自分の技術の成果を把握している。必要な場合は部分的なトレーニングを追加し、全体の成績に影響が出ないように配慮している。１度合格した試験（精液検査、検卵、胚移植など）についても定期的に確認し、結果について技術者間に差がないか、また技術が低下していないかのチェックを行い、半年に１度その力量を評価している。

5 体外受精の適応

●はじめに

ヒトの体外受精は1978年に卵管障害のある夫婦にイギリスのオルダム総合病院産婦人科医のSteptoeとケンブリッジ大学生理学のEdwardsが実施し成功して以来、現在では世界中で行われる技術となり、日本でも約65人に1人は体外受精児という時代になった。また、1992年

表5 「体外受精・胚移植」に関する見解

「ヒトの体外受精ならびに胚移植等」(以下、本法と称する)は、不妊の治療として行われる医療行為であり、その実施に際しては、わが国における倫理的・法的・社会的な基盤を十分に配慮し、本法の有効性と安全性を評価したうえで、これを施行する。

1. 本法は、これ以外の医療行為によっては妊娠成立の見込みがないと判断されるものを対象とする。
2. 実施者は生殖医学に関する高度の知識・技術を習得した医師で、細心の注意のもとに総ての操作・処置を行う。また、本法実施前に、被実施者に対して本法の内容と予想される成績について十分に説明し、了解を得た上で承諾書等に記入させ、それを保管する。
3. 被実施者は婚姻しており、挙児を希望する夫婦で、心身ともに妊娠・分娩・育児に耐え得る状態にあり、成熟卵の採取、着床および妊娠維持が可能なものとする。
4. 受精卵の取り扱いは、生命倫理の基本にもとづき、これを慎重に取り扱う。
5. 本法の実施に際しては、遺伝子操作を行わない。
6. 本法の実施に際しては、関係法規にもとづき、被実施者夫婦およびその出生児のプライバシーを尊重する。
7. 本法実施の重要性に鑑み、その施行機関は当事者以外の意見・要望を聴取する場を必要に応じて設ける。

表6 "「体外受精・胚移植」に関する見解"に対する考え方(解説)(抜粋)

1. 本法はこれ以外の医療行為によっては妊娠成立の見込みがないと判断されるものを対象とする。

(解説)

体外受精・胚移植の対象となる疾患は、卵管性不妊症、乏精子症、免疫性不妊症、原因不明不妊症などである。

「これ以外の医療行為によっては妊娠成立の見込みがないと判断されるもの」が対象となっているが、このことを疾患別に検討しておく必要がある。

「卵管性不妊症」で本法の対象となるものは、薬物療法並びに卵管形成術によっても治癒不可能と思われる症例である。これらの症例の中には、実際に卵管形成術をやっても、妊娠に成功しなかった場合と、臨床検査により卵管形成術では妊娠が成立する可能性がないと診断された場合の二種類を含む。後者の診断では、各種臨床検査の中に必ず腹腔鏡診と子宮卵管造影法とが含まれることが望ましい。

乏精子症に対しては、まず乏精子症に対する一般的な治療を行う。この一般的な治療法とは、夫に対するホルモン療法・薬物療法・精索静脈瘤手術・配偶者間人工授精などを含む。これらの方法によっても妊娠しなかった場合、あるいは臨床検査により妊娠する可能性がないと診断された場合には、優良精子選別濃縮AIH法等を反復して行う。それでも妊娠しないときに、はじめて体外受精の適応となる。

免疫性不妊症並びに原因不明不妊症も体外受精の対象となる。

以上、本法以外の医療行為によっては妊娠成立の見込みがないと判断される場合を示したが、以上のごとく慎重な配慮なしに、他の治療法で妊娠可能な症例に体外受精を安易に行なうことは、厳に慎まなければならないと考えられる。

(日産婦誌36(7):1131-1133, 1984による)

には顕微授精がヒトでも成功し現在では精巣内にごく少量でも精子が認められれば妊娠が可能となった。しかし、どのような症例でも体外受精を行えばいいというものではなく、人工授精を含めた一般不妊治療では妊娠できない場合に体外受精を行わなければならない。

日本での体外受精や顕微授精の適応については、日本産科婦人科学会より「体外受精•胚移植に関する見解」(**表 5**)、「体外受精•胚移植に関する見解に対する考え方(解説)」(**表 6**)、「顕微授精法の臨床実施に関する見解」(**表 7**)、「顕微授精法の臨床実施に関する見解に対する解説」(**表 8**)に詳しく述べられており、体外受精•胚移植の実施と顕微授精の臨床実施は登録報告制をとっている。また、**表 9** のオランダ産科婦人科学会による体外受精の適応をみればわかるように、それぞれの国の状況に応じて体外受精の適応に対する考え方も違っている。

表 7　顕微授精法の臨床実施に関する見解

「顕微授精法(microinsemination)」(以下本法と称する)は、極めて高度の技術を要する不妊症の治療行為であり、その実施に際しては、我が国における倫理的・法的・社会的な基盤を配慮し、本法の有効性と安全性を評価したうえで、これを実施する。本法は、体外受精・胚移植の一環として行われる医療行為であり、その実施に際しては、本学会会告「体外受精・胚移植」に関する見解(注1)に基づき、以下の点に留意して行う。

1. 本法は、難治性の受精障害で、これ以外の治療によっては妊娠の見込みがないか極めて少ないと判断される夫婦のみを対象とする。
2. 実施者は生殖医学に関する高度の知識・技術を取得した医師であり、また実施協力者は本法の基礎的技術に十分習熟したものでなければならない。
3. 本法を実施する医療機関は、既に体外受精・胚移植(IVF・ET)などによる分娩の成功例を有することを必要とする。
4. 被実施者に対しては、本法の内容と問題点について十分に説明し、了解を得て行う。
5. 本学会会員が本法を行うにあたっては、所定の書式に従って本学会に登録・報告しなければならない。

(注1)日産婦誌 35(10):1983 による

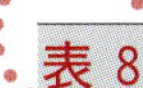

表 8　"顕微授精法の臨床実施に関する見解"に対する解説〔抜粋〕

IVF•ET は卵管性不妊症の治療法として開発され、その後は乏精子症や原因不明の不妊症の治療法としても広く応用され、今日では不妊症治療の有用な一方法として確立されてきている。

しかし、乏精子症を主とする受精障害例については IVF•ET によっても満足する成果が得られていないのが現状である。

近年の生殖科学分野における著しい技術の発展に伴い、卵の透明帯を機械的又は化学的に開口する方法(partial zona dissection, zona drilling)、囲卵腔内に直接精子を注入する方法(subzonal insertion of sperm, microinsemination sperm transfer)や卵細胞質内に精子を注入する方法(sperm injection into cytoplasm)などの新しい方法が開発され、多くの研究業績が報告されるようになった。そこでこれらの一連の技術により受精させる方法をここでは顕微授精法(microinsemination)と総称することにした。

この顕微授精法は難治性の受精障害による不妊症の治療法として注目され、すでに世界各国において臨床応用も行われ、多数の正常児の出生が報告されてきている。このような世界的な展望に立ち、わが国の多くの研究者から本法の重要性が指摘され、日本不妊学会でも「顕微受精法の臨床応用に関する見解案」をすでに公表している。本学会でも診察・研究に関する倫理委員会で本法の臨床実施に関して種々の立場より検討してきた。とくに世界の現状の把握、安全性、社会性など各方面より有識者の意見を聴取し討議を重ねた結果、ここに「顕微授精法の臨床実施に関する見解」をまとめた。

本法の臨床実施に際しては、すでに本学会にて公表された「体外受精・胚移植に関する見解(昭和 58 年 10 月)」および「解説」(日産婦誌 36 巻 7 号 pp. 1131-1133)を遵守することはいうまでもない。

1. 本法は、難治性の受精障害で、これ以外の治療によっては妊娠の見込みがないか極めて少ないと判断される夫婦のみを対象とする。

(解説)

従来の IVF や配偶子卵管内移植(GIFT)を行っても受精や妊娠しない場合や、精子の所見にとくに問題はないが卵側などの原因により受精しない場合には、現時点までは有効な治療法がなかった。したがって、本法の対象となる患者は、高度の乏精子症、極端な精子無力症、原因不明の受精障害などで、従来の IVF や GIFT を行っても受精や妊娠しないものとする。

(日産婦誌 44(1):129-130, 1992 による)

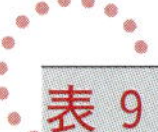

表 9 *In vitro* fertilization (IVF) indication list of the Dutch Society of Obstetrics and Gynecology.

(1) Tubal pathology
  (a) If tubal surgery is not a realistic option, IVF is method of choice
  (b) In case of impaired tubal function but no occlusion is present, or following tubal surgery, IVF is method of choice after an infertility duration of 2 years or longer ; depending on the female age IVF can be done after a shorter duration of infertility
(2) Unexplained infertility (idiopathic)*
  (a) In case of idiopathic infertility IVF is indicated if the duration is 3 years or longer ; if the woman is older than 36 years, IVF may be considered earlier
(3) Male infertility
  (a) Total motile sperm count (TMC) < 1 million : first treatment of choice is ICSI
  (b) TMC > 1 and < 10 million : IVF can be performed if infertility duration is 2 years or longer*
  (c) TMC > 10 million : treat as unexplained infertility
(4) Endometriosis
  (a) In case of mild or moderate endometriosis treat as unexplained infertility
  (b) In case of severe endometriosis policy is to treat as tubal pathology
(5) Cervical factor/immunologic infertility*
  (a) After an infertility duration of 2 years, IVF is indicated ; this may be considered sooner if the woman is over 36 years of age
(6) Hormonal disturbances*
  (a) Anovulatory cycle abnormalities are an indication for IVF if 12 cycles of treatment with ovulation induction have been unsuccessful

*In these situations intrauterine insemination treatment merits consideration before proceeding to IVF
ICSI : intracytoplasmic sperm injection

表 10 不妊原因別の体外受精の成績（生産率）の比較

Cause of infertility	Number of cycles	Live birth rate (%) (95% CI)		
		Per treatment cycle	Per egg collection	Per embryo transfer
Tubal disease	19,096	13.6 (13.0〜14.0)	15.0 (14.5〜15.6)	16.5 (15.9〜17.1)
Endometriosis	4,117	14.2 (13.2〜15.3)	15.9 (14.7〜17.0)	17.9 (16.6〜19.3)
Unexplained	12,340	13.4 (12.9〜14.1)	15.2 (14.6〜15.9)	19.7 (18.8〜20.5)
Cervical	4,232	14.2 (13.2〜15.3)	16.2 (15.1〜17.4)	18.8 (17.5〜20.2)

CI : confidence interval

1 不妊原因別の体外受精の成績の比較

表 10 のように、卵管障害、子宮内膜症、原因不明不妊症、頸管性不妊症の体外受精の成績を比較すると、治療開始あたり、採卵あたり、胚移植あたりの体外受精の成績に有意差はない[1)]。

2 卵管障害

卵管障害がある場合に、体外受精を行った場合と手術を行った場合の成績の比較をした double blind study はないが、第一選択として手術を行うか、体外受精を行うかは卵管の障害の程度や部位、患者様年齢、他の不妊因子も合併していないかなどを考慮しながら治療を選択しな

表 11 顕微授精の適応

1．重症精子減少症
2．重症精子無力症
3．重症奇形精子症
4．体外受精で受精が成立しない場合
5．夫の抗精子抗体が陽性
6．不動精子症（immotile cilia syndrome や Kartagener's syndrome など）
7．精子死滅症
8．精巣精子（非閉塞性無精子症、閉塞性無精子症など）
9．精巣上体精子（精子数が少ない or 運動率が悪い or 奇形精子が多いとき）
10．膀胱内精子（逆行性射精で、人工授精や体外受精を行っても妊娠に至らない場合）

ければならない。卵管障害が原因で体外受精を行ったときと他の不妊原因によって体外受精を行ったときの成績を比較すると生産率に差はない。しかし、卵管水腫がある場合には生産率が低下する[2]。卵巣刺激を行うと、卵管水腫の内容液が子宮腔内に流入して胚の発育を阻害したり着床を障害したりすることがある。卵管水腫がある場合には胚移植時に超音波で子宮を観察すると、子宮腔内に echo free space がみえるときもある。Johnson ら[3]は、3 つの論文による meta-analysis を実施し、卵管水腫がある場合には体外受精を実施する前に腹腔鏡下に卵管を切除すると妊娠率と生産率が上昇したため、卵管水腫がある場合には体外受精を実施する前に腹腔鏡下卵管切除術を考慮しなければならないと述べている。

3 男性因子

精液所見に問題があるときは、安易に ART を実施するのではなく、必ず男性診察を行う必要がある。その後、精液所見に応じて、人工授精、体外受精、顕微授精のどの治療法を選択するかを決定する。一般的には、精液を洗浄して処理をした後の運動精子数が 200 万以上の場合には人工授精、50～200 万では体外受精、50 万未満では顕微授精の適応といわれている。しかし、洗浄処理後の運動精子数のみで治療を選択するのではなくイムノビーズテスト（抗精子抗体検査）とクルーガーテスト（正常形態精子率をみる検査）などの結果や今までの治療歴、妻の年齢なども考慮して治療法を選択しなければならない。また、男性因子が原因で体外受精を行うときには、すべての卵が受精をしない total fertilization failure が起こる可能性があるため、体外受精と顕微授精を半々に行う場合も実際の臨床上ではある。次に、**表 11** に顕微授精の適応について挙げた。泌尿器科医と連携を密にとる必要がある疾患が多い。また、男性因子が原因で顕微授精を実施する場合には、実施前に染色体検査[4]や Y 染色体長腕にある精子形成に関連する遺伝子群の検査を患者様の希望があれば実施する必要がある。染色体異常や遺伝子の欠失が認められる場合には十分な遺伝カウンセリングを行わなければならない。

4 排卵障害

慢性の排卵障害があるほとんどの症例は、月経不順でFSHは正常である。このようなWHO group 2に属するような症例の中にはPCOSが多く含まれる。妻の年齢が高い場合やFSHが上昇している場合を除いて排卵障害のみではすぐに体外受精の適応にはならない。一般的なクロミフェンやhMGによる卵巣刺激によって約70%の症例は自然妊娠する。また、近年ではPCOSに糖尿病の治療薬であるメトフォルミンを併用すると卵巣刺激が容易になり、卵の質も上昇するとの報告があるためPCOSにはメトフォルミンを使用することも選択の1つである。一般的な卵巣刺激を実施してタイミング療法や人工授精を行っても妊娠に至らないときには、体外受精の適応となるが、PCOSでは卵巣刺激前周期にピルを使用して、GnRH agonistを使用したlong法を実施するよりも、GnRH antagonist（現在日本では未承認）を使用して卵巣刺激を行う方が卵巣刺激に使用する排卵誘発剤の量も少なくて済み、OHSS（卵巣過剰刺激症候群）の発症率も低下する。

5 子宮内膜症

子宮内膜症における不妊症の発生機序については、卵管采周囲癒着などの卵のピックアップ障害、卵胞発育障害、免疫障害などが考えられている。子宮内膜症のみで体外受精が治療の第一選択とはならない。子宮内膜症の程度によって、腹腔鏡手術や薬物療法を考慮しながら体外受精を選択しなければならない。また、5 cm以上のチョコレート嚢腫がある場合には、腹腔鏡下嚢胞核出術を実施することもあるが、術者の技量によって卵巣の予備能力が低下することもあるため、いろいろな状況を考慮して治療法を選択しなければならない。また、卵巣刺激を行うことは子宮内膜症にとっては有害ということを十分に念頭において治療を行い、チョコレート嚢腫があるときは採卵時にそれをうまく避けるように卵巣を回転させながら採卵を行う。一般的には、子宮内膜症があっても他の不妊因子と比較して体外受精の成績に影響はないとされている。

6 免疫性不妊症

不妊症の女性の約2～3%に抗精子抗体（精子に対する抗体）が存在する。抗精子抗体は、頸管のみでなく、卵管などにも存在する。抗精子抗体が精子尾部に付着すると運動障害の原因になり、精子頭部に付着すると受精障害の原因となる。抗精子抗体価が非常に高い場合には人工授精では妊娠は望めず体外受精の適応となる。また、体外受精を行う培養液の中に妻の血清を加えると受精障害の原因となるため添加してはならない。

表 12 諸外国でのその他の体外受精の適応
（日本産婦人科学会の会則に含まれないものも含む）

1. がんまたは他の疾患によって放射線療法または化学療法を行う必要があり、それに伴って卵巣機能が障害される可能性があるため体外受精を実施し胚を凍結しておく場合(未受精卵または卵巣組織の凍結も含む)。
2. AID を実施しても妊娠しないため、提供精子と妻の卵子を使用する場合。
3. 早期閉経症、閉経、卵巣欠損、手術による卵巣摘出、高年齢、高度卵巣機能低下により提供卵子と夫の精子を使用する場合。
4. 妻または夫に遺伝性疾患があり着床前診断(preimplantation genetic diagnosis；PGD)を行う場合。
5. 先天性子宮欠損症、多発性子宮筋腫、子宮腺筋症、子宮内腔癒着症、流産の手術などによって子宮内膜が極端に薄い症例、子宮癌などで子宮摘出術を行った症例など卵巣機能は正常であるが、自分の子宮で妊娠の可能性がないか非常に低い場合に、夫婦自身の精子と卵子を使用して第 3 者の子宮を使用する場合。

7 原因不明不妊症(機能性不妊症)

系統的な不妊症の検査を実施しても不妊症の原因がわからない原因不明不妊症の夫婦に卵巣刺激や人工授精を行っても妊娠に至らない場合は体外受精の適応となる。しかし、腹腔鏡検査は原因不明不妊症と診断するためには行うことが望ましい。また、不妊期間が長い場合や妻の年齢が高い場合には体外受精の相対的適応となる。原因不明不妊症の中には体外受精を行って初めて受精障害が不妊症の原因であることが判明する場合もある。

●おわりに

今までに述べてきた以外の諸外国における体外受精の適応を**表 12** にまとめた。日本産婦人科学会の会則では認められていないものも含まれている。ヒトの体外受精に成功して以降、生殖医学の進歩は非常に早く、数多くの体外受精に関連する技術が誕生した。しかし、常に体外受精の適応について考えながら治療に従事しなければならない。また、体外受精を実施する前に妻の年齢だけではなく ovarian reserve を評価して 1 回の体外受精によってどれくらいの妊娠率が得られるのかをそれぞれの施設の成績に応じて患者様に十分な説明をすることが重要である。

文 献

1) Templeton AA, Morris JK, Parslow W：Factors that affect the outcome of *in vitro* fertilization treatment. Lancet 348：1402-1406, 1996.
2) Aboulghar MA, Mansour RT, Serour GI：Controversies in the modern management of hydrosalpinx. Hum Reprod Update 4：882-890, 1998.
3) Johnson NP, Mak W, Sowter MC：Laparoscopic salpingectomy for women with hydrosalpinges enhances the success of IVF；a Cochrane review. Hum Reprod 17：543-8, 2002.
4) Yoshida A, Miura K, Shirai M：Cytogenetic survey of 1007 infertile males. Urol Int 58：166-176, 1997.

6 胚盤胞移植

●はじめに

Edwardsらが、1978年に人での体外受精に成功して以来、本来自然では卵管にある時期の胚(2〜8細胞期胚)を子宮腔に胚移植(ET)を行っても、妊娠が成立することがわかった。また、体外受精の最初の目的が卵管性不妊症であったのに対して、1992年にベルギー大学のグループが重度男性不妊症の治療に卵細胞質内精子注入法(ICSI)を実施して妊娠が報告され、その数年後には精巣内精子を用いたICSIによる妊娠が報告された。現在では非閉塞性無精子症でも精巣内にごく少量の精子がみつかれば、妊娠が可能となった。

一方、社会的には体外受精による多胎妊娠が問題となってきており、単に妊娠をさせればいいというわけではなく、いかにETの個数を少なくして妊娠率ではなく着床率を上げられるかが重要である。双胎でも単胎と比較すると妊娠中の合併症や低出生児が生まれる頻度が高くなるので、どのようにして多胎妊娠を減少させられるかが重要である。世界の流れは、特にヨーロッパの流れは妻の年齢が若くARTが初回または2回目で良好な胚が3個以上あるときは積極的にsingle embryo transferを行うようになってきている。この流れからどの胚が高い着床能をもった胚なのかを選別可能になるという点からも胚盤胞移植が注目されるようになった。

ではどうして近年まで胚盤胞移植が行われなかったかというと、胚盤胞到達率の悪さやたとえ胚盤胞に到達しても細胞数が少なく良好な胚盤胞が得られなかったからである。Vero細胞との共培養では胚盤胞の良好な成績が報告されていたが、他の動物の細胞との共培養をすることによりどのような影響が出るか不明の点が多く普及はしなかった。近年、sequential culture mediumの開発(初期胚培養用の培養液と後期胚培養用の培養液)により、胚盤胞到達率が飛躍的に上昇し高い着床能を有する胚を獲得することが可能となった。

1 Compaction前後での胚のphysiologyの違い

胚はcompaction前後で**表13**のように大きく、栄養源、代謝、遺伝子の発現が変化する。

表 13 compaction 前後の胚の physiology

Pre-compaction	Post-compaction
Low biosynthetic activity	High biosynthetic activity
Low QO_2	High QO_2
Pyruvate preferred nutrient	Glucose preferred nutrient
Non-essential amino acids	Non-essential＋essential amino acids
Maternal genome	Embryonic genome
Individual cells	Transporting epithelium
One cell type	Two distinct cell types：ICM and trophectoderm

2 sequential culture medium

sequential culture medium は、compaction 前後で胚の physiology が変化する点を考慮してつくられたもので、現在数種類が販売されている。3 日目までは卵管液の組成に近く lactate が多めで、グルコースはごく少量のものとまったく入っていないものとがある。また、アミノ酸は非必須アミノ酸のみが含まれている。3 日目以降の培養液は子宮腔内液と組成が似たもので、胚が栄養源としてグルコースを使用することができるようになるため、グルコースの量が多くなり、アミノ酸は必修と非必須アミノ酸の両方が含まれている。**表 14** に Gardner が開発した培養液の組成を示した。

3 胚盤胞の培養の方法

胚盤胞移植は通常の day 3 移植よりも長期に体外で胚を培養しなければならないため、インキュベーターもより厳密な管理とインキュベーターの開閉を最小限にする必要がある。現在、木場公園クリニックでは、大型のマルチインキュベーター 2 台、小型のマルチインキュベーター 12 台で胚の培養を行っている。マルチインキュベーターのガスは、CO_2：6%、O_2：5%、N_2：89%に設定している。毎朝すべてのインキュベーターについて Fyrite による CO_2の測定を行い、インキュベーター内の水を交換した翌日(約 1 週間に 1 回)実際に培養に用いる培養液(G 1.3)を用いて血液ガス計にて培養液のガスと pH を測定している。

4 胚盤胞の分類

胚盤胞には内細胞塊(inner cell mass；ICM)と栄養芽層(trophectoderm；TM)の 2 種類の細胞がある(**図 43**)。ICM は胎児になり、TM は胎盤になる。ICM が胚盤胞内にないとたとえ着床して胎嚢がみえても、胎児はみえない。ICM が大きいほど妊娠率は高くなり、ICM の形

表 14　sequential culture medium (G 1.2、G 2.2)の組成

Component	mmol/l	Component	mmol/l
G 1.2 (cleavage-stage development)			
Sodium chloride	90.08		
Potassium chloride	5.5	alanyl-glutamine	0.5
Sodium phosphate	0.25	alanine	0.1
Magnesium sulfate	1.0	aspartate	0.1
Bicarbonate	25.0	asparagine	0.1
Calcium chloride	1.8	glutamate	0.1
		glycine	0.1
Glucose	0.5	proline	0.1
Lactate	10.5	serine	0.1
Pyruvate	0.32	taurine	0.1
		EDTA	0.01
G 2.2 (blastocyst development)			
Sodium chloride	90.08	arginine	0.6
Potassium chloride	5.5	cystine	0.1
Sodium phosphate	0.25	histidine	0.2
Magnesium sulfate	1.0	isoleucine	0.4
Bicarbonate	25.0	leucine	0.4
Calcium chloride	1.8	lysine	0.4
		methionine	0.1
Glucose	3.15	phenylalanine	0.2
Lactate	5.87	threonine	0.4
Pyruvate	0.10	tryptophan	0.5
		tyrosine	0.2
Alanyl-glutamine	1.0	valine	0.4
Alanine	0.1		
Aspartate	0.1	choline chloride	0.0072
Asparagine	0.1	folic acid	0.0023
Glutamine	0.1	inositol	0.01
Glycine	0.1	nicotinamide	0.0082
Proline	0.1	pantothenate	0.0042
Serine	0.1	pyridoxal	0.0049
		riboflavin	0.00027

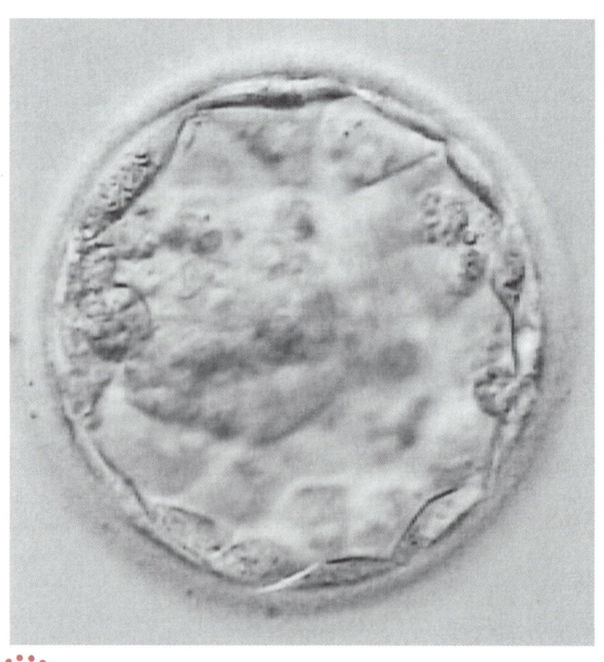

図 43　胚盤胞

表 15　胚盤胞の分類

1．胞胚腔(blastocele cavity)の広がりの程度
　1）胞胚腔が全体の 1/2 以下の初期胚盤胞
　2）胞胚腔が全体の 1/2 以上の胚盤胞
　3）胞胚腔が全体に広がった胚盤胞
　4）胞胚腔が拡大し透明体が薄くなった拡張期胚盤胞
　5）透明帯より trophectoderm の一部が抜けかかった胚盤胞
　6）透明帯より完全に脱出した胚盤胞
2．内細胞塊(inner cell mass；ICM)の細胞数と形態
　細胞数が密なものが A、粗なものが C で A〜C に分類
3．栄養芽層(trophectoderm；TM)の細胞数と形態
　細胞数が密なものが A、粗なものが C で A〜C に分類

例）胞胚腔が拡大し透明帯が薄くなった拡張期胚盤胞で ICM と TM の形態および細胞数が良好のものは 4 AA と表記する。

は少し楕円のものがよいとされている。

胚盤胞の分類で最も有名なものは Gardner の分類(**表 15**)である。Gardner の分類は、拡張と孵化の状態で 1〜6 に分類され、また ICM と TM についても細胞数から A〜C に分類されている[1]。

5　胚盤胞移植の利点と欠点

1　胚盤胞移植の利点

1．生理的に子宮腔に入ってくるのとほぼ同じ時期に胚を子宮腔内に戻すことが可能になる。

ヒトでは卵管膨大部で受精が起きた後、卵管内で分割が進みながら卵管内を移動し、4 日目の桑実期胚(morula)になって子宮腔に胚が入ってきた後、胚盤胞となってハッチングを起こして子宮内膜に着床する。

2．採卵後 3 日目と 5 日目の子宮収縮を比較すると 5 日目の子宮収縮の方が少ないため着床率が上がる。

Fanchin ら[2]は胚移植時の子宮収縮は少ないほど妊娠率が高くなると報告している。また Fanchin ら[3]は採卵後 3 日目と比較すると、採卵後 5 日目で子宮収縮が有意に少なくなると報告している。

3．採卵後 5 日目の頸管粘液は減少しているため ET カテーテルの先につく頸管粘液の量が少なくなり胚移植が容易になる。

4．胚盤胞まで培養することにより、染色体異常が少ない高い着床能を有する胚の選別が容易になる。

Sandalians ら[4]が報告しているように胚盤胞に到達したからといって、染色体異常がある胚がすべて胚盤胞にならないわけではない。Sandalians らは monosomic の染色体異常を

もった胚の胚盤胞到達率は低いと報告している。欧米では高齢の女性には染色体異常のある胚ができる確率が高いので、胚盤胞移植を実施するときには着床前診断(PGD)を行って染色体異常のない胚を選別して胚盤胞移植を行うときもある。現在、日本では妻の年齢が高齢のみでPGDを行うことはできない。しかし、day 1胚のPNのscoring system、day 3胚の割球数、フラグメント率、多核のある割球の有無、割球の大きさの差から染色体異常のない良好胚の選別がある程度可能との論文も近年多く出ている[5)6)]。

5. Day 3以降にpaternalなgeneの発現が出現してくるため重度の男性因子をもっている症例では胚盤胞移植が胚の選別に有効である。

 非閉塞性無精子症では胚盤胞到達率は低いが、良好な胚盤胞を獲得できると高い妊娠率が得られるため胚を選択する観点からも胚盤胞移植が有効との報告もある[7)]。

6. 胚凍結を実施しなくても着床前診断が可能となる。

7. 反復ART不成功率や子宮内膜の薄い症例にも有効である。

 向田ら[8)]やGutknechtら[9)]は、反復着床不成功例に対する胚盤胞移植の有効性を報告している。

2 胚盤胞移植の欠点

1. ラボの仕事量が増加し、インキュベーターの数が多く必要になる。

 つまりsoft的にもhard的にもラボに余裕がある施設でないと胚盤胞移植を行うことにより逆に妊娠率を下げる。長期培養をすることによりラボのqualityが悪い施設では胚のgradeをさらに悪くする(あるレベル以上のラボをもったARTプログラムでなければ胚盤胞移植はするべきではない)。

2. 胚が胚盤胞まで発育しなくて、胚移植がキャンセルになる可能性がある。

3. monozygotic twin(MZT)の頻度が上昇する。

 自然妊娠でのMZTの発生頻度は0.42%とされているが、Behrら[10)]は、胚盤胞移植を行うとMZTの発生頻度が5.0%と高くなり、da Costaら[11)]も胚盤胞移植を行うとMZTの発生頻度が3.9%であったと報告している。さらにTarlatzisら[12)]はconventional IVFと比較するとICSIで胚盤胞移植を行うとmonozygotic twinの頻度が上昇すると報告している。

4. 長期に培養することによりメチル化が少なくなりgenomic imprintingが低下してPrader-Willi症候群、Angelman症候群、Beckwith-Wiedeman症候群が発生する可能性がある[13)]。

5. 凍結できる胚の数が減少する。

 胚盤胞まで胚を培養するためには、胚盤胞の凍結の方法が確立していなければならない。凍結の方法には急速凍結法と緩慢凍結法があるが、われわれの施設ではcryoloopによるvitrification法を実施している。

表 16 Day 3 と Day 5 の着床率の比較

Study		Day 3		Day 5		
		平均胚移植数	着床率(%)	平均胚移植数	着床率(%)	P-value
Gardner, et al[14]	＞10 follicles of ＞12 mm on day of HCG	3.7	37.0	2.2	55.4	＜0.01
Coskum, et al[15]	≧4 2 PN	2.3	21.0	2.2	24.0	NS
Karaki, et al[16]	≧5 2 PN	3.5	13.0	2.0	26.0	＜0.01
Levron, et al[17]	＜38 years old and＞5 2 PN	3.1	38.7	2.3	20.2	＜0.01
Utsunomiya, et al[18]	All	2.9	11.7	3.0	9.2	NS
Rienzi, et al[19]	＜38 years old and≧8 2 PN by ICSI	2.0	35.0	2.0	38.0	NS
Van der Auwera, et al[20]	All (day 2 transfers)	1.86	29.0	1.87	46.0	＜0.05
Frattarelli, et al[21]	＜35 years old, no previous IVF and≧10 follicles of≧14 mm on day of HCG	2.96	26.1	2.04	43.4	＜0.05
Bungum, et al[22]	＜40 years old ＜30 BMI ＜12 FSH ≧3 8 ell embryos with ＜20% fragments	2.0	43.9	1.96	36.7	NS

(文献 14)-22) による)

6 Day 3 と Day 5 の成績の比較

Meta analysis にある程度レベル以上の着床率を上げられていない施設のデータを含めるのは問題がある。また、sequential medium を使用していないと正確な比較にならない。ART の成績を決めるのはラボのみではない、ART 実施前の検査、ovarian reserve を評価した適切な卵巣刺激、採卵、胚の選別と胚移植、黄体補充などに関する考え方がしっかりしているかが重要である。**表 16** に現在までに sequential medium を使用して Day 3 と Day 5 の胚移植の成績を比較した論文[14)-22)]をまとめた。現在までのところ、Day 5 (胚盤胞移植) の成績の方がいいとする施設もあるが、Day 3 と Day 5 と比較して変わらなかったと報告している施設もあり結論が出ていない。

7 Day 3 でのどのような胚が blastocyst になる可能性が高いか

Veeck ら[23)]は、Day 3 の朝に胚の観察を行うと、8 細胞に分裂している胚が最も胚盤胞になる率が高かったと報告している (**図 44**)。しかし、Alikani ら[24)]は、Day 3 の午後に胚の観察を行うと、11 細胞に分裂している胚が最も胚盤胞になる率が高かったと報告している (**図 45**)。胚

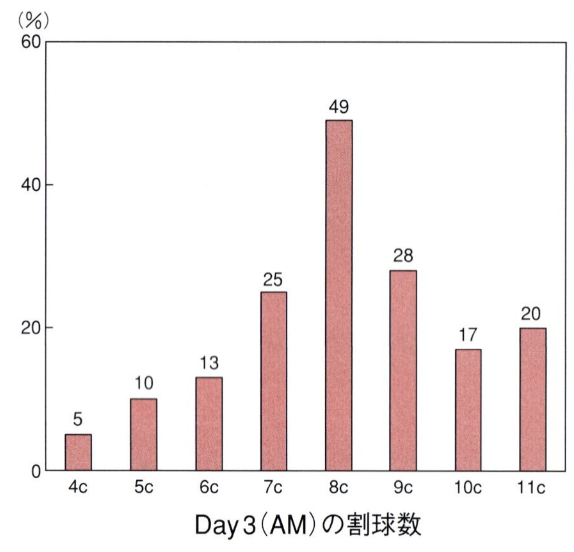

図 44　Day 3(AM)の割球数別の胚盤胞到達率

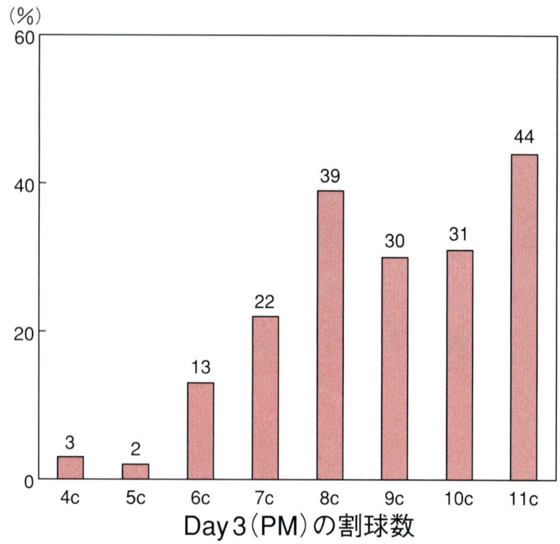

図 45　Day 3(PM)の割球数別の胚盤胞到達率

の観察は、hCG投与後一定の時間に行う必要がある。

おわりに

GnRH　agonistを使用した卵巣刺激では良好な胚盤胞が得られなかった症例にGnRH antagonistを用いた卵巣刺激を行うと良好な胚盤胞を得ることができ妊娠するケースもあるため、常にいろいろなことを考慮しながら卵巣刺激法を選択する必要がある。

また、良好な胚盤胞を卵巣刺激周期に移植しても妊娠が成立しなかったケースに、凍結した胚盤胞をホルモン補充周期に移植すると妊娠が成立するケースもあるため、常にどうして妊娠しないのかを頭を使って検討しながら胚盤胞移植を行わなければならない。

文献

1) Gardner DK, Schoolcraft WB : *In vitro* culture of the human blastocysts. p 378, Parthenon Press, Carnforth, 1999.
2) Fanchin R, Righini C, Olivennes F, et al : Uterine contractions at the time of embryo transfer alter pregnancy rates after *in-vitro* fertilization. Hum Reprod 13 : 1968-1974, 1998.
3) Fanchin R, Ayoubi JM, Righini C, et al : Uterine contractility decreases at the time of blastocyst transfers. Hum Reprod 16 : 1115-1119, 2001.
4) Sandalinas M, Sadowy S, Alikani M, et al : Developmental ability of chromosomally abnormal human embryos to develop to the blastocyst stage. Hum Reprod 16 : 1954-1958, 2001.
5) Magli MC, Gianaroli L, Ferraretti AP : Chromosomal abnormalities in embryos. Mol Cell Endocrinol 183 : 29-34, 2001.
6) Magli MC, Jones G, Gras L, et al : Chromosome mosaicism in day 3 aneuploid embryos that develop to morphologically normal blastocysts *in vitro*. Hum Reprod 15 : 1786, 2000.
7) Virant-Klun I, Tomazevic T, Zorn B, et al : Blastocyst formation-good indicator of clinical results after ICSI with testicular spermatozoa. Hum Reprod 18 : 1070-1076, 2003.
8) 向田哲規，高橋克彦，岡　親弘，ほか：反復ART不成功例に対する胚盤胞移植の臨床成績．日産婦誌 51 : 1125-1133，1999.
9) Gutknecht DR, Lens JW, Schats R, et al : Transfer of two blastocysts significantly elevates implantation and

pregnancy rates in patients with two previous unsuccessful embryo transfer. Hum Reprod 14：193-194, 1999.

10) Behr B, Fisch JD, Racowsky C, et al：Blastocyst-ET and monozygotic twinning. J. Assit Reprod Genet 17：349-351, 2000.

11) da Costa AA, Abdelmassih S, de Oliveira FG：Monozygotic twins and transfer at the blastocyst stage after ICSI. Hum Reprod 16：333-336, 2001.

12) Tarlatzis BC, Qublan HS, Sanopoulou T, et al：Increase in the monozygotic twinning rate after intracytoplasmic sperm injection and blastocyst stage embryo transfer. Fertil Steril 77：196-198, 2002.

13) Edwards RG：Aspects of the molecular regulation of early mammalian development. Reprod Biomed Online 6：97-113, 2003.

14) Gardner DK, Schoolcraft WB, Wagley, L et al：A prospective randomized trial of blastocyst culture and transfer in *in-vitro* fertilization. Hum Reprod 13：3434-3440, 1998.

15) Coskum S, Hollanders J, Al-Hassan S, et al：Day 5 versus day 3 embryo transfer；a controlled randomized trial. Hum Reprod 15：1947-1952, 2000.

16) Karaki RZ, Samarraie SS, Younis NA, et al：Blastocyst culture and transfer；a step toward improved *in vitro* fertilization outcome. Fertil Steril 77：114-118, 2002.

17) Levron J, Shulman A, Bider D, et al：A prospective randomized study comparing day 3 with blastocyst-stage embryo transfer. Fertil Steril 77：1300-1301, 2002.

18) Utsunomiya T, Naitou T, Nagaki M：A prospective trial of blastocyst culture and transfer. Hum Rprod 17：1846-1851, 2002.

19) Rienzi L, Ubaldi F, Iacobelli M, et al：Day 3 embryo transfer with combined evaluation at the pronuclear and cleavage stages compares favourably with day 5 blastocyst transfer. Hum Reprod 17：1852-1855, 2002.

20) Van der Auwera I, Pijnenborg R, Koninckx PR：The influence of *in-vitro* culture versus stimulated and untreated oviductal environment on mouse embryo development and implantation. Hum Reprod 14：2570-2574, 1999.

21) Frattarelli JL, Leondires MP, Mckeeby JL, et al：Blastocyst transfer decreases multiple pregnancy rates in *in vitro* fertilization cycles；a randomized controlled trial. Fertil Steril 79：228-230, 2003.

22) Bungum M, Bungum L, Humaidan P, et al：Day 3 versus day 5 embryo transfer；a prospective randomized study. Reproductive BioMedicine Online 7：96-102, 2003.

23) Veeck LL, Zaninovic N：An atlas of Human Blastocysts. *In vitro* culture of human blastocysts. p 153, Parthenon Publishing, New York, 2003.

24) Alikani M, Calderon G, Tomkin G, et al：Cleavage anomalies in early human embryos and survival after prolonged culture *in-vitro*. Hum Reprod 15：2634-2643, 2000.

7 透明帯開口法

●はじめに

ヒトの卵は透明帯で覆われている。この透明帯は受精時に精子と結合したり、物理的なダメージから卵を守っている。受精した胚は分割が進んでいくと透明帯から脱出(ハッチング)して、子宮内膜に着床する。しかし、透明帯は胚の体外培養や凍結融解、患者様の加齢により硬化するといわれ、透明帯の硬化はハッチングを妨げることがある。この際に透明帯の一部を開口することによって、ハッチングを人工的に補助することが可能である。この方法をアシステッドハッチング(以下、AHA)という。AHA は Cohen ら[1]によって最初に試みられ、胚の着床率が向上したと報告された。透明帯が厚い症例や 38 歳以上の症例、ART 反復不成功例、凍結融解胚、フラグメント率が高い胚に AHA は有効であるとされている。しかし、AHA は手技に熟練していないと作業中に胚が損傷する可能性が高いため、慎重かつ短時間で行う必要がある。

不適切な AHA は胚の質を低下させる。AHA の方法には機械的方法、化学的方法、レーザー法の 3 種類がある。通常、受精後培養 2〜3 日目の胚(4〜8 細胞期胚)に施行されることが多く、HEPES を含んだ培養液のドロップの中で透明帯を開口する。但し、開口部が大きくなると割球が透明帯の外に出てしまうことがあるので、開口部は 25〜40 μm が適当とされている。

1 機械的方法

穿刺用ピペットを用いて部分的に透明帯に切開を加える場合、ホールディングピペットで胚を保持する。この際、透明帯と割球の距離ができるだけ離れている場所が 12 時の方向になるようにする。1 時から 11 時の方向に穿刺用ピペットを穿刺し、その後ホールディングピペットから胚をはずす。そして穿刺部の外側をホールディングピペットに擦りつけて切開する。

2 化学的方法

酸性タイロード液(pH 2.1〜2.5)を用いる場合、あらかじめ AHA 用ピペットに酸性タイロード液を吸引し、充填しておく。ホールディングピペットで胚を保持する。この際、透明帯と割球の距離ができるだけ離れている場所が酸性タイロード液を吹き付ける側になるようにする。酸性タイロード液を AHA 用ピペットにて透明帯に静かに吹き付け、小孔が形成されたら、直ちに周囲の培養液を吸引し、過剰な酸性タイロード液を除去する。操作が終了したら、即座に胚を培養液に移し、数回洗浄し、酸性タイロード液を洗い流す。この酸性タイロード液を用いた方法は比較的容易で開口部の大きさを調節しやすいが、酸性タイロード液が直接割球に触れると悪影響をもたらすため、慎重にかつ短時間で操作を行わなくてはならない。

3 レーザー法

レーザー装置のコストの低下や安全性の向上により、レーザーを用いたAHAも多く試みられ、化学的方法よりも良好な着床率、妊娠率が得られたという報告[2)]もある。レーザー法は胚の保持を必要としない。透明帯を貫通させるレーザーの照射部位はかなり高温になり、周囲にも影響する可能性がある。そのため、照射時間を可能な限り短くして処理することが必要となる。

●おわりに

以上の方法などによりAHAを施行した胚は、1時間以上は培養液の中に置き、その後胚移植に用いる。一方、AHAの問題点として、開口部が小さ過ぎると胚の一部が脱出した後、透明帯にひっかかり胚が2つに分離し、一卵性双胎が発生する可能性があるといわれている[3)]。また、AHAが38歳以上の症例や透明帯の厚い症例、あるいは凍結融解胚などに対して有効性がなかったという報告[4)]もある。しかし、われわれは適切なAHAを施行すれば、着床率、妊娠率の向上につながると考えている。

■ 文献

1) Cohen J, Elsner C, Kort H, et al：Impairment of the hatching process following IVF in the human and improvement of implantation by assisting hatching using micromanipulation. Hum Reprod 5(1)：7-13, 1990.

2) Hsieh YY, Huang CC, Cheng TC, et al：Laser-assisted hatching of embryos is better than the chemical method for enhancing the pregnancy rate in women with advanced age. Fertil Steril 78(1)：179-182, 2002.

3) Alikani M, Noyes N, Cohen J, et al：Monozygotic twinning in the human is associated with the zona pellucida architecture. Hum Reprod 9(7)：1318-1321, 1994.

4) Balaban B, Urman B, Alatas C, et al：A comparison of four different techniques of assisted hatching. Hum Reprod 17(5)：1239-1243, 2002.

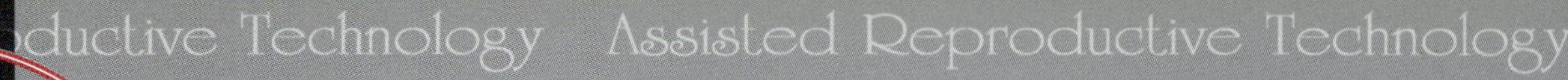

8 胚の選別と胚移植

●はじめに

本章では、ARTの成績を決定するうえで、非常に重要な部分を占める「どの胚を胚移植(ET)するか」と、臨床医が最も緊張する場面であるにもかかわらす、注意が払われることが少なかった「胚移植(ET)」について述べる。

1 胚の選別

ヒトの胚は、みた目がきれいな胚でも約40%に染色体異常があるといわれている。外観が悪い胚では染色体異常の割合が増加する。つまり、染色体異常の確率が少ない胚を選んでいなければ、医師が一生懸命胚移植(ET)をしてもいい結果には結びつかない。良好な胚を選択するために、採卵日の卵、1日目の胚、3日目の分割した胚、5日目の胚盤胞とそれぞれ指標を決めて評価を行う。採卵日翌朝(Day 1朝)の胚では、雌性前核と雄性前核の核小体の状態、Halloがあるかないか、また、採卵日翌日の午後(IVFまたはICSIから25時間後)には胚を再び観察して2分割しているかどうかをチェックする。**表17**のように、Day 1の夕方に2分割になっていた胚はday 3に良好胚になる確率が62.5%であったのに対して、Day 1の夕方に2分割になっていなかった胚がday 3に良好胚になる確率は33.4%であり、Day 1の夕方に2分割になっていた胚はday 3に良好胚になる確率が有意に高いとされている。

3日目の胚の選別には、割球数、フラグメント率、多核のある割球の有無、割球の大きさの差を用いる。day 3の朝、胚を観察した場合には、割球数からみた着床率は8細胞期胚が最も高いとされている(**表18**)。しかし、day 3の午後胚を観察した場合には11細胞期胚が最も着床率が高くなる。胚の観察の時間もETの直前に胚を観察するのではなく、hCG投与後一定の時間に

表17 Early embryo cleavage (Analysis of all zygotes/embryos screened at 25-27 hours Post insemination/micro injection)

	Early cleaved	Late cleaved
No of cleaved embryos (%)	3046 (28.2%)	7752 (71.8%)
No of cleaved from ICSI treatment (%)	1909 (34.7%)	3596 (65.3%)
No of cleaved from IVF treatment (%)	1137 (21.5%)	4156 (78.5%)
No of good quality embryos (%)	1903 (62.5%)*	2593 (33.4%)*

*P＜0.0001

(Lundin K, et al : Early cleavage is strong indicator of embryo quality in human IVF. Hum Reprod 16 : 2652-2657, 2001による)

行う必要がある。また、フラグメント率は高くなればなるほど、胚の染色体が正常である確率が低くなる(図 46)。また、割球の大きさの差が大きくなると着床率が低くなる(表 19)。また、多核のある胚では胚が染色体異常である確率が高くなる。

通常 3 日目に ET を行うことが多いと考えられるが、1 日目と 3 日目の胚の各種の指標を参考にして、どの胚を ET するかを決定する。実際に、木場公園クリニックでは、人でも○○小学校出身、○○大学△△学部出身というように、3 日目までは胚 1 個ごとの履歴がシートに詳細に記録されている。その履歴をもとに、医師とエンブリオロジストとでミーティングを行って、どの胚を ET するかを決定する。5 日目(または 6 日目)まで胚を培養する胚盤胞移植を行う場合には、3 日目で同じようなグレードの胚がある場合にはグループ培養を行っている。胚盤胞は David Gardner の分類(表 20)に従って評価を行い、どの胚を ET するかを決定している。

表 18 Implantation rate according to the number of blastomeres on day 3.

The number of blastmeres on day 3	Implantation rate (%)
<5	7.3
5	11.1
6	13.9
7	20.6
8	39.2
9	32.4
>9	27.0

表 19 Showing the decreased implantation rate and higher nuclear and chromosomal abnormalities for embryos with uneven sized blastomeres

	Even cleavage	Uneven cleavage	P
No. of embryo transfers	293	85	
Implantation rate (%)	211/579 (36.4)	39/163 (23.9)	0.003
Early cleavage (%)	96/140 (68.6)	12/32 (37.5)	0.001
Blastomere aneuploidy (%)	4/47 (8.5)	10/34 (29.4)	0.014
Embryo aneuploidy (%)	4/13 (30.8)	6/11 (54.5)	0.24
Blastomere multinucleaty (%)	1/47 (2.1)	8/38 (21.1)	0.033

(Hardarson T, et al : Human embryos with unevenly sized blastomeres have lower pregnancy and implantation rates : indications for aneuploidy and multinucleation. Hum Reprod 16 : 313-318, 2001 による)

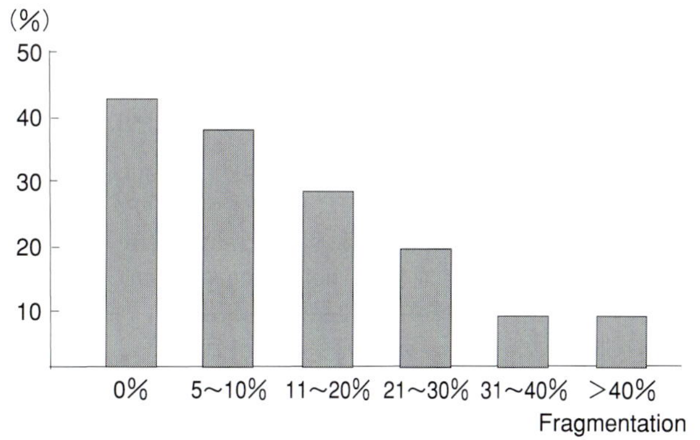

図 46 Percentage of chromosomally normal embryos in relation to the percentage of fragmentation.
(Magli MC, et al : Chromosomal abrmalities in embryos. Mol Cell Endocrinol 183 : Suppl 1 : S 29-S 34, 2001 による)

表 20　胚盤胞の分類

A）胞胚腔(blastocele cavity)の広がりの程度
　1．胞胚腔が全体の 1/2 以下の初期胚盤胞
　2．胞胚腔が全体の 1/2 以上の胚盤胞
　3．胞胚腔が全体に広がった胚盤胞
　4．胞胚腔が拡大し透明体が薄くなった拡張期胚盤胞
　5．透明帯より trophectoderm の一部が抜けかかった胚盤胞
　6．透明帯より完全に脱出した胚盤胞
B）内細胞塊(inner cell mass；ICM)の細胞数と形態
　細胞数が密なものが A、粗なものが C で A〜C に分類
C）栄養芽層(trophectoderm；TM)の細胞数と形態
　細胞数が密なものが A、粗なものが C で A〜C に分類

例）胞胚腔が拡大し透明帯が薄くなった拡張期胚盤胞で ICM と TM の形態
　および細胞数が良好のものは 4 AA と表記する。

2　胚移植(ET)

ET は医師が行う技術の中で最も妊娠率に影響する重要な部分である。それは、いくらよい胚をつくって選別したとしても、ET できっちりと子宮腔内に胚が戻っていなければ妊娠は期待できないからである。ET は医師の力量によって大きく差が出てくる部分である。

3　ET を成功させるための因子

Kovacs[1]は、42 名の臨床医に ET を成功させるためにどのような因子が重要と考えているかのアンケートをとった。**表 21** のように臨床医が重要と考えているのは、卵管水腫がある場合には ART を実施する前に卵管水腫を切除する、出血や頸管粘液がない、ET カテーテルの種類、子宮底に当てない、子宮腟部鉗子を使用しない、頸管粘液を除去するなどがあった。

これから ET を成功させるための因子、①Pre-cycle Trial Transfer、②腟と子宮頸部の細菌培養、③子宮頸部の洗浄(頸管粘液の除去)、④ET カテーテルの種類、⑤ET カテーテルへの胚の load の方法、⑥超音波下の ET、⑦ET カテーテル先への血液付着、⑧子宮腟部鉗子と子宮収縮、⑨ET 後の安静時間、⑩ET が困難な症例、について述べる。

1　Pre-cycle Trial Transfer

卵巣刺激を行う前に、実際に使用する ET カテーテルを用いて、子宮腔長、子宮の曲がりや方向を測定することは非常に重要である。また、その時点で子宮頸管の狭窄がある症例なども発見することができる。ET カテーテルの挿入が難しい症例では、ART 実施前に子宮鏡を行う。また pre-cycle trial transfer 測定時に子宮頸部にポリープがあるときは切除しておく。

表 21 The relative importance of factors important for successful embryo transfer

priority	Mean score
Removal of hydrosalpinges	6.8
Absence of blood or mucus	6.6
Type of catheter	6.1
Not touching fundus	5.8
Avoiding tenaculum	5.7
Removal of all mucus from cervix	5.2
Ultrasonography of cavity before treatment	4.3
Leaving catheter in place for 1 minute	4.2
30 minutes of bed result	3.8
Trial transfer	3.1
Ulatasonographic monitoring	2.6
Antiprostaglandins to prevent uterine contractions	1.9

(Kovacs GT：What factors are important for successful embryo transfer after *in-vitro* fertilization? Hum Reprod 14：590-592, 1999 による)

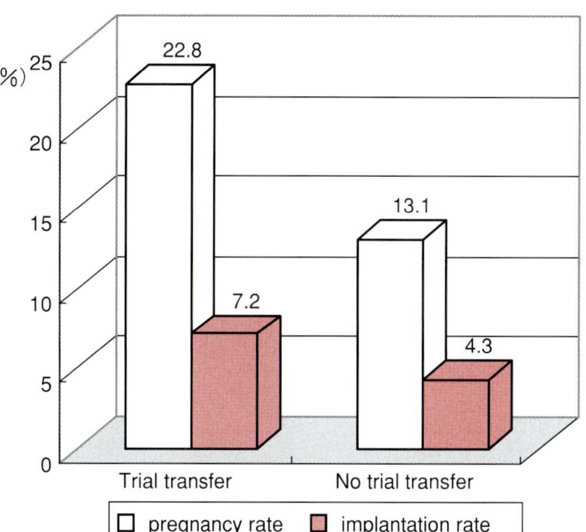

図 47 Outcome of embryo transfer with and without trial transfer
(Mansour R, Aboulghar M, Serour G：Dummy embryo transfer；a technique that minimizes the problems of embryo transfer and improves the pregnancy rate in human *in vitro* fertilization. Fertil Steril 54：678-681, 1990 による)

Mansour ら[2)]は、trial transfer を行った群と行わなかった群を比較したところ、図 47 のように、pregnancy rate、implantation rate とも、trial transfer を行わなかった群で有意に低かったと報告している。pre-cycle trial transfer を行うことにより、本番で余裕をもって ET を行うことができ、pregnancy rate と implantation rate が上昇する。

2 膣と子宮頸部の細菌培養

Egbase ら[3)]は、ET 時のカテーテルを培養して、細菌培養が陽性群と陰性群の ART の成績を比較した。49.1%で、細菌培養が陽性であった。

図 48 のように、ET あたりの clinical pregnancy rate は、ET カテーテルの細菌培養陰性群では 57.1%、陽性群では 29.6%で、陽性群で有意に clinical pregnancy rate が低かった。また、多く認められた細菌は *Streptococcus* group D であった。

また、Fanchin ら[4)]も Egbase ら[3)]と同様に、ET カテーテルの細菌培養を実施したが、最も多く認められた細菌は *Escherichia coli* であったと報告している。

図 49 のように、clinical pregnancy rate、implantation rate とも細菌培養陽性群で有意に低い結果であった。このような結果になる説明として、①子宮頸部に細菌感染がある症例では、subclinical な慢性の子宮内膜炎を起こしているケースが多くそれが uterine receptivity を下げている、②ET 時に混入される頸管粘液中にある細菌によって子宮内膜の性状が変化する、③細菌が直接胚の発育を阻害する、があるとしている。

卵巣刺激を実施する前に膣と子宮頸管の細菌培養を行い、細菌培養が陽性の症例では抗生物質により治療を行う必要がある。

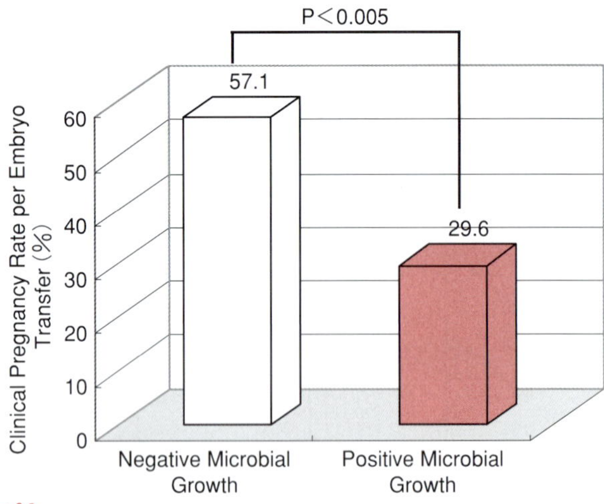

図 48 Microbial growth from the tip of the embryo transfer catheter after embryo transfer in relation to clinical pregnancy rate

(Egbase PE, al-Sharhan M, al-Mutawa M, et al：Incidence of microbial growth from the tipof the embryo transfer catheter after embryo transfer inreation to clinical pregnancy rate following *in-vitro* fertilization and embryo transfer. Hum Reprod 11：1687-1689, 1996 による)

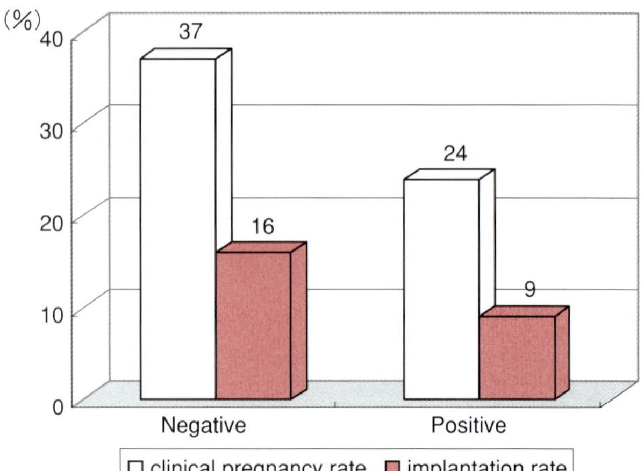

図 49 Microbial flora of the cervix assessed at the time of embryo transfer in relation to IVF outcome

(Fanchin R, Harmas A, Benaoudia F, et al：Microbial flora of the cervix assessed at the time of embryo transfer adversely affects *in vitro* fertilization outcome. Fertil Steril 70：866-870, 1998 による)

3 子宮頸部の洗浄(頸管粘液の除去)

子宮頸部に洗浄を行って、頸管粘液をできる限り除去することは、確実に ET を実施するうえで非常に重要なポイントである。頸管粘液が残っていると ET カテーテルの先をつまらせて蓋をするようになり、シリンジを押してもうまく胚がカテーテルから出なかったり、余分な頸管粘液を子宮腔内に注入することにもなる。つまり、いかに出血をさせないように頸管粘液を取り除けるかが重要なポイントである。温めた培養液または生理食塩水を用いて子宮頸部を洗浄して、頸管粘液を除去するが、McNamee ら[5]は子宮頸管内の頸管粘液を除去する方法として、子宮頸管内に少しだけ、軟らかいカテーテルを挿入して、培養液を子宮頸管内に注入して頸管粘液を除去する方法を報告し、図 50 のように pregnancy rate は頸管内を洗浄しなかった群では 41.7%であったが、頸

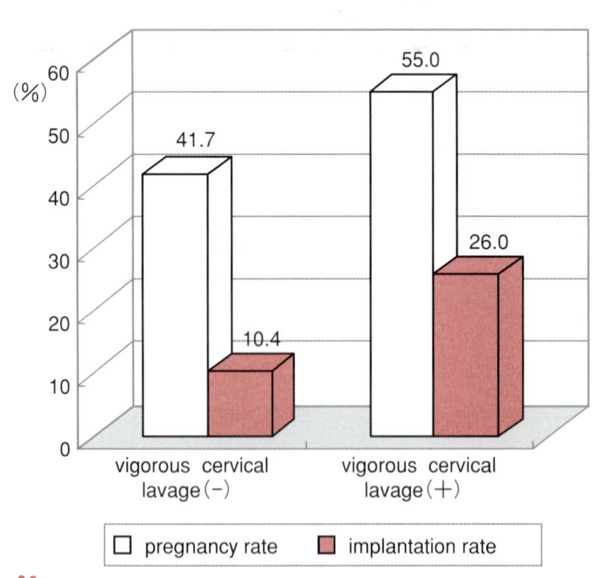

図 50 Outcome of embryo transfer with and without vagorous cervical lavage

(McNamee P, Huang T Carwile A：Significant increase in pregnancy rates achived by vigorous irrigation of endocervical mucus prior to embryo transfer with a Wallace catheter in an IVF-ET program. Fertil Steril 70(Suppl 1)：S 228, 1998 による)

管内を洗浄してよく頸管粘液を除去した群では55.0%、implantation rateも洗浄しなかった群では10.4%であったが、頸管内を洗浄してよく頸管粘液を除去した群では26.0%であり、頸管内洗浄の有効性を報告している。しかし、多施設によるtrial[6]では子宮頸管内の頸管粘液除去法の有効性を証明できなかった。

4 ETカテーテルの種類

ETを成功させるために、ETカテーテルは重要な役割を果たす。軟らかいsoftなカテーテルを使用して、atraumaticにETを実施することが重要である。なるべく、スタイレットを使用しないでETを実施したいが、困難な症例では、スタイレットを使用しなければならない。スタイレットを使用するときも、やみくもにスタイレットを進めるのではなく、経腹超音波をみながら、スタイレットの行きたい方向に進めるという感覚で挿入するのがベストである。

5 ETカテーテルへの胚のloadの方法

Marcusら[7]が、ET時のmediumの量が多くなると、子宮外妊娠の発生頻度が高くなると報告しているように、ごく少量の培養液で胚を吸引して、ETを行うことは、子宮外妊娠の発生率を低くするために非常に重要である。

次に、ET時のtransfer mediumのviscosityを上げることによりimplantation rateが向上するかという点であるが、Menezoら[8]は、**図51**のように、collagenを添加してviscosityを上げた群では妊娠率が27.2%、collagenを添加しなかった群で27.3%で、両群間に有意差はなく、transfer mediumのviscosityを上げてもpregnancy rateは上がらなかったと報告している。

また、Meldrumら[9]が報告しているように、ETカテーテル内にロードする空気の量を少なくすると、clinical pregnancy rate、implantation rateとも上昇するので、ETカテーテル内にロードする空気の量は少なければ少ないほどいいとされている。

mouseモデルであるが、Gardnerら[10]はETのtransfer mediumの中に、macromoleculeであるhyaluronanを添加すると、着床率が有意に上がったと報告している。

6 超音波下のET

最近は、超音波下にETを実施している施設がほとんどであるが、超音波下にETを実施する利点として、①確実に子宮腔内にETできるのが確認できる、②子宮底に当てることがなくなる、③超音波は膀胱に尿をいっぱい溜めた状態で行うため子宮が前屈の症例では子宮の前屈の度合が少なくなった状態でETを行うのでETが容易になる、④超音波のプローブの当て方によって子宮が前屈の症例では子宮の前屈の度合が少なくなった状態でETを行うためETが容易になる、⑤スタイレットを使用しなければならない症例でも超音波を見ながら挿入すると進める方向がわかりやすい、がある。Woodら[11]は、経腹超音波下にETを行ったところ、

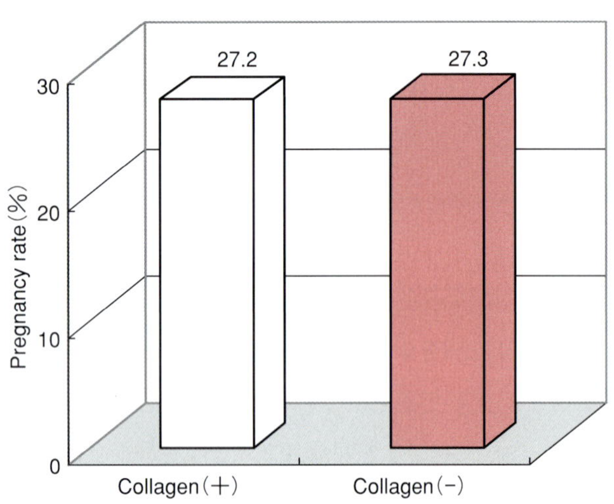

図 51 Pregnancy rate related to the addition of collagen to the ET medium
(Menezo Y, Arnal F, Humeau C, et al : Increased viscosity in transfer medium does not improve the pregnancy rates after embryo replacemment. Fertil Steril 52 : 680-682, 1989 による)

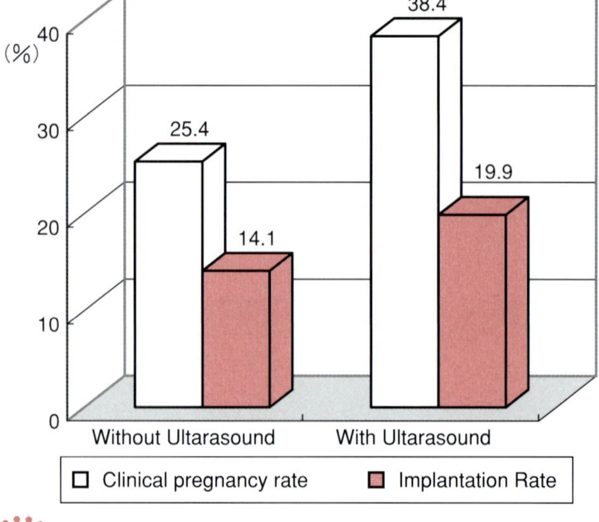

図 52 Outcome of embryo transfer with and without ultarasound guidance
(Wood EG, Batzer FR, Go KJ Gutmann JN, et al : Ultrasound-guided soft catheter embryo transfers will improve pregnancy rates in *in-vitro* fertilization. Hum Reprod 15 : 107-112, 2000 による)

図 52 のように ET あたりの clinical pregnancy rate は超音波なしで ET を行った群では 25.4%であったが、経腹超音波下に ET を行った群では 38.4%と超音波を使用した方が有意に clinical pregnancy rate が高かった。また、implantation rate も超音波なしで ET を行った群では、14.1%であったが、経腹超音波下では 19.9%と、有意に超音波を使用した方が implantation rate が高かった。

また、同様の結果が Coroleu ら[12]や Lindheim ら[13]によっても報告されている。

その他、経腹ではなく経腟超音波下に ET を行う報告も Woolcott ら[14]や Anderson ら[15]によって報告されている。木場公園クリニックでも経腹超音波で ET カテーテルの先がよく見えないときには、経腟または経直腸超音波下に ET を実施する。

7 ET カテーテル先への血液付着

Goudas ら[16]は、ET カテーテルの外側に出血がつくと、clinical pregnancy rate、implantation rate とも有意に低下したと報告している。**図 53** のように clinical pregnancy rate は血液が ET カテーテルの外側についていなかった群では 51.4%、血液が少量ついていた群では 25.0%、血液が多量についていた群では 8.0%であった。しかし、ET カテーテルの内側に血液が認められた場合は、clinical pregnancy rate に影響しなかった。

atraumatic に soft and gently に ET を実施することが重要である。

8 子宮腟部鉗子と子宮収縮

子宮腟部鉗子は、子宮をまっすぐにするために使用することがある。また、ET 時に子宮を

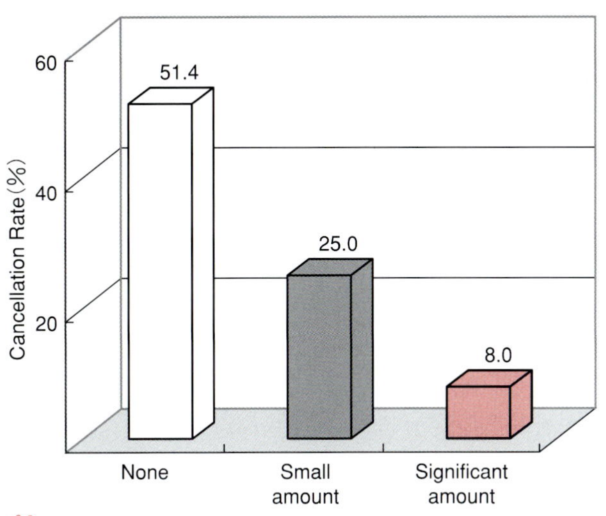

図 53 Clinical pregnancy determained on the basis of the amontof blood found outside the catheter
(Goudas VT, Hammitt DG, Damario MA, et al : Blood on the embryo transfer catheter is associated with decreased rates of embryo implantation and clinical pregnancy with the use of *in vitro* fertilization-embryo transfer. Fertil Steril 70 : 878-882, 1998 による)

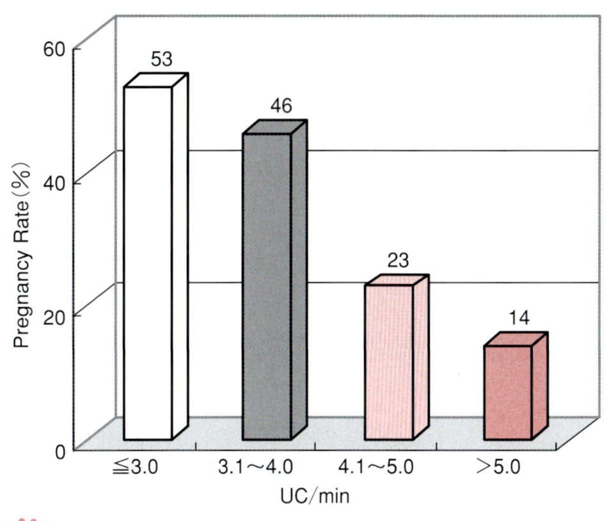

図 54 Stepwise decrease in clinical pregnancy rates from the lowest to the highest uterine contraction frequency groups and Clinical Pregnancy Rate
(Fanchin R, Righini C, Olivennes F, et al : Uterine contractions at the time of embryo transfer alter pregnancy rates after in-vitro fertilization. Hum Reprod 13 : 1968-1974, 1998 による)

まっすぐにして、ET を容易に実施しようとしている施設も散見される。

しかし、Lesny ら[17]が報告しているように、trial ET (mock embryo transfer) 時に、子宮腟部鉗子を使用した群と使用しなかった群で比較すると、子宮腟部鉗子を使用した群で有意に多く子宮の収縮が起きる。

また、Fanchin ら[18]は、ET 後の子宮収縮を B-scope にて観察したところ、図 54 のように子宮収縮が多くなればなるほど clinical pregnancy rate が有意に低下したと報告している。

ET が非常に困難な症例を除いて、容易に子宮腟部鉗子を使用するのは止めるべきである。

また、子宮底に ET カテーテルを当てると出血を起こしたり子宮収縮が起こるために、子宮底に当てないように ET を行う必要がある。

9 ET 後の安静時間

ET 後患者様を安静にする目的は、すぐに立ち上がったりすることによって重力で胚が子宮腔内から頸管内に落ちるのを防ぐためだと考えられる。

Sharif ら[19]は、ET 後にすぐに立ち上がってトイレに行き、すぐに帰宅した患者様の IVF の成績は、ET あたりの pregnancy rate は 50.6%、clinical pregnancy rate (FHM 率) は 40.0% で、他の施設のプログラムと比較しても良好な妊娠率で、ET 後のベッド安静は、必要なしと報告している。

また、Botta ら[20]は図 55 のように、ET 後の安静時間が 20 分の群と 24 時間の群の成績と比較したところ、ET あたりの妊娠率は安静時間が 20 分の群は 23.6%、24 時間の群では 24.1% で両群間には有意差はなかったと報告している。

子宮収縮を起こさないように、soft に ET がきちんと実施できた症例では長時間のベッド安静は必要ない。

10 ETが困難な症例

子宮頸管が狭窄している症例では非常にETが困難になる。その対策として、子宮頸管の拡張がある。

Abusheukhaら[21]は、前回のETが非常に困難で、妊娠しなかった57症例にETの約2週間前にHegarの7番までの頸管拡張を行ったところ、57症例中40症例はETがeasyになり、17症例はETがdifficultなままであったと報告している。

図56のように拡張によりETがeasyになった群ではpregnancy rateが40.0%、頸管拡張を行ったにもかかわらずETがdifficultなままの症例ではpregnancy rateは11.8%であった。

Groutzら[22]は、頸管狭窄があってETが非常に困難な症例の採卵時に頸管拡張を行い、2日後にETを実施した。41 cycle中39 cycleでETがeasyになったが、2.5%でしか妊娠が成立しなかったと報告している。

ET直前の頸管拡張は、ETは容易になるが、妊娠率は非常に低いため無効である。Heagarによる頸管拡張を行うときは卵巣刺激前に行う必要がある。どうしても、子宮頸管的にETが困難な症例では、Katoら[23]が報告しているように、頸子宮筋層的にETを行う必要がある。われわれは、子宮頸管が狭窄している症例では、卵巣刺激周期の月経が開始する前に、まずラミセルを1本子宮頸管に挿入した後、静脈麻酔下にHegar 7〜8番までの頸管拡張を経腹超音波下に行っている。

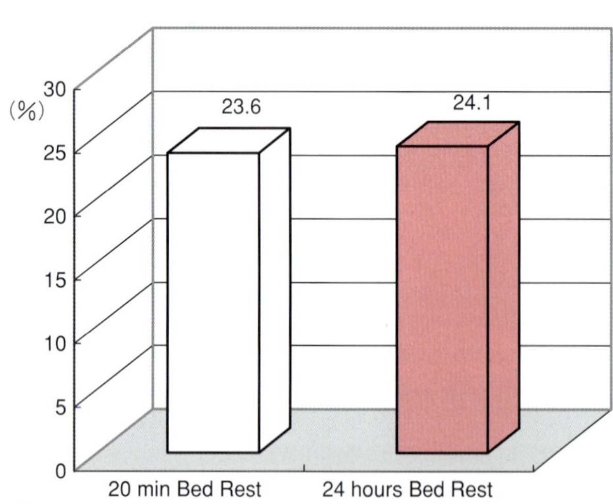

図55 The outcome of IVF-ET inreation to duration of rest after embryo transfer
(Botta G, Grudzinskas G : Is a prolonged bed rest following embryo transfer useful? Hum Reprod 12 : 2489-2492, 1997による)

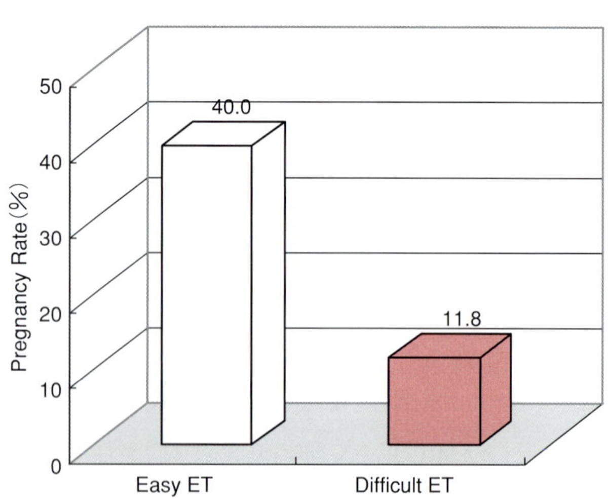

図56 Pregnancy rate of women in whom ET was easy or difficult after cervical dilation
(Abusheikha N, Lass A, Akagbosu F, et al : How useful is cervical dilation in patients with cervical stenosis who are paticipating in an *in vitro* fertilization-embryo transfer program? The Bourn Hall experience. Fertil Steril 72 : 610-612, 1999による)

4 木場公園クリニックでのETの手順とデータ解析

現在実際に木場公園クリニックで行っているETの手順とデータの解析について述べる。

1 ETの手順

まず、卵巣刺激を行う前周期に、ET時に使用するカテーテルを用いて、子宮腔長、挿入時の方向を測定しておく。このpre-cycle trial transferでETカテーテルの挿入が困難な症例には、卵巣刺激前や卵巣刺激中に子宮鏡を行ったり、卵巣刺激前に子宮頸管の拡張を行ったりする。

ET当日はまず診察室でIVFの結果の話をした後、セルシン® 2 mgを患者様に内服してもらう。手術室に患者様が入室したら、患者様自身で自分の名前と生年月日を医師とエンブリオロジストの前で言ってもらい、本人確認をする。次に、経腟超音波(持田製薬㈱"Model MEU-1585")を使用して、子宮内膜の厚さを測定する。次に経腹超音波で膀胱内の尿の溜まり具合や子宮の位置を確認する。尿の溜まりが悪いときには膀胱内にバルーンを挿入して、生理食塩水を注入する。

クスコをゆっくりと慎重に腟内に挿入し、37℃に温めた生理食塩水20 mlにて腟内を軽く洗浄する。続いて、子宮頸管内洗浄用カテーテル(北里)を子宮頸管約1 cmにそっと挿入し、m-HTF 5 mlで子宮頸管内を洗浄する。あまり強く洗浄すると子宮腔内にmediumが入ることがあるので、ゆっくり洗浄し、子宮頸管内の頸管粘液を除去する。経腹超音波下に約5 cmまで、try用のwallaceカテーテル(表22)を挿入、挿入できたときは新品のwallaceカテーテルに胚をロードして、ETを実施する。wallaceカテーテルが挿入できないときは北里カテーテル、北里カテーテルが挿入できないときはwallaceスタイレットまたは北里スタイレットを使用する。スタイレットを使用するときは特に慎重に出血をさせないようにスタイレットの行きたい方向に進めるという感覚で経腹超音波下にスタイレットの方向を確認しながら挿入する。ス

表22 胚移植用カテーテル

1. Wallace Catheter (Smiths Industries Medical Systems)
   Edwards-Wallace Embryo Replacement Catheter
   180 mm REF 1816
2. Wallace Stylet (Smiths Industries Medical Systems)
   Assisted Reproduction 10 Malleable Stylets 15 cm
   For use with 1816 & AIC 18 REF 1816 ST
3. 北里(北里サプライ)
   フレスポイトETカテーテル FS-ET 30 S-6 Fr.
4. 北里スタイレット(北里サプライ)
   フレスポイトETカテーテル6 Fr外筒 FS-ET 6-G 17
5. 北里埋め込み用(北里サプライ)
   フレスポイトETカテーテル FS-TMET-1832

木場公園クリニックで使用している胚移植用カテーテル(2004年)

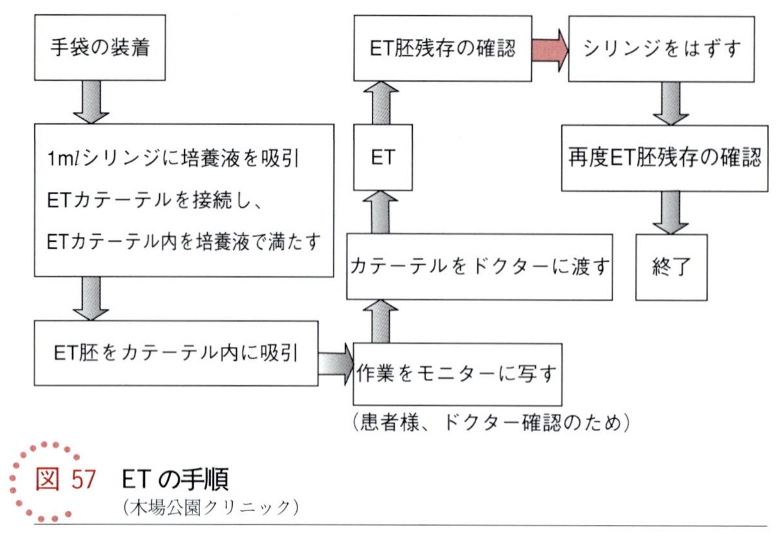
手袋の装着
1m*l*シリンジに培養液を吸引
ETカテーテルを接続し、
ETカテーテル内を培養液で満たす
ET胚をカテーテル内に吸引
作業をモニターに写す
(患者様、ドクター確認のため)
カテーテルをドクターに渡す
ET
ET胚残存の確認
シリンジをはずす
再度ET胚残存の確認
終了

図 57　ET の手順
(木場公園クリニック)

タイレットも挿入できないときは、塚原子宮腟部鉗子を使用する。経腹超音波下に、カテーテルをゆっくりと慎重に挿入し、子宮底約 1～1.5 cm 手前のところに ET を実施する。経腹超音波で ET カテーテルが確認できないときには、経腟または経直腸下に超音波を行う。ごく少量の培養液で ET を行っているため注入は素早く強くかつ、すうっと行う。シリンジを押している力は ET カテーテルを完全に抜去するまで緩めない。保持は約 10 秒間で、カテーテルの抜去は、カテーテルの先についた頸管粘液に胚がくっついてくるときもあるため、超音波下にカテーテルの先についた頸管粘液を切るイメージでカテーテルを回転させながらゆっくりと超音波を見ながら抜去する。20 分間ベッド安静する。子宮前屈でも後屈でも、体位は同じである。やむを得ず、塚原子宮腟部鉗子を使用したときは、60 分間のベッド安静としている。

次に図 57 にラボ内での ET 手順についてまとめた。

必ずラボ内では実施者、補助者の 2 人がすべての操作をダブルチェックしながら行う。実施者はカテーテル洗浄用ディッシュの蓋に書いてある患者様氏名、培養液の種類を確認後、1 m*l* ツベルクリン用シリンジ(テルモ)に培養液を 0.5 m*l* 吸い、丁寧に空気抜きをする。次にシリンジと ET カテーテルをしっかりと接続し、培養液でカテーテル内を洗浄しながらカテーテル内の空気をすべて出す(このときシリンジ内の培養液はすべて押し出す)。補助者は再度患者様シートの患者様氏名を確認後、インキュベーター表面に貼ってある患者様氏名プレートで ET ディッシュの場所を再度確認後、患者様の氏名を「○○様のディッシュ出します」と、患者様、スタッフ全員に聞こえるように大きな声でゆっくりはっきりという。補助者はインキュベーター内扉から ET ディッシュの患者様氏名を確認後、ET ディッシュを実体顕微鏡のステージ上に置く。補助者は ET 実施者に患者様氏名、ET 個数、培養液の種類を伝え、ET 実施者は ET ディッシュの蓋に書かれてある患者様氏名、ET 個数、培養液の種類が合っているか確認し、その後補助者は蓋を慎重に開ける。補助者は弱拡大で ET 個数を確認した後、強拡大にしてラボ内のモニター、オペ室のモニターを通して患者様、医師、スタッフ全員で ET 胚を確認する。胚の確認後、医師より確認済みの合図が出たら、直ちに弱拡大にしてピントを合わせる。ET 実施者は、カテーテル先端に触れないようにカテーテルを持ち、まず空気層を 2 μ*l* つくり、次に約 3 μ*l* の培養液とともに胚を吸う(ET 時の子宮腔内に注入する培養液と空気の量を極力少な

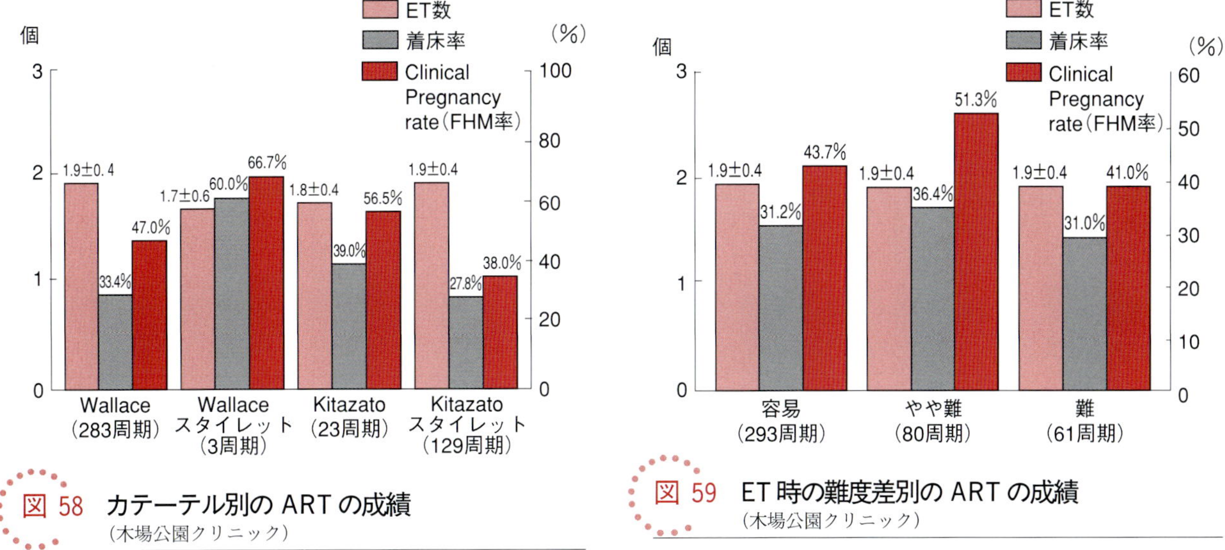

図 58　カテーテル別の ART の成績
（木場公園クリニック）

図 59　ET 時の難度差別の ART の成績
（木場公園クリニック）

くすることは子宮外妊娠の発生頻度を少なくして妊娠率を上げるために非常に重要なポイントである）。カテーテル内の胚の数を患者様、医師、スタッフ全員で確認後、医師の OK のサインが出たらオペ室の医師にカテーテルを持っていき、慎重に渡す。ET が終了したら、ET カテーテルを医師より受け取り、カテーテル内の培養液を ET ディッシュ内にすべて出しカテーテル内に胚が残っていないか、カテーテル外側内側の粘液にくっついていないかを入念に確認をする。（ET 実施医師は）ET ディッシュを確認した場合は、ART シートにサインをする。ET に使用する培養液は、原則として胚を培養している系統の後期胚培養液を使用している。

2 データの解析

対象は 2004 年 1 月から 2004 年 12 月までの 1 年間に、木場公園クリニックにて IVF（Conventional IVF、ICSI）を実施し ET を行った 40 歳未満、ART 既往回数 3 回未満、ET 個数 3 個以内の 440 周期（平均年齢：34.2±3.2 歳）である。FHM が確認できた clinical pregnancy rate は、45.0%（198/440）であった。

1．カテーテル別の ART の成績（図 58）

440 周期中、経子宮頸管的に ET が可能であったのは 438 周期で、残る 2 周期は経子宮筋層的に ET を行った。スタイレットを使用した率は 30.1%であった。ET 数はカテーテルの種類別で、各群間に有意差は認められなかった。clinical pregnancy rate（FHM 率）、着床率ともすべての ET カテーテル間で有意差を認めなかった。

2．ET 時の難度差別の ART の成績（図 59）

容易が 293 周期、やや難が 80 周期、難が 61 周期であった。

ET 数、着床率、clinical pregnancy rate とも各群間で有意差を認めなかった。

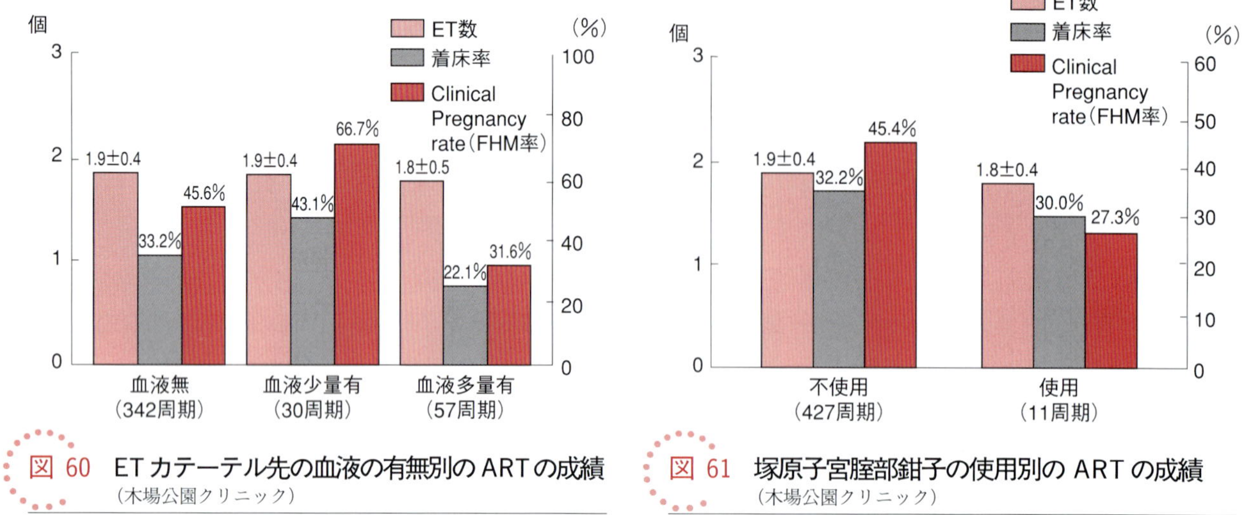

図 60　ET カテーテル先の血液の有無別の ART の成績
（木場公園クリニック）

図 61　塚原子宮腟部鉗子の使用別の ART の成績
（木場公園クリニック）

3．ET カテーテル先の血液の有無別の ART の成績（図 60）

ET カテーテルの先に血液がついていなかったのが 342 周期、少量ついていたのが 30 周期、多量についていたのが 57 周期であった。

ET カテーテルの先に血液が多量についていた群では、着床率、clinical pregnancy rate とも有意に低かった。

4．塚原子宮腟部鉗子使用別の ART の成績（図 61）

塚原子宮腟部鉗子を使用しなかったのが 427 周期、使用したのが 11 周期であった。塚原子宮腟部鉗子を使用した率は 2.5％であった。塚原子宮腟部鉗子を使用しなかった群と使用した群を比較したが、ET 数、着床率、clinical pregnancy rate とも有意差を認めなかった。

通常、子宮腟部鉗子を使用すると子宮収縮が多くなり、妊娠率、着床率とも低下するとされているが、われわれは子宮腟部鉗子を使用している時間を極力短くしているため妊娠率、着床率に影響がなかったと考えられた。

しかし今回の検討で、ART の妊娠率や着床率に影響がなかったからといって、安易に子宮腟部鉗子を使用していいとはわれわれは考えていない。

5．ET 回数別の ART の成績（図 62）

1 回でスムーズに ET ができたのが 422 周期、ET カテーテルの中に胚が残っていたり、ET カテーテルの先についている粘液の中に胚が残っていて 2 回以上 ET をするのにかかったのが 16 周期（3.7％；16/438）であった。

ET が 1 回でできた群と 2 回以上かかった群の間で ET 数、着床率、clinical pregnancy rate とも有意差を認めなかった。

以前の検討では、ET が 1 回でスムーズに行かないと着床率、clinical pregnancy rate とも低下する結果であったが、ET の技術が向上した点やラボでも胚が残ったときには、すぐにイ

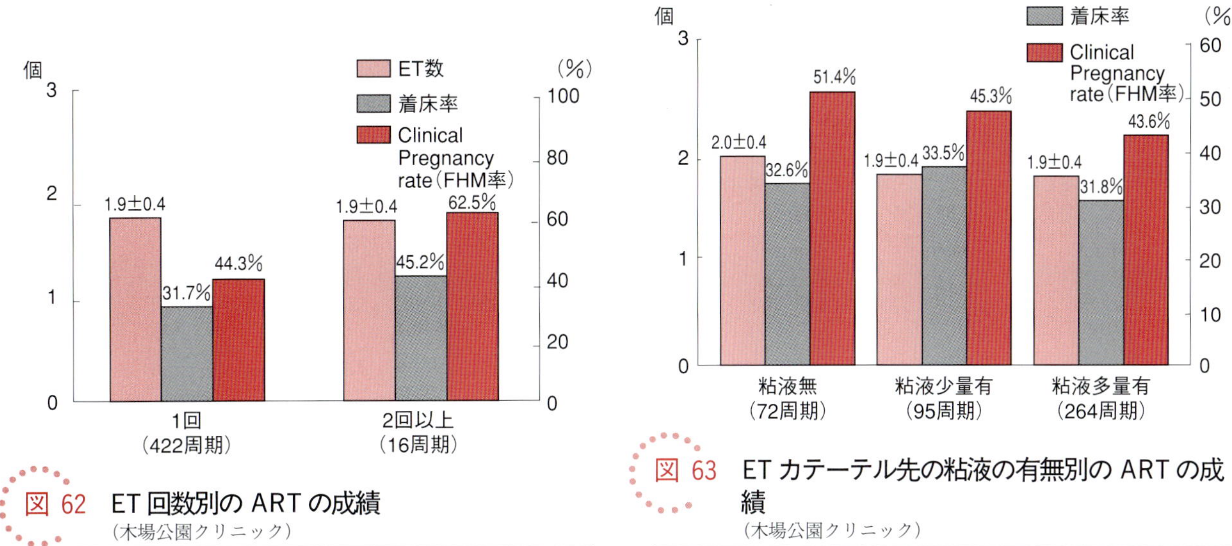

図 62　ET 回数別の ART の成績
（木場公園クリニック）

図 63　ET カテーテル先の粘液の有無別の ART の成績
（木場公園クリニック）

ンキュベーターに一度戻すなどの処置をすることによって、着床率、clinical pregnancy rate とも低下することがなくなった。

6．ET カテーテル先の粘液の有無別の ART の成績（図 63）

ET カテーテルの先に粘液がついていなかったのが 72 周期、少量ついていたのが 95 周期、多量についていたのが 264 周期であった。

ET カテーテルの先に粘液がついていても、着床率、clinical pregnancy rate とも低下しなかった。

7．ET までの時間別の ART の成績（表 23）

ET のために胚をインキュベーターから出してから ET カテーテルのシリンジを押すまでの時間別の ART の成績を検討した。着床率、clinical pregnancy rate とも ET までの時間が長くなっても低下しなかった。もちろん、短時間で ET を完了することが重要であるが、急ぐあまりにすぐ子宮腟部鉗子を使用したり、超音波で ET カテーテルの位置が十分に確認できないのにすぐにシリンジを押すことは絶対に避けなければならない。私は 5 分以内で ET が完了すれば OK だと考えている。

●おわりに

最後に Schoolcraft ら[22]がまとめた ET の成功への key factors を**表 24** にまとめた。

子宮頸管粘液を除去して、出血をさせないように soft & gently に soft な ET カテーテルを使用してなるべくスタイレットや子宮腟部鉗子を使用しないで 1 回で確実に ET を行うことが重要である。

ET は、ART の治療成績を決める最後のテストのようなものである。有名なアメリカの Ph. D で、エンブリオロジストである人が臨床医（産婦人科）の ET の仕方を見て、「僕のつくった大

表 23　ET までの時間別 ART 成績

ET 時間	90 秒以内	90 秒以上 120 秒以内	120 秒以上 150 秒以内	150 秒以上 180 秒以内	180 秒以上 210 秒以内	210 秒以上 240 秒以内	240 秒以上
ET 周期	15 周期	115 周期	137 周期	69 周期	30 周期	23 周期	24 周期
ET 胚	1.6±0.5	1.8±0.4	1.9±0.4	2.0±0.3	2.0±0.5	2.0±0.2	1.8±0.4
着床率	20.8% (5/24)	30.7% (65/212)	31.6% (83/263)	35.6% (48/135)	28.3% (17/60)	25.5% (12/47)	39.5% (17/43)
FHB 率	13.3% (2/15)	40.0% (46/115)	46.0% (63/137)	52.2% (36/69)	36.7% (11/30)	39.1% (9/23)	62.5% (15/24)

表 24　Protocol for enbryo transfer, based on key factors associated with success.

Precycle trial transfer
Transabdominal ultarasonographic guidance with full bladder
Cervical lavage with culture media to remove excess mucus
Practice transfer just through internal os
Wallace catheter, 30 μL volume, embryos in last 10 μL of fluid, continuous fluid column to syringe
Gentle insertion：manipulate cervix with speculum, ring forceps as necessary to negotiate internal os
Use ultarasonography to avoid catheter tip disrupting endometrium；avoid touching fundus
Inject embryos slowly 1.5 cm from fundus as confirmed by ultarasonography of catheter slowly
Inspection of catheter by embryologist for blood, mucus, or retained embryos

(Schoolcraft WB, Surrey ES, Gardner DK：Embryo transfer；techniques and variables affecting success. Fertil Steril 72：863-870, 2001 による)

事な胚をどうしてしまったのだい」と言ったように、エンブリオロジストが丹精込めて育てた大事な胚をまた患者様の希望が詰まった大事な胚を慎重に丁寧に戻す、いや戻させて頂いているという姿勢が重要だと考える。また、すべての症例でスムーズに ET ができるわけではないので、ET カテーテルが入りづらいときこそ、慌てずに沈着冷静に、魂を込めて ET を行う必要がある。

文　献

1) Kovacs GT：What factors are important for successful embryo transfer after *in-vitro* fertilization? Hum Reprod 14：590-592, 1999.
2) Mansour R, Aboulghar M, Serour G：Dummy embryo transfer；a technique that minimizes the problems of embryo transfer and improves the pregnancy rate in human *in vitro* fertilization. Fertil Steril 54：678-681, 1990.
3) Egbase PE, al-Sharhan M, al-Mutawa M, et al：Incidence of microbial growth from the tipof the embryo transfer catheter after embryo transfer inreation to clinical pregnancy rate following *in-vitro* fertilization and embryo transfer. Hum Reprod 11：1687-1689, 1996.
4) Fanchin R, Harmas A, Benaoudia F, et al：Microbial flora of the cervix assessed at the time of embryo transfer adversely affects *in vitro* fertilization outcome. Fertil Steril 70：866-870, 1998.
5) McNamee P, Huang T, Carwile A：Significant increase in pregnancy rates achived by vigorous irrigation of endocervical mucus prior to embryo transfer with a Wallace catheter in an IVF-ET program. Fertil Steril 70(Suppl 1)：S 228, 1998.
6) Glass KB, Green CA, Fluker MR, et al：Multicenter randomized trial of cervical irrigation at the time of embryo transfer. Fertil Steril 74(Suppl 1)：S 31, 2000.
7) Marcus SF, Brinsden PR：Analysis of the incidence and risk factors associated with ectopic pregnancy followingin *in vitro*-fertilization and embryo transfer. Hum Reprod 10：199-203, 1995.

8) Menezo Y, Arnal F, Humeau C, et al : Increased viscosity in transfer medium does not improve the pregnancy rates after embryo replacemment. Fertil Steril 52 : 680-682, 1989.

9) Meldrum DR, Chetkowski R, Steingold KA, et al : Evolution of a highly successful *in vitro* fertilization-embryo transfer program. Fertil Steril 48 : 86-93, 1987.

10) Gardner DK, Rodriegez-Martinez H, Lane M : Fetal development after transfer is increased by replacing protein with the glycosaminoglycan hyaluronate for mouse embryo culture and transfer. Hum Reprod 14 : 2575-2580, 1999.

11) Wood EG, Batzer FR, Go KJ Gutmann JN, et al : Ultrasound-guided soft catheter embryo transfers will improve pregnancy rates in *in-vitro* fertilization. Hum Reprod 15 : 107-112, 2000.

12) Coroleu B, Carreras O, Veiga A, et al : Embryo trnsfer under ultrasound guidance improves pregnancy rates after *in-vitro* fertilization. Hum Reprod 15 : 616-620, 2000.

13) Lindheim SR, Cohen MA, Sauer MV : Ultrasound-guided embryo transfer significantly improves pregnancy rate in women undergoing oocyte donation. Int J Gyn Obstet 66 : 281-284, 1999.

14) Woolcott R, Stanger J : Potentially important variables identified by transvaginal ultrasound-guided embryo transfer. Hum Reprod 12 : 963-966, 1997.

15) Anderson RE, Ngent NL, Gregg AT, et al : Transvaginal ultrasound-guided embryo transfer improves outcom in patients with previous failed *in vitro* fertilization cycles. Fertil Steril 77 : 769-775, 2002.

16) Goudas VT, Hammitt DG, Damario MA, et al : Blood on the embryo transfer catheter is associated with decreased rates of embryo implantation and clinical pregnancy with the use of *in vitro* fertilization-embryo transfer. Fertil Steril 70 : 878-882, 1998.

17) Lesny P, Killick SR, Robinson J, et al : Transcervical embryo transfer as a risk factor for ectopic pregnancy. Fertil Steril 72 : 305-309, 1999.

18) Fanchin R, Righini C, Olivennes F, et al : Uterine contractions at the time of embryo transfer alter pregnancy rates after *in-vitro* fertilization. Hum Reprod 13 : 1968-1974, 1998.

19) Sharif K, Afnan M, Lenton W, et al : Do patients need to remain in bed follwing embryo transfer ; the Birmingham experience of 103 *in-vitro* fertilization cycles with no bed rest following embryo transfer. Hum Reprod 10 : 1427-1429, 1995.

20) Botta G, Grudzinskas G : Is a prolonged bed rest following embryo transfer useful? Hum Reprod 12 : 2489-2492, 1997.

21) Abusheukha N, Lass A, Akagbosu F, et al : How useful is cervical dilation in patients with cervical stenosis who are paticipating in an *in vitro* fertilization-embryo transfer program? The Bourn Hall experience. Fertil Steril 72 : 610-612, 1999.

22) Groutz A, Lessing JB, Wolf Y, et al : Cervical dilation during ovum pick-up in patients with cervical stenosis ; effect on pregnancy outcome in an *in vitro* fertilization-embryo transfer program. Fertil Steril 67 : 909-911, 1997.

23) Kato O, Takatsuka R, Asch RH : Transvaginal-transmyometrial embryo transfer ; the Towako method ; experiences of 104 cases. Fertil Steril 59 : 51-53, 1993.

24) Schoolcraft WB, Surrey ES, Gardner DK : Embryo transfer ; techniques and variables affecting success. Fertil Steril 72 : 863-870, 2001.

9 黄体補充

Long法やshort法でGnRH agonistを使用した場合やGnRH antagonistを使用した場合には黄体の形成が不良となり黄体から分泌されるホルモンが低下する可能性があるため黄体補充が必要である。また、採卵時に卵子とともに卵胞内にある顆粒膜細胞も吸引されるため、GnRH agonistやGnRH antagonistを使用していない場合でも弱めの黄体補充は必要である。黄体補充の方法には、プロゲステロンとエストロゲンの補充を行う場合、プロゲステロンのみの補充を行う場合、hCGで黄体を賦活させながら少しプロゲステロンの補充を行う場合がある。

以下に黄体補充に用いる薬を列挙した。

1）プロゲステロン注射
  プロゲストン® 注　10 mg、25 mg、50 mg　　富士製薬
  プロゲホルモン® 注　10 mg、25 mg　　持田
  ルテウム® 注　10 mg、25 mg　　帝国臓器

2）カプロン酸ヒドロキシプロゲステロン注射
  プロゲデポー® 注　65 mg、125 mg　　持田
  オオホルミンルテウムデポー® 注　125 mg　　帝国臓器
  プロゲストンSデポー® 注　125 mg　　富士製薬

3）プロゲステロン腟座剤　200 mg、225 mg、300 mg

4）プロゲステロン腟座剤(gel)　Crinone 90 mg Wyeth Lederle, USA

5）ジドロゲステロン錠
  デュファストン® 錠 5 mg　　第一製薬

6）酢酸クロルマジノン錠
  ルトラール® 錠　2 mg　　塩野義製薬

7）結合型エストロゲン錠
  プレマリン® 錠　0.625 mg　　武田薬品

8）エストラジオール錠
  Estradiol 2 mg　Barr Laboratories, INC, USA

9）エストラジオール貼付剤
  エストラーナ®　0.72 mg　　久光製薬

10）ノルゲストレル・エチニルエストラジオール錠
  プラノバール® 錠　　武田薬品

(ノルゲストレル 0.5 mg、エチニルエストラジオール 0.05 mg)

11) hCG 注

1,000 単位、1,500 単位、2,500 単位、5,000 単位

採卵後 3 日ごとまたは 4 日ごとに 3〜4 回

実際に木場公園クリニックでは、黄体からは主にプロゲステロンとエストロゲン 2 種類のホルモンが分泌されているため、プロゲステロンとエストロゲン両方の補充を行っている。また、木場公園クリニックでは hCG を使った補充はほとんど行っていない。

1 プロゲステロンの補充

採卵後 2 日目から黄体補充を開始する。

プロゲストン® 50 mg の注射の場合は、採卵後 2 日目から妊娠 5 週 2 日まで毎日筋肉注射を行い、その後は、妊娠 5 週 3 日、5 週 6 日、6 週 3 日、6 週 6 日、7 週 3 日にプロゲデポー® 125 mg を筋肉注射する。

プロゲステロン腟坐剤の場合は、腟坐剤を(1 回分 225 mg)1 日 2 回使用し、妊娠 8 週 0 日まで毎日続ける。

妊娠率は注射を行った方が高いため、仕事でどうしても時間が取れない人以外は注射を選択している。

2 エストロゲンの補充

採卵時のエストロゲンは高値であるが、採卵後エストロゲンは急激に低下してくる。エストロゲンが急激に低下してくると不正出血や着床障害の原因になるため採卵後 5 日目からエストロゲンの補充を行う。具体的にはエストラーナ® (1 枚 0.72 mg)を 1 日ごとに 2 枚ずつ採卵後 5 日目から妊娠 8 週まで使用する。エストラーナ® (エストラジオール)は、妊婦または妊娠している可能性のある女性には禁忌とされているため、使用に際しては、「採卵、GnRH agonist、GnRH antagonist の影響で、黄体機能不全となる可能性がある」ために使用したいとのインフォームド・コンセントを患者様にし、同意が得られたときに使用する。

3 ホルモン値の測定

黄体補充をしていればそれでよいというわけではなく、「補充がうまくできているか」を知るために定期的に採血を行う。採卵後 3 日目、採卵後 7 日目、採卵後 10 日目、採卵後 17 日目(妊娠判定日)に P(プロゲステロン)と E_2(エストラジオール)の採血を行っている。P 値が 10.0 ng/ml 未満の場合はプロゲステロンの注射の量を増加させ、E_2値が 100 pg/ml 未満の場合にはエストラーナ® のみではなくエストロゲンの内服剤を追加している。黄体補充も卵巣刺激と同様に個別化することが重要である。

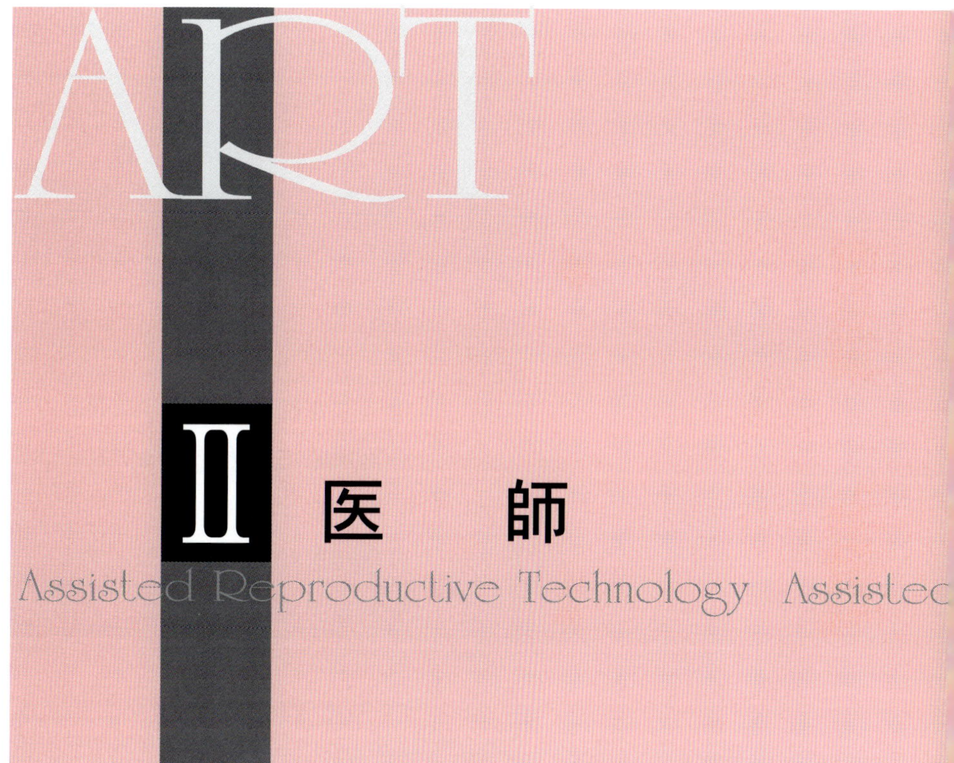
ART
Ⅱ 医　師
Assisted Reproductive Technology Assisted

●医師マニュアル一覧

1	初診時の医師の話マニュアル
2	一般不妊症診療計画管理手順書
3	超音波・内診手技マニュアル
4	男性診察マニュアル
5	子宮卵管造影医師マニュアル
6	AIH 手技マニュアル
7	医師の印、サインマニュアル
8	薬の確認マニュアル
9	電話結果報告マニュアル
10	検査結果説明済印マニュアル
11	検査伝票確認マニュアル
12	カルテ内容医師チェックマニュアル
13	ART 診療計画管理手順書
14	ART スケジュールマニュアル
15	ART スケジュールマニュアル(2 周期目以降)
16	凍結融解 ET スケジュールマニュアル
17	ゾンデ診マニュアル
18	ラミセル挿入医師マニュアル
19	子宮頸管拡張術マニュアル
20	採卵マニュアル
21	採卵後医師の説明マニュアル
22	受精結果電話報告マニュアル
23	胚の選別マニュアル
24	ET 時患者様への説明マニュアル
25	ET マニュアル(医師)
26	TMET(医師)マニュアル
27	TESE(医師)マニュアル
28	TESE 後の抜糸(医師)マニュアル
29	TESE 抜糸後の話(医師)マニュアル
30	PESA(医師)マニュアル

●その他一覧表

A	医師教育計画表
B	医師力量一覧表

1 医師マニュアル

1 初診時の医師の話マニュアル

1 女性初診時

1．問診票をもとに、問診をする

・現在の症状や希望されている治療について確認する。

・空白部分は記入漏れの場合もあるので、確認する。

・不妊治療の施設だと知らずに、妊娠された方や妊娠したかも知れないという方が来院される場合もあるので、そのときは不妊治療専門であることを話し、診察後、他院を紹介する。

・他院より紹介状持参で来院された場合は、クラミジア PCR や抗精子抗体など他院で検査済みのこともあるので、検査日時などをよくチェックして 1 年以内に検査をしたものであれば有効とし、看護師にコピーを取って検査伝票を貼る用紙に結果を貼るよう指示した後、カルテの総括用紙にも結果を記入する。

2．基礎体温

・基礎体温表を持参している場合や毎日測っているが本日は持参しなかった場合は、これからも継続して測ること・来院時は必ず持参することを伝える。

・持参者には基礎体温表を見せてもらい、黄体機能不全（低温相と高温相の温度差が 0.3℃未満、高温相の日数が 9 日以内、高温相の途中で体温が一時低下するとき）の有無をみる。

・測定していない場合は、これから継続して測ること・来院時は必ず持参することを伝える。また、一度も測定したことがない方には測定方法を指導して基礎体温表をお渡しする。

①毎朝できれば一定時刻に

②動く前に布団の中で

③口の中（舌下）に婦人体温計を入れて

④測り終わるまで口を閉じて

⑤すぐ記入する

⑥基礎体温以外にも、月経量や月経痛の有無、不正出血の有無、夫婦生活日なども記入する

・必ずカルテの総括用紙に、基礎体温の所見を記入する。

3．当院での不妊治療・検査のスケジュール説明

・一般不妊治療のスケジュール表をお渡しして、検査の必要性や今後の治療予定などを説明する。

・他院での治療歴・治療内容・女性の年齢などから ART を選択する場合は、ART コーディネートを受けてもらい、当院でのスケジュールや費用などを大まかに知ってもらったうえで、当院での治療の意思を再確認する。

・基礎体温表や最終月経などから、本日可能な検査を説明する。

・常に患者様がどのような治療を必要としているのか、また患者様の表情、特に目の表情をよくみてストレス度を読みとるようにする。

2 男性初診時

1．問診票をもとに、問診をする

・現在の症状や希望されている治療について確認する。

・問診票以外の確認事項→再婚の場合は、以前の結婚期間中の子どもの有無など。

2．禁欲期間を確認する

・48 時間〜7 日間禁欲期間があれば、精液検査に適していることを説明して本日の精液検査をお勧めする。精液検査の所見によっては視診・触診・超音波検査を行うことを話しておく。

・禁欲期間がない場合は、精液検査に適した禁欲期間を説明して、後日採精に来院してもらう。患者様が検査を強く希望したときには参考値として精液検査を行う。

3．男性ホルモンの採血の必要性を説明し、採血をする

4．バイアグラ® の処方希望の方

・血圧測定・血液検査(肝機能・腎機能)・心電図・胸部 X 線検査が必要なことを説明し、職場での健康診断の結果が自宅にある場合は次回持参してもらう。

・バイアグラ® 処方時はご夫婦の同意が必要であることを話し、バイアグラ® 処方承諾書・ED 問診票(IIEF 5)・服用指導冊子を渡し、承諾書と問診票は次回必ず持参してもらう。

2 一般不妊症診療計画管理手順書

初診時

1）問診

問診票を見て、患者様がどのような治療を希望されているかを把握し、今まで他院で受けてきた治療内容や BBT の確認をする（総括用紙に LFD、無排卵、低温相が短い etc を記載する）。また、患者様の目を見てストレス度を把握する。

2）内診・B-scope（経腟）……＜不妊症＞＜卵巣機能不全＞と病名をつける。

3）子宮がん検査（頸部）……自費

子宮がん検査は 1 年以内に実施しているときは不要。カルテの総括用紙に検査日時と検査結果を記入する。

子宮がん検査は自費であることと費用と必要性を患者様に説明後、実施する。

4）クラミジア PCR（子宮頸部）

＊その他の病名も疾患があるときはつけ忘れないこと。

＊所見は必ずカルテと総括用の用紙に記入する。

子宮筋腫がある場合…その部位と大きさを記載する（筋層内 2.1 cm・粘膜下 3.0 cm・漿膜下 4.5 cm etc、平均の子宮筋腫径とその部位を個々の子宮筋腫について記載する）。

卵巣嚢腫がある場合…大きさを記載する（右：チョコレート嚢腫 2.5 cm 左：dermoid　cyst 3.1 cm etc）。

卵巣嚢腫がある場合…悪性を疑うときは腫瘍マーカーを検査する。原則、CA 125・CA 19-9 を検査し、＜卵巣癌の疑い＞と病名を必ずつける。

●今後の一般治療不妊検査や治療の進め方について、「一般不妊検査」の用紙を使用しながら説明する。

●風疹抗体検査（HI）、甲状腺検査、感染症検査もオプションであるが自費で次回以降に実施可能のため検査についての説明と費用の説明をする（患者様が当日に検査を希望されたときは当日実施可能）。

●次回の来院日時を必ず患者様に指示する。

●夫の精液検査の日時を決定する。

クラミジア PCR 陽性時

Rp）クラリシッド®（200 mg）2 Tab 2 n×7 TD

＊夫にも処方する。

＊クラミジア EIA を検査するときは、クラミジア PCR と同月には不可。

子宮筋腫または卵巣嚢腫があり、**MRI 検査の必要があるとき**は、看護師に他院での MRI 検査の予約をとってもらう。

卵胞チェック（Day 12 頃）

＊月経周期の短い場合は早めに

1）B-scope（経腟）

2）尿中 LH チェック

●性交のタイミング or 再度卵胞チェックの日時を指示する。

フーナーテスト(性交後検査)・頸管粘液検査(排卵日頃)

1．フーナーテスト

＊排卵日に合わせて実施する。

性交後 12 時間以内に実施する。クロミフェン周期は不可。

クロミフェンを使用しないと排卵しない症例ではクロミフェンに少し hMG を追加して実施する。

1）クスコをかけた後、ツベルクリンシリンジで腟分泌物を採取してカルテ番号が記入されているスライドガラスの 1 番に垂らす。

2）綿球で子宮腟部をしっかりと拭く。

3）ツベルクリンシリンジで頸管内の頸管粘液を採取し、頸管粘液量と透明度を観察した後、牽引性をみる。

4）採取した頸管粘液をカルテ番号が記入されているスライドガラスの 2 番に垂らす。

5）2 番のスライドガラスを観察。

顕微鏡 400 倍で、運動精子数/総精子数を測定(200 倍でしかピントが合わないときは 1/2 にする)、カルテと総括用紙に記入。

運動精子 1 視野 15 匹以上で good。

運動精子 1 視野 14 匹未満は次 cycle に再検。

6）2 番のスライドガラスで精子が確認されないときは 1 番のスライドガラスを観察。結果をカルテと総括用紙に記入。

2．頸管粘液検査

卵胞の大きさ、子宮内膜の厚さ、尿中 LH チェックより排卵日を予測し、排卵日に行う。不良例は再検する。

①綿球で子宮腟部をしっかりと拭く。

②ツベルクリンシリンジで頸管内の頸管粘液を吸引する。

③頸管粘液量と透明度を観察した後、牽引性をみる。

④顕微鏡で細胞数を数える。

⑤カルテと総括用紙に、頸管粘液量・透明度・牽引性・細胞数を記入する。

●次回の排卵後の検査(排卵したかどうか)の日時を指示する。

排卵チェック

1）B-scope(経腟)

排卵したかどうかを患者様に説明する。

排卵していないときは再検査の日時を指示する。

●次回の黄体期中期のホルモン検査の日時を指示する。次回必ず基礎体温表を持参するよう指示する。

黄体期(高温相)中期

1）BBT の確認

2）P のみ採血

●次回 Day 1〜3 に来院するよう指示する。

また次回の検査の内容・費用(特に抗精子抗体)についても話をする。

Day 1〜3

1）ホル女採血（基礎値の測定）
ホル女……FSH、LH、E_2、PRL

2）B-scope（経腟）
＊両側の前胞状卵胞数を計測し、例えば右4個、左5個、合計9個というようにカルテに記入する。前胞状卵胞数はFSHよりもovarian reserveを評価することができる。

3）抗精子抗体検査

4）クラミジア抗原検査が陰性であることを必ず確認して、HSGについて患者様に説明をして、承諾書を患者様に渡す。
看護師にHSGの予約を取ってもらう（Day 8〜11にできるように、月経周期が短い場合はHSGを月経終了後、早期に実施する）。

5）過去の治療歴や排卵障害の程度に応じて
セキソビット® 6 Tab/3 n×5 TD、セロフェン® 1 Tab/1 n×5 TD
セロフェン® 2 Tab/2 n×5 TDの処方または、**フェルティノームP® 75単位**
の注射のスケジュールを立てる。
hMGのfirst choiceはフェルティノームP®。フェルティノームP®で卵胞の発育が悪いときのみ、LHが多く入っているパーゴグリーン®やヒュメゴン®を使用する。

6）前回のP採血の結果を説明する……10 ng/ml 以上が正常。

＊木場公園クリニックでは、HSGを行う周期も積極的に妊娠を目指していく。

HSG（子宮卵管造影）

1）患者様に、氏名と生年月日を言ってもらい、本人確認をする。

2）クラミジアPCR陰性の再確認、承諾書の確認、性器出血がないことを確認して行う。

3）結果の話は、現像フィルムを見ながら行う。卵管閉塞があるとき、子宮内膜ポリープの疑いのあるときや子宮筋腫の子宮腔内への突出のあるときは感染症の検査（自費）をして子宮鏡のスケジュールを立てる。

4）抗生物質のアレルギーがないことを確認してパセトシン® 3 Cap/3 n×2 TDを処方。「アレルギー確認済み」の印をカルテの左側に押す。パセトシン®にアレルギーがあるときは別の抗生物質を処方する。

5）HSGの後は、少し出血があるが心配しないよう説明する。

6）前回のホル女採血の結果を説明する。

当院では、ホルモン検査はバイダスにて測定しているため、PRLの正常値は35 mIU/ml 未満。35 mIU/ml 以上の場合はテルロン® 1 tab/1 n×30 TD（寝る前）を処方する。テルロン®は内服すると気分が悪くなることがあるため、最初の4日間は患者様自身で1錠を半分にしてもらい、半錠ずつ内服するよう指導し、体をならしてもらう。

●翌日に造影剤が拡散しているかをみるため、腹部のX線写真を撮ることを伝える。

卵胞期（Day 1〜3）の正常値
FSH ……3.9〜12.0 mIU/ml
LH ……1.5〜8.0 mIU/ml
E_2………18〜147 pg/ml
PRL ……0.8〜35 ng/ml

腹部単純 X 線写真(四ッ切り 1 枚)

＊1 日コースの場合は HSG 当日の 17 時頃来院してもらう。
前日の HSG のフィルムも見ながら造影剤の拡散について、癒着の有無について説明する。

●次回の卵胞チェックの日時を患者様に指示する。
月経周期が 28 日型の方は Day 12 頃チェックする。
月経周期の短い方は Day 9 or Day 10 頃で早めにチェックする。

卵胞チェック(Day 12 頃)

1) クスコを挿入して CM の量を大まかに、−、±、+、卄で評価する。
2) B-scope(経腟)
 A) 子宮内膜の厚さを測定し、写真を撮る。
 B) 左右の卵巣内にある卵胞の平均卵胞径の部分を測定し、写真を撮る。写真は 2 分割で撮り、写真の左側に患者様の右卵巣、写真の右側に左卵巣を写す。
3) 尿中 LH チェック

●以上の結果をもとに hCG(プロファシー® 5,000 単位)注射の日時、性交日の指示、排卵チェックの日時を患者様に伝える。

●卵胞チェックにて卵胞発育がまだで再検をするときは、再度卵胞チェックをする日時を患者様に伝える。もしかして排卵しそうなときには念のために性交してもらう日時を指示する。

排卵チェック

1) B-scope(経腟)
 排卵しているかどうかを確認する。

●排卵の確認ができないときには、hCG(プロファシー® 5,000 単位)を使用して再度排卵チェックをするとき、再度性交してもらう日時を患者様に伝える。

●排卵の確認ができたら、ルトラール® (2 mg)2 Tab/2 n× 10 TD or 8 TD を処方して、ルトラール® の説明、使用を開始する日時を患者様に伝える。
＊ルトラール® の副作用が強い方には、デュファストン® を処方する。

●黄体期(高温相)中期の検査の日時を患者様に伝える。BBT のチェックとホルモン検査があるため、基礎体温表を忘れないで持参するよう指示する。

黄体期(高温相)

1) BBT の確認
 高温相の上がりが悪いときはプロゲデポー® 125 mg を追加する。
2) E_2・P 採血

●次回 Day 2〜4 または高温相が 3 週間続いたら来院するよう患者様に指示する。

プロゲデポー® 125 mg の補充でもP値は変わらない。プロゲストン®、プロゲステロン腟錠、ルテウム® の補充時はP値が上昇する。

Day 2〜4

1）前回の E_2・Pの結果を説明する。「説明済」の印を検査結果の横に押す。
　＊ E_2 の正常値は 100 pg/ml 以上、Pの正常値は 10 ng/ml 以上。
　＊ルトラール® やデュファストン® を補充してもPの値は変わらない。つまり BBT 高温相の上がりがよければPの値が 10 未満でもルトラール® やデュファストン® 補充時は問題なしと患者様に説明する。
2）前周期 hMG にて卵巣刺激を行ったときは、B-scope で卵巣の腫大がないか確認する。
3）過去の治療歴や排卵障害の程度に応じて
　セキソビット® 6 Tab/3 n×5 TD、セロフェン® 1 Tab/1 n×5 TD
　セロフェン® 2 Tab/2 n×5 TD の処方または、フェルティノーム P® 75 単位の注射のスケジュールを立てる。

●次回の卵胞チェックの日時を患者様に指示する。

治療の step up の基本

○すべての基本検査が終了したときは、不妊原因についての説明をし、今後の治療方針の話をする。
○3〜6 周期……セキソビット® 6 tab またはセロフェン® でタイミング指導。
○3〜6 周期……フェルティノーム P® でタイミング指導。
○AIH は 3〜6 周期（COH で）。
○一般不妊症の治療は 1 年半以内で終了するようにする。
○患者様が高齢の場合は、希望を聞いてステップアップする。
○AIH でのパーコール処理後の精液所見が非常に悪い場合は、早めに ART へ。
　↓
○ART コーディネート（できるだけご夫婦で）。
　↓
○ART へ。
○男性因子のあるときは必ず夫の診察をする。

3 超音波・内診手技マニュアル

1 内診・視診(主に初診時)

①外性器の発達状態や陰毛の状態をチェックする。

②クスコを腟内に挿入し、子宮腟部の形やびらんの有無をチェックして、希望者には子宮腟部のがん検査を行う。続けてクラミジア PCR を行う(他院より紹介状持参時は検査済みの場合もあるので、検査の有無とその日時を確認後に行うこと)。

③腟分泌物の多い場合や臭いのする場合には、スライドガラスに腟分泌物を取り、顕微鏡でカンジダやトリコモナスなどの有無をチェック。一般細菌培養検査も行う。

④最後に内診をして、子宮の大きさ・硬さ・可動性・卵巣嚢腫の有無・ダグラス窩に圧痛がないかをチェックする。必ず内診の所見を総括用紙に記入する。

⑤子宮内膜症の疑いがあるときは、直腸診も行う。

2 超音波検査

・初診時

①子宮の大きさ、子宮筋腫や子宮腺筋症・卵巣嚢腫の有無、子宮内膜の厚さ、子宮体部ポリープや子宮の奇形の有無、子宮と卵巣間の癒着の有無をチェックする。

②著明な卵管水腫は診断可能。

③必ず超音波の所見をカルテの総括用紙に記入する。

④超音波の写真は、子宮は1枚に、卵巣は2分割で写真を撮り、右側に左卵巣が、左側に右卵巣を撮るようにする。

・排卵前

卵胞の大きさ(平均径)、子宮内膜の厚さを測る。

・タイミング指導後や AIH 後

排卵したかの確認をする。

・月経 1～3 日目

左右の antral follicle 数、cyst の有無、子宮内膜の厚さをチェックする。

4 男性診察マニュアル

1 問診

事前に記入して頂いた男性不妊症問診票を確認しながら行う。

2 精液検査

・禁欲期間が48時間～7日あれば、本日の採精をお勧めする。
・禁欲期間が短い場合は後日、精液検査に来院してもらう。
・初診時は基本的に精液検査のみ(クルーガーテストなどはしない)行う。
・異常値が出た場合、2～3週間後に再度採精に来院してもらう。

＜精液検査以外の検査項目追加基準＞

①クルーガーテスト→2回以上精液検査を行っても乏精子症、精子無力症の場合

＜ART実施時の精液検査追加項目＞

＊妻の卵巣刺激前周期に来院してもらう
①クルーガーテスト
②精液培養(膿精液症の場合も行う)

＜その他＞

①精子生存性検査
②精子尾部検査

3 視診・触診

・通常は精液検査の所見が悪いときに行う。
・カルテの黄色の用紙の局所所見記入欄に結果を記入する。
・患者様にベッドに横になってもらい、ズボンとパンツを膝まで下げてもらう。

＜チェック項目＞

①体毛の生え方
②鼠径ヘルニアの手術の傷や腹部手術の有無
③陰嚢の発育の状態(精巣はぶらんとしているかどうか)
④陰嚢皮膚のカンジダ症の有無
⑤精巣の大きさ(オーキドメーター使用)
⑥精巣の硬さ：硬い場合はがんの疑いもある。
⑦精巣上体の有無・大きさ・しこりの有無

⑧精管の有無とその太さ

⑨精索静脈瘤の有無（臥床時・起立時の両方診察すること）：起立時は、大きく息を吸ったまま息を止め、腹圧をかけてもらった状態で診察する。

⑩陰嚢水腫の有無、鼠径ヘルニアの有無

＜直腸診＞

膿精液症の場合は、前立腺の炎症の有無を調べる。

＜クラミジア PCR＞

妻のクラミジア PCR が陽性のときまたは症状のあるときに行う。

4 陰嚢部エコー

①精巣の性状（点状エコー、精巣腫瘍の有無など）

②精索静脈瘤の有無

③陰嚢水腫の有無

5 血清ホルモン検査

院内検査伝票の男性ホルモンをチェックする。

ホル男→ FSH・LH・プロラクチン・テストステロン・エストラジオールの計 5 項目が入っている。

6 その他採血

①抗精子抗体→フーナーテストの結果が悪いときなど。ART 実施時は必ず必要。

②感染症→ ART 実施時や TESE・低位精巣静脈結紮術などの手術前は必ず必要。

③染色体検査→乏精子症・無精子症。IVF 適応の方。

④ AZF 遺伝子検査→乏精子症・無精子症。ICSI 適応の方。

＊但し、AZF 採血は同意書を提出された場合のみ

7 バイアグラ® 処方前の検査

①血圧測定

②血液検査（肝機能・腎機能）

③心電図

④胸部 X 線検査

＊職場での健康診断の結果を持参の場合はコピーをもらい、①～④は実施しないこともある

⑤ED 問診票（IIEF 5）の記入（患者様・医師ともに）

⑥バイアグラ® 処方承諾書の受け取り（ご夫婦ともにサインしてもらう）

＊⑤⑥は服用指導冊子と一緒に渡し、次回持参してもらう。

＜バイアグラ® 処方時注意事項＞

バイアグラ® は 50 mg を処方する。

満腹時やアルコールを多く摂取したときは効きが悪いので、性交の 1 時間前に軽めの食事をとった後に使用するよう指示する。また、バイアグラ® は性欲増強薬ではないので、性交時は雰囲気づくりをするなど工夫をするよう指示する。

8 TESE（精巣内精子回収法）前検査

①コーディネーターより手術の必要性や流れ・手術前の必要検査について再度詳しく説明してもらい、手術予約を取ってもらう（NOA は火曜日・OA は金曜日が原則）。

②手術同意書をお渡しする。

③手術前必要検査

- 染色体・AZF 遺伝子検査
- 感染症採血

9 精索静脈瘤術前検査

①コーディネーターより手術の必要性や流れ・手術前の必要検査について再度詳しく説明してもらい、手術予約を取ってもらう（指定の土曜日のみ）。

②手術前必要検査

- 手術前採血
- 胸部 X 線検査
- 心電図

10 薬物療法

1．ホルモン療法

①クロミフェン（セロフェン® ）

- FSH が正常または軽度上昇している方に使用。
- 自費（患者様にも説明）
- まず 1 日 1 回で 30 日分処方。
- セロフェン® の効能について患者様に説明。
- セロフェン® を内服すると男性ホルモンが上昇するため髪の毛が薄くなる可能性があることを説明。

②hMG-hCG

hypo-hypo の方のみ。

原則的に　週に 3 回 hMG 150 単位

週に 1 回 hCG 5,000 単位

2．非ホルモン療法

①漢方薬

・補中益気湯

・八味地黄丸

・牛車腎気丸

②ビタミン B_{12}(メチコバール®)

③ビタミン E(ユベラ®)

④カリジノゲナーゼ(カリクレイン®)

⑤抗菌薬

5 子宮卵管造影医師マニュアル

1．患者様本人に住所、氏名を言って頂き本人確認をする。

2．子宮卵管造影の同意書を確認する。

3．クラミジア抗原検査がマイナスであることを確認する。

4．患者様に造影剤のアンプルを見せながら、造影剤アレルギーの有無を確認する。確認後、造影剤とバルーン固定用の生理食塩水を注射器に吸引する。

5．クスコを腟内に挿入し、腟内を 0.025%ハイアミン® 綿球で消毒する。消毒は必ず 2 回行う。また出血の有無を確認する。

6．造影チューブを腟壁に当てないように子宮口に挿入し、0.8〜1.0 cc の生理食塩水でバルーンを固定する。

7．クスコをはずす。

8．造影チューブを軽く牽引した状態で、患者様の右大腿内側にテープで造影チューブを固定する。その後、造影剤を 2 cc 注入する。

9．X 線撮影を始めることを患者様に伝え、扉を閉める。

10．透視用のフットスイッチを踏み透視する(踏み続ける)。

11．透視して下記の撮影のタイミングを確認する。タイミングが悪ければ造影剤を 1 回あたり 1〜2 cc 追加注入後、再び透視して撮影のタイミングを確認するという手順を繰り返す。タイミングがよい時点で X 線写真を撮影する。

・一方の卵管を通過したとき正面 1 枚

・もう片方の卵管を通過したとき正面 1 枚

・右に身体を傾けてもらい、左斜めから 1 枚

12. 検査終了後すぐにバルーンの固定液を抜き、チューブを抜き取る。
13. クスコをかけ、腟内を 0.025%ハイアミン® 綿球で消毒する。
14. 薬剤アレルギーを確認のうえ、ハイセチン® 腟錠 1 錠を腟内に入れる（溶けてくると、白いおりもののように見えることを伝える。また、少量の出血が 5〜7 日程度続くこともあると伝える）。
15. クスコをはずす。
16. フィルムの現像後、話になることを伝える。1 日コースの場合は、再度来院してもらう時間を伝える。

6 AIH（配偶者間人工授精）手技マニュアル

1. カルテを見ながらご夫婦の氏名を確認する。
2. 看護師より処理後の sperm 入りシリンジを受け取り、シリンジ外袋に書かれたご夫婦の氏名とカルテ No に間違いがないか、カルテと照らし合わせて確認する。
3. 内診台のカーテンを開け、本人であるか顔を確認する。
4. 処理後の sperm 入りシリンジを患者様に見てもらいながら袋に書いているご夫婦の氏名とシリンジに書いている名前を確認してもらう。
5. sperm 入りシリンジを安定した場所に置く（看護師に渡さない）。
6. クスコをかけ、温めた生理食塩水 20 ml で腟内を洗浄する。小綿球で拭く。
7. 看護師がシリンジの夫婦名を読み上げるので、復唱し、間違いがないか再確認する。
8. シリンジ外筒部分を持ち、シリンジを受け取る。このとき、シリンジ先のチューブのキャップが外れていることを確認する。
9. チューブをそっと子宮内に挿入し、sperm を注入する。
10. チューブが挿入できないときは、固いチューブ（007 M）に交換してトライする。それでも挿入できない場合は、塚原鉗子で子宮腟部を牽引して行う。
11. ベッド安静はなし。

7 医師の印、サインマニュアル

1. 注射のみの日は必ず、カルテをチェックした医師が自分のサインまたは印を押す。医師による診察がある日は、診察終了後、必ず担当医師が自分のサインまたは印を押す。
2. ART のカルテのチェック（診察、注射のみとも）は、院長が許可を与えた医師のみが行う。
3. 外来休診日などで、急な注射の指示や変更が、医師から看護師へ口頭になったときは、翌外来日に口頭指示をした医師がサインまたは印を押す。
4. 医師のサインがあるかを、看護師と受付がチェックする。医師のサインまたは印がないときは必ず医師にサインまたは印をするように伝達する。

8 薬の確認マニュアル

1. カルテ表紙のアレルギーの有無を確認する。
2. 処方時に患者様に薬のアレルギーの有無について確認後、「アレルギー確認済」の印鑑をカルテの左側に押す。抗生物質については毎回必ずアレルギーがないかを患者様に確認して、毎回「アレルギー確認済」の印鑑をカルテの左側に押す。ARTの注射開始時に抗生物質を夫にも処方するときには妻に夫のアレルギーについても必ず確認をして、「アレルギー確認済」の印鑑をカルテの左側に押し、その下に(夫・妻)と記入する。
3. 処方どおりに薬が準備されているかカルテを見ながら患者様の名前、薬の種類、錠数、期間、内服開始日、内服使用時間を確認、まずカルテに印を押し、次に薬袋に印を押した後、薬を薬袋に入れる。

9 電話結果報告マニュアル

1. 患者様から約束した日に検査結果について問い合わせの電話がかかってきたときは、必ず患者様の名前を確認し、患者様に生年月日を言って頂いてご本人の確認をする。
2. 検査結果の話をするときは必ず検査を実施した日時、カルテ番号、患者様の名前を確認して結果の話をする。
3. 子宮がん検査で悪性の疑いが出たとき、感染症が陽性のとき、染色体異常があったときなどは必ず患者様にクリニックに来院して頂いて結果の話をする。

10 検査結果説明済印マニュアル

1. 検査結果の話をするときは必ず検査を実施した日時、カルテ番号、患者様の名前を確認する。
2. 患者様に検査結果を説明して、コピーを差し上げた後、「説明済」の印をカルテに貼り付けている検査伝票または院内のホルモン検査でカルテに結果が記載されているときにはカルテのホルモン検査結果の横に押す。

11 検査伝票確認マニュアル

・検査結果の異常の有無をチェックする。
・異常値があるときは赤で印を付ける。

・検査結果の確認後に黒で確認済みの印を付ける。
・結果を確認した医師の印鑑を押す。

12 カルテ内容医師チェックマニュアル

患者様の待ち時間短縮とダブルチェックのため外来前日にカルテチェックをする。

①受付より準備したカルテを受け取る。

②日付を確認し前回診察時に次回の指示が記入されているので、その指示を見ながら記入、確認する。

カルテ内指示について

＊診断名のあるものは保険で、診断名ないものは自費。

＊ART に関する諸検査、注射、超音波検査などはすべて自費。

＊ART の目的で卵巣刺激を行った後に OHSS になったときも入院を要さない程度のときには超音波検査や血算などは自費。

1 一般不妊治療

・女性のエコーの場合には、保険カルテの右側に B-scope(経腟)と記載。
・男性のエコーの場合には、保険カルテの右側に B-scope(表皮)と記載。
・LH チェック・B-scope(経腟)の場合には保険カルテの右側に記載。
・クラミジア頸管炎の疑いがあってクラミジア PCR の検査をする場合には、カルテ表紙の診断名欄にクラミジア頸管炎の疑いと記入し日付も記入､保険カルテの右側にクラミジア PCR と記載。
・患者様の希望で子宮頸癌検査(S)を実施するときは､自費カルテの右側に子宮癌検査(S)腟部と記載｡子宮腟部びらんや不正出血で子宮頸癌検査(S)を実施するときは､カルテ表紙の診断名欄に子宮腟部びらんと記入し日付も記入、保険カルテの右側に子宮癌検査(S)腟部と記載。
・腟分泌物が多いまたは痒みがあるなどで一般細菌培養を実施するときには、カルテ表紙の診断名欄に細菌性腟炎の疑いと記入し日付も記入、保険カルテの右側に一般細菌培養と記載。
・膿精液症で精液培養を実施する場合には、カルテ表紙の診断名欄に膿精液症と記入し日付も記入、保険カルテの右側に精液培養と記載。
・クルーガーテストの場合には、自費カルテの右側に記載。
・イムノビーズテストの場合には自費カルテの右側に記載。
・男性にセロフェン® 処方の場合には、自費カルテの右側にセロフェン® 50 mg×○錠と記載。
・男性･女性とも抗精子抗体検査･感染症検査採血の場合には、自費カルテの右側に抗精子抗体検査・感染症検査とそれぞれ記載。
・クラミジア EIA の場合には、自費の右側にクラミジア EIA と記載。

・黄体期(高温相)中期の E_2・P の採血の場合には、保険の右側に E_2( )・P( )と記載。

・スクリーニングの目的で freeT_3・freeT_4・TSH(甲状腺セット)採血を実施するときには、自費のカルテの右側に freeT_3・freeT_4・TSH と記載。

・卵巣癌の疑いがあって CA-125・CA 19-9 採血の場合には、カルテ表紙の診断名欄に卵巣癌疑いと記入し日付も記入、保険の右側に CA-125・CA 19-9 と記載。

・HSG の場合には保険の右側に四ッ切りの枚数を記載。次の日腹部 X 線実施の場合には保険の右側に腹部単純 X 線四ッ切り 1 枚と記載。

・子宮内膜ポリープの疑いがあって子宮鏡を実施する場合には、カルテ表紙の診断名欄に、子宮内膜ポリープの疑いと記入し日付も記入。

・高プロラクチン血症でテルロン® 処方の場合には、カルテ表紙の診断名欄に高プロラクチン血症の疑いではなく確定病名がついているかを確認、確定病名がついていないときには病名をつける。保険の右側にテルロン® ○錠×○日分と記載。

・PCO でテストステロン採血の場合には、カルテ表紙の診断名欄に高テストステロン血症の疑いと記入し日付も記入、保険の右側に T( )と記載。

・フーナーテストの場合には保険の右側に性交後検査(フーナーテスト)と記載。

・AIH 時には自費カルテの右側に AIH とパセトシン® 125 mg 3 Cap 3 n×2 TD と記載。

・オキナゾール® 腟錠、エンペシド® 腟錠使用または処方の場合には、診断名カンジダ腟炎・日付、保険の右側にオキナゾール® またはエンペシド® 腟錠○個と記載。

・エンペシド® クリーム処方の場合には、診断名外陰・腟カンジダ症・日付、保険の右側にエンペシド® クリーム○本と記載。

・フラジール® 腟錠使用または処方の場合には、診断名トリコモナス腟炎・日付、保険の右側にフラジール® 腟錠○個と記載。

・ガチフロ® 処方の場合には診断名前立腺炎・日付、保険の右側にガチフロ® (100 mg)1 回 1 錠 1 日 2 回 7 日分と記載(ガチフロ® を処方するときは必ず糖尿病がないかを確認してカルテに記載する)。

2 ART 治療

・月経 1～3 日目の E_2・P・LH・FSH の採血の場合には、自費カルテの右側に E_2( )・P( )・LH( )・FSH( )と記載。

・クラミジア EIA の場合には、自費の右側にクラミジア EIA と記載。

・ART 治療の hMG 3 本以降のエコーは、自費の右側に B-scope(経腟)と記載。

・ART 治療の hMG 3 本以降の E_2・P・LH 採血は、自費の右側に E_2( )・P( )・LH( )と記載。

・ピル処方時プラノバール® を自費カルテの右側にプラノバール® (～)と記載。

・妊娠反応のチェックは、妊反・E_2・PRG・hCG を自費の右側に妊反( )・E_2( )・PRG( )・hCG( )と記載。

・ゾンデ診の場合には、自費の右側にゾンデ診・パセトシン® 125 mg 3 Cap 3 n×2 TD を記載。

・採卵前(1)検査・採卵前(2)検査・MLC・NK活性・AZF遺伝子検査・染色体検査・嚢胞性腺維症検査の採血の場合には、自費の右側に採卵前、①検査・採卵前、②検査・MLC・NK活性・AZF遺伝子検査・染色体検査・嚢胞性腺維症検査と、それぞれ記載。

・一般細菌培養の場合には、自費カルテの右側に一般細菌培養と記載。

・精液培養の場合には、自費カルテの右側に精液培養と記載。

・クルーガーテストの場合には、自費カルテの右側に記載。

・イムノビーズテストの場合には自費カルテの右側に記載。

・抗精子抗体検査・感染症検査採血の場合には、自費カルテの右側に抗精子抗体検査・感染症検査とそれぞれ記載。

・クラミジアEIAの場合には、自費の右側にクラミジアEIAと記載。

13 ART 診療計画管理手順書

1 Ovarian reserve(卵巣の予備能力、卵巣年齢)の評価

・ARTによってどれくらいの成績をあげられるかを患者様にインフォームド・コンセントできる。

・患者様一人ひとりに合った卵巣刺激を個別化できる。適切な卵巣刺激は採卵のキャンセル率やOHSSの発生頻度が低くなり、良好な着床率・良質な卵を得るために重要である。

<評価項目>

①Age →年齢が上がるに従ってovarian reserveは低下する。

②FSH →値が上がることはovarian reserveが落ちているということ。Day 3 FSHの値が上昇するにつれて、妊娠率・分娩率とも低くなる。

③E_2→ Day 3 E_2が高いとcancellation rateが高くなり、clinical pregnancyは低くなる。

④Ovarian volume →大きいほど妊娠率が高く、cancellation rateが低くなる。

⑤Antral follicle数→その周期の卵巣の反応性を予想する方法として最も有効。採卵数と正の相関を示す。多ければ、cancellation rateは低くなり、pregnancy rateは高くなる。

⑥Smoking → ovarian reserveを低下させる。

⑦アルコールやカフェインの摂取量→過度な摂取はovarian reserveを低下させる。喫煙者には禁煙を指導する。

2 卵巣刺激法の選択とそのスケジュール

卵巣刺激前周期のDay 1〜3のantral follicle数やFSHなどのovarian reserveをもとに決定する。

その他、過去の手術の既往(卵巣嚢腫核出術など)や過去の卵巣刺激に対する反応、PCOS、視床下部性または下垂体性の排卵障害も考慮して決定する。

また、ART の既往がある場合には卵の quality、MII率、分割率、胚の grade、胚盤胞到達率なども加味して決定する。

最終的には、

①antral follicle 数 8 個以上 15 個以下(37 歳以下)は Long 法

②antral follicle 数 8 個以上(38 歳以上)は antagonist 法

③antral follicle 数 7 個以下は antagonist 法

④PCOS は antagonist 法

long 法 ——→ good responder には第一選択となる。

- GnRH agonist の flare up 効果によって卵巣内に functional cyst ができるのを予防するために、卵巣刺激前周期の Day 3 からピルを 14〜28 日間使用し、GnRH agonist はピル終了日の 2 日前から使用を開始する。

  ＊スプレキュア® の処方とスプレキュア® の使い方のコーディネートを忘れないこと

- 卵巣刺激周期の Day 2〜4 に採血(FSH・LH・E_2・P)と経腟エコー(baseline cyst の有無・左右の antral follicle 数)。

  ＊ 10 mm 以上の baseline cyst があるときは原則としてキャンセルする

  ＊ 2 本目のスプレキュア® 処方

- 卵巣刺激直前の LH 値から、排卵誘発剤の種類を選択する。

  ①血清 LH が 1.5 mIU/ml 以上の場合は pure FSH(ヒュメゴン® 100 単位またはフェルティノーム P® 75 単位または日研 hMG 150 単位またはフォリスチム® 75 単位)。

  ②血清 LH が 1.5 mIU/ml 未満の場合は hMG(ヒュメゴン® 150 単位またはフォリスチム® 75 単位＋ヒュメゴン® 75 単位)。

- 排卵誘発剤のアンプル数は antral follicle 数と過去の卵巣刺激時の卵巣の反応をもとに決定する。

  ①antral follicle 数 6 個以下…………400 または 450 単位

  ②antral follicle 数 7〜12 個…………300 単位

  ③antral follicle 数 13 個〜15 個……225 単位

  ④antral follicle 数 16 個以上………150 単位[フォリスチム® (rFSH)を使用するときは、量を少なめにする]

- 卵巣刺激開始後 4 本目または 5 本目より、注射の種類はパーゴグリーン® またはフォリスチム® ＋ヒュメゴン® に変更する。

- 卵巣刺激開始後 3 本後または 4 本後の E_2値と卵胞の発育の状態によって、排卵誘発剤の量を増減する。

- 平均卵胞径が 18 mm 以上の卵胞が 2 個以上できた時点で、hCG に切り替える。

- hCG 当日の hMG の注射は、

  ①OHSS の可能性があるときはなし

  ②卵胞発育が十分のとき……前日の半量

③卵胞発育がやや不十分のとき……前日と同量

・卵巣刺激中にキャンセルする場合は、Pの上昇があったとき、E_2の著明な低下があったとき、hCG投与翌日のPの上昇がないとき、poor responseのとき。

GnRH antagonist法 ⟶ ovarian reserveが低下している症例で患者様の希望があり、インフォームド・コンセント(同意書)が得られた場合には個人輸入の形で第一選択となる。

・卵巣刺激前周期のDay 1〜3に経腟エコー(子宮内膜の厚さ・左右のantral follicle数・卵巣嚢腫の有無)と採血(FSH・LH・E_2・PRL・T)。

・卵巣刺激前周期のDay 3からピルを使用する。

目安として

①antral follicle数6個以下…………7〜10錠

②antral follicle数7〜12個…………10〜14錠

③antral follicle数13個〜15個……14〜21錠

④antral follicle数16個以上………14〜28錠

・Ovarian reserveが非常に低下している症例には、周期ごとのばらつきが多いのでピルを使用しないでDay 1〜3のantral follicle数が多い周期に卵巣刺激を行う。また、最初から注射による卵巣刺激を行わず、まずクロミフェンまたはシクロフェニルの内服をしてからhMGの注射を行う場合もある。

・卵巣刺激周期のDay 1〜3に経腟エコー(子宮内膜の厚さ・左右のantral follicle数・卵巣嚢腫の有無を再度)と採血(FSH・LH・E_2・P)。

・卵巣刺激はDay 1〜3から開始する。

・卵巣刺激直前のLH値から、排卵誘発剤の種類を選択する。

①血清LHが1.5 mIU/ml以上の場合はpure FSH(ヒュメゴン® 100単位またはフェルティノームP® 75単位または日研hMG 150単位またはフォリスチム® 75単位)。

②血清LHが1.5 mIU/ml未満の場合はhMG(ヒュメゴン® 150単位またはフォリスチム® 75単位+ヒュメゴン® 75単位)。

・hypo-hypoの症例では最初からLHが多く入っているパーゴグリーン® を選択し、150単位、225単位、300単位とslowに卵巣刺激をする。

・排卵誘発剤のアンプル数はantral follicle数と過去の卵巣刺激のデータをもとに決定する。

目安として

①antral follicle数6個以下…………400または450単位

②antral follicle数7〜9個…………300単位

③antral follicle数10〜12個……225単位

④antral follicle数13個以上………150単位[フォリスチム® (rFSH)を使用するときは、量を少なめにする]

・卵巣刺激4日目または5日目より経腟エコーを実施し、主席卵胞の平均径が14 mmになったらCetrotide 0.25 mgを開始、排卵誘発剤の種類もLHを多く含んでいるhMG(パーゴグリーン® またはフォリスチム® +ヒュメゴン®)に変更する。どちらも夕方に注射を行う。

・主席卵胞の平均径が 20 mm になったら hCG に切り替える。

・hCG 投与日の hMG の注射は

①OHSS の可能性があるときはなし

②卵胞発育が十分のとき……前日の半量

③卵胞発育が不十分のとき……前日と同量

・PCOS などで OHSS になる可能性がある症例には hCG の代わりに GnRH であるスプレキュア® を 0.3 mg 使用して LH サージを起こすこともあり。

3 採卵前検査

＜妻＞

①採卵前採血

②甲状腺検査

③クラミジア EIA

④抗精子抗体

⑤染色体検査

⑥ゾンデ診

⑦膣・子宮頸管細菌培養

＜夫＞

①感染症採血

②クルーガーテスト

③精液培養

④抗精子抗体

⑤染色体検査

14 ARTスケジュールマニュアル

ARTコーディネート
ART治療の決定

ARTに関する検査
はすべて自費

Day 1〜3

1）採卵前採血(1)……RPR定性、TPHA定性、HBs抗原、HCV抗体、HTLV-I、HIV(1、2)抗体、末梢血液一般 {PT、APTT、ABO血液型、Rho(D)血液型}
採卵前採血(2)……抗CL抗体IgG、抗CLIgM抗体、抗CLβ2GP I、抗核抗体精密、抗DNA抗体精密
甲状腺ホルモン検査(freeT_3、freeT_4、TSH)
ホル女(FSH、LH、E_2、PRL)＋T
抗精子抗体(過去2年以内に実施しているときは削除する)
クラミジア抗体(EIA)
染色体検査

2）B-scope(antral follicle数、EMの厚さ、ovarian cystの有無と大きさ、子宮の状態、卵管水腫の有無)

3）ピル処方……Day 3より内服開始。内服期間はLong法が14〜28日、antagonist法が7〜28日。
内服期間はovarian reserveより決定する。
ovarian reserveが非常に低下している症例ではピルは使用しない
(antral follicle数が多い周期に、卵巣刺激を行う)。

4）注射開始予定日を出す……Long法はピル終了日より＋8日、antagonist法は＋4日または＋5日。

5）採卵予定日を出す……注射開始日に10を加えた日。

6）患者様の「体外受精・顕微授精のスケジュール表」に、ピル開始日・終了日、注射開始予定日、採卵予定日を記入する。

7）看護師にもピル終了日、注射開始予定日、採卵予定日を伝え、採卵予定表に記入してもらう。

8）夫の検査のスケジュールを立てて、夫のカルテに記入
射出精子でcIVFまたはsplitのとき：精液検査(容器)、精液培養、クルーガーテスト、感染症検査、抗精子抗体査、染色体検査
射出精子でICSIを実施する場合：精液検査(容器)、精液培養、クルーガーテスト、感染症検査、抗精子抗体査、染色体検査・AZF遺伝子領域検査も追加(実施前には患者様の希望を必ず確認)
精巣内精子、精巣上体精子でICSIを実施する場合：感染症検査、抗精子抗体査、染色体検査・AZF遺伝子領域検査も追加(実施前には患者様の希望を必ず確認)
夫のカルテがない場合には妻のカルテの左側に記入する。
妻のカルテに「夫指示済」の印をカルテの左側に押す。

9）体外受精・顕微授精の同意書の内容を説明し、注射開始日までに同意書と住民票を提出するよう話をし、「同住渡済」の印をカルテの左側に押す。

10）次回来院の日時を指示し、次回の検査の内容や処方の内容について説明して、患者様の「体外受精・顕微授精のスケジュール表」に日付を記入する。

11）コーディネート(スケジュール、同意書、住民票)。

月経終了後、即
(約1週間後)

ゾンデ診の手順

1．氏名・生年月日の確認(患者様に言ってもらう)。
2．カーテンを開け、本人確認をする。
3．指示棒のみでなく、カルテの中の指示も確認する。
4．クスコ→一般細菌培養→ハイアミン® 消毒→ウォレスカテーテル。
5．挿入できないときは北里カテーテル。
6．挿入できないときは北里スタイレット。
7．挿入できないときは子宮鏡の予約。
8．看護師に挿入できたカテーテルの種類と子宮腔長またスタイレットを用いたときは方向を伝える。

1）腟と子宮腟部の一般細菌培養
2）ゾンデ診
　尿をいっぱい溜めて ET と同じ状態で行う。
　感染予防のためパセトシン® 3 cap/3 n×2 TD を処方(アレルギーの確認をして、カルテの左側に「アレルギー確認済」の印鑑を押す)。
　本日はシャワーのみと外交する。
3）子宮頸管ポリープのあるときは切除し、病理に提出する。
　カルテの表紙に、子宮頸管ポリープの病名と日付を記入し、カルテの右側に子宮頸管ポリープ切除術と病理と記入し、病理伝票の記入もする。
4）前回の検査結果の説明
　①抗核抗体が 40 倍以上のときは柴苓湯[1 日 2 回 1 回 1 袋 28 日分(カネボウ)]を処方。
　　薬がなくなりそうになったら医師に話をして下さいと外交(バファリン® 81 は採卵後 2 日目より内服)。
　②貧血のときはテツクール S®　2 tab/2 n×○日分を処方。
　　重症の貧血のときは、5%glucose 20 ml＋フェジン® (40 mg)2 A を数回実施する。
　③甲状腺機能に異常のあるときは、専門病院を紹介する。
　④クラミジア抗体が陽性のときは、クラリシッド® (200 mg)2 tab/2 n×7 TD を夫と妻に処方。
　⑤プロラクチンが高いときはテルロン®　1 日 1 回 1 錠(寝る前)30 日分を処方。薬がなくなりそうになったら医師に話をして下さいと外交。
5）Long 法のときはスプレキュア® を 1 本処方する(開始はピル終了日の 2 日前から)。
　患者様の「体外受精・顕微授精のスケジュール表」に、スプレキュア® の開始日と新しいスプレキュアに変更する日を記入する。
6）次回来院の日時を指示する(約 1 週間後)。
7）コーディネート(スプレキュア® の使い方)。

5～7 日後

antagonist 法でピル使用期間が短いときは、
結果の説明日要注意！

1）子宮鏡
2）ゾンデ診
3）ET カテーテルの挿入が非常に困難なときには、子宮頸管拡張の説明をして同意書を渡し、日時を決定する。
4）子宮内膜ポリープが発見されたときは、子宮鏡下子宮内膜ポリープ切除術の予約または子宮内膜全面掻爬術の説明をして、同意書を渡して、日時を決定する。
5）コーディネート

1）一般細菌培養の結果の説明と処方薬

①GBS 陽性

ビクシリン® (250 mg)3 tab/3 n×7 TD を処方し、カルテ表紙に細菌性腟炎の病名と日付を記入する。

②カンジダ陽性

エンペシド® 腟錠 5 T

外陰部に瘙痒感があるときはエンペシド® クリーム 10 g 1 本を処方し、カルテ表紙に外陰腟カンジタ症の病名と日付を記入する。

③常在菌以外の雑菌

ハイセチン® 腟錠 5 T を処方し、カルテ表紙に細菌性腟炎の病名と日付を記入する。

2）夫の許可が得られているときは、夫の検査結果を報告。

3）次回来院の日時(注射開始予定日の前日または当日)を指示する。次回来院が注射開始当日のときは、ホルモン検査を“大至急・待ち”とし、結果が出てから注射となるため、午前または午後の外来の早い時間に予約を取る。

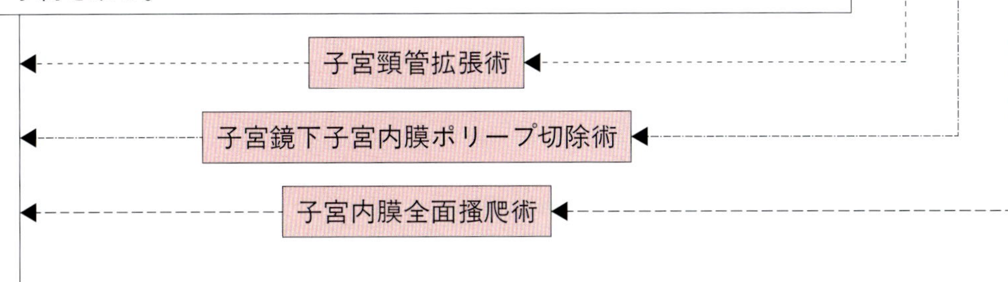

医師が指示した日

1）FSH・LH・E_2・P

2）B-scope(antral follicle 数、EM の厚さ、Ovarian cyst の有無と大きさ)

3）ビブラマイシン® 7 cap×2 人分処方(凍結精子と精巣精子を使用するときは 1 人分のみ)
内服開始日は、注射開始日よりと患者に外交。
抗生物質のアレルギーの有無を、妻に夫の分まで確認し、カルテの左側に「アレルギー確認済」の印鑑を押し、印の下に(夫・妻)と記入する。

4）射精の指示(凍結射出精子、精巣精子、精巣上体精子を使用するときは必要なし)……注射開始日の 3 日後。

5）採卵予定表を確認しながら、注射開始日の再確認をする。
注射開始日を患者様に説明し、注射のみの日と次回の診察(B-scope)日を外交。注射の種類は本日の LH をもとに、注射の量は本日の antral follicle 数と過去の卵巣刺激に対する反応をもとに決定すると外交。
注射 3 本後または 4 本後に B-scope とする。

6）体外受精・顕微授精の同意書と住民票を提出してもらう。同意書のコピーを控えとして患者様に渡す。
「同住確済」の印をカルテに押す。

7）ホルモン検査の結果を見た後で、排卵誘発剤の種類・量の決定

Long 法のとき

●卵巣刺激直前の LH 値から排卵誘発剤の種類を選択するため、「指示は後で」の付箋を貼り付けておく。

①LH が 1.5 mIU/mℓ 以上の場合はヒュメゴン® 100 単位×○本、日研 hMG® 150 単位×○本またはフェルティノーム P® 75 単位×○本またはフォリスチム® ○単位×○本。

②LH が 1.5 mIU/mℓ 未満の場合はヒュメゴン® 150 単位×○本またはフォリスチム® ○単位×○本＋ヒュメゴン® 75 単位×○本。

●排卵誘発剤のアンプル数は antral follicle 数と過去の卵巣刺激時の卵巣の反応をもとに決定する。

①antral follicle 数 6 個以下 ……400 または 450 単位

②antral follicle 数 7〜12 個 ……300 単位

③antral follicle 数 13〜15 個……225 単位

④antral follicle 数 16 個以上……150 単位。

フォリスチム® (rFSH)を使用するときは量を少なめにする。

●スプレキュア® 2 本目の処方をして、新しいスプレキュア® に変更する日、あまったスプレキュア® の保管方法を説明する。「体外受精・顕微授精のスケジュール」表の日も再確認する。

Antagonist 法のとき

●卵巣刺激直前の LH 値から排卵誘発剤の種類を選択するため、「指示は後で」の付箋を貼り付けておく。

①LH が 1.5 mIU/ml 以上の場合はヒュメゴン® 100 単位×○本、日研 hMG 150 単位×○本またはフェルティノーム P® 75 単位×○本またはフォリスチム® ○単位×○本。

②LH が 1.5 mIU/ml 未満の場合はヒュメゴン® 150 単位×○本またはフォリスチム® ○単位×○本＋ヒュメゴン® 75 単位×○本。

●排卵誘発剤のアンプル数は、ピル使用時は antral follicle がみづらいため前回と今回の antral follicle 数と過去の卵巣刺激時の卵巣の反応をもとに決定する。

①antral follicle 数 6 個以下 ……400 または 450 単位

②antral follicle 数 7〜9 個………300 単位

③antral follicle 数 10〜12 個……225 単位

④antral follicle 数 13 個以上……150 単位。

フォリスチム® (rFSH)を使用するときは量を少なめにする。

hMG 注は連日行う。
LH・E_2・P 採血は 3〜4 本後以降、連日行う。

注射開始後、初めての B-scope 日に自費のカルテ上部に書いている治療法を確認、当院で何回目の ART なのかも確認して、カルテの左側に「請求」の印を押して ART 費用をピン 2 で請求する。
「請求」の印の下とピン 2 にドクターの印を押す。
「治療内容確認済」の印鑑を、自費のカルテ上部の治療法を書いている場所の横に押す。

注射開始 3〜4 本後(その後も約 2〜3 日ごとに)

1）B-scope(EM の厚さ、すべての卵胞径の計測)

2）排卵誘発剤の種類・量の見直し

Long 法のとき

●注射開始後 3〜4 本後より、種類はパーゴグリーン® またはフォリスチム® ○単位×○本＋ヒュメゴン® 75 単位×○本に変更する(PCO などの high responder のときは pure FSH のままのときもある)。

●卵胞数と卵胞の大きさから hMG の量を増減する。

Antagonist 法

1）主席卵胞の**平均径**が 14 mm になったら、セトロタイド® 0.25 mg 皮下注を連日開始し、排卵誘発剤はパーゴグリーン® 150 単位×○本またはフォリスチム® ○単位×○本＋ヒュメゴン® 75 単位×○本に変更する。また、誘発剤・セトロタイド® 注とも夕方になることを外交する(午前中から約 3 時間ずつ注射の時間をずらして夕方にもっていくこともあり)。

2）セトロタイド® を使用するタイミングが決められないときは、翌日も B-scope を行う。

3）LH・E_2・P

4）今後の注射のスケジュールと次回来院(B-scope)の日時を指示する。

採卵2〜3日前(hCG投与日もしくは前日)

1）B-scope(EMの厚さ、すべての卵胞径の計測)
2）hCG投与日の決定
Long法では主席卵胞の平均径が18 mmのものが2個以上できた時点。
Antagonist法では主席卵胞の平均径が20 mmになった時点。
3）hCG投与日の排卵誘発剤の量は、主席卵胞径の大きさと前日のE_2値によって決定する。
4）看護師の作成した「体外受精・胚移植説明表」スケジュールに間違いがないか確認する。カルテ貼り付け用も確認する。
5）「体外受精・胚移植説明表」のスケジュールを患者様に渡して、詳しく説明をする。
6）局所麻酔、静脈麻酔についての説明をする。
7）Long法のときはスプレキュア® をhCG投与日の2回目まで使用するように患者様に外交する。
8）レシカルボン® 坐剤2個処方。
9）コーディネート。

採卵2日前

21時30分にhCG 10,000単位(5,000単位×2 A)筋注。
皮内テスト。

採卵前日

1）LH・E_2・P採血
2）明日の来院時間の最終確認。
3）21時以降、禁飲食。
4）21時30分レシカルボン® 坐剤使用。

採卵日

1）LH・E_2・P採血
2）採卵
3）薬の処方
●パンスポリン® 3 T/3×4 TD
抗生物質のアレルギーの有無を、直接患者様に確認して、カルテの左側に「アレルギー確認済」の印鑑を押す。
●デカドロン® 2 T/2×5 TD
●ボルタレン® 坐剤50 mg 3個
●抗核抗体40倍以上の場合……バファリン® 81の処方(1 Tab 1×18 TD)。
採卵2日目より内服開始。
本日、柴苓湯の処方の必要がないかも確認する。
4）次回の来院指示
●採卵後2日目……プロゲストン® 50 mg筋注。
●採卵後3日目……ET(来院時間も記入すること)。
5）CBCのチェック
6）採卵後のガーゼ抜去
7）「採卵数・精子状態報告書」の説明

採卵翌日

受精の状態を TEL にてお知らせする。

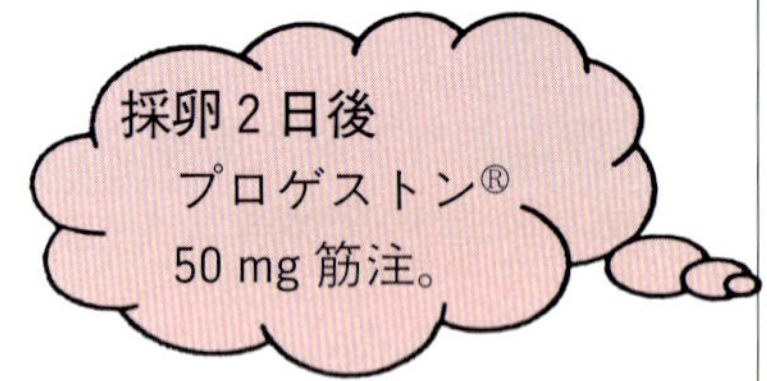

胚移植日

1）E_2・P

Blast 予定の場合も採卵 3 日後に採血する。

2）ホルモンコーディネーターから患者様に、ホルモンシートの内容を説明する。

3）ET 前の説明

本日 ET 予定の胚やその他の胚の状態について詳しく説明する。

胚盤胞移植になるときは、E_2・P の採血とプロゲストン® 50 mg 筋注のみとなり、翌日にプロゲストン® 50 mg 筋注して、翌々日に ET となる。

4）セルシン® 1 錠内服してもらった後、セルシン® 内服済みの札をカルテに入れる。

5）10 個以上 ICSI を行ったとき、AHA を行ったが事前に請求していないとき、胚盤胞移植になったときはカルテの左側に「請求」の印を押して ART 費用をピン 2 で請求する。

「請求」の印の下とピン 2 に医師の印を押す。

6）看護師に入室を指示する。

7）B-scope（EM の厚さ・卵巣腫大のチェック）

8）ET

9）次回の診察日時確認

採卵後 7 日目 ……E_2・P＋黄体補充

採卵後 10 日目……B-scope＋E_2・P

＊（土）になるときは（金）に、（水）になるときは（火）にする。

採卵後 17 日目……妊反＋血中 hCG＋E_2・P

＊遅い時間は×。（月）は AM 9：30 or PM 3：30、（火）は AM 10：30 or PM 3：30、（木）は PM 1：30、（金）は AM 9：30 or PM 3：30

＊（土）になるときは（金）に、（水）になるときは（火）にする。

10）エストラーナ® の処方

エストラーナ®（エストラジオール）は、妊婦または妊娠している可能性のある女性には禁忌とされているため、使用に際しては、「採卵、GnRH agonist、GnRH antagonist の影響で、黄体機能不全となる可能性がある」ために使用したいとのインフォームド・コンセントを患者様にし、同意が得られたときに使用する。

貼用開始日（採卵 5 日後から）の確認と枚数（14 枚）チェック（OHSS の可能性が高いときには、エストラーナ® を使用しないときもあり）。

11）黄体補充の確認

プロゲストン® 50 mg 筋注の場合……ET 当日より連日。他院依頼も可能。

プロゲステロン腟座剤の場合………ET 当日夕より開始。2 回/日。34 個処方。

12）TMET、塚原子宮腟部鉗子使用時……ウテメリン® 1 T 内服の指示。

プロゲストン®
50 mg 筋注の方は、
連日注射あり。

採卵後 7 日目は

プロゲストン® 50 mg 筋注と E_2、P の採血をする。

E_2の値が 100 未満のときは、エストラジオール 10® Tab（1 日 1 Tab ずつ）（日本未承認）を患者様の同意があれば処方する。

P の値が 7.5 以上 10 未満のときは、プロゲストン® の注射の補充を 75 mg に、7.5 未満のときは 100 mg に増量する。エストラジオールの説明と同意書をもらう。

エストラジオール（日本未承認）は、妊婦または妊娠している可能性のある女性には禁忌とされているため、使用に際しては、「採卵、GnRH agonist、GnRH antagonist の影響で、黄体機能不全となる可能性がある」ために使用したいとのインフォームド・コンセントを患者様にし、同意が得られたときに使用する。

<ET キャンセルの場合>

1）シートや卵の写真を見ながら、ET できない理由を説明する。
2）今回の卵巣刺激、Laboratory work、ET、黄体補充における問題点を話す。
3）次回はこのような方法でトライしたいと、具体的な話をする。
4）次回来院日の指示。
5）中止薬（デカドロン®、バファリン® 81 を使用しているときはバファリン® 81）の説明。
6）コーディネート。

約 1 週間後

1）B-scope
2）次回来院時期の指示。月経終了後、TEL 予約にて話。

採卵後 10 日目

1）B-scope（EM の厚さ・卵巣腫大のチェック）
2）BBT 表チェック
3）凍結胚の有無のお知らせ。凍結できた場合は、胚凍結同意書を渡し、「請求」の印をカルテの左側に押し、ピン 2 で請求する。凍結できなかった場合には、「余胚説済」の印をカルテの左側に押す。
4）E_2・P
5）次回の診察日時を指示する。

プロゲストン®
50 mg 筋注の方は、
連日注射あり。

採卵後 17 日目

1）血中 hCG＋E_2・P
2）妊反
結果はホルモンコーディネーターが ART ファイルに記入する。
3）胚凍結同意書を渡している患者様より同意書を頂き、コピーを患者様に渡す。

妊反プラスの場合

1）妊娠週数と分娩予定日に間違いがないか確認する（カルテと「妊娠反応陽性の方へ」）。

2）次回診察日の指示（卒業まで1週間ごと、妊再エコー）。

3）エストラーナ® の追加処方（14枚）
エストラーナ®（エストラジオール）は、妊婦または妊娠している可能性のある女性には禁忌とされているため、使用に際しては、「採卵、GnRH agonist、GnRH antagonist の影響で、黄体機能不全となる可能性がある」ために使用したいとのインフォームド・コンセントを患者様にし、同意が得られたときに使用する。

4）エストラジオールも使用しているときはエストラジオールも1日1錠ずつで14日分処方。
エストラジオール（日本未承認）は、妊婦または妊娠している可能性のある女性には禁忌とされているため、使用に際しては、「採卵、GnRH agonist、GnRH antagonist の影響で、黄体機能不全となる可能性がある」ために使用したいとのインフォームド・コンセントを患者様にし、同意が得られたときに使用する。

5）プロゲステロン膣座剤の方28個追加処方。

6）プロゲストン® 注射の方
5週2日まで連日プロゲストン® 50 mg の指示（増量しているときは増量のままで）。

7）現在内服している薬がないかを患者様に確認する。

8）マルチビタミンと葉酸を内服しているかを確認する。

妊反マイナスの場合

1）今回の卵巣刺激、Laboratory work、ET、黄体補充における問題点を話す。

2）次回はこのような方法でトライしたいと、具体的な話をする。

3）黄体補充の中止、BBT 測定の継続の説明。

4）次回来院日（約10日後）の指示。

5）コーディネート。カウンセリング？

凍結胚のない場合、約10日後

1）基礎体温低下の確認。

2）次回来院時期の指示。
月経終了後、TEL 予約にて B-scope と外交。

1）話：今後の方向性の確認。

2）必要時、コーディネート。

凍結胚がある場合

Day 1〜3

1）B-scope

2）ピル処方、など

＊凍結融解スケジュールに続く。

黄体補充が注射の場合の基本スケジュール

＊不正出血がある場合や前回初期流産をしている場合は、プロゲストン® 50 mg の注射を長く続けるときもあり。

5 週 2 日までプロゲストン® 50 mg
5 週 3 日……妊再＋プロゲデポー® 125 mg
5 週 6 日……プロゲデポー® 125 mg
6 週 3 日……妊再＋プロゲデポー® 125 mg
＋エストラーナ® 14 枚最終処方
児心拍が確認できたときは若葉セミナーのパンフレットを渡す。
6 週 6 日……プロゲデポー® 125 mg
7 週 3 日……妊再＋プロゲデポー® 125 mg
＋妊婦紹介状→卒業

黄体補充が腟座剤の場合の基本スケジュール

5 週 3 日 …妊再
6 週 3 日 …妊再＋エストラーナ® 14 枚最終処方＋プロゲステロン腟座剤 28 個最終処方
児心拍が確認できたときは若葉セミナーのパンフレットを渡す。
7 週 3 日 …妊再＋妊婦紹介状→卒業

1）テルロン® 内服中の場合は残量を確認し、児心拍が確認できたら、2 日間 1/2 Tab にして終了する。
2）卒業 2 週前までに卒業予定日を伝え、転院希望病院を決めておくように伝える。

通常 7 週 3 日

1）妊再エコー
2）プロゲデポー® 125 mg
3）妊婦紹介状の作成
4）出産・予後に関するアンケート用紙をお渡しする。

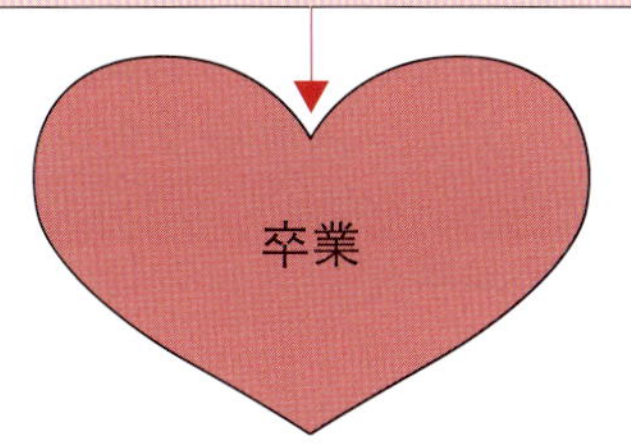

妊反プラスでも、
流産時は、
1）B-scope
2）血中 hCG
で流産であることを裏づけし
3）D & C の日時決定
4）コーディネート
(Ope 説明、絨毛染色体検査の説明と同意書渡し)。
↓
D & C

→ 治療休止

治療休止 → 再度 ART 治療の決定 ／ 治療断念

15 ARTスケジュールマニュアル(2周期目以降)

ART コーディネート
ART 治療の決定

Day 1〜3

1）ホル女(FSH、LH、E_2、PRL)
(2年以内に採卵前採血(1)、(2)、甲状腺ホルモン検査、抗精子抗体、クラミジア抗体検査、Tを行っているときは、これらの検査は省略する)

2）B-scope(antral follicle 数、EMの厚さ、ovarian cyst の有無と大きさ、子宮の状態、卵管水腫の有無)

3）ピル処方…Day 3より内服開始。内服期間はLong法が14〜28日、antagonist法が7〜28日。
内服期間はovarian reserveと予定表より決定する。
ovarian reserveが非常に低下している症例ではピルは使用しない(antral follicle 数が多い周期に、卵巣刺激を行う)。

4）注射開始予定日を出す……Long法はピル終了日より+8日、antagonist法は+4日または+5日。

5）採卵予定日を出す……注射開始日に10を加えた日。

6）患者様の「体外受精・顕微授精のスケジュール表」に、ピル開始日・終了日、注射開始予定日、採卵予定日を記入する。

7）看護師にもピル終了日、注射開始予定日、採卵予定日、卵巣刺激法を伝え、採卵予定表に記入してもらう。

8）前回の検査から2年以上経っているときは、夫の検査のスケジュールを立てて、夫のカルテに記入する。
射出精子でcIVFまたはsplitのとき：精液検査(容器)、精液培養、クルーガーテスト、感染症検査、抗精子抗体査
射出精子でICSIを実施する場合：精液検査(容器)、精液培養、クルーガーテスト、感染症検査、抗精子抗体査
精巣内精子、精巣上体精子でICSIを実施する場合：感染症検査、抗精子抗体査
妻のカルテに「夫指示済」の印をカルテの左側に押す。

9）体外受精・顕微授精の同意書の内容を説明し、注射開始日までに同意書と住民票を提出するよう外交し、「同住確済」の印をカルテの左側に押す。

10）次回来院の日時を指示し、次回の検査の内容や処方の内容について説明して、患者様の「体外受精・顕微授精のスケジュール表」に日付を記入する。

11）コーディネート(必要なときのみ。スケジュール、同意書、住民票)。

月経終了後、即
(約1週間後)
(エストラジオール法のときはDay 10頃)

ゾンデ診の手順

1. 氏名・生年月日の確認(患者様に言ってもらう)。
2. カーテンを開け、本人確認をする。
3. 指示棒のみでなくカルテの中の指示も確認する。
4. クスコ→一般細菌培養→ハイアミン消毒→ウォレスカテーテル。
5. 挿入できないときは北里カテーテル。
6. 挿入できないときは北里スタイレット。
7. 挿入できないときは子宮鏡の予約。
8. 看護師に挿入できたカテーテルの種類と子宮腔長またスタイレットを用いたときは方向を伝える。

1）膣と子宮膣部の一般細菌培養
2）ゾンデ診
尿をいっぱい溜めてETと同じ状態で行う。
感染予防のためパセトシン® 3 cap/3 n×2 TDを処方(アレルギーの確認をして、カルテの左側に「アレルギー確認済」の印鑑を押す)。
本日はシャワーのみと外交する。
3）子宮頸管ポリープのあるときは切除し、病理に提出する。
カルテの表紙に、子宮頸管ポリープの病名と日付を記入し、カルテの右側に子宮頸管ポリープ切除術と病理と記入し、病理伝票の記入もする。
4）エストラジオール法のときはB-scopeを行い、主席細胞の大きさと子宮内膜厚を測定する。
5）Long法のときはスプレキュア®を1本処方する(開始はピル終了日の2日前から)。
患者様の「体外受精・顕微授精のスケジュール表」に、スプレキュア®の開始日と新しいスプレキュア®に変更する日を記入する。
6）次回来院の日時を指示する(約1週間後)。
7）コーディネート(必要なときのみ)。

約5〜7日後
(エストラジオール法のときはDay 17頃)

1）一般細菌培養の結果の説明と処方薬
①GBS陽性
ビクシリン® (250 mg)3 tab/3 n×7 TDを処方し、カルテ表紙に細菌性膣炎の病名と日付を記入する。
②カンジダ陽性
エンペシド®膣錠5個
外陰部に瘙痒感があるときはエンペシド®クリーム10 g 1本を処方し、カルテ表紙に外陰膣カンジタ症の病名と日付を記入する。
③常在菌以外の雑菌
ハイセチン®膣錠5個を処方し、カルテ表紙に細菌性膣炎の病名と日付を記入する。
2）エストラジオール法のときはB-scopeを実施し、排卵の確認をする。
黄体期中期よりエストラジオール(日本未承認)を2錠/日で、次回の月経の2日目の夕食後まで使用。エストラジオール(日本未承認)は、妊婦または妊娠している可能性のある女性には禁忌とされているため、使用に際しては、「採卵、GnRH agonist、GnRH antagonistの影響で、黄体機能不全となる可能性がある」ために使用したいとのインフォームド・コンセントを患者様にし、同意が得られたときに使用する。
3）夫の許可が得られているときは、夫の検査結果を報告。
4）次回来院の日時を指示する。
(Long法・Antagonist法のときは医師の指示日、エストラジオール法のときは、次回の月経のDay 1〜3)
次回来院が注射開始当日のときは、ホルモン検査を“大至急・待ち”とし、結果が出てから注射となるため、午前または午後の外来の早い時間に予約を取る。

1）子宮鏡
2）ゾンデ診
3）ETカテーテルの挿入が非常に困難なときには、子宮頸管拡張の説明をして同意書を渡し、日時を決定する。
4）子宮内膜ポリープが発見されたときは、子宮鏡下子宮内膜ポリープ切除術の予約または子宮内膜全面掻爬術の説明をして同意書を渡して日時を決定する。
5）コーディネート

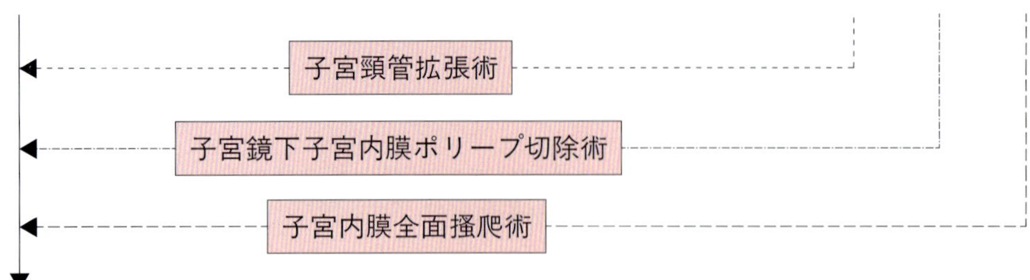

医師が指示した日(エストラジオール法のときは Day 1〜3)

1）FSH・LH・E_2・P

2）B-scope(antral follicle 数、EM の厚さ、Ovarian cyst の有無と大きさ)

3）ビブラマイシン® 7 cap×2 人分処方(凍結精子と精巣精子を使用するときは 1 人分のみ)
内服開始日は、注射開始日よりと患者様に外交。
抗生物質のアレルギーの有無を、妻に夫の分まで確認し、カルテの左側に「アレルギー確認済」の印鑑を押し、印の下に(夫・妻)と記入する。

4）射精の指示(凍結精子、精巣精子、精巣上体精子を使用するときは必要なし)……注射開始日の 3 日後。

5）採卵予定表を確認しながら、注射開始日の再確認をする。
注射開始日を患者様に説明し、注射のみの日と次回の診察(B-scope)日を外交する。
注射の種類は本日の LH をもとに、注射の量は本日の antral follicle 数と過去の卵巣刺激に対する反応をもとに決定すると外交。
注射 3 本後または 4 本後に B-scope とする。
エストラジオール法のときは Day 3 より注射を開始し、開始日に 11 を加えた日を採卵予定日として、患者様の「体外受精・胚移植説明表」に、注射開始予定日、採卵予定日を記入する。
看護師にも、注射開始予定日、採卵予定日を伝え、採卵予定表に記入してもらう。

6）体外受精・顕微授精の同意書と住民票を提出してもらう。同意書のコピーを患者様に控えとして渡し、「同住確済」の印をカルテに押す。

7）排卵誘発剤の種類・量の決定。

Long 法のとき

●卵巣刺激直前の LH 値から排卵誘発剤の種類を選択するため、「指示は後で」の付箋を貼り付けておく。
　①LH が 1.5 mIU/ml 以上の場合はヒュメゴン® 100 単位×○本、日研 hMG® 150 単位×○本またはフェルティノーム P® 75 単位×○本またはフォリスチム® ○単位×○本。
　②LH が 1.5 mIU/ml 未満の場合はヒュメゴン 150 単位×○本またはフォリスチム® ○単位×○本＋ヒュメゴン® 75 単位×○本。

●排卵誘発剤のアンプル数は antral follicle 数と過去の卵巣刺激時の卵巣の反応をもとに決定する。
　①antral follicle 数 6 個以下 ……400 または 450 単位
　②antral follicle 数 7〜12 個 ……300 単位
　③antral follicle 数 13〜15 個……225 単位
　④antral follicle 数 16 個以上……150 単位
　フォリスチム® (rFSH)を使用するときは量を少なめにする。

●スプレキュア® 2 本目の処方をして、新しいスプレキュア® に変更する日、あまったスプレキュア® の保管方法を説明する。「体外受精・顕微授精のスケジュール」表の日も再確認する。

Antagonist 法のとき

●卵巣刺激直前の LH 値から排卵誘発剤の種類を選択するため、「指示は後で」の付箋を貼り付けておく。
　①LH が 1.5 mIU/ml 以上の場合はヒュメゴン® 100 単位×○本、日研 hMG 150 単位×○本またはフェルティノーム P® 75 単位×○本またはフォリスチム® ○単位×○本。
　②LH が 1.5 mIU/ml 未満の場合はヒュメゴン® 150 単位×○本またはフォリスチム® ○単位×○本＋ヒュメゴン® 75 単位×○本。

●排卵誘発剤のアンプル数は、ピルやエストラジオール使用時は antral follicle がみづらいため前回と今回の antral follicle 数と過去の卵巣刺激時の卵巣の反応をもとに決定する。
①antral follicle 数 6 個以下 ……400 または 450 単位
②antral follicle 数 7〜9 個………300 単位
③antral follicle 数 10〜12 個……225 単位
④antral follicle 数 13 個以上……150 単位

hMG 注は連日行う。
LH・E_2・P 採血は 3〜4 本後以降、連日行う。

注射開始後、初めての B-scope 日に、
自費のカルテ上部に書いている治療法を確認、当院で何回目の ART なのかも確認して、カルテの左側に「請求」の印を押して、ART 費用をピン 2 で請求する。
「請求」の印の下とピン 2 にドクターの印を押す。
「治療内容確認済」の印鑑を、自費のカルテ上部の治療法を書いている場所の横に押す。

注射開始 3〜4 本後（その後も約 2〜3 日ごとに）

1）B-scope（EM の厚さ、すべての卵胞径の計測）
2）排卵誘発剤の種類・量の見直し

Long 法のとき

●注射開始後 3〜4 本後より、種類はパーゴグリーン® またはフォリスチム® ◯単位×◯本＋ヒュメゴン® 75 単位×◯本に変更する（PCO などの high responder のときは pure FSH のままのときもある）。
●卵胞数と卵胞の大きさから hMG の量を増減する。

Antagonist 法

1）主席卵胞の**平均径**が 14 mm になったら、セトロタイド® 0.25 mg 皮下注を連日開始し、排卵誘発剤はパーゴグリーン® 150 単位×◯本またはフォリスチム® ◯単位×◯本＋ヒュメゴン® 75 単位×◯本に変更する。また、誘発剤・セトロタイド注とも夕方になることを外交する（午前中から約 3 時間ずつ注射の時間をずらして夕方にもっていくこともあり）。
2）セトロタイド® を使用するタイミングが決められないときは、翌日も B-scope を行う。
3）LH・E_2・P
4）今後の注射のスケジュールと次回来院（B-scope）の日時を指示する。

採卵 2〜3 日前（hCG 投与日もしくは前日）

1）B-scope（EM の厚さ、すべての卵胞径の計測）
2）hCG 投与日の決定
　Long 法では主席卵胞の平均径が 18 mm のものが 2 個以上できた時点。
　Antagonist 法では主席卵胞の平均径が 20 mm になった時点。
3）hCG 投与日の排卵誘発剤の量は、主席卵胞径の大きさと前日の E_2値によって決定する。
4）看護師の作成した「体外受精・胚移植説明表」スケジュールに間違いがないか確認する。
　カルテ貼り付け用も確認する。
5）「体外受精・胚移植説明表」のスケジュールを患者様に渡して、詳しく説明をする。
6）局所麻酔、静脈麻酔についての説明をする。
7）Long 法のときはスプレキュア® を hCG 投与日の 2 回目まで使用するように患者様に外交する。
8）レシカルボン® 坐剤 2 個処方。
9）コーディネート。

採卵 2 日前
21 時 30 分に hCG 10,000 単位(5,000 単位×2 A)筋注。皮内テスト。

採卵前日
1) LH・E_2・P 採血
2) 明日の来院時間の最終確認。
3) 21 時以降、禁飲食。
4) 21 時 30 分レシカルボン® 坐剤使用。

採卵日
1) LH・E_2・P 採血
2) 採卵
3) 薬の処方
●パンスポリン® 3 T/3×4 TD
抗生物質のアレルギーの有無を、直接患者様に確認して、カルテの左側に「アレルギー確認済」の印鑑を押す。
●デカドロン® 2 T/2×5 TD
●ボルタレン® 坐剤 50 mg 3 個
●抗核抗体 40 倍以上の場合……バファリン® 81 の処方(1 Tab 1×18 TD)。
採卵 2 日目より内服開始。
本日、柴苓湯の処方の必要がないかも確認する。
4) 次回の来院指示
●採卵 2 日後……プロゲストン® 50 mg 筋注。
●採卵 3 日後……ET(来院時間も記入すること)。
5) CBC のチェック
6) 採卵後のガーゼ抜去
7)「採卵数・精子状態報告書」の説明

採卵翌日
受精の状態を TEL にてお知らせする。

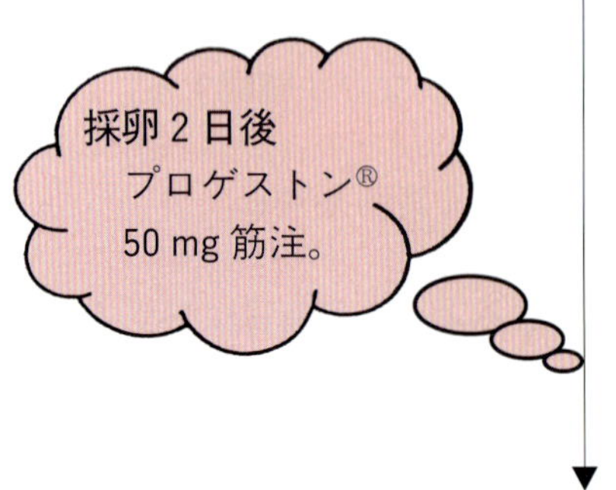

胚移植日

1）E_2・P
　Blast 予定の場合も採卵 3 日後に採血する。
2）ホルモンコーディネーターから患者様に、ホルモンシートの内容を説明する。
3）ET 前の説明
　本日 ET 予定の胚やその他の胚の状態について説明する。
4）セルシン® 1錠内服してもらい、セルシン® 内服済みの札をカルテに入れる。
5）看護師に入室を指示する。
6）B-scope(EM の厚さ・卵巣腫大のチェック)
7）ET
8）次回の診察日時確認
　採卵後 7 日目 ……E_2・P＋黄体補充
　採卵後 10 日目……B-scope＋E_2・P
　　＊(土)になるときは(金)に、(水)になるときは(火)にする。
　採卵後 17 日目……妊反＋血中 hCG＋E_2・P
　　＊遅い時間は×。(月)は AM 9：30 or PM 3：30、(火)は AM 10：30 or PM 3：30、(木)は PM 1：30、(金)は AM 9：30 or PM 3：30
　　＊(土)になるときは(金)に、(水)になるときは(火)にする。
9）エストラーナ® の処方
　貼用開始日(採卵 5 日後から)の確認と枚数(14 枚)チェック。
　(OHSS の可能性が高い時には、エストラーナ® を使用しないときもあり)
　エストラーナ® (エストラジオール)は、妊婦または妊娠している可能性のある女性には禁忌とされているため、使用に際しては、「採卵、GnRH agonist、GnRH antagonist の影響で、黄体機能不全となる可能性がある」ために使用したいとのインフォームド・コンセントを患者様にし、同意が得られたときに使用する。
10）黄体補充の確認
　プロゲストン® 50 mg 筋注……ET 当日より連日。医師か看護師に限り、持ち帰り可能。他院依頼も可能。
　プロゲステロン腟座剤…………ET 当日夕より開始。2 回/日。34 個処方。
11）TMET、塚原子宮腟部鉗子使用時……ウテメリン® 1T 内服の指示。

プロゲストン®
50 mg 筋注の方は、連日注射あり。

採卵後 7 日目は

プロゲストン® 50 mg 筋注と E_2、P の採血をする。
E_2の値が 100 未満のときは、エストラジオール 10 Tab(1 日 1 Tab ずつ)(日本未承認)患者様の同意があれば、処方する。エストラジオール(日本未承認)は、妊婦または妊娠している可能性のある女性には禁忌とされているため、使用に際しては、「採卵、GnRH agonist、GnRH antagonist の影響で、黄体機能不全となる可能性がある」ために使用したいとのインフォームド・コンセントを患者様にし、同意が得られたときに使用する。
P の値が 7.5 以上 10 未満のときは、プロゲストン® の注射の補充を 75 mg に、7.5 未満のときは 100 mg に増量する。エストラジオールの説明と同意書をもらう。

<ET キャンセルの場合>

1）シートや卵の写真を見ながら、ET できない理由を説明する。
2）今回の卵巣刺激、Laboratory work、ET、黄体補充における問題点を話す。
3）次回はこのような方法でトライしたいと、具体的な話をする。
4）次回来院日の指示。
5）中止薬(デカドロン®)の説明。
6）コーディネート。

約 1 週間後

採卵後 10 日目

1）B-scope（EM の厚さ・卵巣腫大のチェック）
2）BBT 表チェック
3）凍結胚の有無のお知らせ。凍結できた場合は、胚凍結同意書を渡し、「請求」の印をカルテの左側に押し、ピン 2 で請求する。凍結できなかった場合には、「余胚説済」の印をカルテの左側に押す。
4）E_2・P
5）次回の診察日時を指示する。

1）B-scope
2）次回来院時期の指示
月経終了後、TEL 予約にて話と外交。

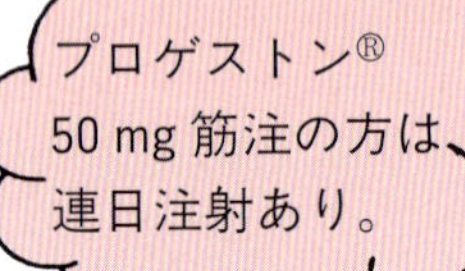

プロゲストン®
50 mg 筋注の方は、
連日注射あり。

採卵後 17 日目

1）血中 hCG＋E_2・P
2）妊反
結果はホルモンコーディネーターが ART ファイルに記入する。
3）胚凍結同意書を渡している患者様より同意書を頂き、コピーを患者様に渡す。

妊反プラスの場合

1）妊娠週数と分娩予定日に間違いがないか確認する（カルテと「妊娠反応陽性の方へ」）。
2）次回診察日の指示（卒業まで 1 週ごと、妊再エコー）。
3）エストラーナ® の追加処方（14 枚）
エストラーナ®（エストラジオール）は、妊婦または妊娠している可能性のある女性には禁忌とされているため、使用に際しては、「採卵、GnRH agonist、GnRH antagonist の影響で、黄体機能不全となる可能性がある」ために使用したいとのインフォームド・コンセントを患者様にし、同意が得られたときに使用する。
4）エストラジオールも使用しているときはエストラジオールも 1 日 1 錠ずつで 14 日分処方。
エストラジオール（日本未承認）は、妊婦または妊娠している可能性のある女性には禁忌とされているため、使用に際しては、「採卵、GnRH agonist、GnRH antagonist の影響で、黄体機能不全となる可能性がある」ために使用したいとのインフォームド・コンセントを患者様にし、同意が得られたときに使用する。
5）プロゲステロン腟座剤の方 28 個追加処方。
6）プロゲストン® 注射の方
5 w 2 d まで連日プロゲストン® 50 mg の指示。
7）現在内服している薬がないかを患者様に確認する。
8）マルチビタミンと葉酸を内服しているかを確認する。

妊反マイナスの場合

1）今回の卵巣刺激、Laboratory work、ET、黄体補充における問題点を話す。
2）次回はこのような方法でトライしたいと、具体的な話をする。
3）黄体補充の中止、BBT 測定の継続の説明。
4）次回来院日（約 10 日後）の指示。
5）コーディネート。

凍結胚のない場合、約 10 日後

凍結胚がある場合

1）基礎体温低下の確認。
2）次回来院時期の指示。
月経終了後、TEL 予約にて B-scope と外交。

Day 1〜3
1）B-scope
2）ピル処方、など
＊凍結融解スケジュールに続く。

1）話：今後の方向性の確認。
2）必要時、コーディネート。

黄体補充が注射の場合の基本スケジュール

＊不正出血がある場合や前回初期流産をしている場合は、プロゲストン® 50 mg の注射を長く続けるときもあり。

5 週 2 日までプロゲストン® 50 mg
5 週 3 日……妊再＋プロゲデポー® 125 mg
5 週 6 日……プロゲデポー® 125 mg
6 週 3 日……妊再＋プロゲデポー® 125 mg
＋エストラーナ® 14 枚最終処方
児心拍が確認できたときは若葉セミナーのパンフレットを渡す。
6 週 6 日……プロゲデポー® 125 mg
7 週 3 日……妊再＋プロゲデポー® 125 mg
＋妊婦紹介状→卒業

黄体補充が膣坐剤の場合の基本スケジュール

5 週 3 日 …妊再
6 週 3 日 …妊再＋エストラーナ 14 枚最終処方＋
プロゲステロン膣座剤 28 個最終処方
児心拍が確認できたときは若葉セミナーのパンフレットを渡す。
7 週 3 日 …妊再＋妊婦紹介状→卒業

1）テルロン® 内服中の場合は残量を確認し、児心拍が確認できたら、2 日間 1/2 Tab にして終了する。
2）卒業 2 週前までに卒業予定日を伝え、転院希望病院を決めておくように伝える。

通常 7 週 3 日

1）妊再エコー
2）プロゲデポー® 125 mg
3）妊婦紹介状の作成
4）出産・予後に関するアンケート用紙をお渡しする。

卒業

再度 ART 治療の決定

治療断念

治療休止

妊反プラスでも、流産時は、
1）B-scope
2）血中 hCG
で流産であることを裏づけし
3）D & C の日時決定
4）コーディネート
（Ope 説明、絨毛染色体検査説明と同意書渡し）。
↓
D & C

16 凍結融解 ET スケジュールマニュアル

凍結融解 ET についてコーディネート
凍結融解 ET の決定

Day 1〜3

1）ホル女（FSH、LH、E_2、PRL）採血
2）B-scope（antral follicle 数、EM の厚さ、ovarian cyst の有無と大きさ、子宮の状態、卵管水腫の有無など）
3）ピル（プラノバール® ）処方（月経 3 日目から 14〜28 日間）
4）ラボより連絡を受けた看護師が記入した凍結胚の確認シートを確認後、印鑑を押す。
5）次回来院の日時を指示する。
6）コーディネート（スケジュール）

ゾンデ診の手順

1．氏名・生年月日の確認（患者様に言ってもらう）。
2．カーテンを開け、本人確認をする。
3．指示棒のみでなく、カルテの中の指示も確認する。
4．クスコ→一般細菌培養→ハイアミン® 消毒→ウォレスカテーテル。
5．挿入できないときは北里カテーテル。
6．挿入できないときは北里スタイレット。
7．挿入できないときは子宮鏡の予約。
8．看護師に挿入できたカテーテルの種類と子宮腔長またスタイレットを用いたときは方向を伝える。

約 7〜10 日後

1）腟と子宮腟部の一般細菌培養
2）ゾンデ診
尿をいっぱい溜めて ET と同じ状態で行う。
感染症予防のためパセトシン® 3 cap/3 n×2 TD を処方（アレルギーの確認をして、カルテの左側にアレルギー確認済の印鑑を押す）。
本日はシャワーのみと外交する。
3）子宮頸管ポリープのあるときは切除し、病理に提出する。
カルテの表紙に、子宮頸管ポリープの病名と日付を記入し、カルテの右側に子宮頸管ポリープ切除術と病理と記入し、病理伝票の記入もする。
4）前回のホルモン検査結果の説明。「説明済み」の印鑑を検査結果の横に押す。
5）次回来院の日時を指示する（約 1 週間後）。

1）子宮鏡
2）ゾンデ診
3）ET カテーテルの挿入が非常に困難なときには、子宮頸管拡張の説明をして同意書を渡し、日時を決定する。
4）子宮内膜ポリープが発見されたときは、子宮鏡下子宮内膜ポリープ切除術の予約または子宮内膜全面掻爬術の説明をして、同意書を渡して、日時を決定する。
5）コーディネート

1）一般細菌培養の結果の説明と処方薬
　Ⅰ）GBS 陽性
　　ビクシリン® (250 mg)3 tab/3 n×7 TD を処方し、カルテ表紙に細菌性腟炎の病名と日付を記入する。
　Ⅱ）カンジダ陽性
　　エンペシド® 腟錠 5ヶ
　　外陰部に瘙痒感があるときはエンペシドクリーム® 10 g 1 本を処方し、カルテ表紙に外陰腟カンジダ症の病名と日付を記入する。
　Ⅲ）常在菌以外の雑菌
　　ハイセチン® 腟錠 5ヶを処方し、カルテ表紙に細菌性腟炎の病名と日付を記入する。
2）次回来院の日時(月経 1〜3 日目)を指示する。

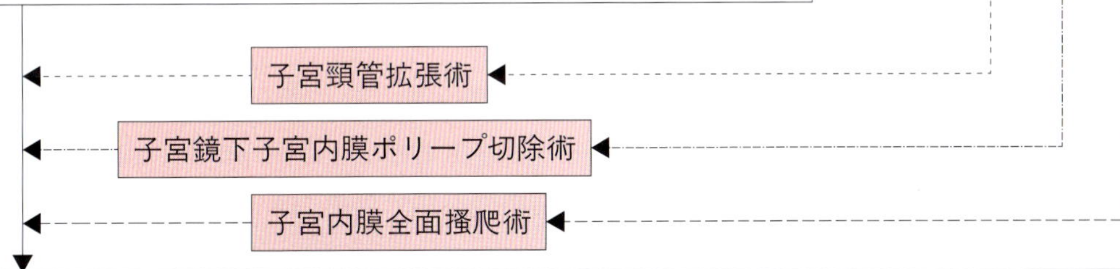

Day 1〜3
1）FSH・LH・E_2・P 採血
2）B-scope(antral　follicle 数、EM の厚さ、Ovarian　cyst の有無と大きさ)
3）プレマリン® 180 T 処方
　Day 3〜5…4 T/2 T×2 TD
　Day 6〜妊反まで…6 T/2 T×2 TD
　プレマリン® (結合型エストロゲン)は、妊婦または妊娠している可能性のある女性には禁忌とされているため、使用に際しては、「排卵をさせないで凍結・融解胚移植を行うために黄体が形成されない」ために使用したいとのインフォームド・コンセントを患者様にし、同意が得られたときに使用する。
4）バファリン® 81 1 T 1 n(就前)× 30 TD(Day 3〜)の処方。
5）次回来院の日時を指示する。E_2の結果を待ってもらうため、午前または午後の時間の早い時間に予約を取る。
6）コーディネート(プレマリン® の内服方法・バファリン® 81 の内服方法・スケジュールの説明。

Day 9 or 10
1）E_2のみ採血(至急・結果待ち)
2）B-scope(EM の厚さ、卵胞が育ってないか確認する)
3）E_2値が出たら、話。
　E_2値が 250 pg/ml 以下の場合は、エストラーナ 4 枚処方(1 回 2 枚貼用し、1 日おきに交換)処方日から使用。
エストラーナ® (エストラジオール)は、妊婦または妊娠している可能性のある女性には禁忌とされているため、使用に際しては、「排卵をさせないで凍結・融解胚移植を行うために黄体が形成されないために使用したいとのインフォームド・コンセントを患者様にし、同意が得られたときに使用する。

4) 次回来院の日時を指示する。

Day 12〜13

1) E_2のみ採血(至急・結果待ち)
2) B-scope(EM の厚さ、卵胞が育ってないか確認する)
3) EM が 10 mm を超えているときは ET 日を決定。
プロゲストン® 50 mg の注射は Day 12 以降から使用する。
Day 5 の胚が凍結されているときはプロゲストン® 50 mg の注射を 5 本使用した翌日が胚融解・ET 日となる。
Day 3 の胚が凍結されているときはプロゲストン® 50 mg の注射を 3 本使用した翌日が胚融解・ET 日となる。
Day 1 の胚が凍結されているときはプロゲストン® 50 mg の注射を 3 本使用した翌日が ET 日となる。胚融解日は ET 日の 2 日前となる。

EM が薄い

1) 非常に薄い場合は、エストラジオール処方。1 Tab を毎日朝食後に内服。
エストラジオールの説明をして、個人輸入の形で使用をご希望されるときは同意書を頂く。
エストラジオール(日本未承認)は、妊婦または妊娠している可能性のある女性には禁忌とされているため、使用に際しては、「排卵をさせないで凍結・融解胚移植を行うために黄体が形成されない」ために使用したいとのインフォームド・コンセントを患者様にし、同意が得られたときに使用する。
2) 次回来院の日時を指示する。

指示日

1) E_2のみ採血(至急・結果待ち)
2) B-scope(EM の厚さ)
＊ET が決定するまで繰り返しチェックする

ET を決定した場合

1) デカドロン® 2 T 2×5 TD の処方(ET 3 日前より内服)。
2) パンスポリン® 3 T 3×4 TD の処方(ET 2 日前より内服)。
抗生物質のアレルギーの確認をしてアレルギー確認済みの印鑑をカルテの左側に押す。
3) バファリン® 81 が妊娠判定日まで足りるかを確認、足りない場合は追加処方する。
4) プレマリン® が妊娠判定日まで足りるかを確認、足りない場合は追加処方をする。
5) エストラーナ® も使用している場合は 1 日おきに 2 枚ずつとして妊娠判定日まで分を処方する。
6) エストラジオール(個人輸入)も使用している場合は 1 日 1 錠として妊娠判定日まで分を処方する。
7) プロゲストン® 50 mg 筋注開始日の決定と以後の指示。
8) hCG 10,000 単位投与日(P 注開始日のみ)の指示。
9) 胚凍結融解依頼表の確認をして自分の印鑑を押す。
10) 凍結胚確認シートを再度確認。
11) ET 日時の確認。
12) コーディネート(スケジュール)

胚移植日
1）E_2・P 採血
2）ET 前の説明
本日 ET 予定の受精卵やその他の受精卵の状態について説明する。
3）セルシン® 1 錠内服してもらい、セルシン® 内服済みの札をカルテに入れる。
4）看護師に入室を指示する。
5）B-scope（EM の厚さ）
6）ET
7）次回の来院日時確認
プロゲストン® 50 mg 開始後 7 日目……E_2・P
プロゲストン® 50 mg 開始後 10 日目……B-scope＋E_2・P
プロゲストン® 50 mg 開始後 17 日目……妊反＋血中 hCG＋E_2・P
8）黄体補充の確認
プロゲストン® 50 mg 筋注……ET 当日より連日。
プロゲステロン膣座剤……ET 当日夕より開始。2 回/日。28ヶ処方。
9）TMET、塚原子宮膣部鉗子使用時……ウテメリン® 1 T 内服の指示。
10）「請求」の印を押して凍結胚融解・胚移植、透明体開口法をピン 2 で請求する。
「請求」の印の下とピン 2 にドクターの印を押す。

＊P の値が 7.5 以上 10 未満のときは、プロゲストン® を 75 mg に、7.5 未満のときは 100 mg に増量する。

<ET キャンセルの場合>
1）シートや卵の写真をみながら、ET できない理由を説明する。
2）次回来院日（次回の月経の 1〜3 日目）の指示。
3）中止薬（デカドロン®、バファリン® 81）の説明。
4）プラノバール® 14 錠処方。
5）コーディネート。

Day 1〜3
1）B-scope
2）話

プロゲストン® 50 mg 開始後 7 日目
1）E_2・P 採血
2）プロゲストン® 50 mg 筋注
＊P の値が 7.5 以上 10 未満のときは、プロゲストン® を 75 mg に、7.5 未満のときは 100 mg に増量する。

プロゲストン® 開始後 10 日目
1）B-scope（EM の厚さ）
2）BBT 表チェック
3）E_2・P
4）次回の診察日時を指示する。

プロゲストン® 50 mg 開始後 17 日目
1）血中 hCG＋E_2・P
2）妊反

妊反プラスの場合

1）次回診察日の指示
　1週間後、妊再。
2）バファリン® 81の追加処方(1T×14TD)。
3）プレマリン® 84Tの追加処方。
　プレマリン®（結合型エストロゲン)は、妊婦または妊娠している可能性のある女性には禁忌とされているため、使用に際しては、「排卵をさせないで凍結・融解胚移植を行ったために黄体が形成されていない」ために使用したいとのインフォームド・コンセントを患者様にし、同意が得られたときに使用する。
4）エストラーナ® を使用しているときは2週間分を追加処方。
　エストラーナ®（エストラジオール)は、妊婦または妊娠している可能性のある女性には禁忌とされているため、使用に際しては、「排卵をさせないで凍結・融解胚移植を行ったために黄体が形成されていない」ために使用したいとのインフォームド・コンセントを患者様にし、同意が得られたときに使用する。
5）エストラジオールを処方(14錠)
　エストラジオール(日本未承認)は、妊婦または妊娠している可能性のある女性には禁忌とされているため、使用に際しては、「排卵をさせないで凍結・融解胚移植を行ったために黄体が形成されていない」ために使用したいとのインフォームド・コンセントを患者様にし、同意が得られたときに使用する。
　今まで使用していない人は本日から使用開始となるためエストラジオールの説明をして、個人輸入の形で使用をご希望されるときは同意書を頂く。既に使用しているときは追加処方のみをする。
6）プロゲストン® 注射の方
　続けて連日、50 mg(75 mg、100 mgの場合あり)を筋注の指示。
7）プロゲステロン腟座剤の方
　28ヶ追加処方。
8）葉酸とマルチビタミン内服の確認をして、葉＋マルの印鑑をカルテの上段に押す。

1週間後

1）妊再エコー
2）プロゲストン® 注射の方
　続けて連日筋注の指示。
3）次回診察日を指示する。

以後

妊反マイナスの場合

1）Laboratory work、ET、黄体補充における問題点を話す。
2）次回はこのような方法でトライしたいと、具体的な話をする。
3）黄体補充の中止(or 中止薬の説明)
　BBT測定の継続の説明。
4）次回来院日の指示。
5）コーディネート。
6）心理カウンセリング。

凍結胚のない場合、7〜10日後

1）基礎体温低下の確認
2）次回来院時期の指示
　月経終了後、TEL予約にてお話と外交。

凍結胚がある場合

Day 1〜3
1）B-scope
2）Pill処方　など
＊凍結融解ET
　スケジュールに続く。

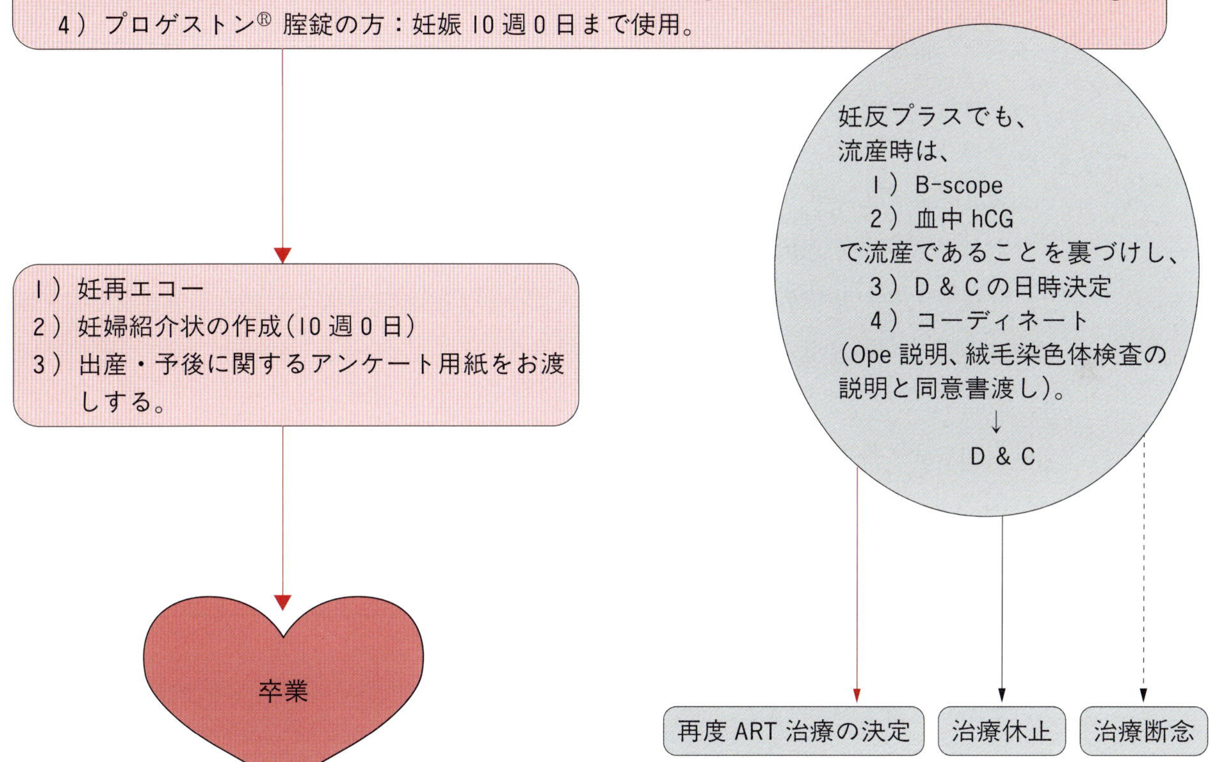
1）テルロン® 内服中の場合は残量を確認し、児心拍が確認できたら、2日間1/2 Tabにして終了する。
2）卒業2w前までに卒業予定日を伝え、転院希望病院を決めておくように伝える。
通常は
1）1週間ごとに妊再エコー。
2）バッファリン® 81、プレマリン®、エストラジオールは妊娠10週0日まで使用。
3）プロゲステロンの注射は妊娠9週0日まで毎日50 mg、9週1日から10週0日まで25 mg。
4）プロゲストン® 腟錠の方：妊娠10週0日まで使用。
妊反プラスでも、
流産時は、
1）B-scope
2）血中hCG
で流産であることを裏づけし、
3）D & Cの日時決定
4）コーディネート
(Ope説明、絨毛染色体検査の説明と同意書渡し)。
↓
D & C
1）妊再エコー
2）妊婦紹介状の作成(10週0日)
3）出産・予後に関するアンケート用紙をお渡しする。
卒業
再度ART治療の決定
治療休止
治療断念

17 ゾンデ診マニュアル

1．カルテを見ながら、患者様に氏名、生年月日を言ってもらう。
2．内診台のカーテンを開け、本人であるかを確認し、ETで使うカテーテルのテストを行うことを伝える。
3．指示棒のみではなくカルテ内の前回と当日の指示も確認する。
4．クスコをかけ（一般細菌培養がある場合は、子宮頸管を小綿棒で擦過した後）0.025%ハイアミン® 綿球で子宮頸部を消毒。
5．ゾンデ診用の wallace カテーテルを看護師より受け取り子宮腔内に挿入し、子宮腔長を測定する。
6．wallace カテーテルが挿入できない場合は、ゾンデ診用の北里カテーテルを看護師より受け取り子宮腔長を測定する。
7．北里カテーテルも挿入できないときは、ゾンデ診用の北里スタイレットを看護師より受け取り再挿入する（北里スタイレットも挿入できないときは、後日、子宮鏡を行うので予約を取る）。
8．看護師にゾンデ診の結果を伝える（例：ウ×、北里○、6.9 cm）。北里スタイレットのときは方向も伝える。

18 ラミセル挿入医師マニュアル

1．手術同意書を確認する。
2．内診室のカーテンを開けて患者様の顔とカルテを見ながら患者様の名前と生年月日で本人確認をする。
3．患者様に子宮頸管を広がらせるために、水分を吸収すると太くなるラミセルという棒を挿入すると説明する。
4．クスコを腟内に挿入する。
5．0.025%ハイアミン® 綿球で子宮頸部を消毒する。
6．塚原子宮腟部鉗子で子宮頸部を挟み、ゾンデを子宮腔内に挿入し、方向と長さを確認する。
7．ゾンデが奥まで挿入できないときは無理をせず測定するのを中止する。
8．看護師からラミセルを受け取り、子宮頸管に挿入する。
9．ラミセルがすべて挿入できないときは、無理をせずラミセルが挿入できるところまで挿入する。
10．生理食塩水 20 ml を腟内に注入する。
11．ガーゼを1枚、腟内に挿入して終了する。
12．カルテにラミセルを挿入した旨とラミセルを挿入した時間を記入し、実施した医師のサインをする。

19 子宮頸管拡張術マニュアル

1. 患者様に朝9時30分に来院して頂き、手術承諾書を確認する。
2. 外来の内診室で氏名と生年月日を患者様に言って頂き、本人確認をした後ラミセルを挿入する。
3. ラミセル挿入後2時間ほど経過後、外来の進み具合をみて、手術室へ入室を指示する。
4. 手術室で氏名と生年月日を患者様に言ってもらい、本人であることを確認、再度手術同意書も確認する。
5. セルシン® とペンタジン® のアンプルを患者様に見せながら麻酔の説明をする。
6. 抗生物質のアレルギーについて患者様に確認してアレルギー確認済みの印をカルテの左側に押す。
7. パウダーあり滅菌グローブを付ける。
8. クスコをかけ、ガーゼとラミセルを抜く。
9. イソジン® 綿球にて腟内を消毒する。
10. バイタルチェックをして、麻酔の注入指示をする(セルシン® 10 mg、ペンタジン® 15 mg)。
11. 塚原子宮腟部鉗子で外子宮口をつかみ、ゾンデで子宮の方向と子宮腔長を確認する。
12. うまくゾンデが子宮底まで挿入できないときは子宮鏡を行って方向を確認する。
13. 経腹超音波下にヘガール氏頸管拡張器をNo.1から順にNo.8ぐらいまで挿入し子宮頸管を拡張する(**ETが非常に難しい人を対象に子宮頸管拡張術は実施するため慎重に拡張を行うこと**)。
14. 子宮鏡で拡張の状態を確認する。
15. ETカテーテル(北里スタイレット)を挿入し、子宮腔長・カテーテルの挿入方向を調べ、看護師に伝える。
16. ガーゼを1枚腟内に挿入してバイタルチェックをする。
17. カルテに処置と物品を記入し、薬のチェックもする。
18. 麻酔の覚醒状態をみながら16時過ぎから17時くらいに腟内のガーゼ抜去をする。
19. 患者様と話をする。
20. 次回来院日と来院時の内容をカルテに記入する。

20 採卵マニュアル

●採卵担当医師

1. 採卵室に入室したらエンブリオロジストと一緒に培養液が入っているチューブの名前をラボシートから確認する。

2. 奥様の氏名・生年月日・住所・電話番号とご主人の氏名・生年月日を患者様本人に医師、エンブリオロジスト、看護師の前で言ってもらう。
3. クスコ・大綿棒を受け取り、温めた生理食塩水を流してもらいながら外陰部を右→左→中央と洗浄していく。
4. 腟内にクスコをかけ、次の大綿棒を受け取り、温めた生理食塩水を流し入れてもらいながらクスコを左右に傾けて腟内を洗浄していく。
＊原則的にハイアミン® やイソジン® などの消毒液は使用しないので、感染防止のためしっかり洗うこと。
5. 3本目の大綿棒に変え、洗い残しのないようクスコを動かして洗浄する（温めた生理食塩水500 ml 2本分流しきったら洗浄は終了）。
6. バイタルを確認し、麻酔を開始する。

<局麻時>

・1%キシロカイン® 20 ml 入りシリンジを受け取る。このとき、シリンジキャップがはずれていることを確認する。
・左右腟壁に 1%キシロカイン® を 10 ml ずつ注入する（片側のみにしか卵胞がないときは、その側のみに注入する）。
・シリンジキャップを受け取り、キャップをしてメディカルボックスに捨てる。
・クスコをはずし、バケツに入れる。

<静麻時>

・クスコをはずし、バケツに入れる。
・麻酔担当の医師に静麻注入開始を指示する。

7. 滅菌ノーパウダーグローブを受け取り、グローブを付ける。
8. 滅菌プローブカバーを受け取り、内側にエコーゼリーを入れてもらい、経腟超音波プローブに取り付ける。
9. 穿刺ガイドを受け取り、経腟超音波プローブに取り付ける。
10. 採卵針（針部分のみ）を受け取り、看護師が吸引回路をチューブ（ファルコン中）とアスピレーションポンプに接続しているところをチェックする。
11. 接続が終了したら、培養液の入っているチューブの氏名を確認し、採卵針を培養液内に挿入してフットスイッチを踏み、培養液を吸引する。
12. アスピレーションポンプ本体に表示される陰圧の数値と培養液が吸引されるスピードをチェックする。
13. 特に圧やスピードに問題がなければ、培養液を半量吸引したくらいでフットスイッチから足をはずし、吸引を止め、新しいチューブに看護師が交換するのを確認する。
14. 採卵針を右手、ガイド付き経腟超音波プローブを左手に持ち、経腟超音波プローブを腟内に挿入する。
15. 卵巣の位置、卵胞数、子宮の位置の確認をする。そのときに血管の位置、卵巣嚢腫の有無、卵管水腫の有無も確認する。
16. 卵胞数が多くて穿刺しやすい卵巣から採卵を実施する。また、チョコレート嚢腫などの卵巣嚢腫がある場合には卵巣嚢腫がない側から採卵を実施する。

17. 採卵を行うときには腟壁の小さい血管を刺さないようにモニターに目を凝らして確認をしながら腟壁の小さい血管を避けて、かつなるべく1回の穿刺で片側の卵子のすべての回収ができるようにプランを立てて穿刺のポイントを決め採卵針をガイドより挿入していく。
18. 1個目の卵胞の中に針が入ったらすぐにフットスイッチを踏み、卵胞液の吸引を始める。常に卵胞の中心に針先がくるよう採卵針とプローブの位置を微調節する（卵胞液を残さないようになるべくプローブのみで採卵針の先を調整しながら最後の一滴まで卵胞液を吸うようにする）。
19. 看護師より「止まりました」と声がかかれば、採卵針を左右に回転させ、エコー上も卵胞液を吸い切れているか確認し、次の卵胞に移る。
 ＊卵胞液（卵子）の逆流を防ぐため、フットスイッチは踏んだまま（陰圧のまま）次の卵胞に移ること。
20. 看護師より「残り 3 cm です」と声がかかれば、チューブ交換が近いので、フットスイッチより足をはずす。
 ＊交換は卵胞内に卵胞液が十分に残っているときに行う。理由はチューブを交換するときに回路内に吸った卵胞液が卵胞内に逆流するからである。また、看護師もチューブを交換するときは卵胞液がこぼれないようにするために、チューブを採卵針より高くして交換する。
21. 「OK です」と看護師から声がかかったら、再びフットスイッチを踏んで卵胞液の吸引を続ける。
22. 片方の卵胞液の吸引がすべて終了したら、フットスイッチを踏んだまま採卵針を卵巣から抜き数秒してからフットスイッチから足を離す。
23. 培養液の入っているチューブの氏名を確認し、採卵針をチューブ内の培養液に挿入してフットスイッチを踏み、培養液を吸引する。
 ＊プローブは腟内に挿入したまま（止血目的）。
24. 新しいチューブに交換した後、反対の卵巣に移る。
25. 両方の卵巣の卵胞液の吸引が終了したら、採卵針を看護師に渡す。
26. クスコをかけた後、大綿球をつかんだセッシを受け取り、腟内の出血を拭き取る。
 ・出血が止まらない場合は、ペアンにて止血をする（ペアンで挟みづらいときには、腹部圧迫をしてもらう）。それでも止血ができないときは電気メスを使用する。
 ・動脈性出血の場合は、バイクリル 0 号にて縫合する（アドナ® ・トランサミン® 入り点滴をすることあり）。
27. 止血の確認ができれば、3枚つなぎガーゼを腟内に挿入する。
28. クスコをはずし、患者様に採卵が終了したことと現時点での卵子数を報告する。
29. 最終バイタルをチェックする。
30. 次回診察日のカルテ確認。

●麻酔担当医師

1. 麻酔器の回路のテストを行う。

2．採卵時に使用する麻酔薬を患者様にアンプルを見せながら説明する。

3．採卵後に使用する抗生物質（パンスポリン® 1日3回　1回1錠　4日分）のアレルギーがないかを患者様に確認し、アレルギー確認済みの印鑑をカルテに押す。

4．手術経過表にバイタル・時間など適宜記入していく。

5．麻酔薬をシリンジに吸う。

・1%キシロカイン® は、20 cc シリンジに 20 m*l* 吸い、22 G カテラン針に付け替える。そのとき、シリンジのメモリ側と針の切り口を合わせて、しっかり押し込むように接続しカウンター上に置いておく。

・静麻の場合は、バイタルの確認後、採卵担当医師の指示で麻酔薬（ペンタジン® 15 mg、セルシン® 10 mg）を注入していく。

6．処方薬のチェック後、袋とカルテに印鑑を押す。

・デカドロン® 1日2回　1回1錠　5日分

・ボルタレン® 坐剤 50 mg 3個

・抗核抗体 40 倍以上の場合はバファリン® 81 を処方する。柴苓湯の処方日も再確認し、必要であれば処方する。

7．採卵コストをカルテに記入する。

8．カルテにプロゲストン® 注射日・ET 日と来院時間を記入する。カウンターにある ART 予定表に ET 日と来院時間を記入する。

21 採卵後医師の説明マニュアル

1．ガーゼ抜去・止血確認

・カルテの氏名を読み上げ、内診台に上がっている患者様本人の確認をする。

・看護師よりクスコ・セッシを受け取り、膣内の3枚つなぎガーゼを抜き、出血の有無を見る。

・カルテにガーゼ抜去済みと記入し、担当した医師のサインをする。

2．話

・採卵数・精子状態報告書を見ながら説明する。

・採卵後の状態の用紙をチェックして、翌日の連絡の取り方・時間を再確認しておく。

・血液データ（血算）に異常がないかみる。

・ほかに質問がないかを患者様に聞く。

・会計・ガーゼ抜去が終わっていることを確認してお帰り頂く。

22 受精結果電話報告マニュアル

1．昨日採卵を実施した患者様に体外受精や顕微授精の受精の結果を電話で報告する。

2．患者様の自宅または携帯電話に採卵後の状態のファイルに書いている電話番号を見ながら電話をかける。「木場公園クリニックの医師の…と申しますが、…様のお宅でしょうか」と話をした後、必ず患者様自身にご自分の名前と生年月日を言って頂いて体外受精・顕微授精報告書に書いている名前と生年月日を確認する。

3．次に、数名採卵があったときは必ず患者様の受精結果の欄を指で確認しながら受精結果の話をする。受精の結果の話をしたらファイルに印を付ける。

4．受精の確認ができていないときはゆっくりと時間をかけて話をする。すべての卵が変性(Deg)しているときは胚移植(ET)できる可能性はないためデカドロン® の内服(バファリン® 81を使用しているときはバファリン® 81も)を中止するように話をし、カルテに書いている翌日のプロゲステロン50 mg注射の指示と2日後のETの指示を消して、変更になった旨を看護師と受付に伝える。カルテに中止になった旨を記入し、変更になった日時と診察内容を指示する。患者様には翌日来院して頂き経腟超音波検査で卵巣の状態を確認した後、今回のARTの結果をご説明させて頂くことを話す。

5．すべての卵の受精が変性をしておらず未確認のときは、2日後の結果でET可能かどうかが決定するため予定どおり来院して頂くよう患者様に話す。

23 胚の選別マニュアル

ラボから胚の写真、シートをもとに胚の報告を受ける。

採卵日の卵、前核期胚(1日目の胚)、3日目の分割した胚、5日目の胚盤胞とそれぞれ指標を決めて評価を行ってどの胚をETするかを決定する。

① Day 0

ICSIを実施しているときは卵の細胞質や極体の状態

② Day 1朝

PN score

Hallo の有無

③ Day 1夕

Early cleavage

④ Day 3朝

割球数

フラグメント率

多核のある割球の有無

割球の大きさの差

compactionの有無

空胞の有無

⑤ Day 5

David Gardnerの胚盤胞の分類

原則的には3日目にETを実施するが、採卵日、1日目と3日目の胚の各種の指標を参考にして、どの胚をETするかを決定する。また、AHAの有無についても医師とエンブリオロジスト間で確認をする。

3日目までは胚1個ごとの履歴がシートに詳細に記録されている。その履歴をもとに、医師とエンブリオロジストとでミーティングを行って、どの胚をETするかを決定する。

3日目に6分割以上の良好な胚が3個以上ある場合には胚盤胞まで培養すると妊娠率が高くなるため、患者様の希望があるときには長期培養にする。

原則的にETは2個まで。

高齢者、反復ART不成功者、夫また妻に相互転座がある症例では3個以上ETを実施するときもあり。

24 ET時患者への説明マニュアル

1. ホルモンコーディネーターから説明があった後、ET順に診察室へお呼びする。体外受精・顕微授精報告書と胚の写真を見ながら、受精の状態・本日ET予定の卵(分割やフラグメント)と戻す数について説明する。3個以上ETを行うときはその理由をカルテに明記する。AHAを行っていればその旨も話す。
2. 3日目にETを予定しているときで6分割以上の良好胚が3個以上ある場合には胚盤胞まで長期に培養することも可能なため、図を使用して年齢ごとの3日目ETと5日目ETの成績の比較や胚を長期に培養した際にすべての胚が発育を止めてETがキャンセルになる確率を話す。長期培養の希望があったときにはラボシートに「Blastoへ」と書いた付箋を貼ってラボに直接渡す。また、看護師にも本日のETがなくなったことを伝達し、カルテのプロゲストン® 50 mgとE_2、P以外のETの指示を消して(×として)、翌日のプロゲストン® 50 mgの指示を出し、翌々日のETの指示を出して時間を決める。
3. 本日ET予定の卵やその数について患者様から異議がなければ、セルシン® 錠2 mgを内服(気持ちを落ち着かせるためと説明する)してもらい、待合で待つよう伝える。
4. 10個以上の卵子にICSIを行った場合、AHAを行ったが事前に費用請求していない場合、胚盤胞移植になった場合は、カルテの左側に「請求」の印を押してART費用をピン2(ピンクの請求用紙のNo.2)で請求する。「請求」の印の下とピン2に医師の印を押す。
5. カルテに「セルシン内服済み」の札を挟んだ後、看護師に説明が終わったことを伝えカルテを渡し、ラボの準備も整えば入室するよう指示する。

＜ET キャンセルの場合＞（＊1名看護師が同席することが望ましい）

1．体外受精・顕微授精報告書と写真を見ながら、今回どうして ET ができないかを説明する。
2．次回トライするとすればどのような方法が考えられるのかを話す。
3．中止する薬（デカドロン®、バファリン® 81 を使用しているときはバファリン® 81 も）の説明をし、BBT は続けて測ることを説明する。
4．患者様の希望があればコーディネーターや心理カウンセラーとゆっくり話ができるようにする。
5．会計・次回の予約時にほかの ET 後の患者様と顔を合わせることがないよう配慮する。
6．3〜4 日後にエコーを行うための予約を取る。

25 ET マニュアル（医師）

1．カルテと照らし合わせて本人確認をする。
2．ゾンデ診時のカテーテルの種類・子宮腔長・挿入方向をチェックする。
3．経腟エコーで子宮内膜の厚さを測定する（カルテに貼り付けるのでプリントアウトすること）。OHSS の程度を確認し、軽度、中等度、重度を看護師に伝える。
4．経腹エコーで膀胱内の尿の溜まり具合を確認して、子宮の位置を確認する。
5．尿の溜まりが少なく、子宮がみづらいときはノーパウダーグローブを付けた後、尿道口を 0.025％ハイアミン® 綿球で消毒した後、キシロカイン® ゼリーを付けて膀胱内にカテーテルを入れて、温めた生理食塩水をエコー下に注入する。
6．ノーパウダーグローブを付ける。
7．クスコを受け取り、ゆっくり腟内に挿入する（乱暴に挿入すると出血する危険あり）。
8．大綿棒を受け取り、温めた生理食塩水 20 ml をそっと注入してもらい、腟内をやさしく軽く洗浄する。
9．子宮頸管内洗浄用カテーテル（北里）を子宮頸管に約 1 cm そっと挿入し、m-HTF 5 ml で子宮頸管内をゆっくりと洗浄し、頸管粘液を除去する。
　＊子宮腔内に medium が入ってしまったときは、約 2 時間待ってから ET を行う。
8．腹部エコーの子宮内膜・頸管の出し方をチェックする。
9．ノーパウダーグローブを新しいものに交換する。
10．トライ用ウォレスカテーテルを約 5 cm の内子宮口まで挿入する（ウォレスカテーテルが挿入できないときは北里カテーテル、北里カテーテルが挿入できないときは北里スタイレットを使用する）。スタイレットを使用するときは、エコーでスタイレットの方向を確認しながら、クスコで子宮の傾きを調整しつつ、無理にスタイレットを押すのではなくスタイレットの進みたい方向に進めるという感覚でスタイレットを内子宮口まで進める。スタイレットを内子宮口まで進めた後も、スタイレットの先の方向が子宮壁ではなく子宮内腔を指すように、スタイレットを回転させて方向をきっちりと合わす。
11．いずれかのカテーテルが内子宮口まで挿入ができたら、ラボに使用するカテーテル名を伝えて新品のカテーテルに胚をロードしてもらう。

12. スタイレットも挿入できないときに初めて塚原子宮腟部鉗子を使用する。
13. それでも挿入できないときには TMET を行う。
14. ラボ内より「○○様のディッシュ出します」と声がかかるので、再度氏名の確認をする。
15. 患者様にも TV モニターに写っている胚の数と胚がカテーテル内に確実に入っていく様子を確認してもらう。
16. ロードの確認ができたらラボに「OK です」と声をかけ、カテーテルを受け取る。
17. 腹部エコー下にカテーテルの先端を確認しながら、クスコを左手で持って子宮の傾きを調節しながらゆっくりと慎重に挿入していき、子宮底 1〜1.5 cm 手前のところに ET を行う(シリンジ部分を押すときは親指のはらで、お腹にも力を入れて押し続ける)。約 10 秒間した後、腹部エコーで ET したところとカテーテルの先を見ながらカテーテルを反時計回りに 90 度、時計回りに 90 度回転させながらゆっくりと抜去する。
18. 抜去後のカテーテルはすぐにエンブリオロジストに渡し、胚がカテーテルの内側や外側に残っていないか確認する。
19. 看護師が子宮内膜の厚さ・黄体補充の方法・子宮鏡と頸管拡張術の有無とその日付・膀胱内に生理食塩水を注入したときはその量をエンブリオロジストに伝えるのを確認する。
20. ラボ内から「OK です」と声がかかれば、クスコをはずし、患者様に ET が終わったことを伝える。
21. エンブリオロジストに、m-HTF による腟内洗浄の有無・カテーテル内のエアの有無・エコー下の ET 場所の確認ができたかできなかったかの順で「プラス・プラス・マイナス」という感じで伝える。使用したカテーテルの種類と挿入の難易度(容易・やや難・難)も伝える。ET 後の安静時間も伝える。その他、ウォッシュ時に出血があったときなども伝えておく。
   ＊エンブリオロジストが復唱するので、間違いがないかよく聞く。ET ディッシュを確認した場合はシートにサインをする。
22. 塚原子宮腟部鉗子使用時・TMET 時はウテメリン® 1 錠を内服してもらうため、看護師に準備を指示する(安静時間は 1 時間になる)。
23. カルテの次回診察日や黄体補充の指示に抜けがないかチェックする。処方薬の確認をして薬袋に印鑑を押す。その他物品を使用したときは追加請求についても確認をする。
24. 本日の請求があれば、カルテ内に記入し、ピン 2 にチェックをする。
25. 体外受精・顕微授精報告書の「排卵誘発剤に対する反応の程度」「卵巣腫大の程度」を記入し、子宮内膜の厚さ・次回診察日の記入漏れがないか確認後、患者様に胚の写真と一緒に渡す。

26 TMET(transmyometrial embryonal transfer；経子宮筋層的胚移植)(医師)マニュアル

子宮の前屈・後屈が強く、子宮腟部鉗子を用いて北里スタイレットでトライしても挿入できない場合(卵巣刺激前周期に必ず ET カテーテルによるゾンデ診を行い、ET カテーテルの挿入が非常に困難な症例では子宮頸管拡張術を実施しているため本番で子宮腟部鉗子を用いて北里スタイレットでトライしても挿入できないケースはごく稀である)や、数回 ET を実施しても妊娠に至らない場合に実施する。

1. トイレで排尿後、再入室してもらう(採卵時と同じく1滴も残らないように搾り出すように排尿してもらう)。
2. 再び本人確認をする。
3. 頸腟超音波で子宮内膜の厚さ、OHSS の程度、針を通すラインを確認する。
4. ノーパウダーグローブを付ける。
5. クスコを受け取る。
6. 大綿棒を受け取り、温めた生理食塩水をかけてもらいながら外陰部を右→左→中央と洗浄する。
7. クスコをゆっくり腟内に挿入する。
8. 腟内に温めた生理食塩水を流し入れてもらい、次の大綿棒で腟内をよく洗浄する。
9. 生理食塩水は 500 ml ボトル分、最後まで勢いよく流し入れてもらう。
10. 腟内洗浄中にグローブが不潔になった場合は新しいノーパウダーグローブに付け替える。
11. 滅菌プローブカバーを受け取り、エコーゼリーを入れてもらい経腟超音波プローブに取り付ける。
12. プローブガイドを受け取り、経腟超音波プローブに取り付ける。
13. 看護師に TMET 用針の外袋を開けてもらい、針部分を受け取る(キャップが付いていないことを確認する)。
14. ラボに「お願いします」と声をかけて、カテーテルに胚をロードしてもらう。
15. 経腟超音波プローブを腟内に挿入し、エコー画像の拡大やゲインの調節を看護師に指示する。
16. 患者様にも TV モニターに写っている胚の数・カテーテル内に確実に入っていく様子を確認してもらう。
17. ロードの確認ができたらラボに「OK です」と声をかける。
18. 患者様に「刺しますよ。動かないで下さい」と声かけをして子宮筋から子宮内膜に針を刺して、内筒を抜く。抜いた内筒は、針の中央辺りを持つように伝え、看護師に渡し持ったまま待機してもらう。
19. エンブリオロジストがカテーテルを持って入室したら、先端側を受け取り、ゆっくりと慎重に針内に挿入していく。
20. カテーテルの先が針先より出たことを確認し、シリンジ部分を押す。
21. ET したところとカテーテルの先を見ながらカテーテルをゆっくりと抜去し、すぐにエンブリオロジストに渡す。
22. 看護師から内筒を受け取り、針に内筒を挿入した後、針を抜き取り、ラボに渡す。
23. 胚がカテーテルと針内に残っていないか確認する。
24. 看護師が子宮内膜の厚さ・黄体補充の方法・子宮鏡と頸管拡張術の有無とその日付をエン

ブリオロジストに伝えるのを確認する。

25. エンブリオロジストから「OK です」の声がかかればクスコ・セッシを受け取り、クスコを入れ、出血の確認をする。

26. 3枚ガーゼを膣内に挿入し、患者様にガーゼが入ったこと・1時間後に医師がガーゼを抜くことを伝える。

27. エンブリオロジストに、m-HTF による膣内洗浄の有無・カテーテル内のエアの有無・エコー下の ET 場所の確認ができたかできなかったかを「プラス・プラス・プラス」という感じで伝える。TMET のため、安静時間が1時間になることとウテメリン® を内服することも伝える。

28. 看護師がウテメリン® 内服準備をしているか確認する。

29. カルテの次回診察日や黄体補充の指示に抜けがないかチェックする。ウテメリン® 1錠の記入もれがないかも確認する。処方薬の確認をして薬袋とカルテに印鑑を押す。

30. 出血が多めで、黄体補充を膣坐剤で行う場合は本日のみプロゲストン® 50 mg 注射にする。

31. 本日の請求があれば、カルテ内に記入し、ピン2にチェックをする。

32. 体外受精・顕微授精報告書の「排卵誘発剤に対する反応の程度」「卵巣腫大の程度」を記入し、子宮内膜の厚さ・次回診察日の記入漏れがないか確認後、患者様に胚の写真と一緒に渡す。

33. 約1時間後に内診室でガーゼを抜き止血を確認する。

34. ガーゼ除去とカルテに記載し、医師のサインをする。

27 TESE(精巣内精子回収法)(医師)マニュアル

1. 患者様に氏名・生年月日・住所・電話番号を言ってもらい、本人確認を医師と看護師の前で実施する。

2. カルテの局所所見(黄色用紙)の精巣容積と以前 TESE(testicular sperm extraction;精巣内精子回収法)を行っていないか再確認し、本日手術する精巣(右か左か)を患者様とともに再確認する。

3. 非閉塞性無精子症のときは、滅菌ガウンを着用する。

4. パウダーグローブを着用する。

5. ヒシヨード® (ニプロファーマ)で精巣周囲を消毒した後、ハイポアルコール® (ニプロファーマ)で再度消毒をする。

6. 覆布をかける。

7. 長クーパーを受け取り、覆布を切り、手術部位を出す。

8. 局所麻酔薬は非閉塞性無精子症のときは 0.25%マーカイン® 、閉塞性無精子症のときは 1%キシロカイン® を使用する。

9. 陰嚢皮膚の上から精管を右手で探し、左手に精管を持ち替えた後、精管の横にある神経に浸潤するよう精管横に局所麻酔薬を約5cc注入する(23G針付き局所麻酔薬入りシリンジにて)。シリンジを介助者に渡し、よく局所麻酔薬が浸透するように右手でもむ。

10. 左手で精巣を動かないようにきっちりと固定した後、27Gに付け替えたシリンジを受け取り、陰嚢皮膚切開予定部分に局所麻酔を約5cc注入する。
11. メスを受け取り、皮膚切開をする。
12. 2本の曲モスキートにて、腹膜鞘状突起を把持した後、その間を眼科用曲せん刀にて切開する。

<NOA(非閉塞性無精子症)時>

①精巣を陰嚢外に取り出し、止血を確認した後、メスで精巣白膜を切開する。
②切開した白膜の両端を曲モスキートでつかみ精巣を割るように割く。
③椅子に座り、手術台の調節•顕微鏡のセッティングを指示し、バイポーラのフットスイッチの位置を確認する。
④温めた生理食塩水をかけながら顕微鏡下に太くて白い精細管を探す。
⑤太くて白い精細管がみつかったら、ハサミは使用せず眼科用マイクロセッシで太くて白い精細管のみをつかんで生理食塩水で精巣組織に付着している血液をよく取り除いたあと、精巣組織を運搬用ディッシュ(FALCON 1008)に入れる。
⑥精子がみつからないときは片側の精巣で約1時間かけて太くて白い精細管を探す。

<OA(閉塞性無精子症)時>

①メスで精巣白膜を約0.5cm切開する。
②左手で精巣を軽く圧迫し切開創より出た精巣実質をセッシでつかんで生理食塩水で精巣組織に付着している血液をよく取り除いた後、精巣組織を運搬用ディッシュ(FALCON 1008)に入れる。

13. ブアン(病理)用・DNAの検体を1片ずつ取り出し、生理食塩水のかかっていないガーゼ部分に置き、生理食塩水がかけられないよう「ブアン・DNAです」と声をかける。
14. 縫合(3-0バイクリルにて)

<NOA(非閉塞性無精子症)時>

①白膜の単結節縫合。
②漿膜の連続縫合。
③精巣を陰嚢内に戻す。
④皮膚の単結節縫合。

<OA(閉塞性無精子症)時>

①白膜のZ縫合。
②漿膜の連続縫合。
③皮膚の単結節縫合。

15. ヒショード® 綿球で消毒をし、余分なものはガーゼで拭き取り、サージンパッドを創部に貼る。
16. 処方薬の確認をする。

パンスポリン® (100 mg)3 Tab/3 n×4 TD

アドナ® (30 mg) 3 Tab/3 n×4 TD

ボルタレン® 坐剤 50 mg　6 個

- 抗生物質のアレルギーがないかを患者様に確認した後、「アレルギー確認済」の印鑑をカルテに押した後、薬袋に自分の印鑑を押す。
- 創部消毒用のヒシヨード(イソジン®)液の処方を確認する。
- 消毒用の滅菌済み小綿棒 10 本を確認する。
- 創部に貼るサージンプルーフの枚数を確認する(精巣内精子回収法が片側のみのときは 10 枚、両側のときは 20 枚)。

17. カルテにコストと請求内容の記載をする。ピン 2 にチェックして請求をする。
18. 病理伝票に必要事項を記載する。
19. カルテに次回の来院日(抜糸日)の記入をする。
20. 2 階の病室で休んでいくよう伝える(精子の確認ができた場合で、奥様も来院しているときは ART コーディネートを指示する)。
21. ベッドで休憩中に疼痛増強の訴えがあれば、ペンタジン® 15 mg の筋肉注射を指示する。
22. 気分不快がなく、疼痛自制内で、看護師から自宅での過ごし方についての説明、必要時は ART コーディネートが終われば、医師より次回診察日(抜糸日)の話をして退院となる。

28 TESE 後の抜糸(医師)マニュアル

原則的に OPE 室で実施する。

1. グローブを両手に付ける。
2. セッシを取りハイアミン® 綿球で縫合部を消毒する。
3. 眼科用せん刀で抜糸をする。
4. 陰嚢部の皮膚は非常に軟らかく伸びやすいため、糸を十分に引っ張って糸を切る位置をよく確認しながら抜糸を行う。
5. 抜糸が終了したらハイアミン® 綿球で消毒する。
6. NOA の場合は滅菌ガーゼを 1 枚、創部に当てる。OA の場合は絆創膏を貼る。
7. カルテに抜糸と記載し、傷の状況を記入した後、実施者のサインをする。

29 TESE 抜糸後の話(医師)マニュアル

1. 精巣内精子回収法時の結果(精子の有無、運動率)を詳しく説明する。
2. プレパラートの観察も行う。
3. 傷の状態・入浴許可などの説明をする。
4. 今後のスケジュール(Frozen TESE-ICSI、AID、治療中止)などについての説明をする。

30 PESA(精巣上体精子回収法)(医師)マニュアル

1. 患者様に氏名・住所・生年月日を言ってもらい、本人確認をする。
2. ラボと、患者様に聞こえるように大きな声で氏名・住所・生年月日を読み上げ確認する。
3. カルテの局所所見(黄色用紙)の精巣容積と以前 TESE を行っていないか再確認し、本日 PESA(percutaneous epididymal sperm aspiration)する精巣を決定する。
4. パウダーグローブを着用する。
5. 長クーパーを受け取り、覆布を切り、ope 部位を露出する。
6. 局所麻酔をする(1%キシロカイン®)。
7. まず精管を探し、その横に走る神経に浸潤するよう精管横に注入していく(23 G 針付き麻酔入りシリンジにて)。
8. シリンジを介助者に渡し、よく浸透するように手でもむ。
9. 1 ml シリンジを受け取り、シリンジ内に培養液を少量入れる。
10. 培養液を吸った 1 ml シリンジに 22 G カテラン針が付いたものを受け取る。
11. 左手で精巣上体を固定し、針を精巣上体に挿入し、精巣上体液を吸引する。
12. 引き抜いたシリンジを培養液入りディッシュの中で数回ピストンさせる。
13. 精子が確認されたら精巣上体の穿刺した部位を指にて十分に圧迫する。
14. 運動精子が回収できないときは精巣上体を数回穿刺し、それでも運動精子が回収できないときは片側の精巣上体を穿刺、それでもまだ運動精子が回収できないときは TESE を実施する。
15. イソジン® 液つき綿球で消毒をし、余分なものはガーゼで拭き取り、バンドエイドを創部に貼る。
16. カルテにコストと請求内容の記載をする[精巣上体精子凍結・精巣上体精子回収法(PESA)]ピン 2 にチェックをする。
17. 2 階の病室で休んでいくよう伝える(精子の確認ができた場合で、奥様も来院しているときは ART コーディネートを指示する)。
18. ベッドで休憩中に疼痛増強の訴えがあれば、ペンタジン® 15 mg の筋肉注射を指示する。
19. 気分不快がなく、疼痛自制内で、看護師から自宅での過ごし方についての説明や、必要時は ART コーディネートが終われば、医師より次回診察日の話をして退院となる。

2 その他一覧表

1 医師教育計画表

表 1 医師教育計画表 No. 1

		1カ月	2カ月	3カ月	4カ月	5カ月	6カ月	7カ月	8カ月	9カ月	10カ月	11カ月	12カ月	13カ月	14カ月	15カ月	16カ月	17カ月	18カ月	19カ月	20カ月	21カ月	22カ月	23カ月	24カ月	25カ月	26カ月	27カ月	28カ月	29カ月	30カ月	31カ月	32カ月	33カ月	34カ月	35カ月	36カ月
説明 指導 スケジュール	一般不妊の検査スケジュール																																				
	クルーガーテスト																																				
	染色体検査																																				
	AZF 遺伝子検査(同意書)																																				
	MLC 検査																																				
	習慣性流産(免・血)																																				
	NK 細胞																																				
	嚢胞性線維症の保因者検査																																				
	MRI 検査																																				
内診室	内診																																				
	B-scope(経腟)……初診時																																				
	B-scope(経腟)……卵胞チェック																																				
	B-scope(経腟)……排卵チェック																																				
	B-scope(経腟)……Day 2~4																																				
	子宮癌検査(頸部)																																				
	クラミジア PCR																																				
	一般細菌培養																																				
	尿中 LH チェック																																				
	フーナーテスト																																				
	頸管粘液検査																																				
	ラミセル挿入																																				
	尿中 hCG チェック																																				
	妊娠初期再診																																				
	子宮頸管ポリープ切除(内診台)																																				

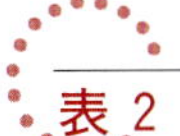

表 2　医師教育計画表　No. 2

		1カ月	2カ月	3カ月	4カ月	5カ月	6カ月	7カ月	8カ月	9カ月	10カ月	11カ月	12カ月	13カ月	14カ月	15カ月	16カ月	17カ月	18カ月	19カ月	20カ月	21カ月	22カ月	23カ月	24カ月	25カ月	26カ月	27カ月	28カ月	29カ月	30カ月	31カ月	32カ月	33カ月	34カ月	35カ月	36カ月
処方	排卵誘発剤（内服薬）の選択																																				
	hMG の種類とその量の選択																																				
	乏精子症																																				
検査・手術	子宮卵管造影																																				
	子宮鏡																																				
	子宮鏡＋通水																																				
	胸部 X 線写真																																				
	子宮鏡下子宮内膜ポリープ切除術																																				
	子宮内膜ポリープ切除術																																				
	子宮内容清掃術																																				
	子宮頸管拡張術																																				
その他	卒業時の紹介状作成																																				
	転院時の紹介状作成																																				
	妊婦検診																																				
	緊急搬送受け入れ先の連絡とり																																				
	緊急搬送時の付き添い																																				

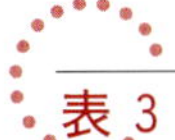

表 3　医師教育計画表　No. 3

		1カ月	2カ月	3カ月	4カ月	5カ月	6カ月	7カ月	8カ月	9カ月	10カ月	11カ月	12カ月	13カ月	14カ月	15カ月	16カ月	17カ月	18カ月	19カ月	20カ月	21カ月	22カ月	23カ月	24カ月	25カ月	26カ月	27カ月	28カ月	29カ月	30カ月	31カ月	32カ月	33カ月	34カ月	35カ月	36カ月
ART スケジュール	採卵前採血																																				
	B-scope（卵巣刺激前周期）																																				
	ピル処方																																				
	卵巣刺激法の選択																																				
	採卵スケジュール																																				
	夫の検査スケジュール																																				
	イムノビーズテスト																																				
	ゾンデ診																																				
	スプレキュアの処方																																				
	一般細菌培養陽性時の処方																																				
	B-scope（卵巣刺激周期）																																				
	ビブラマイシンの処方																																				
	射精の指示																																				
	hMG の開始日・種類・量の決定																																				
	hMG の種類・量の見直しと変更																																				
	セトロタイド開始日の判断																																				
	hCG 日の決定																																				
	hCG 当日の hMG・セトロタイドの判断																																				
採卵	麻酔・バイタル管理																																				
	薬の確認と今後のスケジュール																																				
	採卵の実施																																				
	ガーゼ抜去																																				
	本日の採卵数・精子の説明																																				

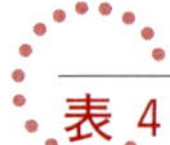

表 4　医師教育計画表　No. 4

		1カ月	2カ月	3カ月	4カ月	5カ月	6カ月	7カ月	8カ月	9カ月	10カ月	11カ月	12カ月	13カ月	14カ月	15カ月	16カ月	17カ月	18カ月	19カ月	20カ月	21カ月	22カ月	23カ月	24カ月	25カ月	26カ月	27カ月	28カ月	29カ月	30カ月	31カ月	32カ月	33カ月	34カ月	35カ月	36カ月
ET	薬の確認と今後のスケジュール																																				
	ET 前の説明																																				
	ET 直前の B-scope(経膣)																																				
	ET 時の B-scope(経腹)																																				
	ET の実施																																				
	TMET																																				
	ET キャンセルの説明																																				
ET 後のフォロー	採卵 10 日後の B-scope																																				
	BBT 表のチェック																																				
	凍結卵の有無のお知らせ																																				
	妊反プラス時のスケジュールと薬処方																																				
	妊反マイナス時の説明																																				
	流産時の説明																																				

表 5　医師教育計画表　No. 5

		1カ月	2カ月	3カ月	4カ月	5カ月	6カ月	7カ月	8カ月	9カ月	10カ月	11カ月	12カ月	13カ月	14カ月	15カ月	16カ月	17カ月	18カ月	19カ月	20カ月	21カ月	22カ月	23カ月	24カ月	25カ月	26カ月	27カ月	28カ月	29カ月	30カ月	31カ月	32カ月	33カ月	34カ月	35カ月	36カ月
男性診察処置	視診・触診・B-scope(表在)																																				
	クラミジア PCR																																				
	TESE 後の抜糸																																				
TESE	OA の直接介助																																				
	OA の執刀																																				
	NOA の直接介助																																				
	NOA の執刀																																				
PESA	PESA の直接介助																																				
	PESA の実施																																				
精索静脈瘤	精索静脈瘤後の創部確認																																				

＊入職日より約 1 年および 2 年を目途に院長が教育計画書に基づく各スタッフの達成度を評価する。また、この計画表の有効性を評価する。
＊著しい達成度の低さが認められた場合は、一般不妊診療のみ従事させることを院長が指示する。

2 医師力量一覧表

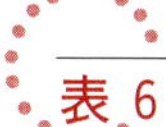

表6 医師力量一覧表　No. 1

年度評価　　name
評価スケール　　入職日……平成　　年　　月
（木場公園クリニック内での状況）　　（入職後期間……　　年　　ヶ月）

1．見学もなし
2．見学済み
3．フォローのもとで実施
4．実施

	10月　日			02月　日			6月　日		
	自己評価	上司評価		自己評価	上司評価		自己評価	上司評価	
説明・指導・スケジュール									
一般不妊の検査スケジュール									
クルーガーテスト									
染色体検査									
AZF 遺伝子検査（同意書）									
MLC 検査									
習慣性流産（免・血）									
NK 細胞									
嚢胞性線維症の保因者検査									
MRI 検査									
内診室									
内診									
B-scope（経腟）……初診時									
B-scope（経腟）……卵胞チェック									
B-scope（経腟）……排卵チェック									
B-scope（経腟）……Day 1〜3									
子宮癌検査（頸部）									
クラミジア PCR									
一般細菌培養									
尿中 LH チェック									
フーナーテスト									
頸管粘液検査									
ラミセル挿入									
尿中 hCG チェック									
妊娠初期再診									
子宮頸管ポリープ切除（内診台）									
処方									
排卵誘発剤（内服薬）の選択									
hMG の種類とその量の選択									
乏精子症									
検査・手術									
子宮卵管造影									
子宮鏡									
子宮鏡＋通水									
胸部 X-P									
子宮鏡下子宮内膜ポリープ切除術									
子宮内膜ポリープ切除術									
子宮内容清掃術									
子宮頸管拡張術									

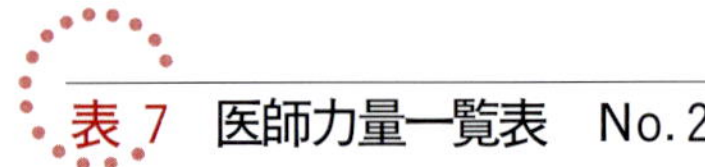

表7 医師力量一覧表 No. 2

年度評価　　　　　　　　　　　　name

評価スケール
（木場公園クリニック内での状況）
1．見学もなし
2．見学済み
3．フォローのもとで実施
4．実施

	10 月　日			02 月　日			6 月　日		
	自己評価	上司評価		自己評価	上司評価		自己評価	上司評価	
その他									
卒業時の紹介状作成									
転院時の紹介状作成									
妊婦検診									
緊急搬送受け入れ先の連絡とり									
緊急搬送時の付き添い									
ART スケジュール									
採卵前採血									
B-scope（卵巣刺激前周期）									
Pill 処方									
卵巣刺激法の選択									
採卵スケジュール									
夫の検査スケジュール									
イムノビーズテスト									
ゾンデ診									
スプレキュアの処方									
一般細菌培養陽性時の処方									
B-scope（卵巣刺激周期）									
ビブラマイシンの処方									
射精の指示									
hMG の開始日・種類・量の決定									
hMG の種類・量の見直しと変更									
セトロタイド開始日の判断									
hCG 日の決定									
hCG 当日の hMG・セトロタイドの判断									
採卵									
麻酔・バイタル管理									
薬の確認と今後のスケジュール									
採卵の実施									
ガーゼ抜去									
本日の採卵数・精子の説明									
ET									
薬の確認と今後のスケジュール									
ET 前の説明									
ET 直前の B-scope（経腟）									
ET 時の B-scope（経腹）									
ET の実施									
TMET									
hCG 子宮筋注									
ET キャンセルの説明									

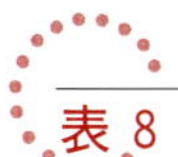

表 8　医師力量一覧表　No. 3

年度評価　　　　　　　　　　name

評価スケール
（木場公園クリニック内での状況）
1．見学もなし
2．見学済み
3．フォローのもとで実施
4．実施

	10 月　日			02 月　日			6 月　日		
	自己評価	上司評価		自己評価	上司評価		自己評価	上司評価	
ET 後のフォロー									
採卵 10 日後の B-scope									
BBT 表のチェック									
凍結卵の有無のお知らせ									
妊反プラス時のスケジュールと薬処方									
妊反マイナス時の説明									
流産時の説明									
男性診察・処置									
男性の視診・触診・B-scope（表在）									
クラミジア PCR									
TESE 後の抜糸									
TESE									
OA の直接介助									
OA の執刀									
NOA の直接介助									
NOA の執刀									
PESA									
PESA の直接介助									
PESA の実施									
精索静脈瘤									
精索静脈後の創部確認									
精索静脈瘤の手術の執刀									

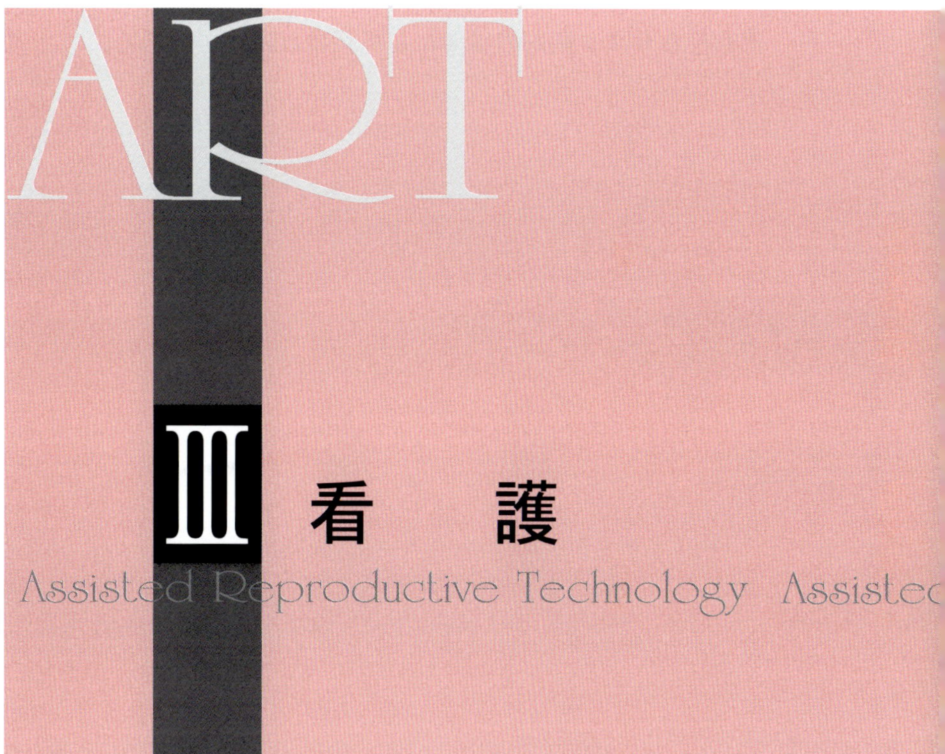
ART
Ⅲ 看　護
Assisted Reproductive Technology Assisted

当院では平成17年11月現在、看護助手2名を含む15名の看護スタッフがおり、採卵を担当する早番3名、hCGの注射を担当する遅番1名、その他の看護師は内診の介助やコーディネート・検査・処置を担当するように毎日役割を分担し看護業務を行っている。

不妊看護に従事するものは常に多くのリスクにさらされながら患者様への対応に追われていることが多いと常々思う。なぜならば、最近の不妊治療の分野では治療を行う際に、夫・妻と分けるのでなく夫婦を一単位として治療を行う考え方が一般的であるため、治療の内容やそれに伴う処置なども複雑多様化し、常にさまざまなリスクが潜んでいるからである。

不妊領域の看護マニュアルを作成する際は、患者様の取り違えをしないようにするための工夫をマニュアル内に盛り込むことが最重要である。また、マニュアルを常に生きたマニュアルとして活用するために変更点があれば更新を怠らず、またスタッフ全員へ更新したことを知らせるためのシステムも必要となる。まだまだ発展途上の看護マニュアルではあるが、このマニュアルを不妊看護におけるリスク回避の参考にして頂ければ幸いである。

1 看護部マニュアル

1 カルテ振り分けマニュアル

1．カルテに、受付番号が付いたものが、受付から回ってくる。

2．カルテの中を確認してカルテを振り分ける。

3．初診カルテには2種類の札があり、白い札の場合は一般不妊外来、緑の札の場合は院長が確認して院長診または他の医師の外来に振り分ける。

カルテには、一人ずつ違う指示の札が入って回ってくるので、その指示に従って、カルテを分ける。

1 LH・エコーの札

この札が入っているカルテは、内診室後ろの机に持っていき、尿中 LH 検出試薬を使い、尿中の LH サージを調べる。診断カセットに患者様氏名(カタカナ)と日付・生年月日をサインペンで記入し、トレイに準備しておく。患者様の尿が採れたら、**表 1** の操作法の手順参照にて判

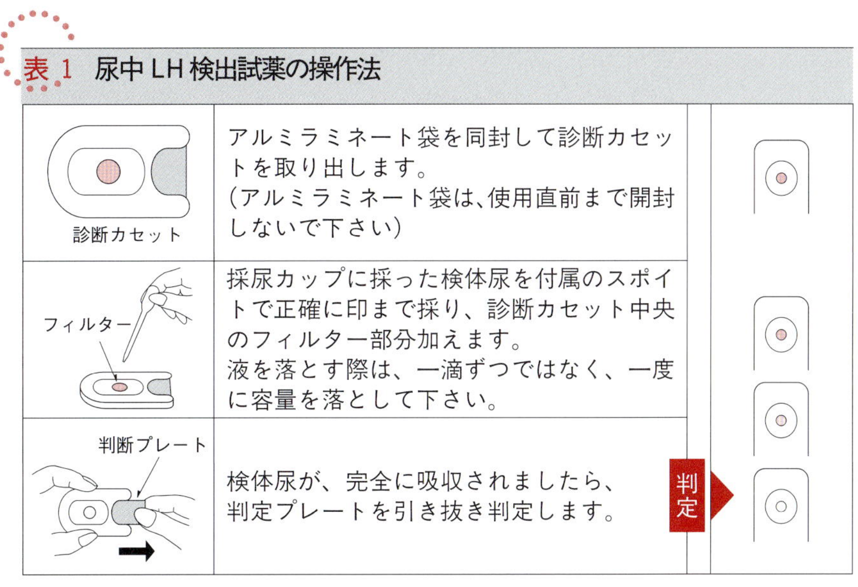
表 1　尿中 LH 検出試薬の操作法

図	操作
診断カセット	アルミラミネート袋を同封して診断カセットを取り出します。 (アルミラミネート袋は、使用直前まで開封しないで下さい)
フィルター	採尿カップに採った検体尿を付属のスポイトで正確に印まで採り、診断カセット中央のフィルター部分加えます。 液を落とす際は、一滴ずつではなく、一度に容量を落として下さい。
判断プレート	検体尿が、完全に吸収されましたら、判定プレートを引き抜き判定します。

定する。

判定後、判定プレートは、カルテに貼り付けて、エコーの順番を待ち、順番になったら、患者様を内診室にお呼びし、内診台に上がって頂く。医師を呼び、医師にビニールの手袋とクスコを渡し、ライトをつける。医師より、CM(±)・(−)・(+)を聞き、カルテに記入しておく。

その後、医師が超音波診察し子宮内膜の写真１枚と両側卵巣の写真１枚をプリントするので、卵巣のプリントを上にしてカルテに貼りサインをし診察室に戻す。

2　エコーの札

この札が入っているカルテは、内診室後ろの机に医師別に順番に並べていく。順番がきたら、内診室にお呼びし、内診台に上がって頂く。その後、医師を呼ぶ。

エコー紙は、適切な大きさに切り、カルテ左半分の日付のところに貼り、サインをしエコー札を裏にして診察室に戻す。

3　AIHの札

この札が入っているカルテは、患者様(夫)が当院で採精する場合(採精あり)と持参してくる場合(採精なし)の札が入っているので、どちらか確認する。

採精ありの方は精液検査報告書・ラベル・容器・紙袋・説明のパンフレットを準備する。

伝票には、人工授精を受けられる日付、ご夫婦の名前(カタカナ)、カルテ番号、AIHの欄に○を付ける。精液検査報告書の内容を確認し看護師サイン欄にハンコまたはサインをする。

ラベルには、ご夫婦の名前(カタカナ)、カルテ番号を記入し、容器に貼り付ける。

その一式を持って、患者様(夫)を採精室にご案内する[患者様(夫)が仕事の方は採精後お帰り頂いていいことを伝える]。

カルテは、ご夫婦一緒にし、内診室のAIHカルテラックに入れておく。パセトシン® 3 Cap/3×2 TDをカルテに挟む。

持参の場合：持参精液検査報告書作成案内マニュアル

検査室より、処理後の精子ができてきたら、患者様(妻)を内診室にお呼びし、内診台に上がって頂き、以下AIHの介助に準ずる。

4　精液検査の札

この札が入っているカルテは、採精室にご案内する。

・準備するもの：精液検査伝票、容器、ラベル、紙袋、説明のパンフレット

カルテには、採精中の札を入れて指定の場所に置いておき、結果がきたら診察室に回す。結果を聞かない場合はカルテを会計に回す。

＊区がん検診のときは早めにお呼びする(結果を聞きに来院の際も早めにお呼びする)。

2 内診室介助マニュアル

1 内診室での検査

1．採尿案内

LH チェックや妊反時トイレに案内し採尿カップに名前、日付、生年月日を記入し採尿して頂く。

採尿カップは採血室前の棚に置いて頂く。

2．子宮癌検査（スメア）（図 1、2）

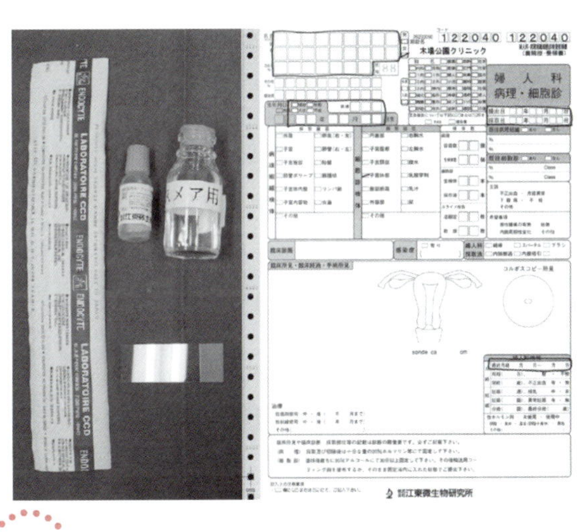

図 1　子宮体癌

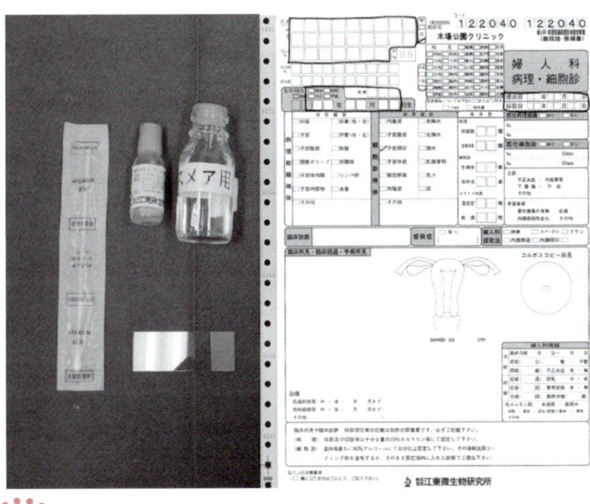

図 2　子宮頸癌

a．準備

①スライドガラスにカルテ No.、患者様の氏名(カタカナ)を鉛筆で記入する。

②伝票は、細胞診・病理診伝票を用意し、患者様の氏名(カタカナ)、カルテ No.、日付、最終月経、生年月日を記入する。

③綿棒を１本、生理食塩水につけておく。

b．手順

①医師にクスコを渡し、綿棒についた生理食塩水を少し落とし、医師に渡す。

②次に、スライドガラスを医師に差し出し、擦りつけてもらい固定液をたらして固定する。

③スライドガラスを乾燥させ、専用のケースに入れて内診室裏に置く。

④伝票は医師の話が終わったら、処置室の外注検査伝票置き場に置き、ホルモンコーディネーターが回収、江東微研へ提出する。

3．クラミジア

＜女性の場合＞(図 3)

a．準備

①クラミジアキットを開けると、中に綿棒とキットが入っている。

②ネームラベル(カルテ No.・患者様氏名をカタカナで記入)

③伝票は、[A]検査依頼書を用意し、クラミジア PCR 法にチェックし、患者様氏名(カタカナ)、カルテ No.、性別、日付を記入する。

b．手順

①医師にクスコを渡し、キットの綿棒を医師に取ってもらい、採取後、そのままキットに入れてもらう。

②ネームラベルを貼り内診室裏の試験管立てに置く。伝票は医師の話が終わったら、処置室の外注検査伝票置き場に置き、ホルモンコーディネーターが回収し江東微研へ提出する。

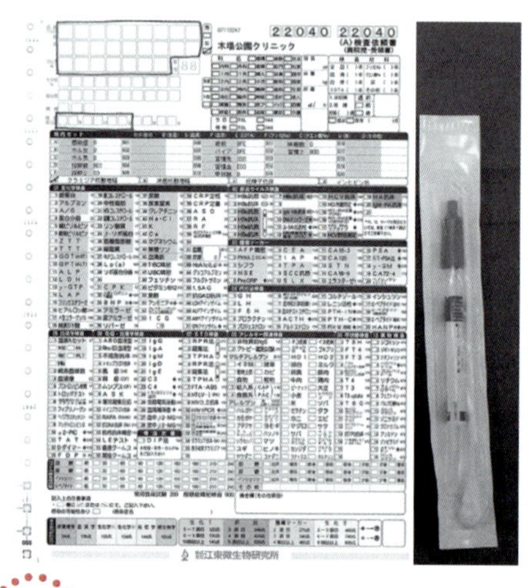

図 3　女性の場合

＜男性の場合＞(図 4)

a．準備

①クラミジアキットを開けると、中に綿棒とキットが入っている。

②ネームラベル(カルテ No.・患者様氏名をカタカナで記入)・生理食塩水 20 ml 1本

③伝票は、[A]検査依頼書を用意し、クラミジア PCR 法にチェックし、患者様氏名(カタカ

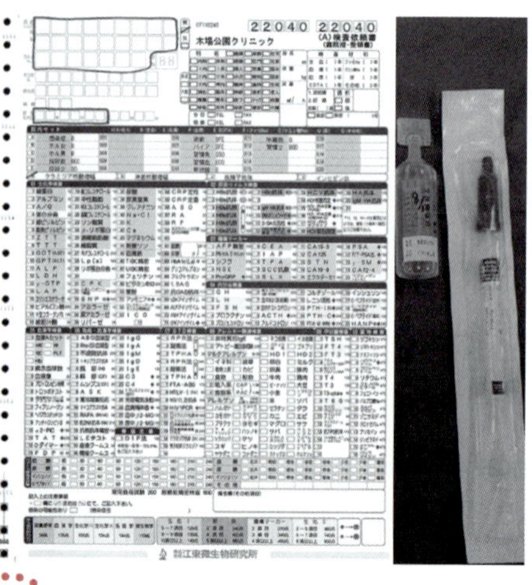

図 4　男性の場合

ナ)、カルテ No.、性別、日付を記入する。

b．手順

①男性診察室へ案内し、ズボンと下着を膝までおろし横になって頂く。

②キットの綿棒を医師に取ってもらい、採取後そのままキットに入れてもらう。

③ネームラベルを貼り付けて、試験管立てに立てて置く。

④伝票は医師の話が終わったら、処置室の外注検査伝票置き場に置き、ホルモンコーディネーターが回収し江東微研へ提出する。

4．一般細菌検査（図 5）

a．準備

①細胞診キット・ネームラベル（カルテ No.・患者様氏名をカタカナで記入）を用意する。

②伝票は、[D]検査依頼書を用意する。

b．手順

①医師にクスコを渡す。

②キットを開けて、そのまま医師に綿棒を取ってもらい、採取後キットに入れてもらう。

③キットにネームラベルを貼って、試験管立てに立てて置き、伝票は医師の話が終わったら、処置室の外注検査伝票置き場に置き、ホルモンコーディネーターが回収し江東微研へ提出する。

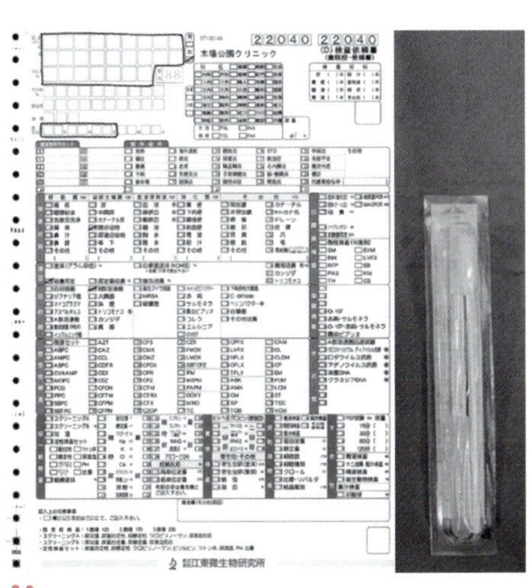

図 5　一般細菌検査

5．ラミセル（図 6）

a．準備

①ラミセル 1 本・生理食塩水 20 ml 1 本・塚原鉗子・子宮ゾンデを用意する。

b．手順

①医師にクスコを渡す。

②ハイアミン® 綿球を渡し、消毒後、塚原子宮腟部鉗子・ゾンデを渡す。ラミセルの袋を開けて、医師に取ってもらう。

③ラミセル挿入後医師に、生理食塩水 20 ml を 1 本とさばきガーゼを渡す。

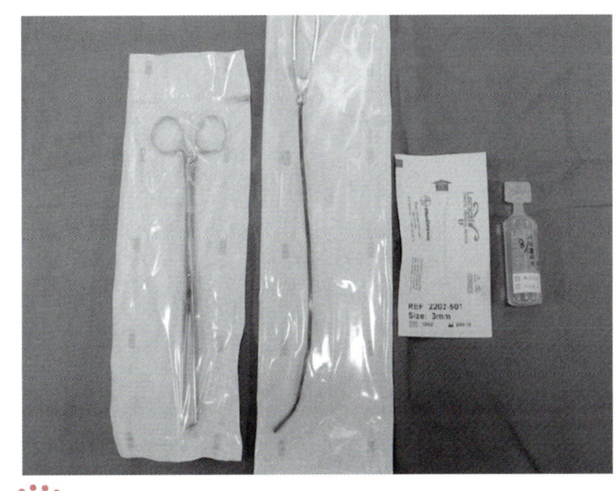

図 6　ラミセル

6．ゾンデ診（図7）

a．準備

①ゾンデ診セット（ウォーレス・北里・北里スタイレット、各1本ずつ）

②内服薬（抗生物質　パセトシン®　3 Cap×2 TD）

b．手順

①医師にクスコを渡す。

②ハイアミン® 綿球を渡し、消毒する。

③まずは、ウォーレスから渡し、北里スタイレットと順に渡して行く。

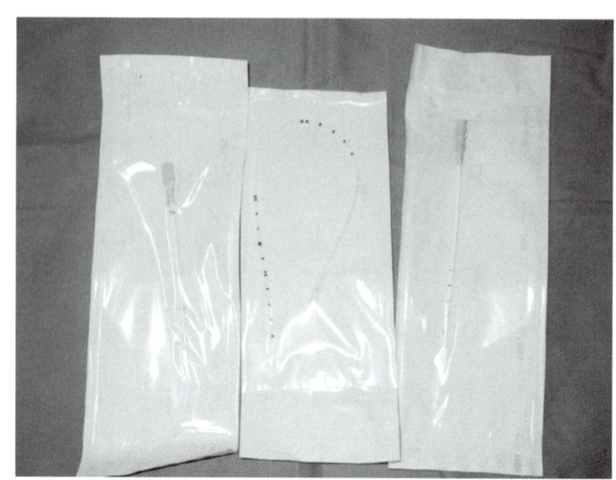

図7　ゾンデ診

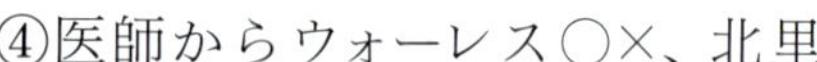

④医師からウォーレス○×、北里○×、北里スタイレット○×、子宮の長さ何センチと言われるのでカルテに記入・日付と担当した看護師のサインを記入する。

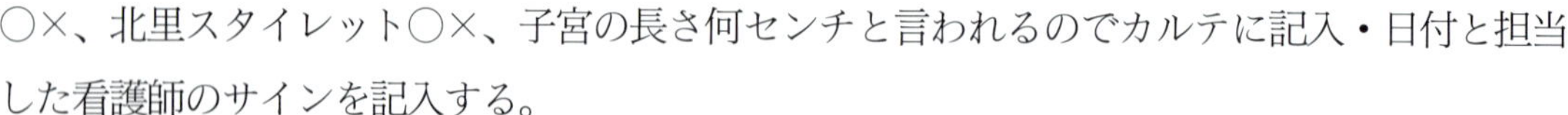

7．フーナーテスト（図8）

a．準備

①スライドガラス（ガラス板2枚）

②カバーガラス1枚または2枚

③1 ml シリンジ2本

b．手順

①カルテが回ってきたら、物品を準備しカルテカバーに付箋を貼る。

②内診室にお呼びし、性交してから何時間経っているかを聞き、付箋に記入する。

③2枚のガラス板の白い部分にカルテ No. と①、カルテ番号と②を記入しておく。

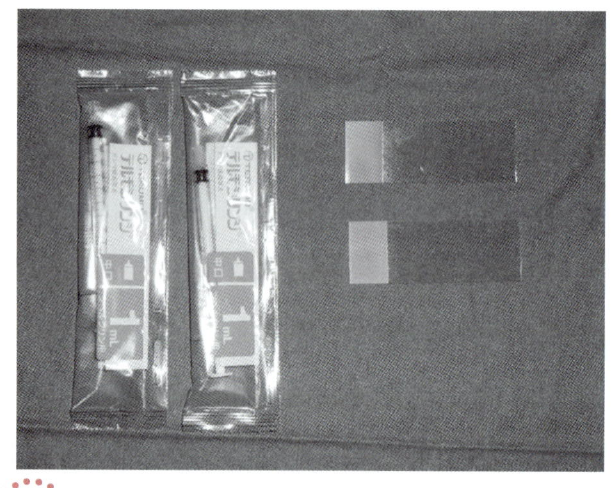

図8　フーナーテスト

④医師へクスコを渡す。

⑤1 ml シリンジ1本渡す。

⑥ガラス板を差し出し、頸管粘液をのせてもらう（ガラス板①）。

⑦再度、手順⑤、⑥を繰り返す（ガラス板②）。

⑧ガラス板②にカバーガラスを被せる。

8．鏡検

a．準備

①スライドガラス(1枚)の上に生理食塩水を1滴落としたもの。

b．手順

①患者様に内診台へ上がってもらう。

②医師にクスコを渡し、続けてセッシを渡す。

③ガラス板を差し出し、組織を生理食塩水の上に落としてもらう。

④カバーガラスを被せる。

9．妊娠反応(図9)

a．準備

①妊娠判定キット

b．手順

①患者様に採尿コップに尿を取って頂く。

②取り終えた採尿コップを内診室後ろまで持ってくる。

③妊娠判定キットを開けて、スティック(名前を記入)に尿をつける。

④確実に採尿ラインまで入れ、3秒間つけて取り出す。

⑤採尿コップの上に水平に置き、反応終了ラインが出るまで静置しておく。

⑥判定が終了したら、カルテに記載し、診察室に戻す。

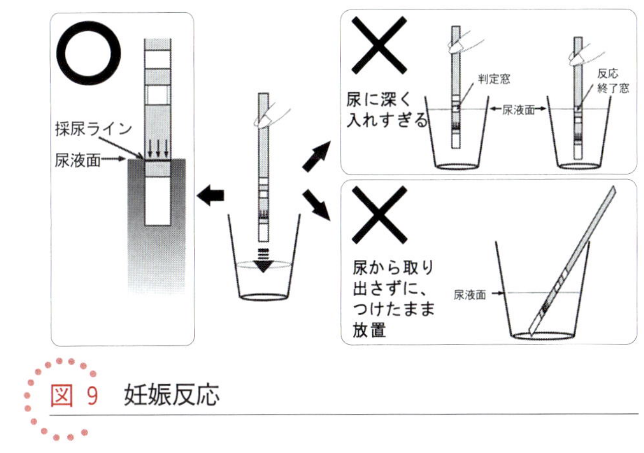

図9 妊娠反応

2 予約・説明

1．子宮鏡の予約と説明

1．感染症採血が行われているか確認する。

2．医師との話の際、承諾書を渡す。

3．子宮鏡の予約は、医師が指示してある場合と、看護師で予約を取る場合がある。

4．医師が指定している場合は、その日時を確認し予約ファイルの子宮鏡の枠にカルテNo.、名前、時間、その他医師からの指示内容(JustLook、通水も、5mmも用意など)を記入しハンコまたはサインする。

5．看護師が予約を取る場合は、月経終了後から、10日以内の日時に予約を取る(患者様の都合と合わせながら)。日時が決まったら、予約ファイルの子宮鏡の枠にカルテNo.、名前、時間、その他医師からの指示内容(Just Look、通水も、5 mm も用意など)を記入しハンコまたはサインする。

6. 予約を取り終えたら、パンフレットの内容に沿って説明する(パンフレット参照)。

2. 子宮卵管造影検査の予約と説明

1. クラミジア PCR の検査をしているか確認する。
2. 医師との話の際、承諾書を渡す。
3. 予約は平日は木曜日以外は 4 件 14 時 15 分から、土曜日は 2 件 8 時 15 分から(件数が多くなる場合は医師に相談する)。
4. 子宮卵管造影検査は、必ず月経終了後から月経 11 日目以内の日時に予約を取る(患者様の予定と合わせながら)。
5. 日時が決まったら、予約ファイルの HSG の枠に、カルテ No.、名前、時間を記入しハンコまたはサインをする。
6. 予約を取り終えたら、パンフレットの内容に沿って説明する(パンフレット参照)。

3. MRI の予約と説明

1. 医師より予約の指示が出たら、指定病院に電話で予約を入れる。
2. 電話で病院の予定を聞きながら、患者様の予定と合わせ予約を入れてもらう。
3. 予約を入れたら、指定の依頼票(図 10)に必要事項を記入し、依頼票は医師に確認してもらい複写の依頼票を封筒に入れ、患者様に渡す(予約日に、指定病院の受付に出してもらう)。
4. カルテに予約の日時を記入し、受付に回す。

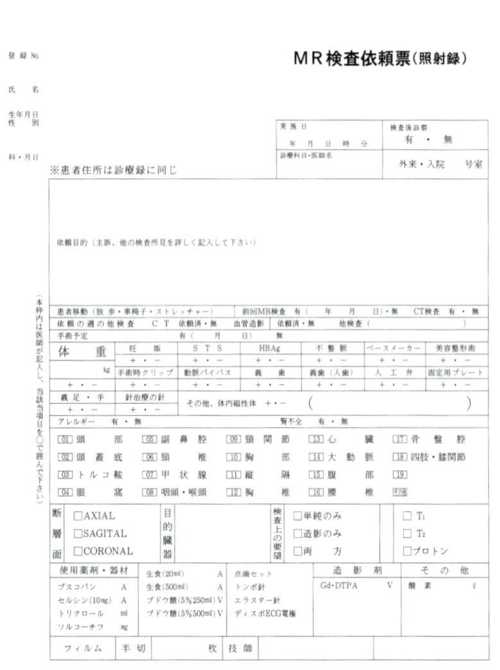

MR検査依頼票(照射録)

登録No.
氏名
生年月日 性別
科・月日

実施日 年 月 日 時 分	検査後診察 有・無
診療科目・医師名	外来・入院 号室

※患者住所は診療録に同じ

依頼目的(主訴、他の検査所見を詳しく記入して下さい)

患者移動(独歩・車椅子・ストレッチャー)　前回MR検査 有(年 月 日)・無　CT検査 有・無
依頼の週の他検査　CT 依頼済・無　血管造影 依頼済・無　他検査( )
手術予定 有(月 日) 無

体重	妊娠	STS	HBAg	不整脈	ペースメーカー	美容整形術
	+・−	+・−	+・−	+・−	+・−	+・−
kg	手術時クリップ	動脈バイパス	義歯	義歯(入歯)	人工弁	固定用プレート
+・−	+・−	+・−	+・−	+・−	+・−	+・−
義足・手	針治療の針	その他、体内磁性体 +・− ( )				
+・−	+・−					

アレルギー 有・無　腎不全 有・無

01 頭部	05 副鼻腔	09 顎関節	13 心臓	17 骨盤腔
02 頭蓋底	06 頸椎	10 胸部	14 大動脈	18 四肢・膝関節
03 トルコ鞍	07 甲状腺	11 縦隔	15 腹部	19
04 眼窩	08 咽頭・喉頭	12 胸椎	16 腰椎	その他

(本枠内は医師が記入し、当該当項目を○で囲んで下さい)

断層面 □AXIAL □SAGITAL □CORONAL　目的臓器　検査上の要望 □単純のみ □造影のみ □両方　□T1 □T2 □プロトン

使用薬剤・器材			造影剤	その他
ブスコパン A	生食(20ml) A	点滴セット	Gd・DTPA V	酸素 ℓ
セルシン(10mg) A	生食(500ml) A	トンボ針		
トリクロール ml	ブドウ糖(5%250ml) V	エラスター針		
ソルコーチフ mg	ブドウ糖(5%500ml) V	ディスポECG電極		

フィルム　半切　枚　技師

2×5,000 (N)

診療情報提供書

平成 年 月 日

殿

紹介元医療機関の所在地及び名称
電話番号
医師氏名 印

患者氏名		性別	男・女
患者住所		電話番号	
生年月日	明・大・昭・平 年 月 日(才)	職業	

臨床診断(疑い病名)	
紹介目的	**検査依頼の為** □MRI(単純・造影)(部位)　□レントゲン一般撮影(部位) □MRA　□消化管診断(胃・注腸・造影) 体内金属片有無及び部位　□ DIC胆のう・胆管造影 (但 チタン合金のぞく)　□ DIP腎臓・尿管・膀胱(非イオン性造影剤) 有・無(部位) □CT(単純・造影)(部位)　□内視鏡検査(胃・十二指腸・大腸・尿道・膀胱・関節鏡) □心臓超音波検査(パレスドップラー検査)　内視鏡的逆行性胆管膵管造影内視鏡検査 内視鏡に関しての感染症のチェックをご記入下さい。 □ホルター心電図　HB( ) HCV( ) Wa-R( ) □エルゴメター 体重 kg　□超音波 □サーモグラフィー(部位:)　上腹部・下腹部・胆のう・肝臓 前立腺・膀胱・甲状腺 膵臓・脾臓・腎臓(左・右) □脳波　子宮・卵巣(左・右)
既往歴及び家族歴	
臨床所見及経過	
現在の処方	
備考	

依頼項目に√をいれ、必要項目を記入して下さい。

図 10 MR 検査依頼票(左)と診療情報提供書(右)

3 ART

・診察終了後診察した医師のサインがあるか確認！

・次回の指示があるか確認！

ARTの患者様は、誘発前の周期 Day 1〜3、誘発開始周期、誘発中（採卵決定日）に診察にきて頂く。

● 1．誘発前の周期 Day 1〜3

1．超音波検査（経腟）：エコー介助時、医師が前胞状卵胞数を右○個、左○個と言うので、院内採血伝票の備考欄に記入する。カルテにエコー紙を貼り、その下に右○個、左○個と記入しておく。

2．FSH、LH、E_2、PRL、Tの採血（院内）。

3．夫のカルテを確認する（採卵前検査が済んでいるか確認）。

4．ピル処方（Day 3より指示日まで）

5．患者様のスケジュール表の日付を記入（ピル開始・終了、注射開始、採卵予定日）。

6．体外受精・顕微授精・胚移植同意書をカルテに挟み、カルテに同意書渡のハンコを押す。

7．入力用スケジュール（カルテNo.・名前・誘発法・ピル終了・注射開始・採卵予定日）を記入。同意書を渡したら左端に赤点を記入する。

8．コーディネート札をカルテに挟む。

● 2．誘発開始周期

1．超音波検査（経腟）：エコー介助時、医師が前胞状卵胞数を右○個、左○個と言うので、院内採血伝票の備考欄に記入する。カルテにエコー紙を貼り、その下に右○個、左○個と記入しておく。

2．FSH＋LH＋E_2＋Pの採血（院内）

3．ビブラ×2人分の処方（夫がTESEをしている場合は1人分）

4．注射のスケジュール

5．スプレキュア® 1本処方

6．体外受精・顕微授精・胚移植同意書は住民票と一緒に頂き、医師と看護師で内容の確認をした後、同意書はコピーを患者様に渡しカルテに同住確認済みのハンコを押す。

7．コーディネートの札をカルテに挟む。

● 3．誘発中

1．誘発3〜4本後とその後医師の指示日に医師が超音波検査にて卵胞の大きさをみる。

2．医師が測定した右と左の卵胞の大きさを院内採血伝票の備考欄に記入する。カルテにエコー紙を貼り、その下に右何mm何個、左何mm何個とトータル数を記入しておく。

3．請求用紙（ピン2）を挟み、請求のハンコをカルテ自費のところに押す。

4．採卵決定日

1．医師が超音波検査にて卵胞の大きさを測定する。
2．右と左の卵胞の大きさと個数を言われるので院内採血伝票の備考欄に記入する。
3．カルテにエコー紙を貼りその下に右何 mm 何個、左何 mm 何個とトータル数を記入する。
4．医師が採卵日を決定したら、体外受精•胚移植説明表に日時を記載し準備する（患者様用）。カルテに同じく日時を記載したメモを貼る（パンフレット参照）。
5．採卵前日には、下剤（レシカルボン® 坐剤）を 2 個入れてもらうので医師に処方してもらい準備する。
6．局所麻酔についての説明の用紙を準備する（静脈麻酔の場合は不要）。
7．コーディネートの札をカルテに挟む。

5．スプレキュア® の説明

1．診察が終了したら、カルテに処方されたスプレキュア® とスプレキュア® の説明の札を挟み、患者様とともにコーディネートルームに行く。
2．スプレキュア® の組み立て方•使い方（日時、回数、方法など）•注意事項などをスケジュール表で確認しながら看護師が説明する。

3 AIH（配偶者間人工授精）介助マニュアル

1 AIH の介助

a．準備

①処理後の精子
②生理食塩水 20 ml
③滅菌された綿球 1 つ

b．手順

①患者様を内診室にお呼びして、内診台に上がって頂く。
②医師が内診室に来たら、保温器から処理後の精液を取り出す。
③医師に患者様の名前を確認してもらい、患者様にも処理後の精子を見て確認してもらう。
④医師にクスコを渡し、次に生理食塩水 20 ml を渡す。
⑤滅菌された綿球を 1 つ、セッシで取り、医師に渡す。
⑥処理後の精子の名前を読み上げながら、医師に渡す。
⑦終了したら、支度を済ましてもらい、次に診察室でお呼びすることを伝えて、待合で待って頂く。

4 男性診察マニュアル

a．準備

①腹部超音波

②オーキドメーター

③ビニール手袋　2枚

④JK ワイパー　1枚

⑤キシロカイン® ゼリー

④ティッシュ

b．手順

①診察室が適温(寒過ぎないか)確認後、患者様を男性診察室に案内する。診察後は OPE 室の前を通らないように声を掛ける。

②超音波のスイッチを入れ、ビニール手袋を準備し、診察台の上に JK ワイパーを置く。

③医師に声をかけ、男性診察室に来てもらう。

④エコー紙をカルテ左半分の場所に貼る。

※キシロカイン® ゼリーは、前立腺診察時、使用する。

5 薬の準備・確認マニュアル

1 準備マニュアル

1．カルテ前のアレルギーの有無を確認する。また、抗生物質が処方されたときは毎回『アレルギーの有無』のハンコがカルテ内に押されているかを確認する。

2．カルテを見ながら処方された薬と薬袋を準備する。

外用薬：貼り薬・点眼・点鼻・坐剤・膣座剤・軟膏

内服薬：(大)漢方薬・アンジュ®

(小)上記以外

3．薬袋に本日の日付・氏名・内服(使用)開始日・処方の日数・内服(使用)方法を記入する。

4．カルテを開き、その上に薬袋と薬を置き、医師に確認を依頼する。

5．ハンコ(サインをする)がカルテと薬袋に押されたら「薬あり」の札を抜く。薬袋には確認した医師が薬を入れる。

＊処方が漏れているカルテが受付に回ったときは「薬至急」の札が入ってくるので即薬を準備し医師の確認後カルテは依頼された受付へ戻す。

2 ルーチンの薬

セロフェン® 1 T 1×5 TD(夕食後)・セロフェン® 1 T 1×30 TD(朝食後)

プラノバール® 1 T 1×○ TD(夕食後)・テルロン® 1 T 1×○ TD(寝る前)

セロフェン®、デカドロン®、ルトラール®、プレマリン® 2 T 2×○ TD(朝・夕食後)

パンスポリン®、セキソビット® 3 T 3×○ TD(朝・昼・夕毎食後)

エストラジオール® 1 T 1×14 TD(朝食後)

パセトシン® 3 cap 3×○ TD(朝・昼・夕毎食後)

MEMO

★好きなように使ってね！

6 検査(血液)伝票作成マニュアル

＜院内の検体の場合は名前、日付、カルテ番号を記入したラベルを作成する＞

①ARTのE_2・P・LHのときは院内の検査伝票のART・E_2・P・LH・のところに丸印をつけ、hMGの本数を記入する(検体は生化のスピッツを1本)(図11)。

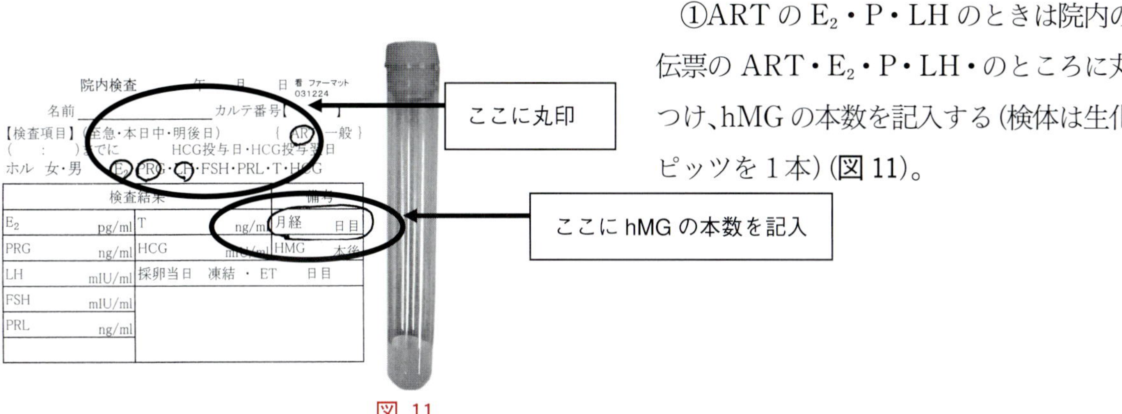

図 11

②ARTのE_2・P・LH・FSHのときは院内の検査伝票のART・E_2・P・LH・FSHのところに丸印を記入し月経何日目かを記入する(検体は生化のスピッツを1本)(図12)。

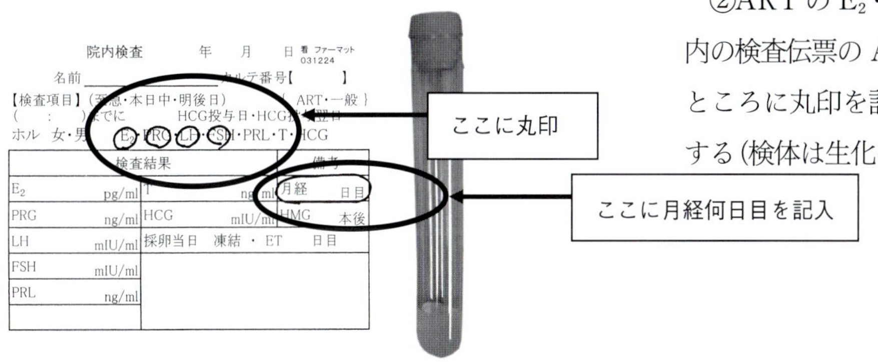

図 12

③ホル女の場合は女のところに丸印を記入し月経何日目かを記入する(検体は生化のスピッツを1本)(図13)。

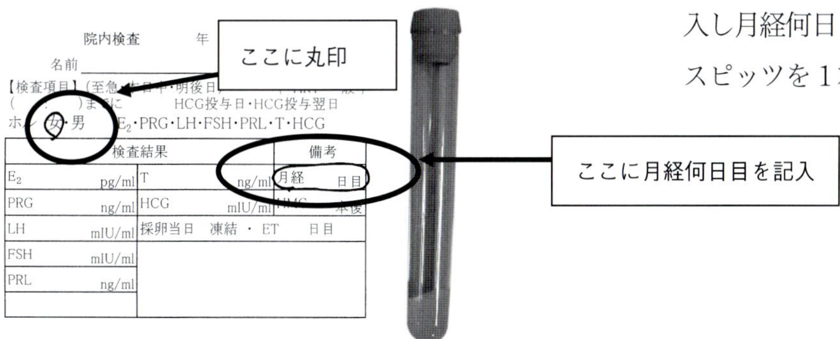

図 13

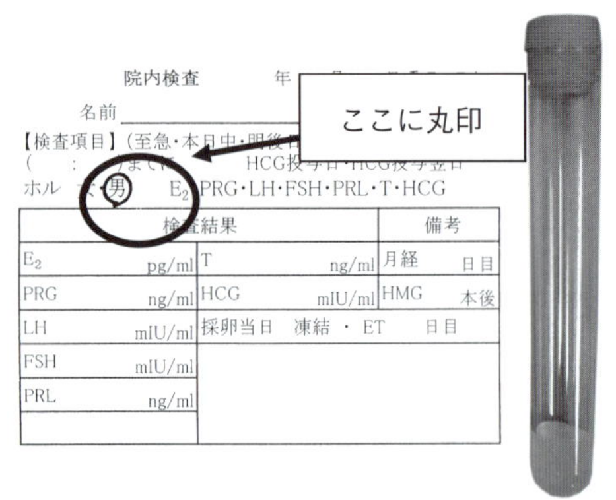

図 14

④ホル男の場合は男のところに丸印を記入する（検体は生化のスピッツを１本）（図 14）。

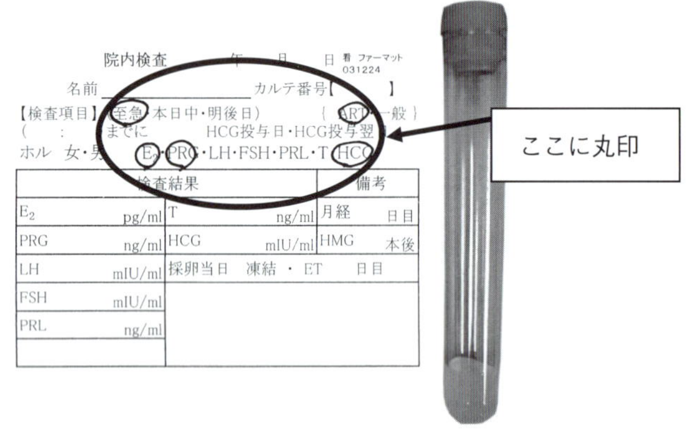

図 15

⑤妊反のときは院内の検査伝票の至急・ART・E_2・P・HCG のところに丸印を付ける（検体は生化のスピッツを１本）（図 15）。

＜院外の検体の場合は名前・カルテナンバーを記入したラベルを作成する＞

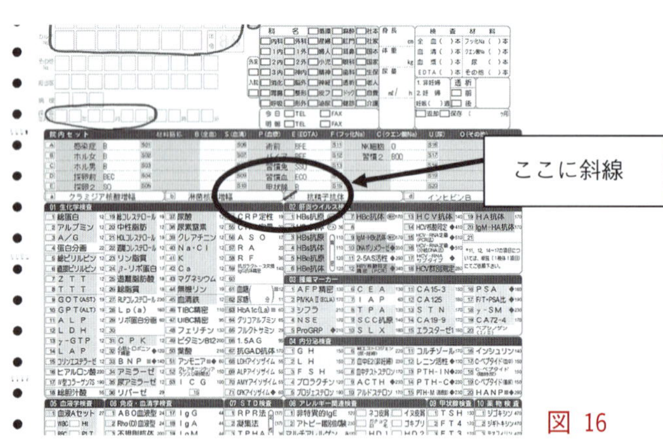

図 16

⑥抗精子抗体のときは検査伝票 A の抗精子抗体に斜線を付ける（検体は生化のスピッツを１本）（図 16）。

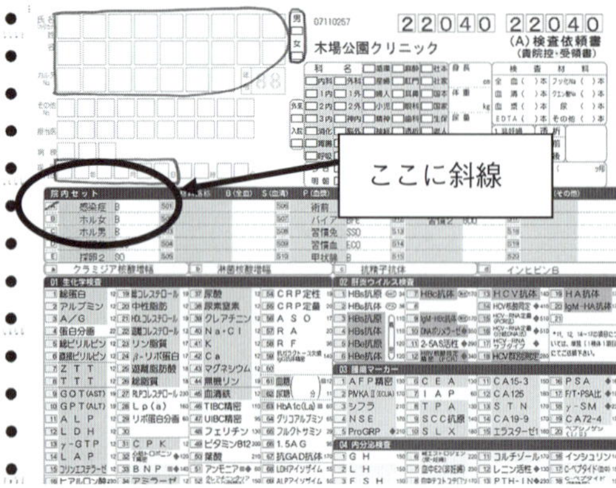

図 17

⑦感染症採血のときは検査伝票 A の感染症に斜線を付ける（検体は生化のスピッツを１本）（図 17）。

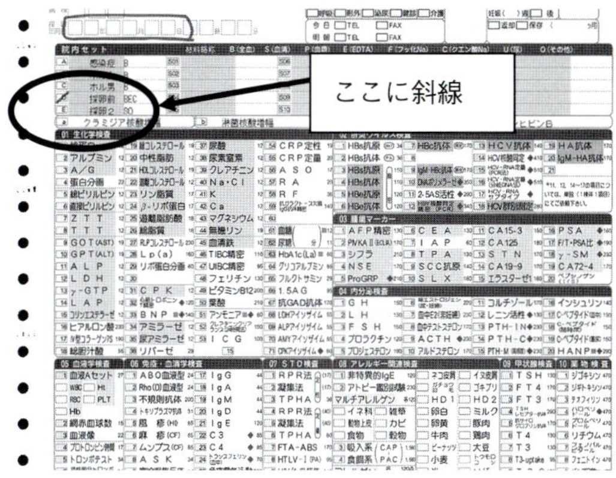

図 18

⑧採卵前１の採血のときは検査伝票 A の採卵前の項目に斜線を付ける（検体は生化のスピッツを１本・凝固１本・血算１本）（図 18）。

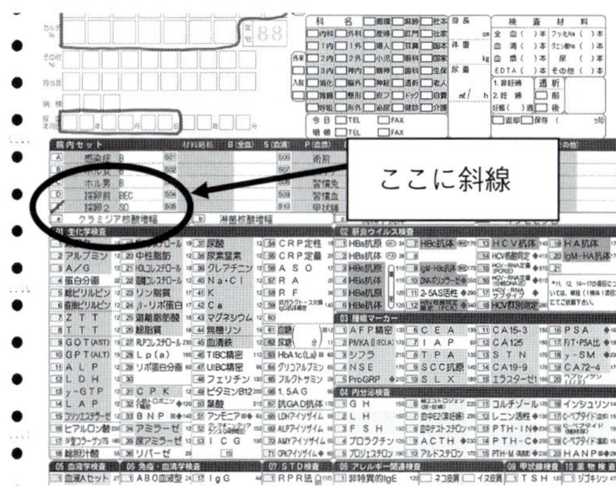

図 19

⑨採卵前２の採血のときは検査伝票 A の採卵前２に斜線を付ける（検体は生化のスピッツを２本）（図 19）。

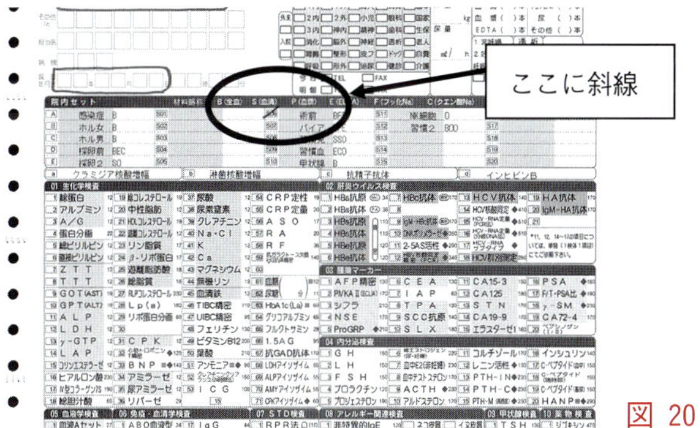

図 20

⑩術前の採血のときは検査伝票 A の術前に斜線を付ける（検体は生化のスピッツを１本・血算１本・血糖１本）（図 20）。

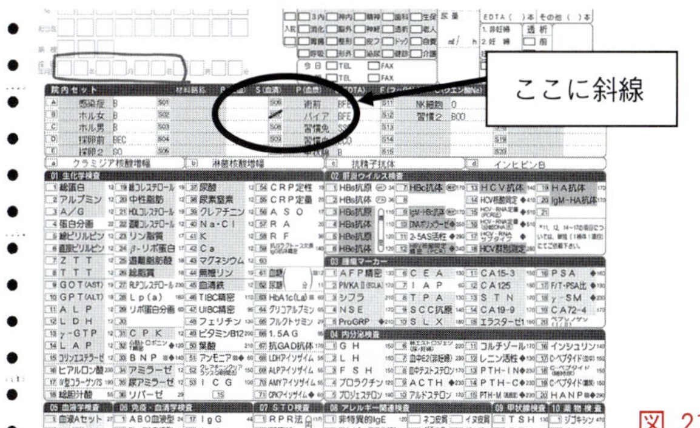

図 21

⑪バイアグラ® の採血のときは検査伝票 A のバイアに斜線を付ける（検体は生化のスピッツを１本・血算１本・血糖１本）（図 21）。

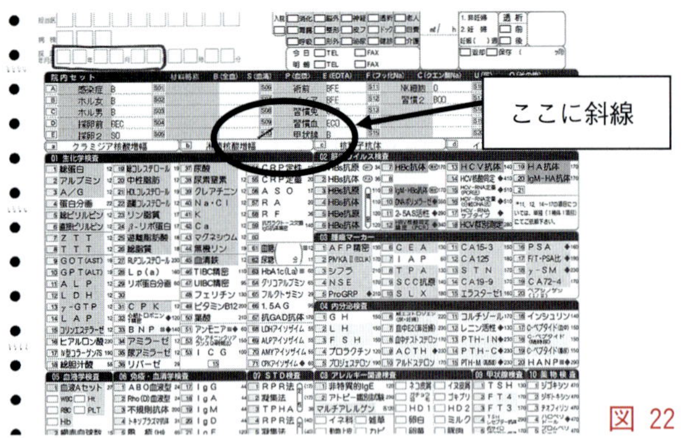

図 22

⑫free T_3・free T_4・TSH の採血のときは検査伝票 A の甲状腺に斜線を付ける（検体は生化のスピッツを 1 本）（図 22）。

7 採血マニュアル

1. 採血のみの患者様：受付よりカルテが回ってくる。
2. 診察→採血の患者様：診察室よりカルテが回ってくる。
3. 妊反・血中 hCG の患者様（結果待ち）：受付よりカルテが回ってくる。
4. 至急の CBC（結果待ち）の患者様：カルテは受付より直接回ってくるか、診察後の指示で診察室より回ってくる（診察後の場合は、担当看護師に一声かける）。
5. その他（外注検査処理マニュアル参照）
6. 特殊検査の患者様（外注検査処理マニュアル参照）

※採血はできるだけ正中静脈より採血を行う。

＊処置当番は午前当番、午後当番は必ず補充を行いゴミを捨てる。

1 院内

1．生化

＜院内検査伝票作成、確認＞

・ホル女…月経○日目

・E_2、P、LH、FSH…月経○日目

・ART…hMG ○本後

など、記載確認する。

＜採血量の目安＞

・2 項目以下/スピッツ半分量

・ART/スピッツ半分以上

・ホル女、ホル男/スピッツ全量

・E_2、P、LH、FSH/スピッツ全量

ラベルに名前、日付、カルテ番号を記入し、スピッツに貼る(※採血は項目によりスピッツが違うので注意する)(図 23)。

1. 入室後患者様とカルテの名前を確認する。
2. 医師のサインがあることを確認する。
3. 採血前に必ずカルテの指示があるところと伝票の左上にサインもしくはハンコを押す。カルテの指示と伝票が合っているか確認する。
4. スピッツと検査伝票はカップの中に入れておく(ホルモンコーディネーターが取りに来てくれる)。

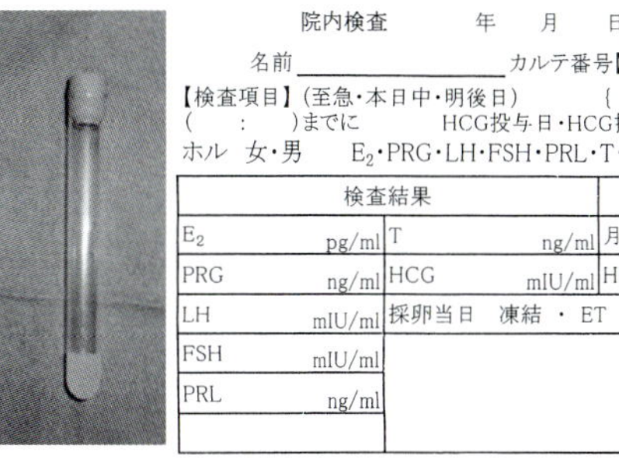

院内検査　年　月　日 看 ファーマット 031224
名前＿＿＿＿＿＿＿＿カルテ番号【　　】
【検査項目】(至急・本日中・明後日)　{ ART・一般 }
(　:　)までに　HCG投与日・HCG投与翌日
ホル　女・男　E_2・PRG・LH・FSH・PRL・T・HCG

検査結果		備考
E_2 pg/ml	T ng/ml	月経 日目
PRG ng/ml	HCG mIU/ml	HMG 本後
LH mIU/ml	採卵当日 凍結・ET 日目	
FSH mIU/ml		
PRL ng/ml		

図 23

2. hCG(図 24)

1. 入室後患者様とカルテの名前を確認する。
2. 院内検査伝票作成(至急、HCG に○を付ける)
3. 医師のサインがあることを確認する。
4. 採血前に必ずカルテの指示があるところと伝票の左上ににサインもしくはハンコを押す。カルテの指示と伝票が合っているか確認する。

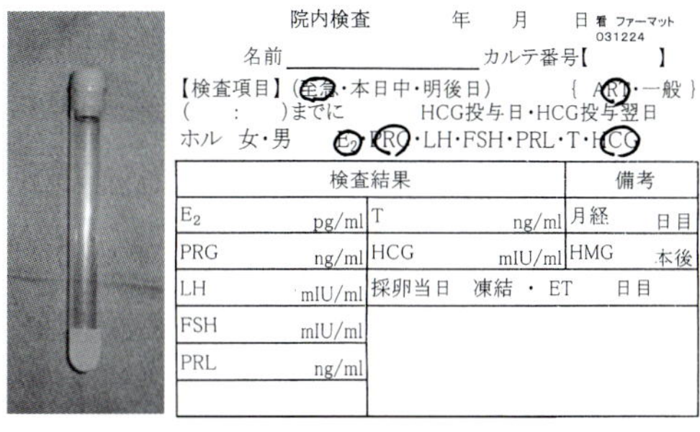

院内検査　年　月　日 看 ファーマット 031224
名前＿＿＿＿＿＿＿＿カルテ番号【　　】
【検査項目】(至急・本日中・明後日)　{ ART・一般 }
(　:　)までに　HCG投与日・HCG投与翌日
ホル　女・男　E_2・PRG・LH・FSH・PRL・T・HCG

検査結果		備考
E_2 pg/ml	T ng/ml	月経 日目
PRG ng/ml	HCG mIU/ml	HMG 本後
LH mIU/ml	採卵当日 凍結・ET 日目	
FSH mIU/ml		
PRL ng/ml		

図 24

5. ラベルに名前、日付、カルテ番号を記入し、ラベルをスピッツに貼る。
6. 生化スピッツに採血(約半分量)。
7. 採血後すぐにスピッツと伝票をホルモンコーディネーターに渡し結果の出る時間を聞く。
8. 患者様には約 40 分後、結果が出次第、診察でお呼びすることを伝える。
9. カルテ・検尿カップと一緒に内診室後ろのカウンターに届ける。
10. 院内検査伝票とスピッツをホルモンコーディネーターへ手渡しする。カルテの表に結果が出る時間をメモし、採血結果待ちのプレートを挟む(妊反は、内診室介助マニュアル参照)。

3. CBC(血算)(図 25)

注意事項

・エコー後に採血になることが多い。
・カルテに医師が CBC 至急と記入し確認のサインをする。
・血算至急の札を入れる。
・カルテを処置室に回す際は、処置室看護師に申し送る。

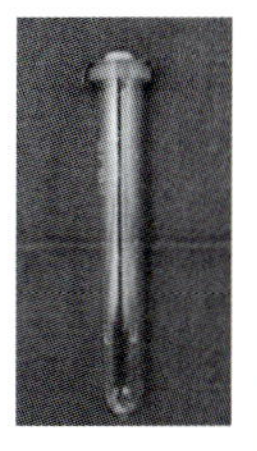

図 25

1．入室後患者様とカルテの名前を確認する。

2．医師のサインがあることを確認。

3．ラベルに名前、日付、カルテ番号を記入し、ラベルをスピッツに貼る。

4．血算スピッツに採血。

5．2階内診室の後ろにある血球測定器にて測定し、結果が出たらカルテに貼る。

2 院外

1．入室後患者様とカルテの名前を確認する。

2．カルテ指示、依頼書を確認したうえで採血をする。ラベルに名前、カルテ番号を記入し、スピッツに貼る（外注検体処理マニュアル参照）。

8 外注検体処理マニュアル

1 セット一覧

表 2

No.	A	B	C	D	E
	感染症	ホルモン女	ホルモン男	採卵前	採卵前 2
項目	RPR 定性 TPHA 定性 HBs 抗原 HCV 抗体 HTLV-I HIV(I、2)抗体	LH FSH プロラクチン E_2	LH FSH プロラクチン テストステロン E_2	RPR 定性 TPHA 定性 HBs 抗原 HCV 抗体 HTLV-I HIV(I、2)抗体 抹消血液一般 PTT APTT ABO 血液型 Rho(D)血液型	抗 CL 抗体 IgG 凍 抗 CLIgM 抗体 抗 CL 2 GP I 凍 抗核抗体精密 抗 DNA 抗体精密
材料	生化	生化	生化	生化・血算・凝固系	生化・血清凍結

＊採卵前 1・2・甲状腺・抗精子抗体・クラミジア EIA を同時に採血する場合は生化 2 本・血算 1 本・凝固 1 本、計 4 本で OK。

表 3

No.	S 6	S 7	S 8	S 9	S 10	S 12
	術前	バイアグラ®	習慣性流産(免疫)	習慣性流産(血液)	甲状腺	習慣 2
項目	総蛋白 GOT GPT ALP LDH γ-GTP 総コレステロール 中性脂肪 尿酸 血糖 蛋白分画 RPR 定性 TPHA 定性 HBs 抗原 HCV 抗体 HTLV-I HIV(I、2)抗体 ABO 血液型 Rho(D)血液型 抹消血液一般 血液像	総蛋白 GOT GPT ALP LDH γ-GTP 総コレステロール 中性脂肪 尿酸 尿素窒素 クレアチニン 血糖 蛋白分画 抹消血液一般 血液像	抗 CL 抗体 IgG(凍) 抗 CLIgM 抗体 抗 CL 2 GP I(凍) 抗核抗体精密 抗 DNA 抗体精密 RF 定量 抗 SS-A/Ro 抗体 IgG IgA IgM 血清補体価(凍) C 3(凍) C 4(凍) ASO ABO 血液型 Rho(D)血液型	末消血液一般 PTT APTT TAT(凍)	TSH FT_4 FT_3	RF 定量 抗 SS-A/Ro 抗体 IgG IgA IgM 血清補体価 (凍) C 3(凍) C 4(凍) ASO TAT(凍)
材料	生化・血算・血糖	生化・血算・血糖	生化・血清凍結	血算・凝固系・血漿凍結	生化	生化・血清凍結・血漿凍結

2　その他（江東微研）

項目に沿って各検体ラベルを準備し（カタカナでフルネーム）採血する。凍結処理検体はラベルを貼らず検体にマジックで名前を書くラベルと検体を検査室に持って行き、凍結処理を依頼する。

・CA 19-9 CA 125（茶）（図 26）

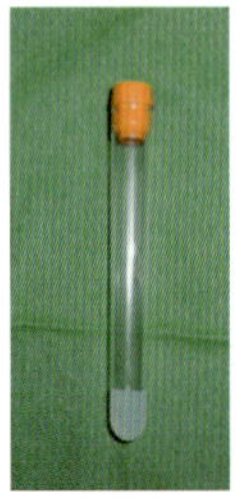

図 26

・BS（血糖）（グレー）（図 27）

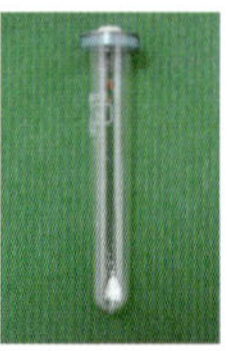

図 27

・採卵前（茶、黒、紫）（図 28）

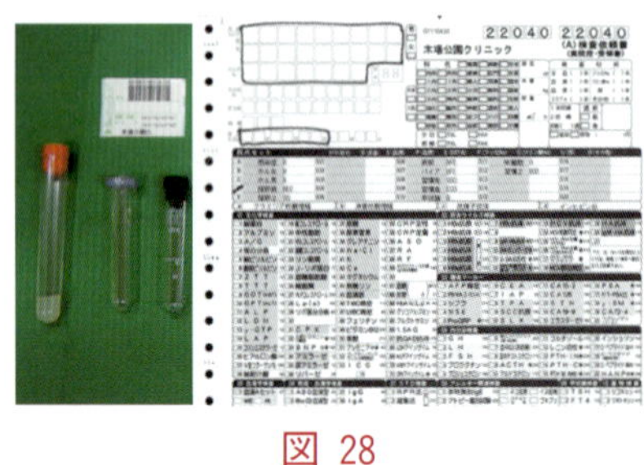

図 28

・感染症甲状腺（茶）（図 29）

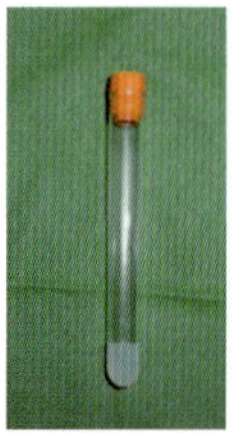

図 29

・凝固系（PT、APTT）（黒）（図 30）

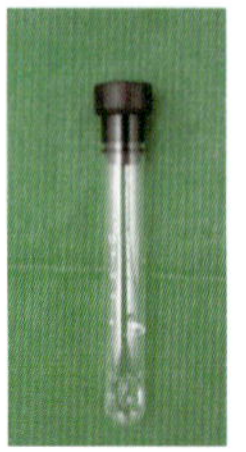

図 30

・血算（CBC）（図 31）

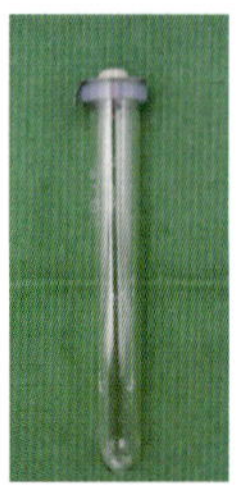

図 31

・採卵前 1・2 甲状腺・クラミジア EIA・抗精子抗体のセットの採血（茶 2 本、黒、紫）（図 32）

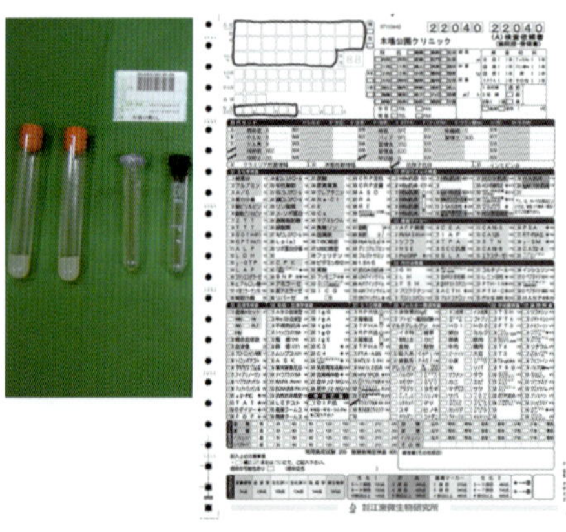

図 32

2 特殊検査

検体はすぐに検査室に持って行き冷蔵を依頼する。

・NK 活性（江東微研）（図 33）

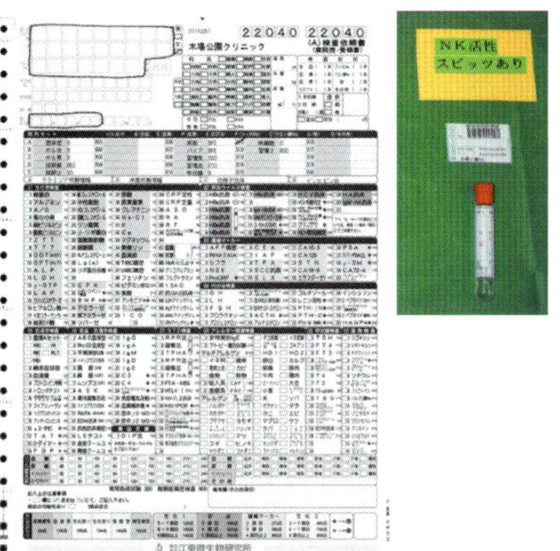

図 33

・AZF（BML）（図 34）

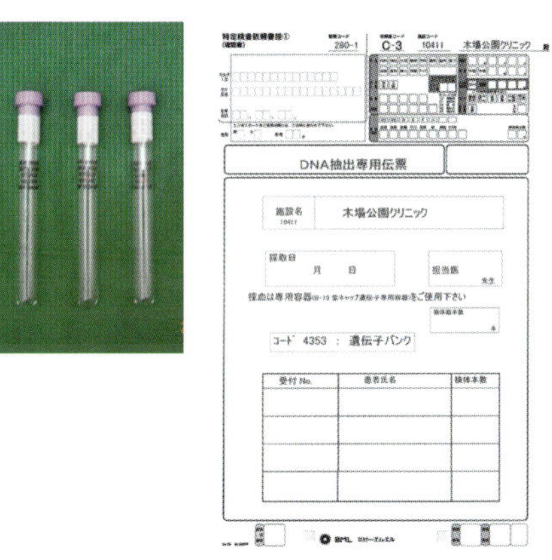
280-1 C-3 10411 木場公園クリニック 殿

DNA抽出専用伝票

施設名 木場公園クリニック

採取日 月 日

担当医 先生

コード 4353 ： 遺伝子バンク

受付 No.	患者氏名	検体本数

図 34

MEMO

★好きなように使ってね！

・染色体（院内）＊水曜以外（図 35）

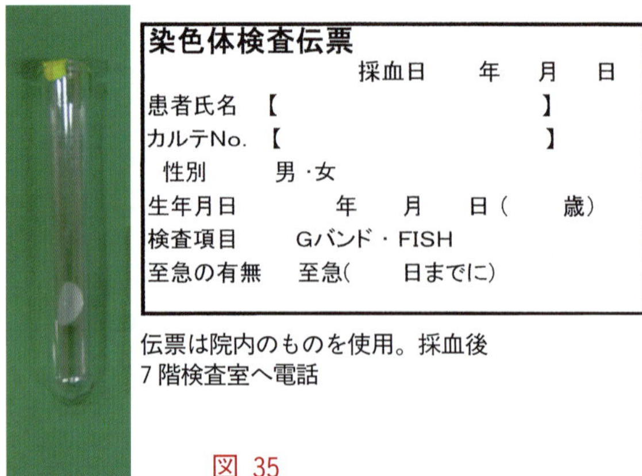

染色体検査伝票

採血日　　年　月　日

患者氏名【　　　　　　　】

カルテNo.【　　　　　　　】

性別　男・女

生年月日　　年　月　日（　歳）

検査項目　Gバンド・FISH

至急の有無　至急(　日までに)

伝票は院内のものを使用。採血後
7 階検査室へ電話

図 35

・染色体（江東微研）（図 36）

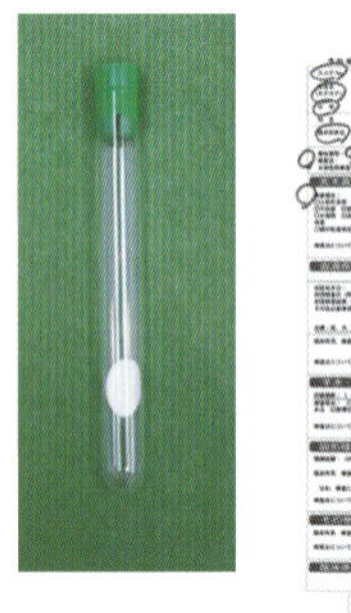

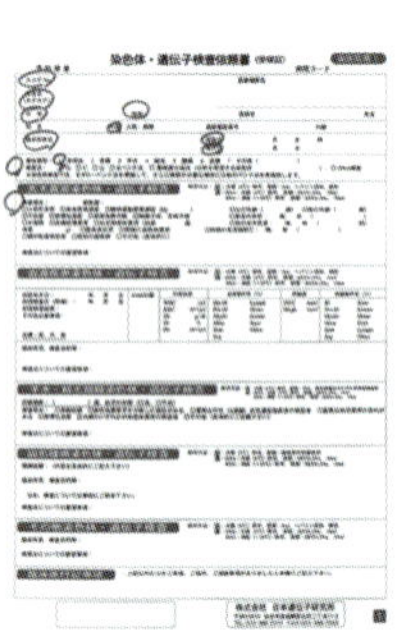

図 36

・MLC（SRL）（図 37）

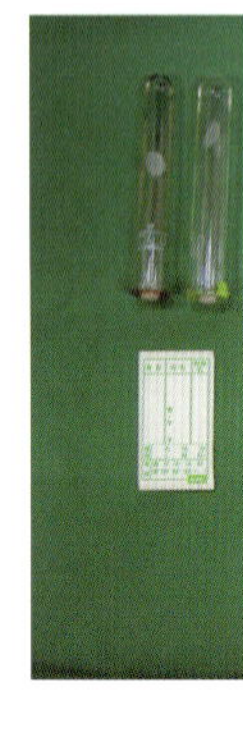

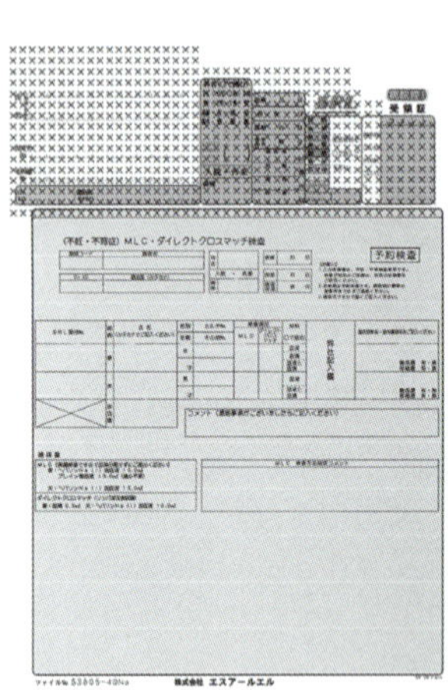

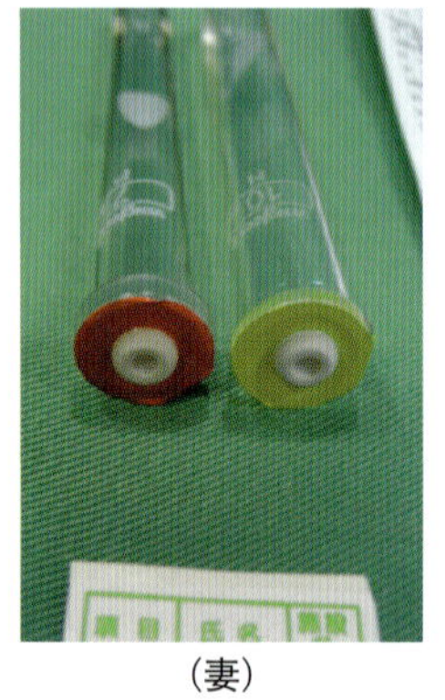

（妻）

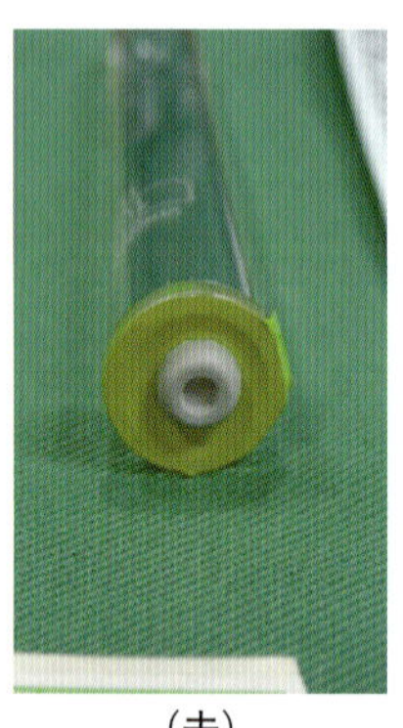

（夫）

図 37

・習慣性流産（江東微研）（図 38）

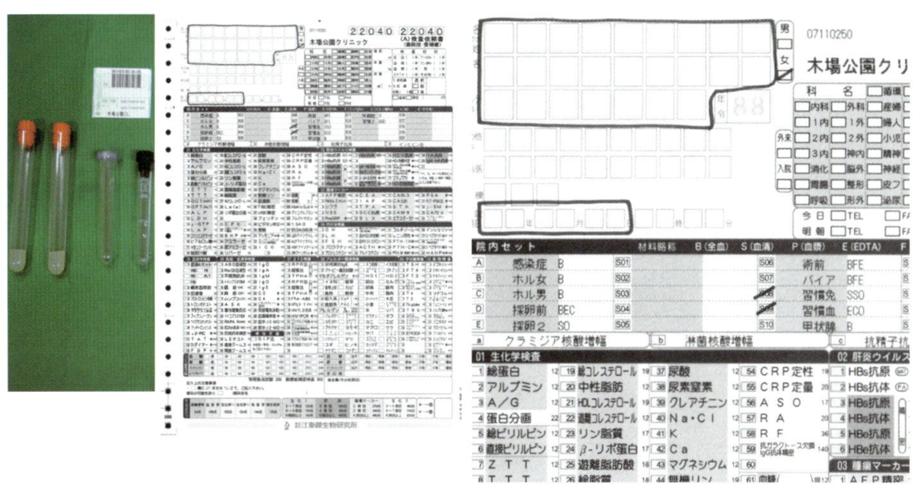

図 38

※江東微生物研究所の院内セットで採血する場合は項目メモを伝票の右上に貼り付け採血項目を赤ペンで囲む。

9 検査伝票仕分け・確認マニュアル

1．検査結果が記載された伝票を「カルテ貼り用」、「患者様お渡し用」、「保管用」に分ける（ダブルチェックをすること）。保管用は箱に入れる。患者様お渡し用は「患者様用」のハンコを押す（HIV 以外）。
2．検査結果の異常の有無を医師がチェックする。
3．検査伝票控の中の依頼用紙と検査結果項目を確認する。
4．確認した依頼用紙はすべての項目がチェック（項目箇所横にハンコまたはサインし、日付を入れる）ができた場合に限り検査伝票控のファイルからチェック済みファイルに入れる。
5．仮伝票はシュレッターにかける。
6．伝票をカルテ番号順に並べ替える。
7．カルテ庫よりカルテを出し、カルテ番号・氏名を確認し、伝票にハンコ（またはサイン）をして貼る。カルテはカルテ庫に戻す。患者様お渡し用はクリップでカルテに留める。病理伝票は 2 つに折って留める。

＊スライドガラス（1 枚目）は専用ケースに順番に入れ、用紙に診察券番号・名前・TESE 日・標本番号・記入する。スライドガラス（2 枚目）は入ってきたケースのまま保管する。
＊伝票を貼る際にカルテに仮伝票や FAX で送られてきた結果が入ってたときは、項目を確認しシュレッダーにかける。

10 処置室（注射）マニュアル～注射を打つ際の手順と注意事項～

1．入室後患者様とカルテの名前を確認する。

2．医師のサインがあるか確認する。
3．採血の指示が一緒にある場合は採血を先に行う。
4．注射を打つ前に必ずカルテの指示があるところにサインもしくはハンコを押す。
5．患者様に準備したアンプルを見せる。
6．注射を実施する前に種類、作用、単位数を患者様に伝える。
7．筋肉注射・皮下注射の手技注射部位にブラットバンを貼る。
8．カルテはカルテボックスの注射済みのところに置いておくと受付の担当者が持っていく。

11 夜間注射マニュアル

1．採血・注射のとき

カルテの指示に従い採血・注射を行う（採血・注射マニュアル参照）。

2．hCG 注射時

1．hCG 注射は指示された時間に患者様をお呼びし実施する。
2．注射後注射液の Lot 番号と注射の実施時間をカルテに記入する。

＊採血した検体と伝票は、カップに入れホルモン室の冷蔵庫に入れる。
＊処置後の診察券は患者様に返し、会計は後日になることを伝える。
＊日曜日および祝日で採卵があった場合は体調の確認の電話をする。
＊特に指示がない限りは 1～4 人目は 21 時 30 分、5 人目以降は 22 時に hCG 注射を行う（ガーゼ抜去マニュアル参照）。

12 休日注射マニュアル

1-①．内診室裏のワゴンを採血室の横に出し、休日分のカルテを置く。
1-②．診察券入れをワゴンの上に置き、患者様に診察券を入れて頂く。
1-③．カルテの指示に従って、注射・採血を行う。
1-④．会計は、後日まとめてになることを伝え、診察券を患者様に返す。
2．カルテに貼っていない検査伝票があるときは貼る（仕分け・確認マニュアル参照）。
3．翌日の伝票が入っていないときは、伝票を作成する（各マニュアル伝票作成手順に準ずる）。
4．受付がいないときはカルテを翌日の予約順に並び替えワゴンの上に置いておく。

13 HSG介助手順　手押しの場合

1．HSG前処置

患者様が来院したら、処置室1の冷蔵庫よりボルタレン® 坐剤を取り出し、患者様に手渡す。

このとき、患者様へは、①チューブ挿入時の疼痛緩和目的で挿入すること、②坐剤が溶けるまで15分ほどお待ち頂くこと、③肛門への挿入が困難な場合は、看護師が行う、などの説明をする。子宮卵管造影承諾書を受け取り、コピーをして患者様に渡す。

坐剤挿入より時間が15分経過した時点で、レントゲン室へ案内する。このとき、カルテ内に、①感染予防目的であるパセトシン® 3×2日分、②レントゲンのネームプレート、③フィルム用ネームプレート、を入れておく。②③は、カルテNo.、フルネームが記入されているかチェックする。また、これらの①～③の準備は、前日準備するか、もしくは患者様が来院するまでには既に準備しておくこと。

2．レントゲン室への案内

レントゲン室へ案内したら、まず荷物をカゴに入れ下着を外すよう伝える。レントゲン台へと誘導する。このとき、レントゲンフィルムの未撮影Sの扉と撮影後Rの扉を引き、緑ランプが点灯していることを確認する。レントゲンネームプレートを矢印方向に沿って挿入してから台を倒す。

台が倒れたら、

①患者様の臀部の下に腰枕とJKワイパーを敷く。

②タオルをかける。

③スカートのホックやファスナーが撮影されないようにまくる、または下げる。

④生理食塩水と造影剤を患者様と確認し吸う。

⑤両足を軽く広げてもらい、間に台(ティッシュの箱2つとライト)をセットする。

3．チューブ挿入について

チューブは、HSG用カテーテルを用いる。固定水は、生理食塩水2ccを3cc注射器に吸って準備する。

医師へは、手袋とクスコを渡し、次にセッシで0.025%ハイアミン® 消毒綿球を渡す。チューブ、固定水の順で渡し、チューブ挿入後は患者様の大腿部内側へチューブを固定する。

<チューブセット時の注意事項>

カテーテルは、引っ張り加減で再固定すること。これは、チューブがたるむことにより造影剤が漏れることを予防するためである。

4．撮影

撮影は、医師が施行するが、看護師はガラス越しに患者様の観察を行う。

5．撮影終了

①注射器を医師に渡して、医師がバルーンの水を抜き、カテーテルを抜去する。抜去したカテーテルはJKワイパーとともに破棄する。

②0.025%ハイアミン® 消毒綿球を医師に渡す。

③ハイセチン® 腟錠を医師に渡す。

④台を起こし、患者様に支度をして頂く。

⑤フィルムの現像ができあがるまで待合室でお待ち頂くことを説明する。

（1日コースの患者様の場合、医師に再来院時間を確認し、その時間に戻ってきて頂くよう説明する。診察券を渡し、再来院したら、2階の受付に出して頂くように説明する）

14 精液検査報告書作成・案内マニュアル

・準備するもの

精液検査報告書・採精容器・ネームラベル・紙袋・説明のパンフレット

1．精液検査報告書に日付・名前（カタカナ）・カルテ No. を記入し、精液検査の項目に○を付ける。また、そのほかに指示（クルガーテスト・精液培養など）が出ていないか確認し、出ていれば、伝票に○または記載し確認のサインを医師とともにする。

2．患者様をお呼びし、エントラスにてラベルの名前の確認をして頂き、精液の採り方の説明をする。結果を待つか次回かを確認し伝票に○をして確認のサインをする。以下説明パンフレット（次頁）参照。

3．カルテには採精中の札を入れて、指定の場所に置いておき、結果が来たら、診察室に戻す。

4．外出する際は受付に声をかけてもらう。

5．土曜日は3階の受付で名前を記入し順番待ちをするように伝える。

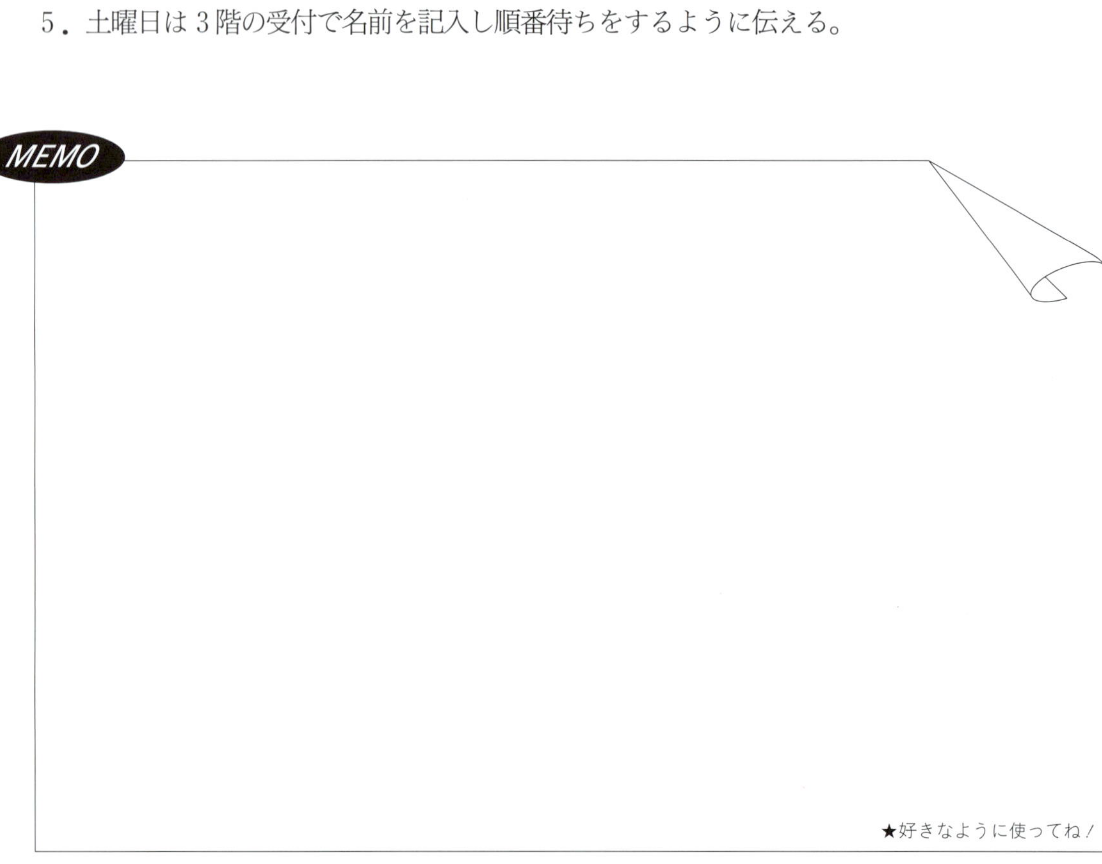

精液を採取される患者様へ

～メンズルーム入室後について～

①メンズルーム入室後は入室ランプスイッチをONにして鍵をかけて下さい。
②ラベルに書かれている名前と配偶者の名前を再度ご確認下さい。
③手を石鹸でよく洗って頂き、ポンプを押してアルコール(ウエルパス®)で手を消毒して下さい(消毒後はよく手を乾燥させて下さい)。
④内部に触れないように注意し、容器の中に全量を射精して下さい(潤滑剤はご使用にならないで下さい)。
⑤精液をおとりになった後は、しっかりと蓋を閉めて頂き、ラベルに採精時間をご記入下さい。
⑥容器を紙袋に入れて下さい。
＊精液をこぼしてしまった場合は、スタッフにご連絡下さい(最初の精液は、最後の精液より多く精子を含んでいるため重要です)。

～採精後について～

①メンズルームから退出の際は入室ランプスイッチをOFFにして扉を全開にしたままにして下さい。
②採取した容器・伝票は紙袋に入れ、裏の図に従い培養室の小窓(パスボックス)まで直接お持ちになって下さい。
③小窓(パスボックス)左横のブザーを押し、パスボックス内に精液容器を置いて下さい。
④検査室内のスタッフが受け取りに参りますのでそのままお待ち下さい。その際に、再度スタッフと名前の確認を行って下さい。

＊精液検査の際にお待ちになる時間の目安
平　日：採精後、約45分
土曜日：採精後、約1時間
＊人工授精の際にお待ちになる時間の目安
平　日：採精後、約1時間30分
土曜日：採精後、約2時間

15 持参精液検査報告書作成・案内マニュアル

・準備するもの

精液検査報告書・容器・ラベル・紙袋・持参用説明のパンフレット

1. 精液検査報告書に日付・名前(カタカナ)・カルテ No. を記入し、項目に○を付ける。また、そのほかに指示(クルガーテスト・精液培養など)が出ていないか確認し、出ていれば伝票に○または記載する。ラベルには名前(カタカナ)、カルテ No. を記載する。伝票を医師に確認してもらう。
2. 患者様を呼び、容器に貼ったラベルの名前の確認をして頂き、精液の採り方の説明をする。以下説明パンフレット参照。

<u>精液をご持参される患者様へ</u>

～ご自宅で精液をお取りになる際の注意点～

①ラベルに書かれている名前と配偶者の名前を再度ご確認下さい。

②手を石鹸でよく洗って下さい(洗浄後はよく手を乾燥させて下さい)。

③内部に触れないように注意し、容器の中に全量を射精して下さい(潤滑剤はご使用にならないで下さい)。

④精液をおとりになった後は、しっかりと蓋を閉めて頂き、ラベルに採精時間をご記入下さい。

⑤すぐに奥様へ渡し、ブラジャーの中に入れ保温してお持ち下さい。

＊精液をこぼしてしまった場合は、スタッフにご連絡下さい(最初の精液は、最後の精液より多く精子を含んでいるため重要です)。

～ご持参時の注意点～

①2階の受付へお越し下さい。受付後トイレで精液を取り出し、お渡しした紙袋へ入れ看護師がお呼びするまで待合室でお待ち下さい。

②看護師が精液容器のラベルと伝票を確認させて頂きます。

③ハンコまたはサインをした伝票をお渡しします。

④看護師より受け取った伝票と持参した精液を裏に書いてありますインターホーンのところまでお持ち下さい。

⑤小窓(パスボックス)左横のブザーを押し、パスボックス内に精液容器を置いて下さい。

⑥検査室内のスタッフが受け取りに参りますので**そのままお待ち下さい**。その際にパスボックス横にあります電話にてお名前の確認を必ず行って下さい。

＊直接３階にお持ち頂いても、精液は受け取ることができません。必ず２階で受付を済ませて、看護師より伝票を受け取ってから３階へお持ち下さい。

＊精液検査の際にお待ちになる時間の目安
平　日：約45分　土曜日：約１時間
＊人工授精の際にお待ちになる時間の目安
平　日：約１時間30分
土曜日：約２時間
＊状況により時間が前後することがありますのでご了承下さい。

＜患者様来院後の対応＞
1．受付より精液持参のカルテが回ってきたら、
2．患者様をお呼びし、エントランスにて精液容器のラベルと伝票を確認する。
3．確認後、ハンコまたはサインをして伝票をお渡しする。
4．持参用説明用紙に従い精液を持っていくよう伝える。

16 精液採取マニュアル

1 メンズルーム入室後についての説明

1．メンズルーム入室後は入室ランプスイッチをONにして鍵をかけて下さい。
2．ラベルに書かれている名前と配偶者の名前を再度ご確認下さい。
3．手を石鹸でよく洗って頂き、ポンプを押してアルコール（ウエルパス®）で手を消毒して下さい（消毒後はよく手を乾燥させて下さい）。
4．内部に触れないように注意し、容器の中に全量を射精して下さい（潤滑剤はご使用にならないで下さい）。
5．精液をおとりになった後は、しっかりと蓋を閉めて頂き、ラベルに採精時間をご記入下さい。
6．容器を紙袋に入れて下さい。
＊精液をこぼしてしまった場合は、スタッフにご連絡下さい（最初の精液は、最後の精液より多く精子を含んでいるため重要です）。

2 採精後についての説明

1．メンズルームから退出の際は入室ランプスイッチをOFFにして扉を全開にしたままにして下さい。

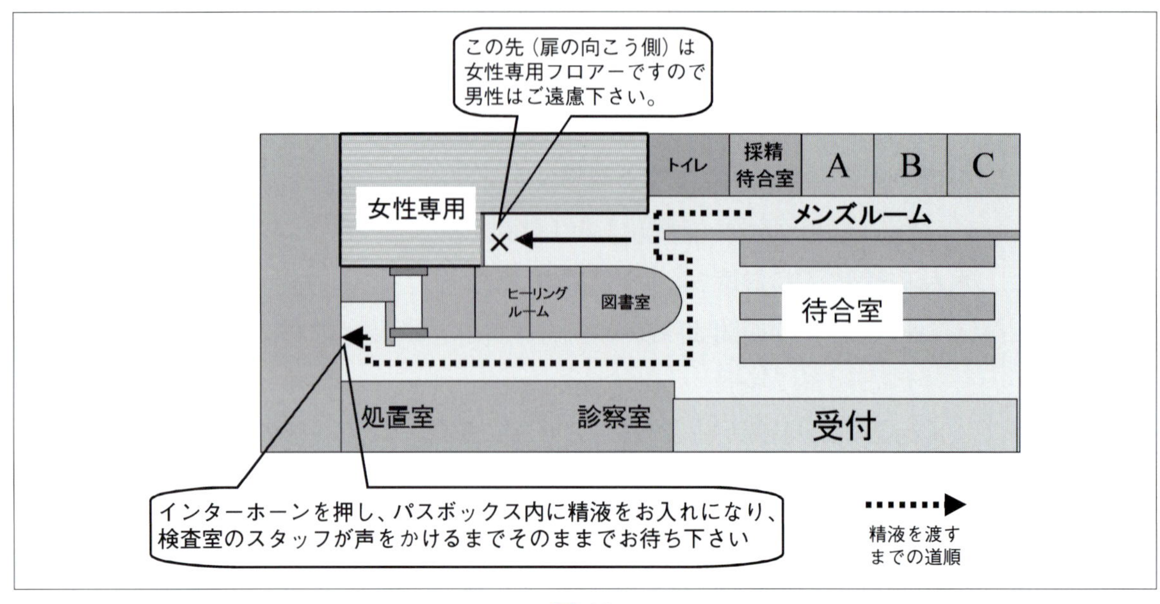

図 39

2．採取した容器・伝票は紙袋に入れ、培養室の小窓（パスボックス）まで直接お持ちになって下さい。

3．小窓（パスボックス）左横のインターホンを押し、パスボックス内に精液容器を置いて下さい。

4．検査室内のスタッフが受け取りに参りますのでそのままお待ち下さい。その際に、再度スタッフと名前の確認を行って下さい（図 39）。

＊精液検査の際にお待ちになる時間の目安

平　日：採精後、約 45 分

土曜日：採精後、約 1 時間

＊人工授精の際にお待ちになる時間の目安

平　日：採精後、約 1 時間 30 分

土曜日：採精後、約 2 時間

17 AID（非配偶者間人工授精）マニュアル

1．医師の診察後 AID（artificial insemination with donor's semen；非配偶者間人工授精）が決定したら精液検査報告書（図 40）に＊必要事項を記入する。

＊名前・カルテ番号・AID 施行日・ドナー精子の凍結年月日・患者様の来院時間

2．ドナーのカルテと夫のカルテを出して血液型の確認をした後、精子凍結年月日の確認を医師にしてもらう。

3．医師に精液検査報告書とカルテを渡し確認しサインまたはハンコをもらう。

4．妻のカルテの裏にドナーのカルテは入れない。

5．妻のカルテの一番前の名前の横とカルテ内の指示（AID）のところに伝票渡し済みのメモを貼り日付も記入する。

AID 射出精子凍結日　年　月　日
ラ フォーマット 050829

木場公園クリニック精液検査報告書　16 年 4 月 1 日

夫氏名 キバタロウ(AIDドナー)　カルテNO(100)　結果(待ち・次回)　医師
妻氏名 キバハナコ　カルテNO(101)　診察(2階・3階)　(印)

【検査項目】 1. 精液検査 2. 凍結 3. 培養 4. クルーガーテスト 5. イムノビーズテスト　看護師
● 6. AIH 7. 生存性試験 8. 精巣生検 9. その他　AM10時来院で準備して下さい。(印)

採精時間　:　検査時間　:

量	ml	90%アイソレート処理			ml
濃度	×10⁶/ml	濃度			×10⁶/ml
運動率	%	運動率			%
高速運動率	%	検査開始	洗浄	調整後	最終確認
正常形態率	%				
白血球	×10⁶/ml				
凝集	有/無	カテーテル	007S/007M		
液化	良/普通/不良	出血	有/無　容易/やや難/難		
コメント		実施医師			

検査開始	遠心前	遠心後	観察	最終確認	判定	妊娠(　)胎嚢(　)FHB(　)
					誘発	セキソビット/クロミフェン/HMG 自然/レトロゾール/メトフォルミン
●						
不妊原因	1.性交障害因子 2.男性因子 3.頸管因子 4.子宮因子 5.卵管因子 6.排卵因子 7.受精因子 8.子宮内膜症 9.免疫異常 10.原因不明					

提出最終確認:

図 40

＊伝票は直接ラボに渡す。

18 コーディネートマニュアル

1 ART 説明の場合(ピルロング法・セトロタイド法)

1．医師よりコーディネートの依頼を受け依頼した医師とコーディネート内容を確認する。

2．コーディネートルームのパソコン内にある資料を使用する。

3．スケジュール表・料金表を準備し患者様をコーディネートルームへ案内する。

4．当クリニックの治療やスケジュール(ブラスト含)、副作用、料金について説明する。

5．説明後、説明に対する質問があるかをお聞きする。

6．これからの治療について患者様がどのように考えているか、また患者様が望んでいる治療と当院で考えている治療が一致しているかを確認する。

7．これからの治療についての不安や疑問をお聞きし、あればそれらについて対処する(自分で対処できない場合は医師に相談)。

8．カルテにコーディネート内容、送り事項を記入する。

9．コーディネートを依頼した医師のもとにカルテを戻し、必要があれば依頼した医師に送り事項を話す。または受付にカルテを回す。

2 セトロタイド(antagonist)説明の場合

1. 医師よりセトロタイド(antagonist)の補足説明のコーディネート依頼を受ける。
2. 患者様をコーディネートルームへ案内する。
3. セトロタイド(antagonist)について再度説明する。
4. 患者様が個人輸入の形で使用をご希望される場合はセトロタイド同意書に記入し持参するよう伝える。
5. コーディネートを依頼した医師のもとにカルテを戻し、必要があれば依頼した医師に送り事項を話す。または受付にカルテを回す。

3 エストラジオール同意書の場合

1. 医師よりエストラジオールの補足説明のコーディネート依頼を受ける。
2. 患者様をコーディネートルームへ案内する。
3. エストラジオールについて再度説明する。
4. 患者様が個人輸入の形で使用を希望される場合は、エストラジオール同意書に記入して頂き、医師に提出してもらう。
5. コーディネートを依頼した医師のもとにカルテを戻し、必要があれば依頼した医師に送り事項を話す。または受付にカルテを回す。

4 凍結スケジュールについての説明の場合

1. 医師より渡された凍結スケジュール表を準備し、患者様をコーディネートルームへ案内する。
2. 凍結スケジュール・料金・透明帯開口法について説明する。
3. 説明後、説明に対する質問があるかをお聞きする。
4. これからの治療についての不安や疑問を聞き、あればそれらについて対処する。
5. カルテにコーディネート内容、送り事項を記入する。
6. コーディネートを依頼した医師のもとにカルテを戻し、必要があれば依頼した医師に送り事項を話す。または受付にカルテを回す。

5 ピル開始時のコーディネート

1. 患者様をコーディネートルームへ案内する。
2. ART スケジュール表を患者様に出して頂く。
3. ピルの目的と内服期間・注意点・注射開始と採卵予定日・葉酸とマルチビタミン・体外受精顕微授精胚移植同意書とご夫婦の住民票・夫の検査・次回の診察について ART スケ

ジュールを用いて患者様と確認を行う。

4. これからの治療についての不安や疑問を聞き、あればそれらについて対処する。

5. カルテにコーディネート内容、送り事項を記入する。

6. コーディネートを依頼した医師のもとにカルテを戻し、必要があれば依頼した医師に送り事項を話す。または受付にカルテを回す。

6 スプレキュア® 開始時のコーディネート

1. 医師よりスプレキュア® の説明を依頼されたら、カルテにスプレキュアが入っているか確認する。

2. 患者様をコーディネートルームへ案内する。

3. ART スケジュール表を患者様に出して頂く。

4. スプレキュア® の組み立て方・使用時間の確認(患者様のライフスタイルに合わせる)・使用方法と注意点・次回交換日・次回の診察について ART スケジュールを用いて患者様と確認を行う。

5. これからの治療についての不安や疑問を聞き、あればそれらについて対処する。

6. カルテにコーディネート内容、送り事項を記入する。

7. コーディネートを依頼した医師のもとにカルテを戻し、必要があれば依頼した医師に送り事項を話す。または受付にカルテを回す。

使用期間：　月　日～　月　日

噴霧時＼使用日数	1	2	3	4	5	6	7	8	9	10	11	12	13	14
朝														
昼														
晩														
(就寝前)														

キャップを取りはずす際は、矢印の方向に回しながらはずしてください。
(噴霧器部分のゆるみによる薬液の漏れを防ぎます。)

ここから剥してご使用下さい。

☆正しく安全にご使用いただくために、使用時に忘れずにチェックして下さい。

- 噴霧回数は通常、1回あたり左右の鼻腔内に各々1噴霧ずつを1日3回です。
- 噴霧回数・噴霧時については、先生の指示に従って下さい。
- 1日3回、14日間使用しても薬液が少量残りますが、残りの薬液の使用については、先生とご相談下さい。

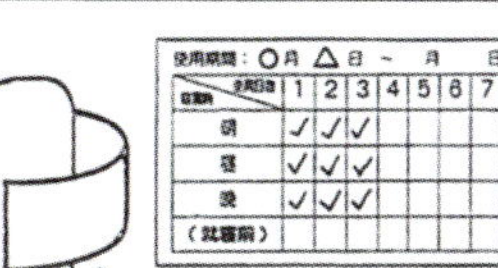

噴霧器装着後キャップの外側に貼付してご使用下さい。

スフム0396Bフ

図 41 スプレキュア® 説明書①

この薬は、
医師の指示した用法・用量に従い
下記の使用方法をよくお読みの上、
正しくご使用くださ い 。

◉使用の都度、噴霧器が薬液瓶に固定され、しっかりと閉まっているかどうかを確認してください。
◉使用に際して不都合な点がございましたら、医師または薬剤師にご相談ください。

各部名称
Ⓐ上部白キャップ（注入器保護用）
Ⓑ可動部（加圧すると台座とスライドする）
Ⓒ台座
Ⓓ下部キャップ
薬液瓶　定量噴霧器（プラスチックケース入り）

組み立て方

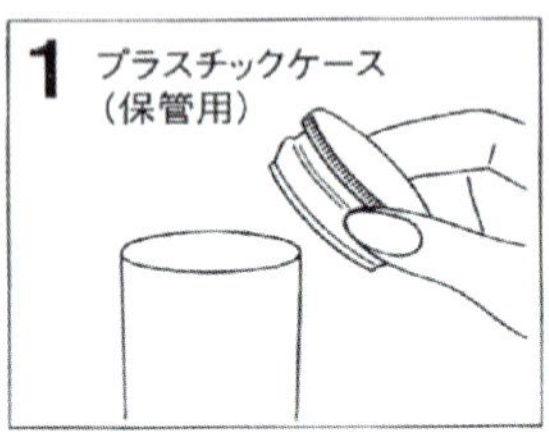

噴霧器の入ったケースから、噴霧器を取り出します。（プラスチックケースは保管用としてご使用ください。）

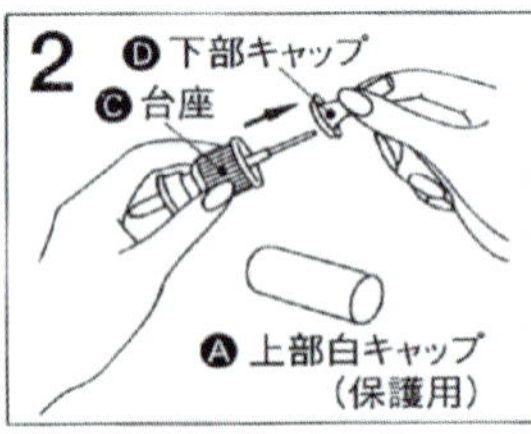

噴霧器の上部白キャップをはずし、台座をしっかりとおさえて下部キャップをはずします。
下部キャップはすててください。

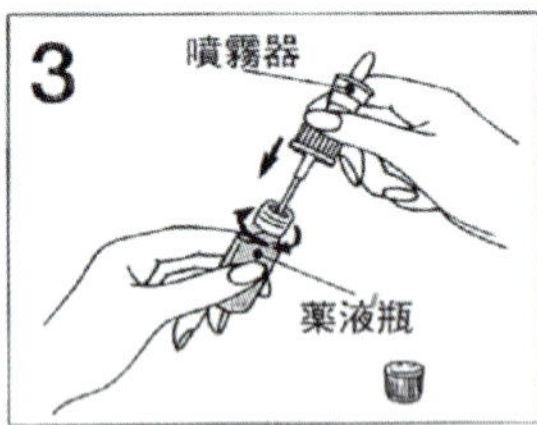

薬液瓶のふたを取り、噴霧器を取りつけます。
薬液がもれないようにしっかりとしめてください。
〔注〕装着が不十分な場合
◉液漏れ→ハンドバッグ、衣類の汚れ
◉圧漏れ→一定用量が噴霧されず薬の効果が低下
などの原因になります。
使用の都度、しっかりと閉まっているかどうか確認をしてください。

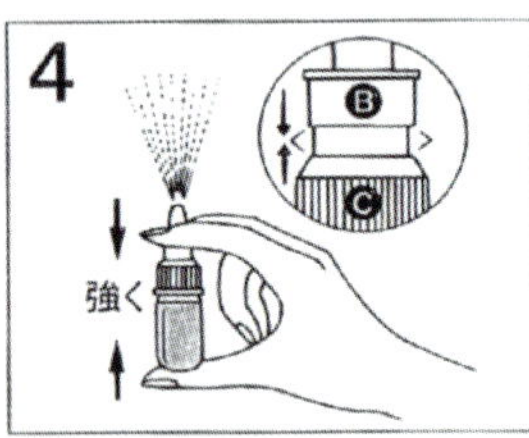

図のように指で支えて、可動部が止まるまで強く押し、この操作を数回くり返して薬液が霧状に噴射されることを確認してください。（2回目以降の使用時には、この操作は必要ありません。）

以上で、使用準備ができました。

使用時の注意点：
噴霧の際に上部白キャップをひねりながらはずしますと、徐々に噴霧器がゆるんでくる事があります。上部白キャップをはずした時には、必ず噴霧器が薬液瓶にしっかりと固定されていることをご確認ください。

販売
持田製薬株式会社
東京都新宿区四谷1丁目7番地

製造
アベンティス ファーマ株式会社
東京都新宿区西新宿三丁目20番2号

使用方法

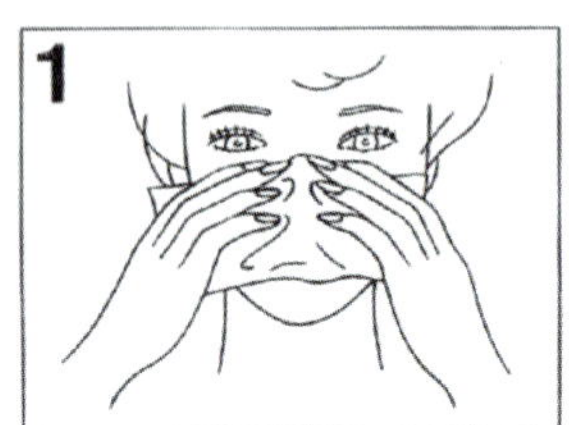

使用前に鼻をかみ、鼻腔のとおりをよくしてください。

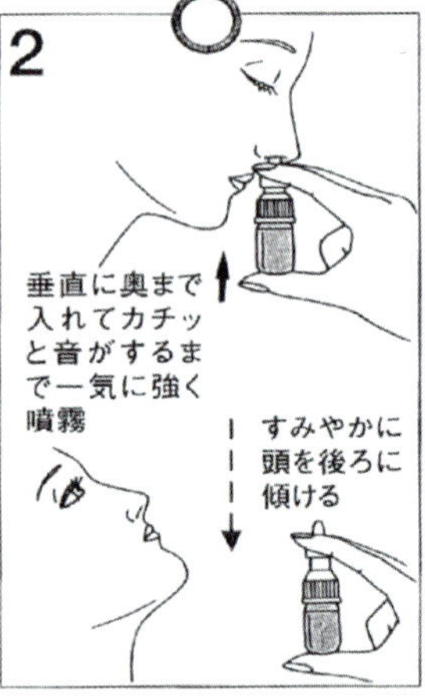

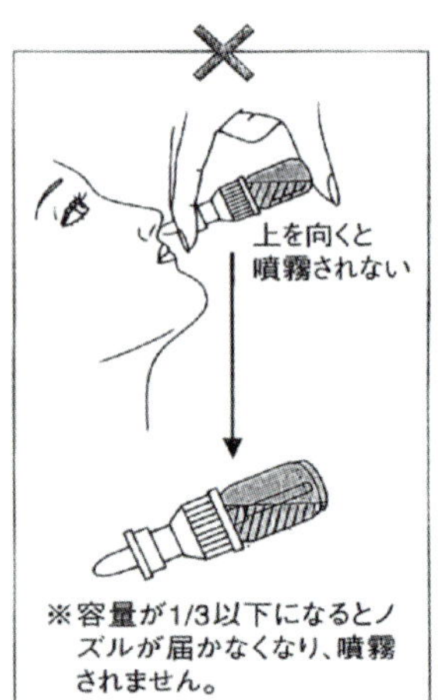

図のように、やや下を向き鼻腔に噴霧器を奥まで垂直に入れます。鼻から息を吸いこみながら、可動部が止まるまで一気に噴霧します。左右とも手早く同様の操作を行った後、すみやかに頭を軽く後ろに傾け薬剤が鼻の奥まで広く行き渡るよう数十秒間、鼻から静かに呼吸してください。

※噴霧器の入れ方が浅いと、薬液が流れ落ちますので奥まで入れて正しく噴霧吸入してください。
※薬液が多少流れた場合は、鼻をかんだりせずに軽くふきとるだけで、二度噴霧する必要はありません。
※薬液がのどに流れこんだ場合、苦味がしますが飲みこんでも問題ありません。

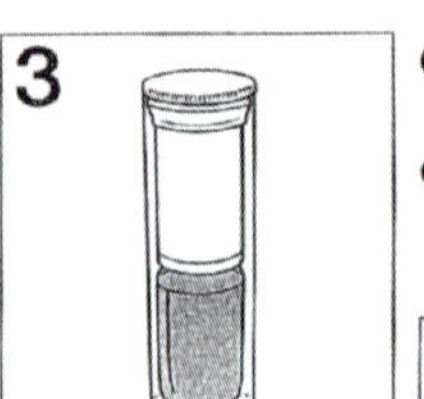

●点鼻後は噴霧器をティッシュ等で拭きとり、清潔に保つようにしてください。
●使用後は、噴霧器が薬液瓶に固定され、しっかりと閉まっていることを確認の上、ケースに入れて保管してください。

●直射日光を避け、室温で保管してください。
●小児の手の届かない所に保管してください。

0504フ
D0048906

図 42　スプレキュア® 説明書②

7 注射開始時のコーディネート

1. 患者様をコーディネートルームへ案内する。
2. ARTスケジュール表を患者様に出して頂く。
3. 注射開始と採卵予定日・ビブラマイシン® の開始・夫の射精について・夫の検査の確認・セトロタイド同意書（セトロタイド使用の場合）・体外受精顕微授精胚移植同意書・住民票の確認・葉酸とマルチビタミンをARTスケジュールを用いて患者様と確認を行う。
4. 確認後質問があるかをお聞きする。
5. これからの治療についての不安や疑問を聞き、あればそれらについて対処する。
6. カルテにコーディネート内容、送り事項を記入する。
7. コーディネートを依頼した医師のもとにカルテを戻し、必要があれば依頼した医師に送り事項を話す。または受付にカルテを回す。

8 採卵日決定時のコーディネート

1. 患者様をコーディネートルームへ案内する。
2. 採卵・体外受精・胚移植説明表を患者様に出して頂く。
3. 採卵・体外受精・胚移植説明表を用いてスプレキュア® の中止・体外受精顕微授精胚移植同意書・住民票の確認・hCGの来院時間・翌日の採血と電話連絡・絶食・レシカルボン® 坐剤（肛門付近の便が出れば問題ないので少ししか便がでなくても問題ないことをお話する）・採卵当日の注意点・当日の流れ・葉酸とマルチビタミン・今後のスケジュールについて患者様と確認を行う。
4. 確認後質問があるかをお聞きする。
5. これからの治療についての不安や疑問をお聞きし、あればそれらについて対処する。
6. カルテにコーディネート内容、送り事項を記入する。
7. コーディネートを依頼した医師のもとにカルテを戻し、必要があれば依頼した医師に送り事項を話す。または受付にカルテを回す。

9 妊娠判定マイナス

1. 医師より妊娠判定マイナスの依頼を受けたら、患者様の状態について医師に聞き患者様をコーディネートルームへ案内する。
2. 今回の治療や医師からの話について、疑問に感じていることなどをお聞きする。または感情失禁が多いなどの場合は場所の提供をするようにしてもよい。その際は患者様自身で帰院時に受付に声をかけるよう伝え、受付にカルテを渡すときに受付の方に会計は患者様から声をかけてくる旨を伝える。
3. 希望がある場合は心理カウンセラーへ渡す。

4．コーディネートを依頼した医師のもとにカルテを戻し、必要があれば依頼した医師に送り事項を話す。または受付にカルテを回す。

10 精巣生検のコーディネート

1．医師よりコーディネートの依頼を受け依頼した医師とコーディネート内容を確認する。
2．精巣生検スケジュール表を使用する。
3．スケジュール表・料金表を準備し患者をコーディネートルームへ案内する。
4．当クリニックの治療（手術内容は患者様の了解を得てから詳しく説明する）やスケジュール（感染症検査の結果は1週間後に来院して頂く）料金について説明する。
5．説明後、説明に対する質問があるかお聞きする。
6．これからの治療について患者様がどのように考えているか、また患者様が望んでいる治療と当院で考えている治療が一致しているか確認する。
7．希望があれば予約表の空きを確認し、また医師に確認して予約を行う。
8．これからの治療についての不安や疑問をお聞きし、あればそれらについて対処する。
9．カルテにコーディネート内容、送り事項を記入する。
10．コーディネートを依頼した医師のもとにカルテを戻し、必要があれば依頼した医師に送り事項を話す。または受付にカルテを回す。

19 初診時コーディネートマニュアル

1．医師よりコーディネートの依頼を受け依頼した医師とコーディネート内容を確認する。
2．スケジュール表・料金表を準備し患者様をコーディネートルームに案内する。
3．治療経験がある患者様の場合は今までの治療の中で疑問点などがないかお聞きし、あればそれらについて説明する。
4．当クリニックの治療やスケジュール、料金について説明する。
5．説明後、説明に対する質問があるかをお聞きする。
6．これからの治療について患者様がどのように考えているか、また患者様が望んでいる治療と当院で行う治療が一致しているか確認する。
7．これからの治療についての不安や疑問をお聞きし、あればそれらについて対処する。
8．カルテにコーディネート内容、申し送り事項を記入する。
9．コーディネートを依頼した医師のもとにカルテを戻し、必要があれば依頼した医師に申し送り事項を話す。

20 ART 予約・スケジュール記入マニュアル

1 ピルロング・セトロタイド法

採卵希望月より1ヵ月前に、採卵に向けてのスケジュールが決定する。

採卵前周期の月経1〜3日目の診察時に、日付・名前・カルテ番号・卵巣刺激法/ARTの種類・ピル内服終了日・注射誘発開始日・採卵予定日が決定するので、採卵スケジュール表(**表4**)に記入する。医師が同意書を渡したときは赤丸を付ける。

2 エストラジオール法

採卵前周期の月経1〜3日の診察時に、日付・名前・カルテNo.・卵巣刺激法/ARTの種類を記入、ピル終了日の欄には㊎と採卵スケジュール表に記入する。

採卵周期の注射開始時には、注射開始日・採卵予定日を赤字で記入する。

3 ナチュラルで採卵が決定したとき

採卵スケジュール表に日付・名前・カルテ番号・卵巣刺激法/ARTの種類・採卵予定日(決定日)を記入する(その予定は、パソコンに入力し、ダブルチェック後、保存しておく)。

そして、患者様には、2ヵ月間の予定表(看護マニュアル資料249頁)を記入して、渡す。

表4 採卵スケジュール

月日	名前	カルテ番号	卵巣刺激法 ART の種類	ピル終了日	注射開始日	予定日	サイン	入力	シート

21 ART 予定表作成マニュアル

1 ART 予定表のつくり方 1

1．採卵について

採卵シートを用いて氏名を確認しながら作成する（必ずカルテ内の時間と請求時の ART の種類についても確認する）。

2．胚移植（ET）について

採卵時の ART 予定表に書かれている ET 時間を確認しながらスケジュールを組み込む。

凍結・胚移植の予定表を見て凍結 ET をスケジュールに組み込む（必ずカルテ内の ET 時間も確認する）。

3．精巣生検について

予定表をみて記入する［時間・NOA か OA・ID・氏名（カタカナ）・住所・左右精巣容積・FSH 値・染色体・AZF］。

4．最後にラボに電話をかけて、ET スケジュール（新鮮・凍結）についても確認してからミーティングにのぞむ。

①確認者

i ）カルテ・採卵シートの氏名確認

ii ）カルテ内を見て ART の種類確認

iii）採卵・手術予定表を確認し凍結胚移植・精巣生検の有無の確認

iv）凍結胚移植・精巣生検がある場合は内容の確認

②ミーティングの際の注意事項

i ）ART の種類の再確認をして採卵日の採精シールの作成を行う

ii ）採精後待ちの方はいないか？

iii）麻酔の種類について再確認

iv）お子様連れ・前エコー・柴苓湯＋バファリン® 81・スタート時間の確認を行う

2 ART 予定表のつくり方 2

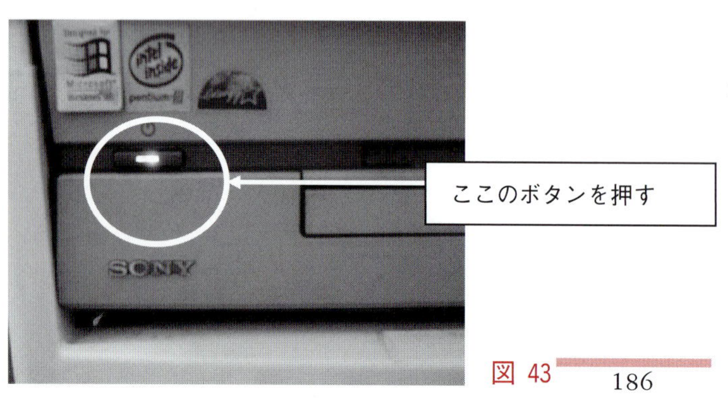

図 43

①コーディネートルームのパソコンの電源を入れる（図 43）。

Outlook Express
プレゼン
カウンセリング
Art
ここをダブルクリック！

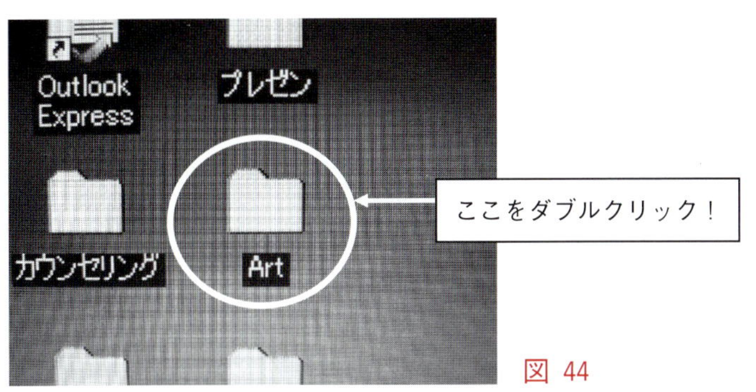

図 44

②デスクトップの ART をダブルクリックする(図 44)。

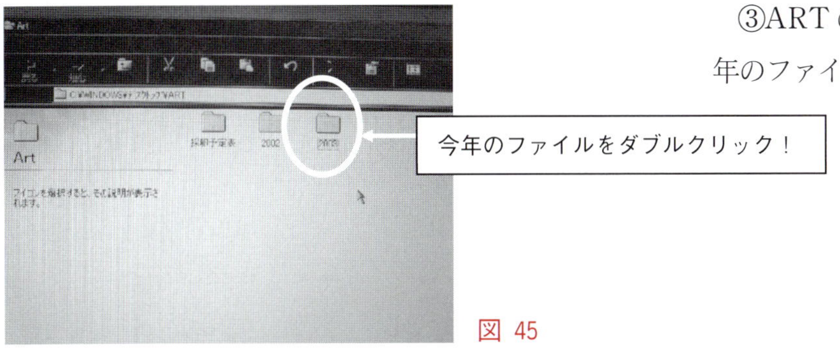

Art
今年のファイルをダブルクリック！

図 45

③ART のファイルが開いたらその中の今年のファイルをダブルクリックする(図 45)。

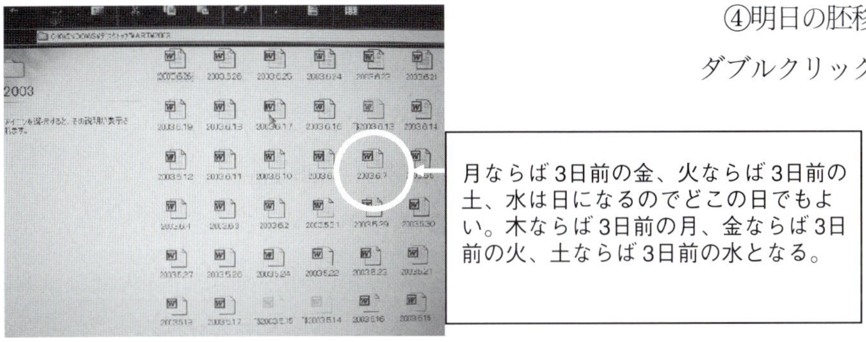

2003
月ならば3日前の金、火ならば3日前の土、水は日になるのでどこの日でもよい。木ならば3日前の月、金ならば3日前の火、土ならば3日前の水となる。

図 46

④明日の胚移植(ET)予定の人がいる日をダブルクリックする(図 46)。

ART 予定表
採卵
胚移植
選択するとこんな感じになる！

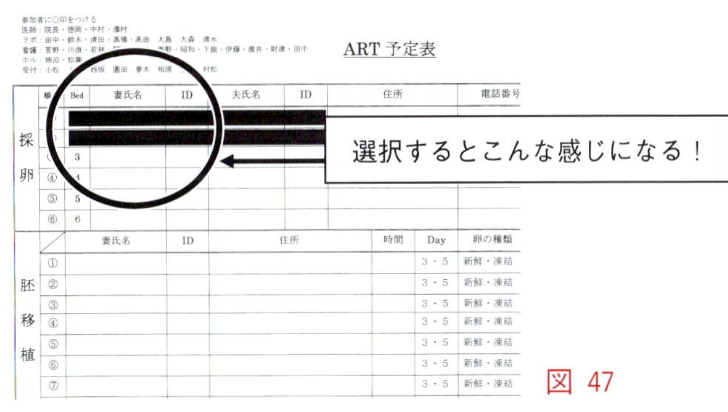

図 47

⑤ファイルが開いたら、上段の採卵者名をマウスの左を押しながら選択し Ctrl+X を押し採卵者を消す(図 47)。

採卵
胚移植
妻氏名
ここ！

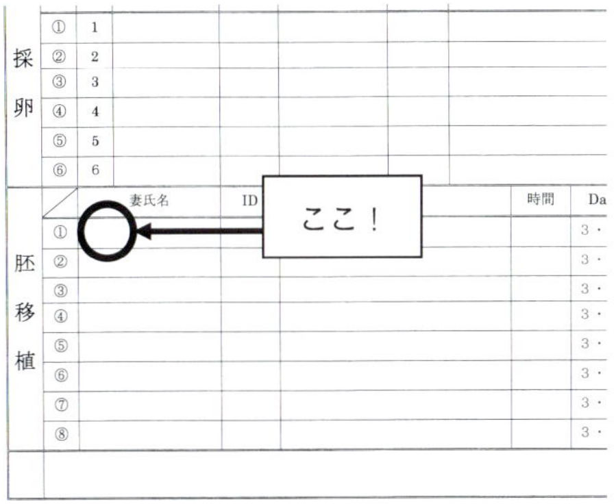

図 48

⑥胚移植の妻氏名のところにカーソルをもっていく(図 48)。

⑦Ctrl＋V を押すと貼り付く！(図 49)

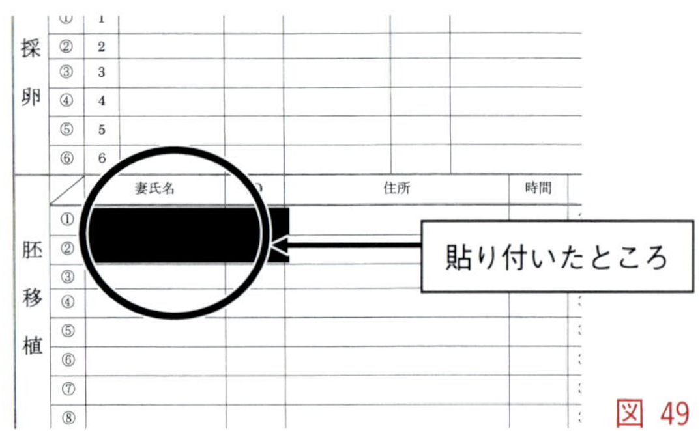

図 49

⑧⑤と同じように今度は採卵者の住所をマウスの左を押しながら選択し Ctrl＋X を押し消す(図 50)。

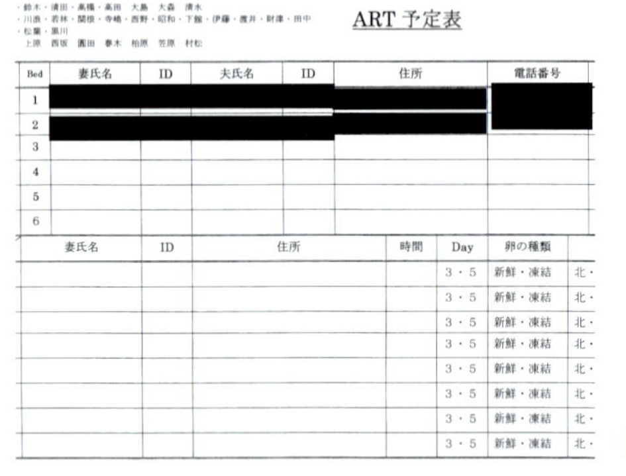

図 50

⑨胚移植の住所のところにカーソルをもっていく(図 51)。

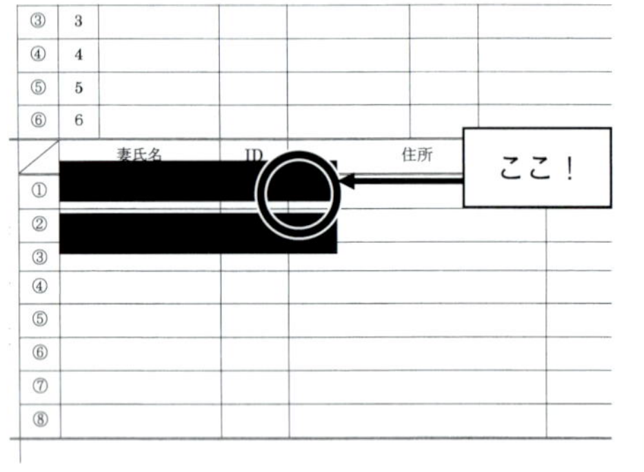

図 51

⑩Ctrl＋V を押すと貼り付く！(図 52)

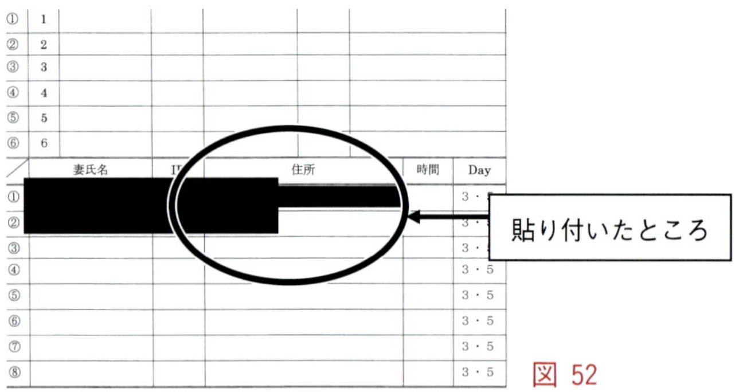

図 52

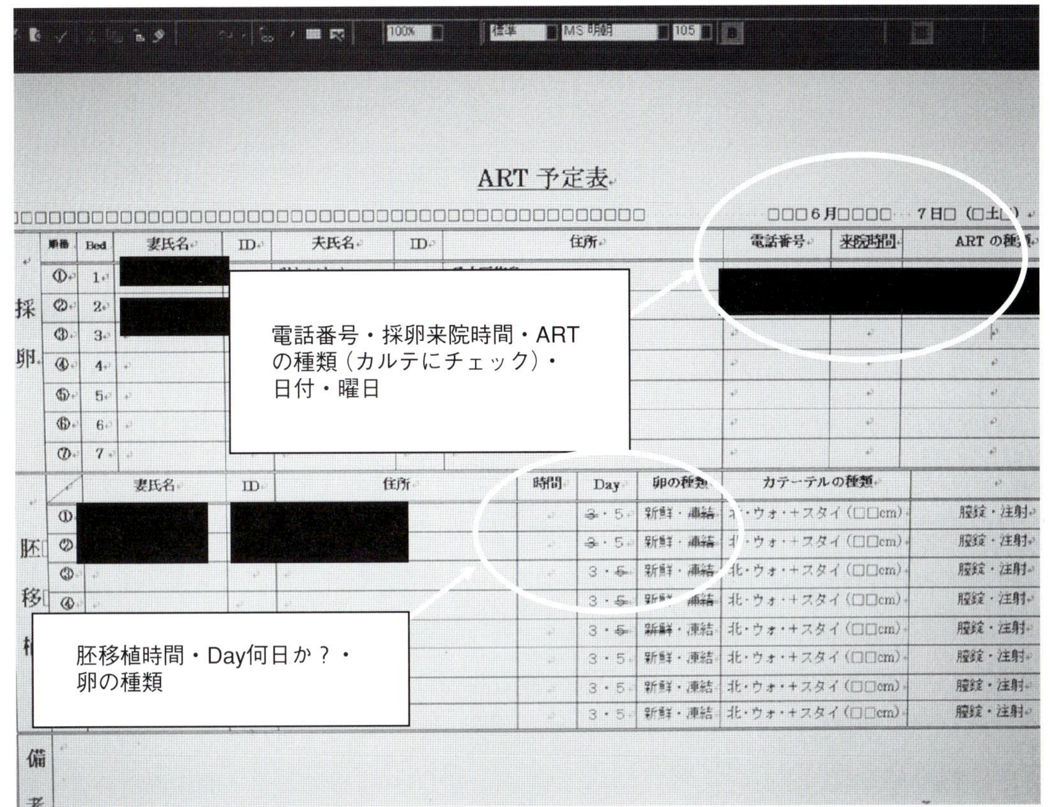

図 53

⑪電話番号・採卵来院時間・ART の種類（カルテにてチェック）・胚移植時間・Day 何日か？・卵の種類・日付・曜日を入れる（図 53）。

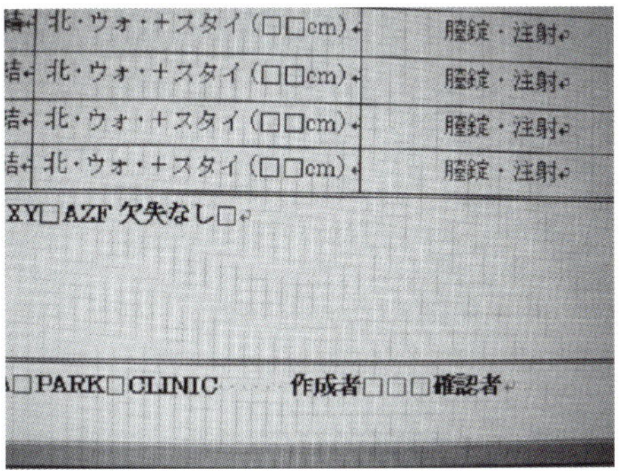

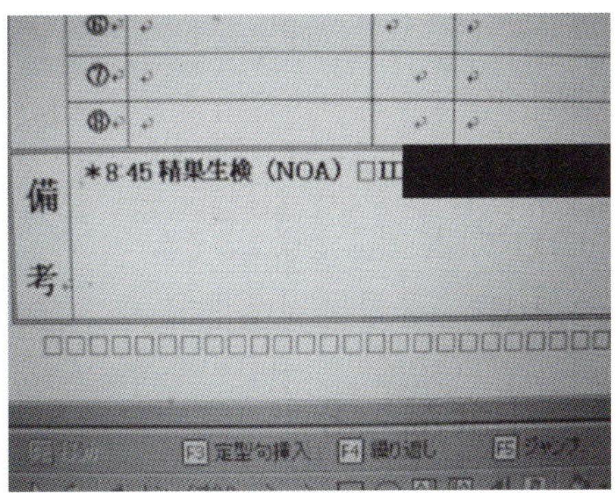

図 54

⑫精巣生検・凍結胚移植がいないか？　を診察 2 のところにある予定表を確認する。

⑬何もなければ、印刷をして作成者のところにサインをする（図 54）。

図 55

⑭精巣生検がある場合は備考のところに時間・精巣生検（OA or NOA）・ID・名前・住所・精巣容積・FSH 値・染色体結果・AZF 結果を記入する（図 55）。

22 採卵前日準備(自動吸引)

1 必要物品準備(前日の早番が行う)

1．7.5 ノーパウダーグローブ 2 枚、滅菌プローブカバー1 個、滅菌大綿棒　3 本入り 1 袋、3 枚つなぎガーゼ 1 袋、採卵針 18 G　1 本、ステンレス製のプローブガイド(16 G)を人数分と滅菌オイフ 1 枚を手洗い側のカウンターに出す。

2．**局所麻酔時**：1%キシロカイン® 10 ml 2 本、20 cc シリンジ 1 本、22 G カテラン針 1 本を人数分。OPU の TV モニター側のカウンターに出す。

　ハルトマン液 500 ml 1 本、輸液セット 1 本、輸液用延長チューブ(太)1 本、20 G サーフロ針 1 本、セフメタゾン 1 g 1 V、5 cc シリンジ 1 本、18 G 針 1 本を人数分。リカバリー室のワゴンに出す。

3．**静脈麻酔時**：3 cc シリンジ 2 本を人数分、OPU の TV モニター側のカウンターに出す。

　ハルトマン液 500 ml 1 本、輸液セット 1 本、輸液用延長チューブ(太)1 本、20 G サーフロ針 1 本、セフメタゾン® 1 g 1 V、5 cc シリンジ 1 本、18 G 針 1 本を人数分。リカバリー室のカウンターに出す。

4．細口生理食塩水 500 ml 2 本を人数分、保温庫に入れる。1～2 本の予備も入れておく。

5．アルコールガーゼ・アルコール綿の補充と綿球(1 人 1～2 個)の確認。

6．お菓子を人数分、リカバリー室のカウンターに出す。

7．お茶を人数分、冷蔵庫に入れておく。

8．ミーティング後、ART 予定表(大)を OPU のボードに貼る。(小)は OPU の TV モニター側のカウンター・リカバリー室カウンター・3 階受付・3 階 1 診に 1 枚ずつ置く。もう 1 枚は 2 階の ART 予定表ファイルに挟む。

9．ミーティング後、採精用ラベルシートの作成。

23 採卵当日準備マニュアル

1 3 階へ持っていくもの

・採卵者カルテ(妻・夫)
・採精ラベル・薬・OPE 経過表などのセット
・採卵後の状態の紙
・滅菌済みの ART セットやセッシ立て

・3階の鍵

2 3階フロアの準備

1．3階エレベーターホールの電気とエアコンをつけ、3階の鍵を開ける。
2．3階フロアの電気とエアコンを付ける。
3．受付カウンターの電気とCDコンポ・マイクの電源を入れる。
4．受付カウンターにカルテを採卵順に並べ薬のセットを挟んでおく。
5．図書室・採精待合室の電気をつける。
6．採精室側の内鍵を開ける。
7．更衣室・リカバリー室・廊下（顕微鏡置き場）の電気をつける。
8．採卵後の状態の紙はリカバリー室カウンターに置く。
9．冷蔵庫から人数分のボルタレン® 坐剤50 mg（1人3個）を出し、リカバリー室カウンターに並べる。ケタラール® のバイアルも出し、OPUの麻酔器の上に置く。

3 OPUの準備

＊採卵者ご案内が最優先
＊入室時はキャップ・マスク着用
1．OPUの電気を2つともつける。
2．スリッパを5〜6足並べる。
3．音楽のボリュームはoffから1個目にする。
4．バケツ2つ（1つはガイド用）に水を入れ、処置台の左足側下に置く。
5．無影灯のコードは、手洗い側のコンセントに差し込む。
※ここからは手洗い後、行う
6．ホットプレートの電源を入れ、アルコール綿でプレート部分を拭く。細口生理食塩水500 ml（1人2本）を並べておく（温度の確認をする、図56）。
7．三連板ワゴンをアルコール綿で拭き、滅菌布を広げ、清潔操作でガイド・滅菌プローブカバー・3枚つなぎガーゼ・クスコ・セッシ・大綿球を人数分出す。ペアン・塚原も数本出す。ワゴンは手洗い側に移動しておく。

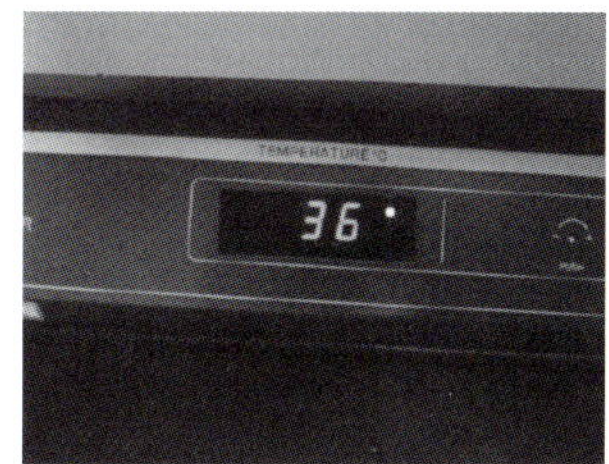

図56

8．卵胞液自動吸引用のワゴンを手洗い側（無影灯と三連板の間）に移動する。フットスイッチのコードは医師の邪魔にならないよう、汚水用ポリバケツの後ろを通し医師の右足側にセッティングする。コンセントは手洗い側のコンセント口に差し込み、必ず電源を入れておく。圧は勝手に変えないこと169！。スピッツ立てのキャップを右1個、左2個はずす（36.0℃）（図57）。
9．TVモニター下のカウンターに、

・**局麻の場合**：1%キシロカイン® 10 ml 2本・20 cc シリンジ・22 G カテラン針を人数分並べておく。

・**静麻の場合**：3 cc シリンジ 2 本を人数分並べておく。金庫からペンタジン® 15 mg 1 A・セルシン® 15 mg 1 A を人数分出し、一緒に並べておく（ペンタジンノートに必要事項を記入すること）。冷蔵庫よりケタラール® を出し、麻酔器の上に置く。

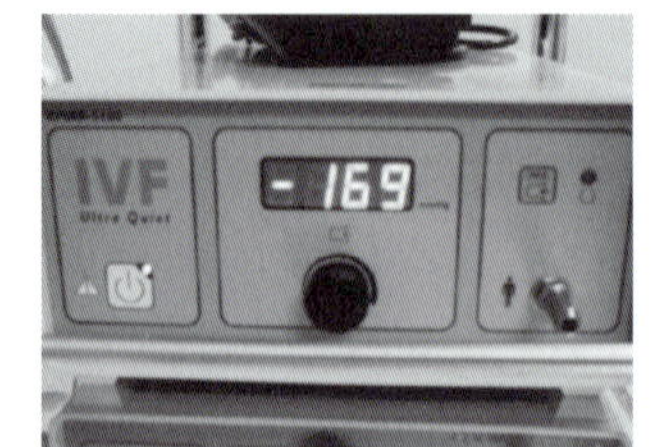

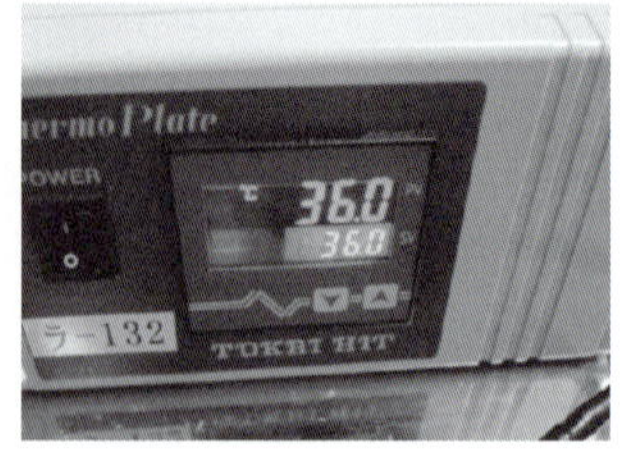

図 57

エコーの電源を入れ、画面が映ったら F 1 キーを押し画面に卵胞穿刺用のラインを出す。経腟プローブをアルコールガーゼで拭く（採卵前エコーの場合は経腟プローブにプローブカバーを付ける）（図 58）。

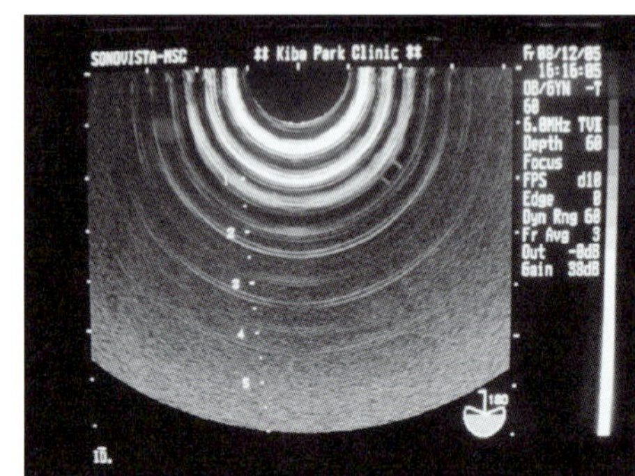

図 58

10. エコーとコンセントコードの接続部を、緩みがないようしっかり差し込む。
11. 麻酔器酸素の配管をつなげ、リークテストを行う。
12. 心電図モニターの電極をセットする。
13. 足のせの固定レバーが採卵側に出ないよう、処置台側に入れる。
14. 安静室に待機の看護師がいないときはナースコールを採卵室に入れる。その際はナースコールが鳴ることを確認する。
15. 電気メスがあるか確認する。

24 採卵日受付マニュアル

1 受付

＊ 3 階受付は患者様来院 15 分前に来るので、それまでは受付業務もあり。

1. 診察券を受け取り、カルテに挟む。同意書確認、当日渡された場合はコピーを行う。
2. 来院順を ART 表に記入しておく（採精案内は来院順のため）。

＊ 3 階受付がきてからは上記 1 と 2 は 3 階受付が行い、来院者がいることを教えてくれる。

2 患者様（夫）ご案内（来院順に）

1. 採精シールラベルのご夫婦名・カルテ No.・ICSI か IVF か Split かを再確認し、容器に貼り付ける。
2. 採精容器・紙袋・採精案内の紙を持ち、採精室へ案内する。必ずラベルを見せ、ご夫婦の氏名を読み上げ、間違いがないことを確認してもらう。

- 採精室が満室のときは、採精待合室に案内する。
- 採精後(高度乏精子症で採精結果待ちの必要がなく)すぐ仕事に行く予定の方には、緊急時の連絡先が携帯電話か職場になっていることを確認後、容器の提出をしたらそのまま仕事に行ってよいことを伝える。
- 採精後奥様の退院を待つ方には、採卵後2時間くらいで退院予定と伝える。
- 採精結果待ちの方には、看護師から OK が出るまでは3階フロアで待機と伝える。
- ラボから OK が出れば、すぐ本人に伝え、仕事に行ってもよいことを伝える。再度採精のときは、何回目かを記入したラベルを作り容器を渡して採精してもらう(所見が悪いときは3回ほど採精のこともある)。

3. 採精案内済みの札を患者様(夫)のカルテに付ける。

3 患者様(妻)ご案内(できるだけ採卵順に)

1. カルテ(ご夫婦分をセットにして)を持ち、リカバリールームに案内しベッド・ナースコール・トイレの説明をする。
2. 更衣室に案内し、オペ着に着替えてもらう。着替え後身長(小数点第1位)・体重(小数点第2位)を測定しカルテに記入する。
3. 継続している内服薬の追加処方はないか確認する。
4. カルテをリカバリー室のカウンターに置き、ボルタレン® 坐剤を外用薬袋に入れる(自宅に手持ちがある場合は、カルテのコスト表のところを消し、外用薬袋を片づける)。
5. 着替えが終わり、更衣室が空けば次の方を案内する。
6. ベッドに横になったら E_2・P・LH の採血をする。点滴があるので、ベッド奥側の腕から採血する。ベッド手前側の腕からしか採血できないときは、点滴もれを防ぐためできるだけ末梢寄りで採血する(更衣室の待ち状況によっては、着替え前に処置室で先に採血をする)。
7. 採血が終わったらハルトマン® 液にてルートをとる。

25 採卵介助(自動吸引)

1 OPU 入室

1. 採卵予定時間が近づいたらラボと院長にコールし、OK ならばトイレに行ってもらう(搾り出すように排尿と説明する)。
2. ショーツセット・ロッカーの鍵を預かる。
3. OPU 室前でカルテを見せ、ご本人の住所とご夫婦の氏名を読み上げ、本人であることを確認して入室する。

4．スリッパの履き替え時、転倒の恐れがあるのでしっかり支える。

5．ショーツセット・ロッカーの鍵はカゴの中に入れる。

6．カルテはTVモニター側のカウンターに置く。

7．**看護師1**：処置台に座って頂き、膝元にバスタオルをかける。
横になってもらい、足のせに両足を乗せ、陰部がしっかり露出されるよう腰を下にさげる。臀部にビニールシート・JKワイパーを差し込む。
両足に足袋をつけ、足が落ちないようテープで固定する。
無影灯をつけ、陰部にピントを合わせる。

看護師2：手台をつけ、モニターの電源を入れ、血圧計を点滴とは逆の上腕に装着し、血圧測定ボタンを押す。心電図の電極を胸に貼り、パルスオキシメーターを点滴した側の指に付ける。

8．スタッフが全員入室し、内鍵が閉まったらラボにコールし自動ドアを開けてもらう。

9．自動ドアが開いたら、自動ドアの電源をoffにする（確認する）。

2 採卵介助

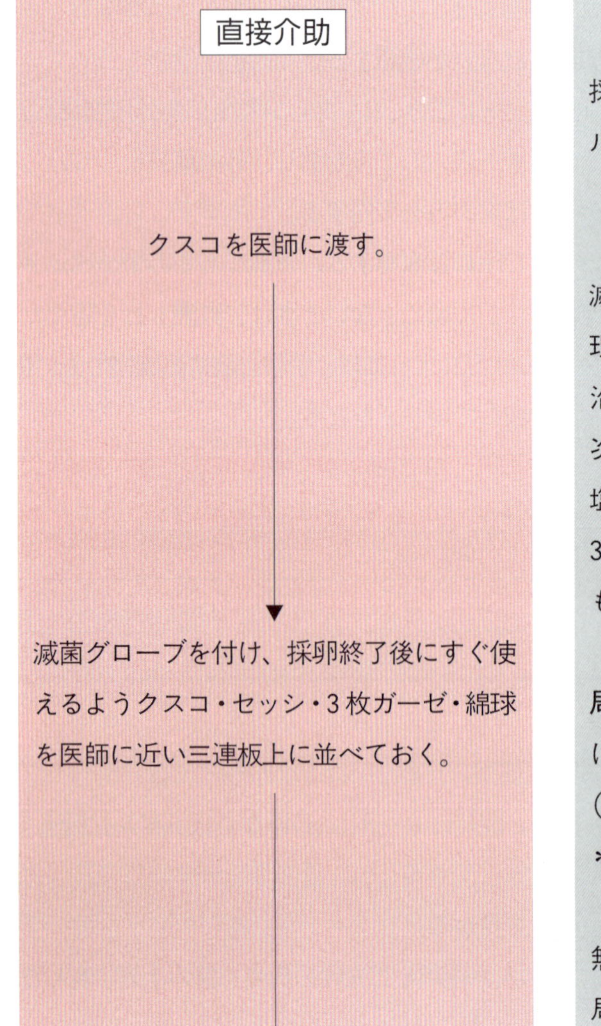

直接介助
クスコを医師に渡す。
滅菌グローブを付け、採卵終了後にすぐ使えるようクスコ・セッシ・3枚ガーゼ・綿球を医師に近い三連板上に並べておく。

間接介助

採卵前エコー時は、エコー後プローブをアルコールガーゼで拭く。

↓

滅菌綿棒1本を医師に取ってもらい、温生理食塩水を外陰部にかける（綿棒の動きに沿って流す）。
次の綿棒を取ってもらい、膣内に温生理食塩水を勢いよく流す。
3本目の綿棒を渡し、2本目の温生理食塩水も流しきったら洗浄は終了。

↓

局麻時、「1%キシロカインです」と声をかけキャップを取りシリンジを医師に渡す（無影灯は消さないこと）。
＊接続部をしっかり差し込む。

無影灯のライトを合わせる（左右）。
局麻の注入が終わったらシリンジキャップ

↓	の上端を持ち渡す。 ↓ キャップ装着後無影灯を消し、後ろに下げる。 ＊採卵針が触れないようライト部分をしっかり上にあげる。 ↓ 医師に滅菌グローブを渡す。 ↓
プローブカバー・ステンレス製のプローブガイド 16 G の順に医師に渡す。 ↓	エコーゼリーをプローブカバー内に入れる。 ↓
採卵針が 18 G であることを間接介助と確認し採卵針を受け取る。	**採卵針が 18 G であることを直接介助と確認し**採卵針の袋を開け、直接介助に採卵針を取ってもらう。 ↓
採卵針の針部分を医師に渡し、間接介助より吸引チューブを受け取り、接続をする。 ＊採卵針側接続部分を持って吸引チューブ側と接続する。 ＊垂直に差し込む。 ＊チューブ上部は触らない。 ↓	空チューブのキャップをはずし、そのチューブを直接介助に渡す。 ＊キャップは捨てる。 ＊チューブ上部は触らない。 ↓ 吸引チューブの先のガーゼをはずし、チューブを直接介助に渡す。 ＊チューブの先は触らない ↓
医師が培養液を吸引し始めたら、吸引スピードをチェックする。	培養液チューブの氏名を読み上げキャップを清潔にはずし医師に出す。 ＊医師にチューブの氏名が見えるように、また、チューブ口を傾ける。

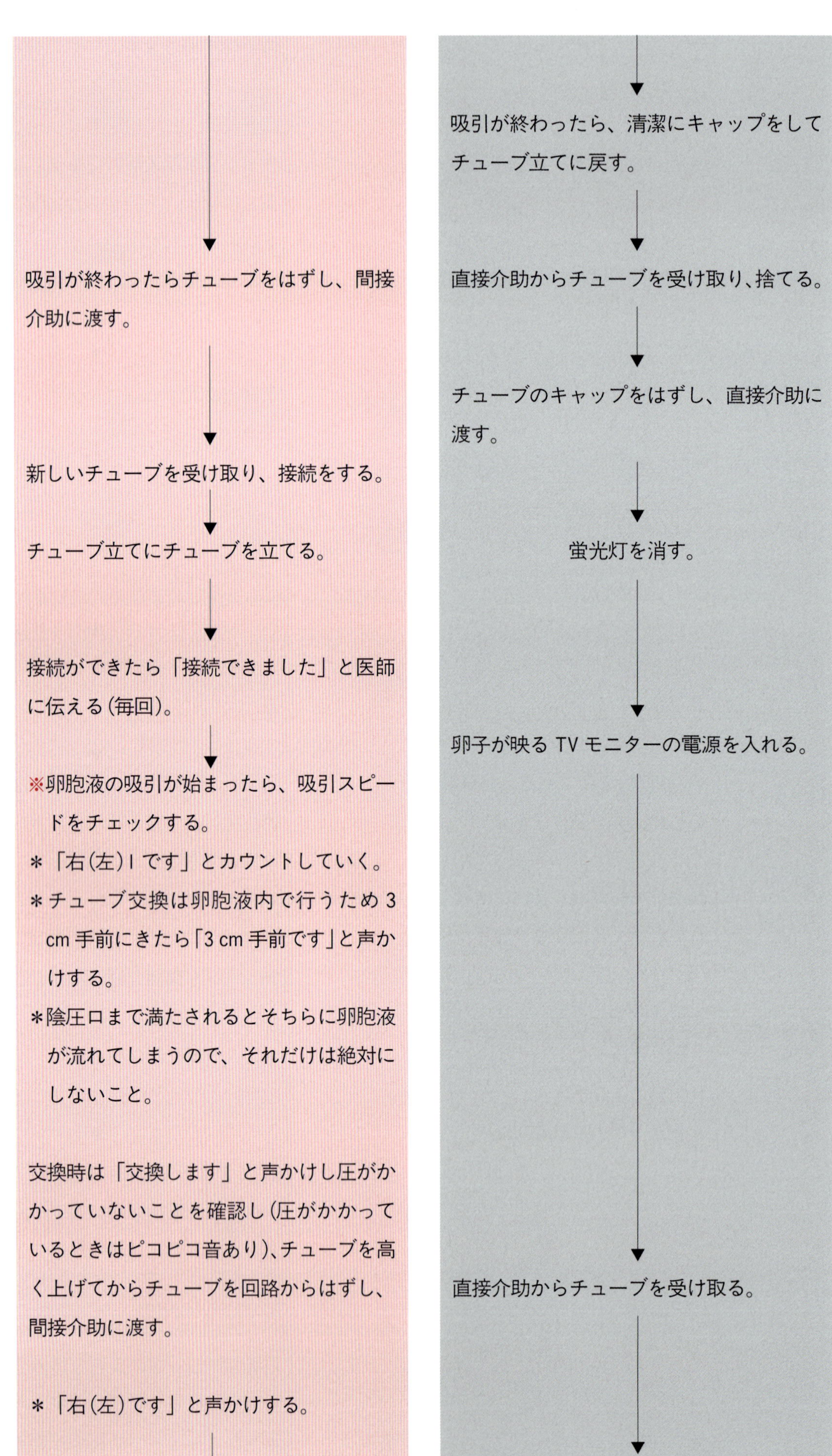
吸引が終わったらチューブをはずし、間接介助に渡す。
新しいチューブを受け取り、接続をする。
チューブ立てにチューブを立てる。
接続ができたら「接続できました」と医師に伝える(毎回)。
※卵胞液の吸引が始まったら、吸引スピードをチェックする。
＊「右(左)1です」とカウントしていく。
＊チューブ交換は卵胞液内で行うため3cm手前にきたら「3cm手前です」と声かけする。
＊陰圧口まで満たされるとそちらに卵胞液が流れてしまうので、それだけは絶対にしないこと。
交換時は「交換します」と声かけし圧がかかっていないことを確認し(圧がかかっているときはピコピコ音あり)、チューブを高く上げてからチューブを回路からはずし、間接介助に渡す。
＊「右(左)です」と声かけする。
吸引が終わったら、清潔にキャップをしてチューブ立てに戻す。
直接介助からチューブを受け取り、捨てる。
チューブのキャップをはずし、直接介助に渡す。
蛍光灯を消す。
卵子が映るTVモニターの電源を入れる。
直接介助からチューブを受け取る。
※新しいチューブのキャップを取り受け

新しいチューブをしっかり接続し、続きの卵胞液を吸う。※

↓

※〜※　繰り返し

↓

右(左)が終わり、医師が採卵針を抜き培養液を吸い終わったらチューブを間接介助に渡す。

＊「右(左)、○○個吸いました」と全吸引数を伝える。

↓

左(右)へ移る。

↓

採卵が終わったら間接介助に空のチューブをもらい、接続する(培養液が垂れてくるのを防ぐ)。吸引チューブの接続をはずし、チューブは吸引用ワゴンの上に置く。医師

取ったスピッツにつけ、新しいチューブを渡す。卵胞入りチューブはラボに渡す。

＊患者様氏名と右か左かを伝える(まだ途中なので、数は言わないこと)。

＊ラボがすぐに受け取れない場合はチューブを軽く握りチューブの温度変化に注意する。※

↓

※〜※　繰り返し

↓

培養液チューブの氏名を読み上げ、キャップを清潔にはずし医師に出す。

＊医師にチューブの氏名が確認できるように。

＊吸引中はチューブを動かさないこと。

↓

直接介助よりチューブを受け取りキャップし、ラボに渡す。

＊患者様氏名と「右(左)○個吸いました」と伝える。

↓

左(右)に移って最初のチューブ提出時は、「ここから左(右)です」と伝える。

↓

空のチューブのキャップを培養液チューブにつけ、チューブは直接介助に渡す。最後のチューブをラボに渡し、「これで終わりで

より採卵針を受け取り、手洗いシンクに片づける。
＊患者様の足元を通らないよう右回転して片づけること。

↓

医師にクスコを渡す。医師に綿球を挟んだセッシを渡す。出血の状態によっては、医師の指示でペアン・塚原鉗子・綿球などを渡す。最後に医師へ 3 枚つなぎガーゼを渡す。

↓

足袋を外す。陰部・臀部を拭き、ビニールシート・JK ワイパーを抜き取る。
＊抜き取り時に OPE 着を臀部まで下ろす。ショーツ（ナプキンつき）をつける。

↓

局麻の場合、ベッドまで歩行介助する。
静麻の場合と局麻でも耳鳴り・唇のしびれ・気分不快などがある場合はストレッチャーでベッドまで移動する。

す。」と伝え、培養液チューブも渡す。

↓

無影灯を付け、ピントを合わせる。
蛍光灯もつける。

医師がクスコをはずしたら、無影灯を消しモニターをはずす。
＊最終バイタルを確認してからはずす。
＊自動ドアが閉まる前に余まったチューブを返却する。

↓

採卵終了者のカルテは受付に回す。
＊ラボから次の採卵者の入室許可の電話があれば排尿してもらい入室する。

3 採卵直後の出血が多い場合

医師より「針・糸準備」と声がかかったらTESEセットとバイクリル0を三連板に開ける。指示にてアドナ® 50 mg・トランサミン® 250 mgを点注する場合もある。

<電気メスを使用する場合>

対極板を大腿に貼りコードを本体に接続、電気メスを医師に渡し、コードを本体に接続後、電気メスの電源をONにし凝固の強さを30にする。

医師はボタンを押しエラーが出ないか確認後使用する。

26 採卵後介助マニュアル

1 リカバリー室担当者

1. 抗生物質の点滴

皮内テストの結果を確認し、ハルトマン® 液内にセフメタゾン® 1gを混注する。

2. 血算採血

・抗生物質点滴が終わったら点滴とは逆の腕より採血をする。

①紫色のスピッツに採血(図59)。

②ラベルにカルテ番号、日付、名前(カタカナ)を記入しスピッツに貼る。

・採血後のスピッツは適宜2階へ降ろしてもらい、2階看護師が測定をする。

・測定結果は3階へ適宜届けるので、カルテ内に貼る。

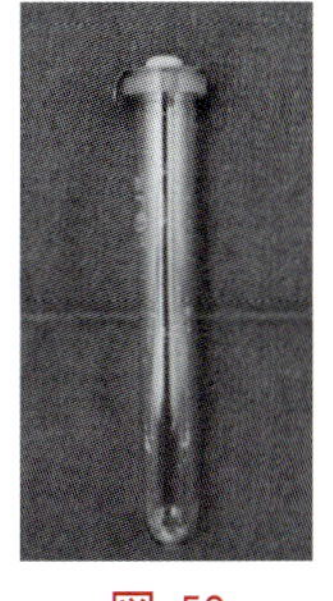

図 59

3. お茶・お菓子

・採血が終わったら出す。

・静麻の方には覚醒状態をみて出す。

4. OPU室片づけ・ETの準備

・プローブガイドは必ず看護師が洗う。

・プローブ・ホットプレート・三連板・処置台をアルコールガーゼで拭く。

・麻酔器酸素の配管をはずし、中央配管側は必ずキャップをする。

・ナースコールをリカバリー室より移動させている場合はリカバリー室に戻す。

5. 採卵後の状態の紙の記入と連絡先の確認

採卵順に氏名・電話番号(自宅・夫婦の携帯も)生年月日を記入する。記入ミスのないよう、電話番号を言ってもらい、看護師が復唱する。遠方の方でホテルに宿泊される場合は、ホテルの電話番号も聞いておく。

採卵当日の夕方(体調の確認)と翌日のお昼前後(受精状況のお知らせ)にこちらから連絡してよい番号を聞き、チェックしておく。仕事や家庭の事情でこちらから連絡できない場合は、クリニックに電話をかけてもらうように説明しその旨を必ず記入しておく。

6．退院後の生活と胚移植(ET)の説明(資料参照)

・3階受付から会計伝票の入ったカルテが届いてから行う。

・カルテを開き、チェックリストにチェックしながら行う。

・静麻の方には覚醒状態をみながら行う。

7．退院準備

全員帰れる状態(ケースバイケース)になれば

①着替え

②3階受付で会計と次回予約

③ガーゼ抜去

④医師と話

⑤帰宅の流れとすべて3階で行うことを説明し、順番に更衣室に入ってもらう。着替え後は3階受付に声をかけるよう伝える。

⑥カルテを3階受付カウンターに移動する。

8．内診室準備

診察室2・3の電気をつけ、内診台の電源を入れる。JKワイパーを敷く。水入りバケツを2診に置く。

ガーゼ抜去用のクスコセットを置く。

9．診察室1準備

「本日の卵子数・精子数」のファイルが、診察室1の机の引き出しにあるので本日分がラボから届いているか確認し、デスクに出しておく。

「採卵後の状態」の本日の紙も一緒におく(ファイルは2階に置いたままにしておく)。

27 ガーゼ抜去マニュアル

1 ガーゼ抜去・止血確認の補助

1．全員の会計が終われば3階受付が知らせてくれるので、2階診察室にコールして、ガーゼ抜去を依頼する。

2．診察室2と3に着替え順にお呼びして、カルテで氏名確認後、内診準備をしてもらう。

3．医師が来たら、クスコ・セッシを渡しライトをつけ、腟内にピントを合わせる。

4．診察が終われば、3階待合で待つよう伝える。

2 医師との話

・着替え順に診察室１にお呼びする。話が終わったら、帰宅してよいことを伝える。
＊全員との話が終わるまで、３階受付カウンター近くにいること。
・その後も、静麻・出血注意・遠方の方・痛みが強いなど他の方と一緒に退院できない方がいる場合は、リカバリー室に戻り、経過をみる。

3 体調確認の電話

・「採卵後の状態」の本日分の紙をコピーし、コピーは院長に直接渡す。原本は２階３診後ろに貼っておく。
・早番が帰る前に採卵者に連絡をして痛みや出血の状態を聞く（土曜日は遅番が、夕方に電話をする）。
・連絡が取れたら、「採卵後の状態」の原本の担当者欄にサインをする。
・全員と連絡が取れたら院長に伝え、「採卵後の状態」の原本を診察室２の後ろのファイルに戻す。

28 胚移植（ET）準備

1 必要物品準備（前日の早番が行う）

1．7.5 ノーパウダーグローブ２枚、滅菌大綿棒１袋、テスト用ウォーレス１本、テスト用北里１本を人数分。OPU の TV モニター側のカウンターに出す。
2．<胚移植後の生活について>の紙と、エストラーナ® 14 枚入り外用袋を人数分準備する。

2 当日の準備

＊カルテは早番が３階カウンターに準備する。
＊その他の準備は、採卵後にリカバリー担当者が行う（採卵のない日は ET 担当者が行う）。
1．OPU のダウンライトをつける。
2．スリッパを 4～5 足並べる。
3．音楽のボリュームは off から１個目にする。
4．バケツに水を入れ、処置台の左足側下に置く。
＊バケツとメディカルボックスは、ET 中医師の足に当たらないよう、処置台より少し離しておく。

5．足のせの固定レバーが医師側に出ないよう、処置台側に入れる。
6．無影灯のコードは、手洗い側のコンセントに差し込む。
7．ホットプレートの電源を入れ、アルコール綿でプレート部分を拭く。20 ml 生理食塩水1本を人数分と北里スタイレット1本をのせ、温めておく。
8．7.5ノーパウダーグローブ2枚・滅菌大綿棒1袋・テスト用ウォーレス1本を人数分、三連板ワゴンに並べる。
9．テスト用北里1本を人数分とARTセット・セッシ立てを手洗い側のカウンターに置く。
10. エコーの電源を入れ、経腟プローブにプローブカバー(外来エコー時と同じタイプ)を付ける。
11. エコーとコンセントコードの接続部を、緩みがないようしっかり差し込む。
12. プロゲステロン腟座剤34個セットを必要人数分(プロゲストン® 注射ではなく腟錠で補充する人の分)、冷蔵庫から出し、クーラーボックスに入れてOPU室のTVモニター下のカウンターに置く。
13. セルシン® 錠2 mgと紙コップの水を人数分トレイにのせ、1診デスクに置く(埃が入らないようカバーをしておくこと)。
14. カルテにDay 7のE_2・PとDay 10のB-scope＋E_2・PとDay 17の妊反＋血中hCG＋E_2・Pの診察予定日を記入する(医師が後で確認する)。プロゲストン® 注射を選択している場合は、毎日の注射のスケジュールも記入する(医師が後で確認する)。
15. 本日請求があれば、カルテ左寄りに請求印を押し記載する。ピン2にチェックをしてカルテに挟んでおく。
16. ラボからラボシートファイルが届いたら写真をカルテに貼る。報告書の次回診察日欄(Day 10•Day 17)を記入する。ラボシートファイルはホルモンコーディネーターの話が終わるまでは挟まない。
17. ＜胚移植後の生活について＞の紙とエストラーナ® の外用袋に氏名とエストラーナ® 開始日を記入し、カルテに挟む。

＊ 14と15については、「ET前チェックリスト」を参照。

3 長期培養になった際の介助

1．事前に長期培養とわかっている場合は胚移植(ET)日の時間をチェックしておく。
2．カルテ左寄りに請求印を押し、ブラストと記入する。ピン2にチェックをしてカルテに挟んでおく。
3．医師の話が終わった後、最優先の札を挟んで医師の指示のフロアで採血・注射・会計をする(2階処置室に看護師がいないときは看護師を探し、直接声をかけて最優先に採血注射をしてもらう)。
4．採血•注射を担当した看護師が、受付の人に「長期培養になりました。○階で会計お願い致します」と直接伝える。
5．再度、患者様が会計フロアで待たれていることを確認し、患者様には、すぐ会計になることを伝え、呼ばれるまで待合室で待っていて頂く。
6. ラボシートファイルは院長のチェック後ラボへ即返却する。

29 胚移植(ET)日介助(通常時)

1 OPU入室

＊入室前に毎回ラボにコールし、入室してよいか確認すること。

1. 医師との話とセルシン® 内服済みか確認後、カルテとラボシートを持ち、患者様(妻)をロッカー室へ案内し、手術着に着替え、帽子とマスクをしてもらう(ご主人様も一緒に入室する場合も同様に、ロッカー室で着替えてもらい、帽子とマスクをして奥様の準備が整うまで待つよう説明する)。ショーツ、ナプキン、BBT表を持参してもらい、OPUへ案内する。
2. OPU室前でカルテを見せ、住所・氏名を読み上げ、ご本人であることを確認して入室する。
3. ショーツを脱いでもらう。
4. ナプキンをつけたショーツを、下着用のカゴに入れてもらう。
5. 処置台に横になってもらい、足元にバスタオルをかける。
   - 足のせに両足を乗せ、陰部がしっかり露出されるよう2横指分ほど腰を下にさげる。
   - 臀部にJKワイパーを差し込み、足が落ちないよう下腿をテープで固定する。
   - 無影灯をつけ、陰部にピントを合わせる。
6. 内鍵を開ける(ご主人様が入室の場合は、ここで入室してもらう)。
7. スタッフが全員入室し内鍵が閉まったら、ラボにコールし自動ドアを開けてもらう。
8. 自動ドアが開いたら、自動ドアの電源をoffにする(確認する)。

2 胚移植(ET)介助

医師補助者

1. 経腟エコーが終了したら、7.5ノーパウダーグローブを渡す(医師が取り出しやすいよう、外袋の口を半分位開けて)。
2. 清潔操作でクスコを渡す。
3. 滅菌綿棒を清潔に渡し、温めた20 ml生理食塩水、1本分を腟内にそっと流し入れる(クスコに生理食塩水ボトルを当てないこと)。

腹部エコー担当者

1. 経腟エコー時にプローブの方向(=子宮の向き)を見て、腹部にエコーゼリーをつける。
2. 経腟エコーが終了したら、プローブ切り替えボタンを押し医師の指導のもと経腹プローブを子宮の向きに合わせて当てる。

4．培養液入りシリンジを渡す（キャップがついていかないようキャップ部分を押さえる）。
5．残りの綿棒を１本ずつ清潔に渡す。
6．7.5 ノーパウダーグローブを渡す。
7．医師指示のテスト用カテーテルを開ける。
・「○月○日です」と滅菌日を言う（2ヵ月あいているか確認！！）
・**北スタの場合**は、袋の内側を不潔にしないで保管しておく。
・ラボが入室するので、自動ドアの中央辺りにスリッパを一足準備する。
・医師がスタイレットを抜き取ったら、とっておいた袋に戻してもらい保管しておく。
・エコーをラボが入っても医師が見やすい位置に移動する。
8．TV モニターの電源を入れる。
9．エコー写真をカルテに貼り、子宮内膜の厚さをお持ち帰り用シートに記入する。また、医師の指示があれば卵巣の腫れの程度も記入する（中等度以上では OHSS の詳しい説明が必要なため、ET 後の説明用紙に、<OHSS について>と記入しておく）。
10．医師がカルテ内や処方薬の数をチェックしやすいよう、カルテは広げ、エストラーナ® や腟座剤を並べておく。

3．医師の指導のもとプローブを微調節して子宮内膜から頸管がよりよく見えるラインを探す。

30 胚移植（ET）日介助 TMET（経子宮筋層的胚移植）

a．対象

子宮の前屈・後屈が強く、北里スタイレットでトライしても（場合によっては塚原子宮腟部鉗子で引っ張っても）カテーテルが子宮口から入らない方、または数回胚移植を実施しても着床しない方に行う。

b．必要物品

生理食塩水 500 ml 1本、7.5 ノーパウダーグローブ 2枚、プローブガイド 1個、滅菌プローブカバー1個、滅菌大綿棒 3本入り 1袋、3枚つなぎガーゼ 1袋。

1 TMET OPU 入室・準備

1．トイレで、採卵時のように 1滴も残らないよう搾り出すように排尿してもらい、再入室する。
 ＊必ず、医師の指示があってから、もしくは確認後に排尿してもらうこと。
 ＊この間に必要物品の準備をする。

2．処置台に横になってもらい、足元にバスタオルをかける。
 足のせに両足を乗せ、陰部がしっかり露出できるように腰を下にさげる。
 臀部にビニールシート・JK ワイパーを差し込み、足が落ちないよう下腿をテープで固定する。
 無影灯をつけ、陰部にピントを合わせる。

3．スタッフが全員入室し内鍵が閉まったら、蛍光灯を消しダウンライトのあかりのみにする。ラボにコールし自動ドアを開けてもらう。

2 TMET 中の介助

看護師①

クスコを医師に渡す。

↓

ラボが入室するので、自動ドアの中央辺りにスリッパを 1 足出す。

↓

7.5 ノーパウダーグローブ、プローブカバー、プローブガイドの順に清潔操作で医師に渡す。

看護師②

（子宮内膜測定をした場合は、プローブをアルコールガーゼで拭く）

↓

・医師に滅菌綿棒を 1 本取ってもらい、温生理食塩水を外陰部にかける（綿棒の動きに合わせて）。
・次の綿棒を渡し、腟内を温生理食塩水で流す。最後の綿棒を渡したら、残りの生理食塩水を勢いよく流す。

↓

・医師の指示にて TMET 用針の外袋を、清潔操作で半分くらい開ける。
・不潔にしないよう注意しながらキャップがついていかないようキャップ部分を押

医師が「刺しますよ」と言うときが、恐怖のピークと思われるため、患者様の側に行き、声かけしたりする。身体を動かす恐れのある場合は骨盤を抑える。

↓

医師にクスコ・セッシを渡し、綿球を渡す。3枚ガーゼを渡す。

↓

医師がカルテにTMETと記入し、ウテメリン® 1錠(右のETコスト表の続きに)記入する。

さえ、針部分を医師に抜き取ってもらう。

↓

医師の指示にてエコー画面を拡大したり、ゲインの調節をする。

↓

・医師が抜き取った針を受け取る。
＊針先端と、医師が持つ部分が不潔にならないよう針の中央辺りを持つ。
・針はすぐ使うので、針先を天井に向け持ったまま待機する。

↓

医師の指示で針を医師に渡す。

↓

無影灯をつけ、ピントを合わせる。

↓

・安静時間は1時間で、安静解除後にガーゼ抜去があることを「ET後の皆様へ」に記入し、患者様にもそのことを伝える。
・ガーゼ挿入中の札をカルテ前に挟んでおく。
・ウテメリン® 1錠はリカバリー室のベッドに移動後、内服。

31 膀胱内生理食塩水注入

a．対象

胚移植(ET)時に膀胱内に尿が溜まっていない患者様。

＊医師の指示があるときのみ

b．必要物品

①37℃に温めた生理食塩水 500 m*l*　1本、カテーテルチップ　1個、14 Fr バルーンカテーテル　1本、

②キシロカイン® ゼリー、ハイアミン® 綿球

c．介助

①医師に滅菌手袋を渡す。セッシを渡しハイアミン® の万能つぼを差し出す。

②生理食塩水 500 m*l* のボトルにカテーテルチップを刺して 50 m*l* 吸う(繰り返す)。

③バルーンカテーテルに接続して医師に渡す。

④バルーンカテーテルの先にキシロカイン® ゼリーをつける(カルテには 3)生理食塩水 500 m*l* 4)14 Fr　バルーンカーテル 1本と記入する)。

⑤ラボに膀胱内に生理食塩水を何 cc 入れたかをラボに報告する。

32 胚移植(ET)後介助

1 ET 後

1．ラボに、子宮内膜の厚さ・E_2・P の補充方法・誘発中の子宮鏡・拡張術の有無とその日付を伝える。
2．腹部のゼリーを拭き取り、経腹プローブを片づける。
3．使用済みプローブカバーを新しいものに交換し、エコー画面をプローブ画面に切り替える。
4．JK ワイパーを外し、陰部・臀部を拭く。
5．処置台の上でショーツを付ける。
6．ストレッチャーを搬入し、腹圧がかからないように横になったまま移動してもらい、ベッドで 20 分間(状況によって 1時間のこともあり)安静にしてもらう。どうしても排尿したい場合はトイレに行ってもよいことを伝える。安静時間が過ぎても、ET 後の話と注射(プロゲストン® 注射を選択した方のみ)が終わるまでは帰らないよう伝える。
7．ウテメリン® 内服の方には、ベッドに移動後に内服してもらう。
8．ET 後の生活や薬の使い方(場合によっては OHSS)についての説明。基礎体温表のチェック。
9．黄体補充が注射の場合、プロゲストン® 50 mg を筋注し、カルテに印またはサインをする。
10．安静時間が過ぎれば 3 階受付にて、会計と次回の予約が終われば帰ってよいことを伝える。
11．カルテを 3 階受付に持っていく。

33 精巣生検（TESE）準備マニュアル

1 必要物品準備（前日の早番が行う）

1．閉塞性無精子症（OA）の場合

TESE セット、バイポーラ、3-0 バイクリル 1 本、11 号メス 1 枚、サージンパット 1 枚、18 G 針 1 本、23 G 針 1 本、27 G 針 1 本、20 G サーフロ針 1 本、20 cc シリンジ 2 本、1%キシロカイン® 1 V、7.5 パウダーグローブ 2 枚、滅菌布 3 枚、10 枚入り滅菌ガーゼ 1〜2 袋、ブアン液入り容器 1 個。生理食塩水 20 ml 1〜2 本（保温庫に入れておく）。綿球 3 個（カストチェック）。

2．非閉塞性無精子症（NOA）の場合

TESE セット、マイクロセッシ、顕微鏡・モニター、バイポーラ、電気メス、対極板、MQA、ハルトマン® 液 500 ml 1 本（点滴セット）、3-0 バイクリル 2 本、11 号メス 1 本、サージンパット 1〜2 枚、18 G 針 1 本、23 G 針 1 本、27 G 針 1 本、20 G サーフロ針 2 本、20 cc シリンジ 2 本、0.25 マーカイン 1 V、7.5 パウダーグローブ 2 枚、滅菌布 4 枚、10 枚入り滅菌ガーゼ 5 袋、ブアン液入り容器 1 個、滅菌バイコーラコード・セッシセット 1 袋、滅菌ガウン 2 枚、生理食塩水 20 ml 3〜4 本（保温庫に入れておく）。綿球 3 個（カストチェック）、背もたれ椅子 2 脚。

2 受付

＊カルテは早番が採卵者カルテと一緒に 3 階受付カウンターに持っていく。

1．診察券・同意書を受け取りコピーを取り患者様に渡し、原本はカルテに挟む。

＊ 3 階受付が来院されたことを教えてくれる。

2．採卵の進行具合をみながら OPE 開始 15〜30 分前くらいにボルタレン® 坐剤 50 mg 1 個を手渡し、自己挿肛してもらう。挿肛時間をメモし、カルテ前に貼っておく。カルテはリカバリー室カウンターに持っていく。

3．外用薬袋（ボルタレン® 坐剤 50 mg 6 個を入れる）・内服薬袋（パンスポリン® 錠 3 T×4 TD とアドナ® 錠 3 T×4 TD）・消毒セット袋（イソジン® 20 ml・消毒用綿棒（小）10 本・サージンプルーフ 10 枚）に日付と氏名を記入し、カルテに挟んでおく。

3 OPE室準備　OA

1．採卵の進行具合をみながら、三連板ワゴンに清潔操作で必要物品を出していく。
2．TVモニター下のカウンターに7.5パウダーグローブを並べておく。ブアン液入り容器と1%キシロカイン® も並べておく。ピン2・病理伝票・検体ネームシールも出しておく。

採卵が終わったら、
3．ホットプレートをアルコール綿で拭く（生理食塩水20 mlはまだ出さないこと）。
4．処置台をベッドに組み替え、ビニールシート・再生オイフ・JKワイパーの順に敷く。処置台を1番下までさげる。
5．精巣容積の大きい側からOPE、精巣容積が同じ場合は基本的に右からOPEすることを考慮して三連板などをセッティングする。
6．無影灯のコードを処置台足元のコンセントに差し込む。
7．バイポーラのコードを処置台足元のコンセントに差し込む。

4 OPE室準備　NOA（図60～62）

1．採卵の進行具合をみながら、三連板ワゴンに清潔操作で必要物品を出していく。
2．TVモニター下のカウンターに7.5パウダーグローブ、滅菌ガウンも並べておく。ブアン液入り容器と0.25%マーカイン® も並べておく。ピン2・病理伝票・検体ネームシールも出しておく。

採卵が終わったら、
3．ホットプレートをアルコール綿で拭く（生理食塩水20 mlはまだ出さないこと）。
4．処置台をベッドに組み替え、ビニールシート・再生オイフ・JKワイパーの順に敷く。処置台を1番下までさげる。
5．顕微鏡・顕微鏡用モニター・背もたれ椅子の搬入とセッティング。

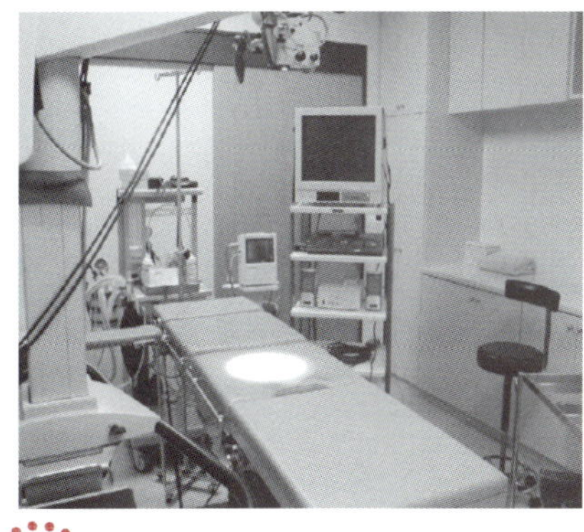
図60　ベッドとモニターの位置

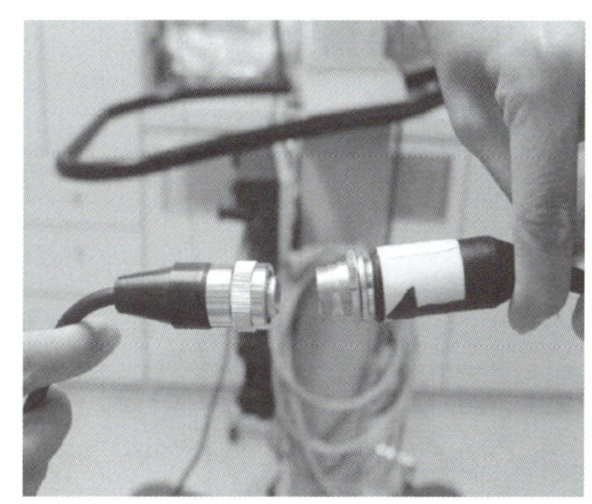
図61　カメラコードの接続

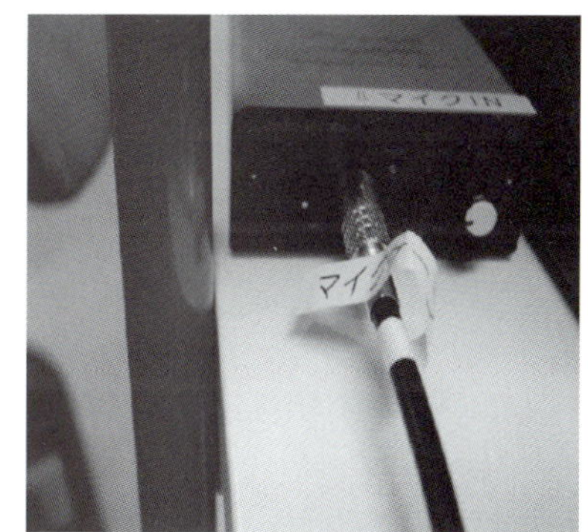

図62　マイクコードの接続

6. 精巣容積の大きい側からOPE、精巣容積が同じ場合は基本的に右からOPEすることを考慮して三連板などをセッティングする。
7. 電気メスのコードを処置台足元のコンセントに差し込む。

5 OPE室入室・準備　OA

1. 必ず排尿してもらう。
2. ブリーフを持参しているか確認し、OPE室へ案内する。奥様は3階フロアで待ってもらう。
3. OPE室前でカルテを見せ、住所・氏名を読み上げ、本人であることを確認して入室する。同意書があるか再確認する。靴はスリッパに履き替え、ブリーフなどの荷物はOPE室内のロッカーに入れてもらう。着替え中は内鍵を閉めておく。
4. 上半身はTシャツ1枚に、下半身はズボン・下着を脱ぎバスタオルを巻いてもらう。
5. 処置台に横になったら、処置台を1番上まであげ、手台を付け両腕を左右に伸ばしてもらい、L字を立てバスタオルをかける。
6. Tシャツを胸まで上げる(特に背中は消毒液が回りやすい)。
7. 無影灯のピントを合わせる。

6 OPE室入室・準備　NOA

1. 必ず排尿してもらう。
2. ブリーフを持参しているか確認し、OPE室へ案内する。奥様は3階フロアで待ってもらう。
3. OPE室前でカルテを見せ、住所・氏名を読み上げ、本人であることを確認して入室する。同意書があるか再確認する。靴はスリッパに履き替え、ブリーフなどの荷物はOPE室内のロッカーに入れてもらう。着替え中は内鍵を閉めておく。
4. 上半身はTシャツ1枚に、下半身はズボン・下着を脱ぎバスタオルを巻いてもらう。
5. 処置台に横になったら、処置台を1番上まであげ、手台を付け両腕を左右に伸ばしてもらい、L字を立てバスタオルをかける。
6. Tシャツを胸まで上げる(特に背中は消毒液が回りやすい)。
7. モニター・対極板装着。
8. 点滴(ハルトマン)確保。
9. 顕微鏡の光源を2.0　電気メス(図63)の強さを30・30にしてきちんと作動するかテストしておく。

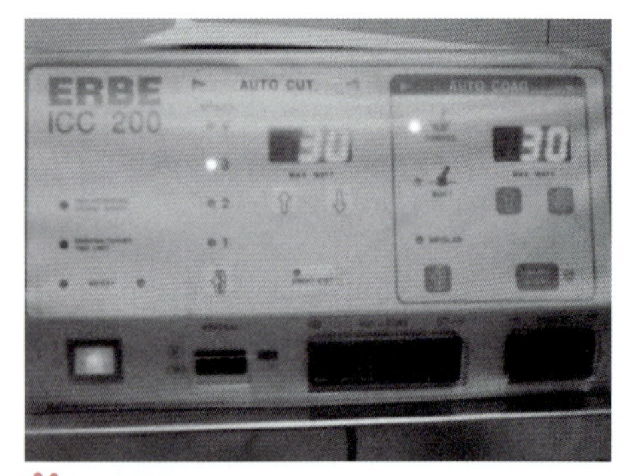

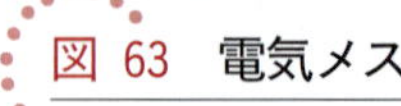
図63　電気メス

34 TESE 介助マニュアル(NOA)

直接介助	間接介助
・滅菌ガウン、滅菌グローブの着用	・ガウン着用の介助
<メスの取り付け> ・20 cc シリンジに 18 G 針を付け 0.25% マーカイン® を 1 V 分吸う。吸い終わったら生理食塩水と間違えないようにすぐ 23 G 針に付け替える。	・0.25%マーカイン® を出す。
・持針器にバイクリルを付ける。 ・コッヘルでイソジン® 綿球を医師に渡たす。	・イソジン® 液を綿球とその周囲にたっぷりかける。

<消毒範囲>(図 64)

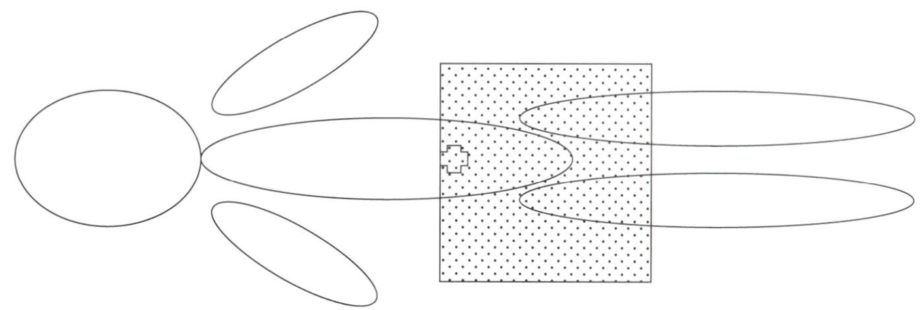

図 64

直接介助	間接介助
・新しい綿球をコッヘルにつけイソジン® 消毒跡にハイポ消毒をする(医師)。 ・「アルコールなので最初は冷たいが、段々熱く感じる」ことを伝える(医師)。	・ハイポ液を綿球に少量かける。
・滅菌オイフを足側から 3 枚かける(足先が出ないように)。	・オイフが顔にかからないかチェックする。
・バイポーラセッシをコードにしっかり差し込み、コード端を間接介助に渡す。セッシ側はすぐに使えるようにオイフ上に置く。 ・電気メスのコード端を間接介助に渡す。	・バイポーラと電気メスのコードを本体に接続し電源を入れる。

<癒着や出血状態で手順は変わるが、基本的な流れを示す>

・長クーパーを渡す（オイフを切り、OPE部位を露出する）。

・0.25%マーカイン® 入りシリンジを渡す（精管の横に走っている神経に伝達麻酔を行う）（図 65）。

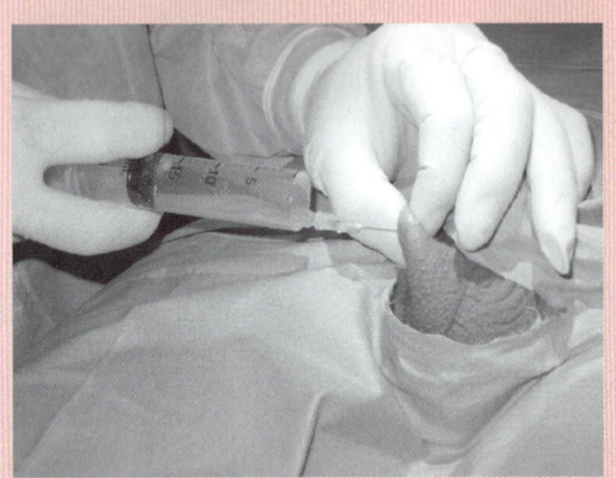

図 65

・シリンジの針を 23 G から 27 G に付け替え、渡す（図 66）。

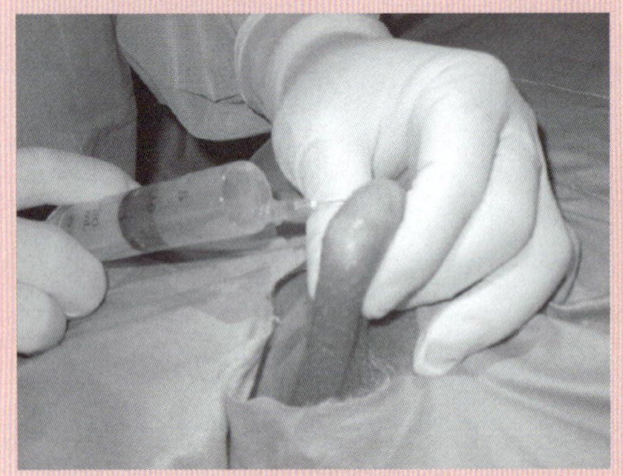

図 66

・メスを渡し、ガーゼを出す（皮膚切開と止血）。

・曲ペアン 2 本を渡す（切開した皮膚の両端をつかむ）。

・電気メスを渡し 2 本の曲ペアンを左右に開くように持つ（漿膜切開）。

・医師が眼科用クーパー使用する場合あり。

・カルテをラボに渡す。

・入室時・麻酔開始・執刀開始・顕微鏡セット終了後・閉創時・終了時にバイタル確認！

・メスを渡す（白膜の切開と止血）。

・眼科用のクーパーを渡す（白膜切開）（図67）。

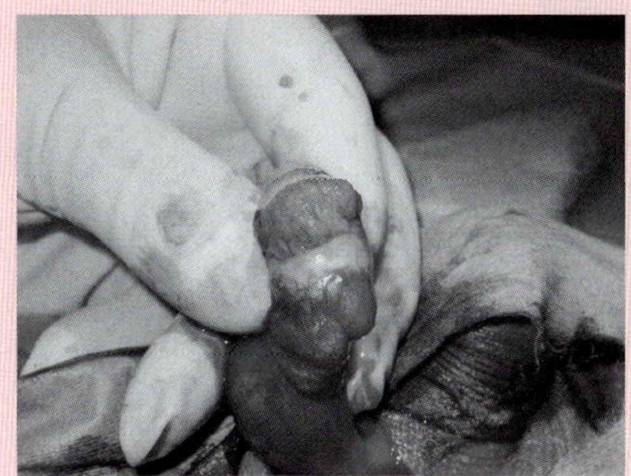

図 67

・曲ペアン 2 本を渡す（切開した白膜の両端をつかみ精巣を割るように割く）（図68）。

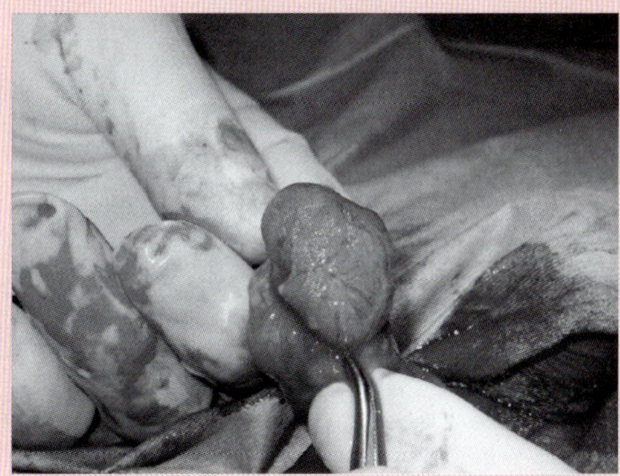

図 68

・ガーゼの束（5 枚）を精巣を中心に 4 方向敷く（図 69）。

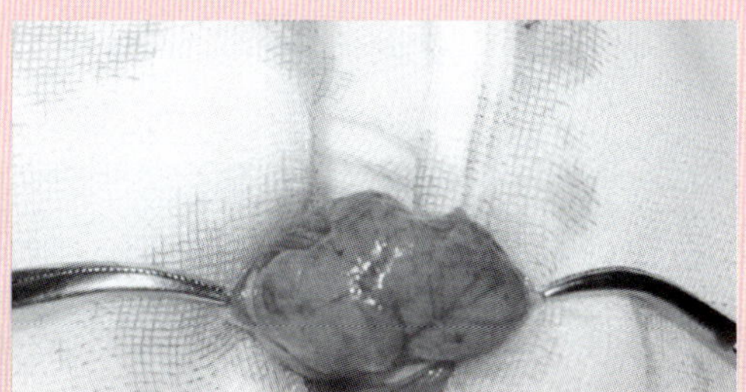

図 69

＊医師が手袋を外し、顕微鏡のセッティングを行う（図 70）。

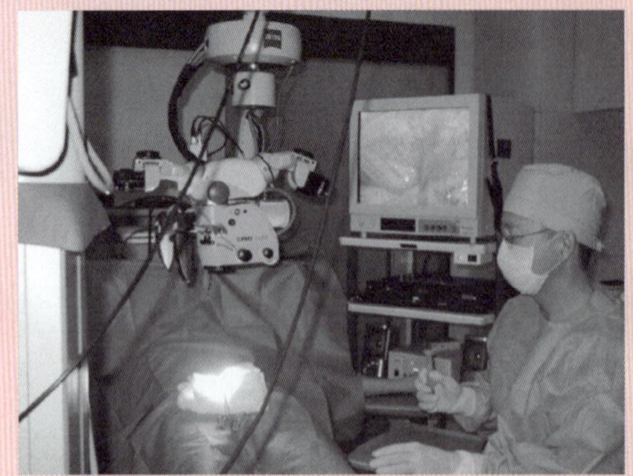

図 70

・生理食塩水をもらう（20 cc シリンジに 20 G サーフロ針）。

・MQA を曲ペアンに挟む。

・セッシを渡し、新しいガーゼを 1 枚置く。

・医師の指示のもと、生理食塩水を術野にかける（血液を流し、精細管を見やすくする）（図 72）。

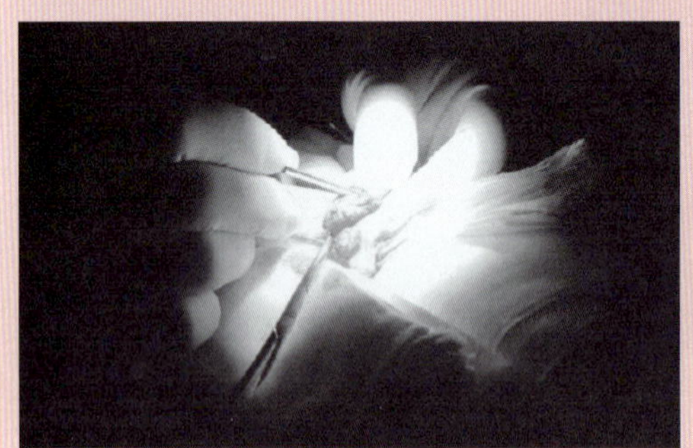

図 72

・医師が採取した精細管に生理食塩水をかける（組織の血液を流す）。

＊繰り返し

・OPE 台を下げる（医師の指示）

・新しい手袋を渡す。

・組織が出る直前に保温庫から 20 cc 生理食塩水を出し、直接介助に吸ってもらう（冷めた生理食塩水では精細管が収縮してしまう）。

・バイポーラへ切り替える（図 71）。

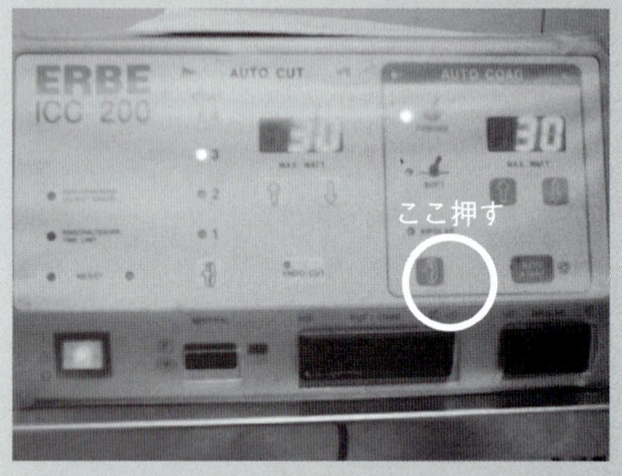

図 71

・医師の指示により HD の録画を始める（図 73）。

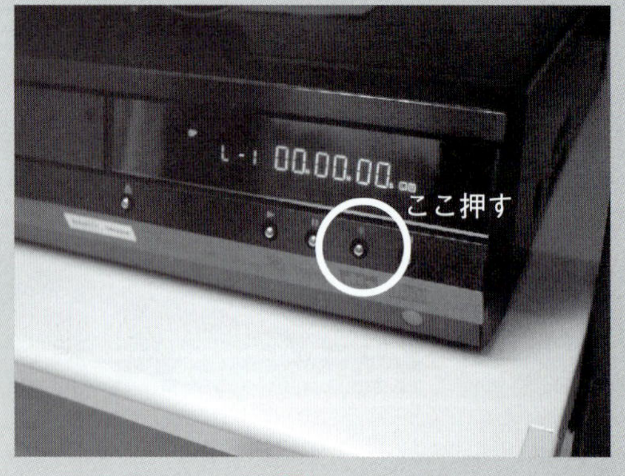

図 73

・組織が出たら、ディッシュを手のひらにのせ、清潔野に触れないように手を伸ばし組織を入れてもらい、「1 です」と数をカウントしていく（図 74）。

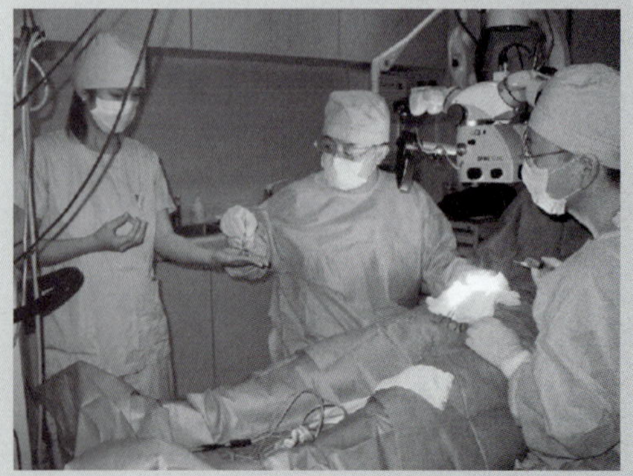

図 74

＊繰り返し

・ブアン（病理）用・DNAの検体には生食水をかけずに、直ペアンに1片ずつ乗せ、ペアンごと間接介助に渡す。
＊組織を比べ、大きい方がブアン用。渡すとき、どちらがブアン用でDNA用なのか伝えること。

・TVモニターの電源を入れる（ラボから「1番見ます」と声がかかったら）。
・常に、空のディッシュが最低1個はあることをチェックして出す。必要時はラボに「ディッシュ下さい」と声かけする（あと何ディッシュ必要か院長に確認する）。

・針糸つき持針器を渡す（白膜の単結節縫合）。

・長クーパーを渡す。

・持針器に新しい針糸を取り付け、渡す（漿膜の連続縫合）。
・1針縫ったら、医師の指導のもとに糸の端（できるだけ端）を曲ペアンで挟んでおく。

・ブアン・DNA用の検体が出たら、直ペアンごと受け取り、DNA用はラボに渡す。ブアン用はブアン液入り容器に入れ、ネームシールを貼る。
・HD録画を終了する。
・顕微鏡を真上に上げる。
・白膜が縫合し終わり。

・1針縫うごとに糸を左手で持ち（自分側に引く感じ）、ガーゼを持った右手で糸の緩みを締める。

・最後のディッシュをラボに出すときに「右（左）、○片とりました」と伝える。

・長クーパーを渡す。

・精巣の固定に使用していたガーゼをはずす（精巣を表皮下に戻す）。

・患者様の様子を観察し、時々声かけをする。

・持針器に余った針糸（長い方）を取り付け、渡す（表皮の単結節縫合）。

・医師の指導のもとに精巣を持ち上げるようにつかみ、固定する。漿膜の切開部分と表皮の切開部分が重なるよう、そして漿膜と表皮の間にすき間がないように持つ。一度固定したら、表皮の縫合が終わるまで手をはずさない・ずらさないこと。

・終了近くになると、ラボからカルテを戻して、手術の経過をカルテに記入する。また、カルテ内のコスト表にガーゼや生理食塩水などわかる範囲で使用数を記入しておく。

・長クーパーを渡す。

・イソジン® 液つき綿球・ガーゼを渡す（消毒）。

・サージンパッドを傷口に貼る。

35 TESE 介助マニュアル（OA）

直接介助

＜癒着や出血状態で手順は変わるが、基本的な流れを示す＞

・長クーパーを渡す（オイフを切り、OPE 部位を露出する）。

・1%キシロカイン® 入りシリンジを渡す（精管の横についている神経に伝達麻酔を行う）。

・シリンジの針を 23 G から 27 G に付け替え、渡す。

・メスを渡し、ガーゼを出す（皮膚切開と止血）。

・曲ペアン 2 本を渡す（切開した皮膚の両端をつかむ）。

・直クーパーを渡し、曲ペアンを左右に開くように持つ（漿膜切開）。

・メスを渡し、ガーゼを出す（白膜の切開と止血）。

・曲ペアン 2 本を渡す。

・セッシを渡し、新しいガーゼを 1 枚置く（精巣実質をガーゼ上に取り出す）。

間接介助

・カルテをラボに渡す。

・20 cc シリンジに 20 G サーフロを付け、20 cc の生理食塩水を吸い、医師が採取した精巣組織に生理食塩水をかける（組織の血液を流す）。	・組織が出る直前に保温庫から 20 cc 生理食塩水を出し、直接介助に吸ってもらう（冷めた生理食塩水では精細管が収縮してしまう）。
・ブアン（病理）用・DNA の検体には生理食塩水をかけずに、直ペアンに 1 片ずつ乗せ、ペアンごと間接介助に渡す。 ＊組織を比べ、大きい方がブアン用。渡すとき、どちらがブアン用で DNA 用なのか伝えること。	・組織が出たら、ディッシュを手のひらにのせ、清潔野に触れないように手を伸ばし組織を入れてもらい、「1 です」と数をカウントしていく。一皿目はすぐにラボに提出し、2 片目以降は 5 片くらいずつ提出する。
・針糸つき持針器を渡す（白膜の単結節縫合）。 ・長クーパーを渡す。	・ブアン・DNA 用の検体が出たら、直ペアンごと受け取り、DNA 用はラボに渡す。ブアン用はブアン液入り容器に入れ、ネームシールを貼る。
・持針器に新しい針糸を取り付け、渡す（漿膜の連続縫合）。 ・1 針縫ったら、医師の指導のもとに、糸の端を（できるだけ端）曲ペアンで挟んでおく。	・白膜が縫合し終わり。 ・最後のディッシュをラボに出すときに「右（左）、○片とりました」と伝える。
・1 針縫うごとに糸を左手で持ち（自分側に引く感じ）、ガーゼを持った右手で糸の緩みを締める。	・患者様の様子を観察し、時々声かけをする。
・長クーパーを渡す。	
・精巣の固定に使用していたばらしガーゼをはずす（精巣を表皮下に戻す）。	・終了近くになると、カルテ内のコスト表にガーゼや生理食塩水などわかる範囲で

・持針器に余った針糸（長い方）を取り付け、渡す（表皮の単結節縫合）。

・精巣を持ち上げるようにつかみ、固定する。

・漿膜の切開部分と表皮の切開部分が重なるよう、そして漿膜と表皮の間にすき間がないように持つ。

・一度固定したら、表皮の縫合が終わるまで手をはずさない・ずらさないこと。

・長クーパーを渡す。

・イソジン® 液つき綿球・ガーゼを渡す（消毒）。

・サージンパッドを傷口に貼る。

使用数を記入しておく。

36 TESE後介助マニュアル

1．医師よりOPE終了と告げられたら、患者様の身体についているイソジン® や出血を拭く。

2．起立時めまい、嘔気などの症状の有無を聞き、問題なければ着替えて頂く。

3．カルテと病理検体を持ち患者様を2階のベッドへ案内する（カルテは受付に回す）。

4．TESE後、ディッシュ（精巣組織を入れる容器）をラボに返し忘れた場合については以下の手順で渡す。

①ラボに電話をかける（返し忘れがあることを伝える）。

②採卵室に入り、入口のカギをかける。

③ラボに電話をかけ、ドアを開けてもらう。

④ディッシュをラボに渡す。

⑤ドアを閉めてもらう。

5．疼痛や気分不快などなければ、

・内服薬について

・消毒方法について

・抜糸までの生活について

・緊急時の連絡先

・患者様の連絡先

を説明する。

6．診察をして終了。

1．抜糸

a．必要物品

ハイアミン® 、綿球、小セッシ、クーパー、ディスポグローブ。

b．準備

手術室の台をベッドに組み替え臀部にJKワイパーを敷く。

c．介助

①手術室に案内しスリッパに履き替えズボン・下着を脱ぎバスタオルを巻いてもらい台に上がって頂く。

＊創部の絆創膏は自分で剥して頂く。

②創部にライトを当て、医師にセッシ→消毒→クーパーの順で渡す。

③消毒後OA時は絆創膏、NOA時はガーゼを当てテープで固定する。

④着替え後、待合でお待ち頂くようにする。カルテは医師記入後院長に回す。

⑤江東微研から戻ってきたスライドを2診裏の顕微鏡にセットする。

37 PESA（経皮的精巣上体精子吸引術）介助マニュアル

＜準備＞

TESE器械セット、1 m*l* シリンジ（針なし）1本、22 G カテラン針、20 m*l* シリンジ、1%キシロカイン®、23 G 針、バンドエイド1枚、パウダーグローブ、滅菌布3枚、10枚入り滅菌ガーゼ1袋、綿球3個（カストチェック）。

1 受付

＊カルテは早番が採卵者カルテと一緒に3階受付カウンターに持っていく。

1．診察券・同意書を受け取りコピーを取り患者様に渡し、原本はカルテに挟む。

＊3階受付が来院されたことを教えてくれる。

2．採卵の進行具合をみながらOPE開始15〜30分前くらいにボルタレン®坐剤50 mg 1個を手渡し、自己挿肛してもらう。挿肛時間をメモし、カルテ前に貼っておく。カルテはリカバリー室カウンターに持っていく。

3．内服薬袋（パンスポリン®錠3 Cap 3 n×4 TDとアドナ®錠3 Tab 3 n×4 TD）に日付と氏名を記入し、カルテに挟んでおく。

2 OPE室準備

1．採卵の進行具合をみながら、三連板ワゴンに清潔操作で必要物品を出していく。

2．TVモニター下のカウンターに7.5パウダーグローブを並べておく。1%キシロカイン®も並べておく。ピン2も出しておく。

採卵が終わったら、

3．ホットプレートをアルコール綿で拭く。

4．処置台をベッドに組み替え、ビニールシート・再生オイフ・JKワイパーの順に敷く。処置台を1番下までさげる。

5．精巣容積の大きい側から実施、精巣容積が同じ場合は基本的に右から実施することを考慮して三連板などをセッティングする。

6．無影灯のコードを処置台足元のコンセントに差し込む。

3 介助

1．消毒範囲（図 75）

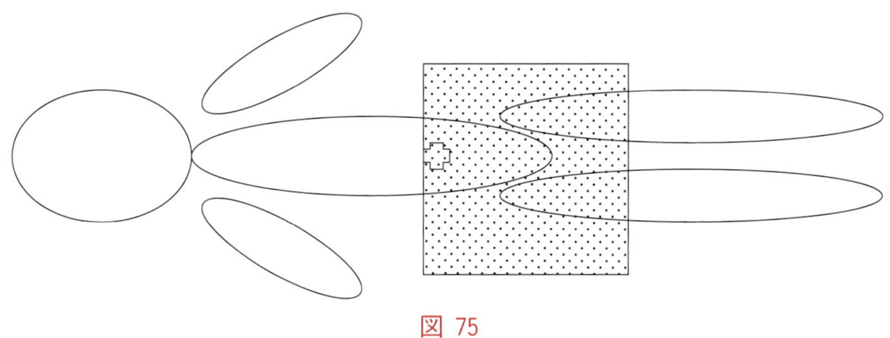

図 75

2．消毒

- 綿球つきのコッヘルを医師に渡す（医師がイソジン® 消毒で消毒をする）。
- 綿球つきのコッヘルを医師に渡す（医師がハイポアルコールで消毒をする）。
- 綿球つきのコッヘルを医師に渡す（医師が生理食塩水でアルコールを洗い流す）。
- 滅菌オイフを足側から 3 枚かける（足先がでないように）。

3．PESA 開始（図 76）

- 長クーパーを渡す（オイフを切り、OPE 部位を露出する）。
- 1%キシロカイン® 入りシリンジを渡す（精管の横についている神経に浸潤麻酔を行う）。
- 1 ml シリンジを渡す（医師がシリンジ内に培養液を少量入れる）。
- 1 ml シリンジに 22 G カテラン針を付け渡す（医師が精巣上体を穿刺）。
- 精子確認後は医師が精巣上体を圧迫する。

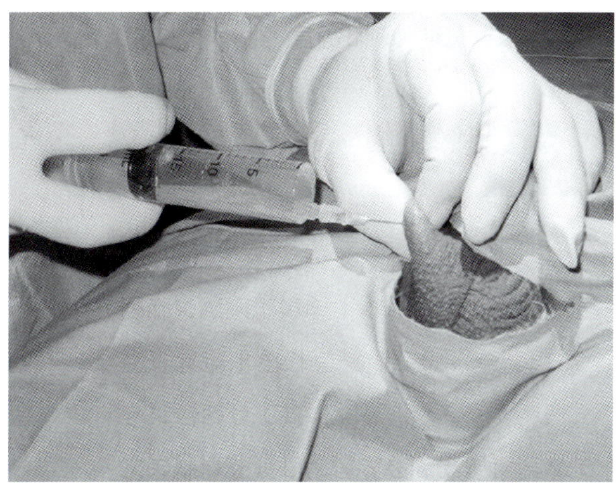

図 76

4 PESA 後介助マニュアル

1．医師より OPE 終了と告げられたら、イソジン® を拭く。
2．バンドエイドを貼る。
3．起立時めまい、嘔気などの症状の有無を聞き、問題なければ着替えて頂く。
4．カルテと検体を持ち患者様を 2 階のベッドへ案内する（カルテは受付に回す）。

5．疼痛や気分不快などなければ、
・内服薬について
・緊急時の連絡先
・患者様の連絡先
・凍結精子同意書
を説明する。
6．診察をして終了。
＊1週間後に精巣上体の確認に来て頂く。

1．必要物品

ビニール手袋

2．準備

手術室の台をベッドに組み替え臀部に JK ワイパーを敷く。

3．介助

1．手術室に案内しスリッパに履き替えズボン・下着を脱ぎバスタオルを巻いてもらい台に上がって頂く。
＊創部の絆創膏は自分で剥がして頂く。
2．創部にライトを当てる。
3．着替え後、待合でお待ち頂くようにする。カルテ記入後お話。

38 救急カート・酸素吸入器の点検マニュアル

・OPU 室の救急カートのカギは朝、超早が鍵を開け、管理し胚移植（ET）後に鍵を閉め 2 階受付カウンターに戻す。
・2 階の救急カートの鍵はコーディネートルーム 3 にて管理する。2 階手術室を使用前にその日のリーダーが 2 階救急カートの鍵を開け、手術室使用後鍵を閉める。
・3 階のカートは早番が明日の準備をする段階で点検する。2 階のカートは毎週木曜日の早番が採卵後点検する。

1 救急カートの点検手順

①薬の定数はあるかを確認する。
②薬の有効期限を確認する。
③滅菌物の有効期限を確認する。
④輸液セットや注射針などはあるかを確認する。

⑤喉頭鏡の電池確認

上記を確認し、確認ノートにサインをする。薬の有効期限が過ぎていたりした場合は主任に報告し発注する（確認ノートは救急カートの上に置いておく）。

2 酸素吸入器の点検手順

①酸素ボンベを閉める。

②酸素ボンベを閉めた状態で減圧弁側のみで酸素を流し、酸素ボンベの圧を0にする。

③酸素ボンベの圧が0になったら酸素減圧弁を閉める。

④酸素ボンベを開け、酸素ボンベの圧を確認する。

上記を確認し確認ノートにボンベ圧を記入しサインをする。目盛りが3をきっていた場合は主任に報告し発注する（確認ノートは各階の救急カートの上に置いておく）。

39 フィルム管理手順書

1．当院で撮影したもの

①フィルムに名前、カルテ No.、日付があるか確認後、4枚一緒に診察室7番に置いてある箱の中に入れる。

②箱がいっぱいになったら、倉庫に日付順に片づける。

2．患者様より預かったもの

①ノートに名前、カルテ No.、日付、サイン、フィルムの種類を記入する。

②カルテに「○○お預かり中」のメモを貼り、フィルムの袋にカルテ No. を記入する。

③受付が対応した場合は、看護師に保管を依頼する。預かったフィルムは、倉庫に入れる。

④返却依頼があったときは、倉庫よりフィルムを出し、ノートに返却日を記入しサインをする。カルテに貼ったメモを取る。

40 凍結精子移動マニュアル

1．患者様より凍結精子の移動依頼があったとき「凍結精子移動依頼書」を記入する。

①カルテ番号、患者様氏名、住所、電話番号、凍結日、移動日時、本数を記入しサインする。

②院長に確認後サインをしてもらったら依頼書をラボへ渡す。

③患者様には「凍結精子移動願」を渡す。

2．移動当日

①2階コーディネート室で原則的に患者様本人、医師、看護師、エンブリオロジストにより凍

結精子依頼書、凍結精子移動願、カルテ、凍結チューブの患者様氏名、カルテ番号、本数を確認する。

②凍結精子移動願は２枚コピーし１枚は患者様へ１枚はラボへ渡す。

③凍結精子依頼書はラボが保管する。

41 看護部購買マニュアル

1 看護部薬品発注

1．物品・薬剤の箱を開封したら、開封した者が物品請求用紙に薬品名を記入する。

2．物品・薬品請求担当者が物品請求を毎朝確認し注文書に記入、注文者名にサインをし看護主任のサインをもらいFAXする。その後、院長へ確認してもらう。

＊物品・薬品請求担当者が休みの場合は看護主任が朝確認する。

2 看護部納品時

1．看護部で発注したものが納品された場合、注文書と照らし合わせ確認し注文書の数量横に赤でチェックを入れサインまたはハンコを押す。

2．外来中の納品の場合は受付裏の黄色の箱に納品された物品を入れておき、外来終了後に所定の場所にしまう。

3 看護部薬品発注時欠品

急ぎの際に発注したものが欠品の場合は、購買先リストの中にある他業者に連絡し取り寄せる。

4 看護部薬品処方時欠品

1．医師より処方を受けた薬品が欠品していた場合は院長へ報告をする。

2．業者へ連絡をしすぐに持ってきてもらえるか確認をとる。

・すぐに持ってきてもらえる場合：院長にその旨を話し、患者様が可能であれば待って頂く。

・すぐに持ってきてもらえない場合：院長にその旨を話し、患者様に後日取りに来て頂く。

5 看護部不適合品対処

1．不適合品（発注したものと違う・不良品）があった場合、その物品をコーディネートルーム

3の倉庫前にあるグレーの箱に入れ期限切れ返品ノートに記入し看護主任に報告し看護主任が業者に連絡する。

2．看護主任が後日業者の担当者と直接話をし、不適合品を返品し新しい部品を納品してもらう。

3．返品者はノートに日付サインをする。

42 薬品管理手順書

下記の薬品(劇薬)は他の薬品と区別し保管する。

・八味地黄丸
・インフルエンザ HA ワクチン
・1%キシロカイン®
・グリコラン®
・ディスオーパ®
・テルロン®
・ネオペルカミン S®
・パーロデル®
・ボルタレン® 坐剤
・0.25%マーカイン®
・リュープリン®
・乾燥弱毒生風疹ワクチン
・ケタラール®
・ロキソニン®
・パルタン M®
・ボルタレン® 内服用

また、冷所保存の薬品(劇薬)は冷蔵庫内の定められた場所のみ保管とする。

・(ボルタレン® 坐剤・ケタラール® ・1%ディプリバン®)

＊毒薬は他の薬品と区別し保管する(当院ではサクシン® のみ)。

＊向精神薬(当院ではペンタジンのみ)は鍵のかかる保管庫に保管する。

＊使用時は日付・患者様氏名・使用数・残数サインをノートに記入する。

＊OPU室の救急カートの鍵は朝、超早が鍵を開け、管理し胚移植後に鍵を閉め2階受付カウンターに戻す。

＊2階の救急カートの鍵はコーディネートルーム3にて管理する。2階手術室を使用前にその日のリーダーが2階救急カートの鍵を開け、手術室使用後鍵を閉める。

1　看護助手の日常業務

AM 10：00　出勤

・洗濯
・2 階・2 階待合室・3 階・3 階待合室・安静室の化粧室チェック
・7 階化粧室チェック・給湯室チェック

AM 10：15

・補充（プローブカバー、JK ワイパー、ゾンデ診、ティッシュ）
・3 枚ガーゼ・5 枚ガーゼをつくる
・洗濯物をたたむ
・滅菌物をかける

PM 11：00

・クスコなどの洗浄

PM 12：00

・2 階・2 階待合室・3 階・3 階待合室・安静室の化粧室チェック
・ベッドメーキング
・OPU 室清掃（使用時）
・滅菌をかける

PM 13：30

・検尿を捨てる
・採精室の清掃
・ゴミ回収
・診察机片づけ清掃
・クスコなどの洗浄

PM 14：00　休憩（1 時間）

・2 階・2 階待合室・3 階・3 階待合室・安静室の化粧室チェック

PM 15：00

・2 階オペ室清掃（使用時）

PM 16：00

・化粧室チェック
・クスコなどの洗浄
・OPU 室清掃
・ベッドメーキング

PM 18：15

・化粧室清掃
・OPU 室チェック
・内診室片づけ

・クスコなどの洗浄
・ゴミ回収
・診察机片づけ清掃
・掃除機をかける
・滅菌をかける

43 院内環境整備マニュアル

1 助手業務

出勤時洗濯、化粧室チェックを行う。

1．洗濯（図 77）

①洗濯機で洗ってよいもの

◇看護師の手術着

◇ラボの検査着

◇男性の手術着

◇靴下

◇帽子

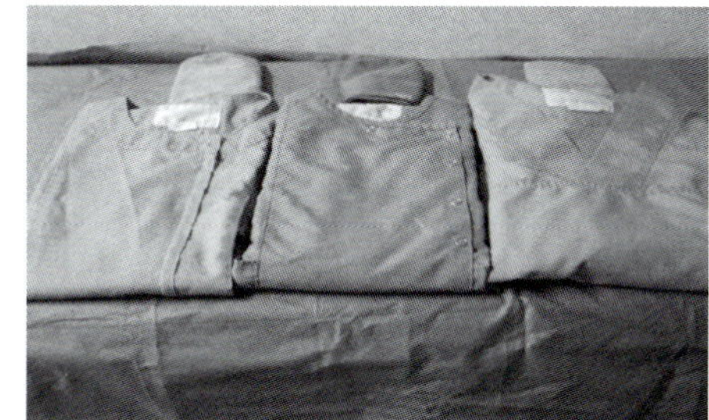

図 77

②それ以外の白衣、患者様用手術着などはクリーニングに出すので洗わない。

③洗濯・乾燥終了後折りたたみ、女物は外来終了後 7 階へ持っていく。

④男物は洗濯室のロッカーの中にサイズ別に片づける。

2．化粧室チェック

①2 階・3 階のエレベーターホール 2ヵ所と院内 2ヵ所 2 時間おきに行う。

②チェック項目は、トイレットペーパー、シートペーパー、ハンドソープ、ペーパータオル、マジック、検査コップの補充する。

③洗面所は雑巾で拭き床はモップで磨く。

以上ができていれば化粧室チェックリストに印鑑を押す。

3．レントゲン室は毎週月曜日にモップとマイペットで床を磨く。器械や机などを拭き片づける。

4．3 階は毎週月・水曜日に清掃をする。

①待合室、受付、診察室、採精室、更衣室、安静室に掃除機をかける。カウンター、机、椅子、窓際、棚を雑巾で拭く。

②待合室と安静室の化粧室は化粧室の清掃と同様に。

③処置室はモップで拭く。

④OPU は、採卵後の片づけと同様。ほかは壁、棚を JK ワイパーで水拭きする。

（3 階の回収したゴミは 2 階のエレベーターホールの給湯室に置く）

※**注意点**：掃除機をかける際、壁際などは埃が溜まりやすいので念入りにかけること。安静室はベッド、窓際も拭き掃除を行う。

5．7階は毎週月・水・金曜日に清掃をする（状況をみながらやること）

①廊下、更衣室、休憩室、会議室、医局の掃除機をかける。

②机、窓際を雑巾で拭く。

※休憩室のゴミは、毎日昼食が終わった時点でまとめ7階エレベーターホールの給湯室に置く［ゴミ袋（70L用）は、休憩室の棚にある］。

6．メディカルボックスについて

新しいものはエレベーターホール奥に置いてあるのでそこから持ってくる。使用済みの物は蓋をして回りをガムテープで留めて同じくエレベーターホール奥の倉庫に置く。

※蓋は必ず音がするまで閉めること。

7．病衣について（図78）

①2階更衣室にはM、Lサイズ各2枚ずつ、残りは3階更衣室の棚に入れておく。

②採卵、手術終了時使用した病衣は回収し2階受付の裏に置く。

③その際ロッカーには新しい病衣を入れておく（2階更衣室は引き出しの中）。

④クリーニングに出した病衣は火曜日、木曜日、土曜日に戻る。

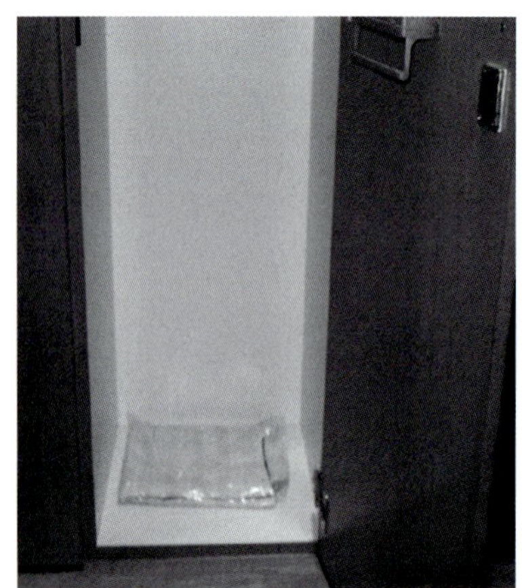

図 78

8．10枚ガーゼとは

八ッ折りガーゼを10枚重ねたもの。滅菌パックし滅菌したものは採卵室に置いておく。

9．3枚ガーゼとは

四ッ折りガーゼを3枚広げて角を結んだもの。結んだものは交互に小さく折っていき滅菌パックする。滅菌したものは採卵室に置いておく。

※それぞれのガーゼはなくならないように常に補充しておく。

2　院内化粧室の清掃

1．尿を破棄する（看護師に尿の破棄を確認し、検査後か確認しながら破棄する）。

2．マッジクリンで便器を洗い流す。

3．トイレクイックルで便座、便器を拭く。

4．JKワイパーとマイペットで床を拭く。

3　採卵後の片づけ

1．使用した器具が入っているバケツ（クスコ・塚原鉗子・ペアン・セッシ）を器具用スポンジに洗剤を使用し汚れや血液がついていないかを確認しながら洗う。洗った器具を拭き、カストに入れる。使用したバケツも汚れていれば同様に洗う。

・カスト 1…クスコ 8 個、塚原 2 本、ペアン直 5 本、セッシ 8 本

・カスト 2…クスコ 8 個、塚原 2 本、ペアン直 5 本、曲 1 本、セッシ 8 本

2. セット後オートクレーブ用滅菌テープにサインをし、看護師もカスト内を確認しオートクレーブ用滅菌テープに日付とサインをする。
3. 手術台足下の汚水バケツを汚れ用スポンジで洗う。
4. 流し台下のモップで床を拭き手術台はアルコールガーゼ台座は雑巾で拭く。
5. 万能ツボにガーゼを入れ消毒用アルコールを入れる。
6. 卵胞液自動吸引機のペダルをアルコールガーゼで拭く。
7. 3・5 枚ガーゼの補充と確認。
8. サンダルを揃える。

4 胚移植(ET)後の片づけ

1. 使用した器具が入っているバケツ(クスコ・塚原鉗子・ペアン・セッシ)を器具用スポンジに洗剤を使用し汚れや血液がついていないかを確認しながら洗う。洗った器具を拭きカストに入れる。使用したバケツも汚れていれば同様に洗う。

   ・カスト 1…クスコ 8 個、塚原 2 本、ペアン直 5 本、セッシ 8 本

   ・カスト 2…クスコ 8 個、塚原 2 本、ペアン直 5 本、曲 1 本、セッシ 8 本
2. セット後オートクレーブ用滅菌テープにサインをし、看護師もカスト内を確認しオートクレーブ用滅菌テープに日付とサインをする。
3. 手術台足下の汚水バケツを汚れ用スポンジで血液や汚れを洗う。
4. 流し台下のモップで床を拭き手術台はアルコールガーゼ、台座は雑巾で拭く。
5. バケツに入ったゾンデを器具用スポンジで外側を洗い内側は注射器で石鹸水を流し最後に水を流す。
6. 流し台下にあるゴミ袋を取り出し新しいゴミ袋に替える。
7. 退出時サンダルを片づけ、リバマットを 1 枚剝がす。

5 手術後の片づけ

1. 使用した器具(AUS セット・TESE セット・頸管拡張セットなど)を器具用スポンジで洗う。
2. 手術台下の汚水バケツを汚い用スポンジで洗う。
3. 手術台の汚れや血液が落ちているか確認しながら JK ワイパーで拭く。
4. 流し台横のモップで床を磨く。
5. ゴミは内診台のゴミ箱に捨てる。
6. 退出時サンダルを揃え、リバマットを 1 枚剝がす。

※注意点　2 階・3 階・OPU の床や棚を磨く際に洗剤は使用しないこと。

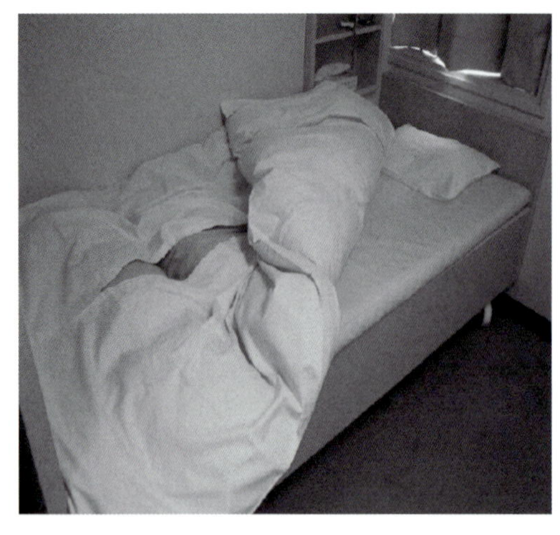

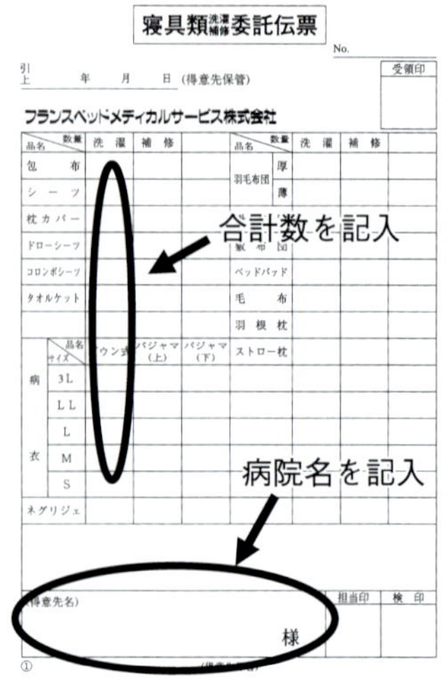

寝具類洗濯補修委託伝票

No.

引上　　年　　月　　日（得意先保管）　　受領印

フランスベッドメディカルサービス株式会社

品名＼数量	洗濯	補修		品名＼数量		洗濯	補修	
包布				羽毛布団	厚			
シーツ				羽毛布団	薄			
枕カバー								
ドローシーツ				敷布団				
コロンボシーツ				ベッドパッド				
タオルケット				毛布				
				羽根枕				
病衣　品名＼サイズ	ウン式	パジャマ（上）	パジャマ（下）	ストロー枕				
3L								
LL								
L								
M								
S								
ネグリジェ								

（得意先名）　　様　　担当印　　検印

①

図 79　できあがりの状態

6　ベッドメーキング（図 79）

・毎週月曜日にフランスベッドから枕カバー、包布、シーツが届くのでエレベータホール奥のリネン庫にしまう。
・その際、納品書が置いてあるので 2 階受付にある黄色いファイルに綴じる。

1．リネン庫から使用したベッドの数だけの枕カバー、包布、シーツを持ってくる。
2．シーツは真ん中の折り目をベッドの中心に合わせる。頭側のシーツはマットレスに織り込む。同様に壁側、足側、通路側を織り込む。
※最後に通路側を織り込むときはしわがないようにひっぱりながら織り込む。
3．包布は最初四ツ角を合わせて入れる。次に頭側の角を持ちながら合わせる。同様に足側も合わせる。
4．枕カバーは角を合わせて筒側を内側に織り込む。
5．使用済みのリネンはリネン庫にある回収袋にしまう。
※ 1 日のベッドメーキング終了時、安静室のカウンターにあるカレンダーに 2 階、3 階のベッドメーキングした合計の枚数を記入しておく。土曜日（休みの場合は前日）2 階の受付に置いてあるフランスベッド注文書伝票に 1 週間分の合計数を記入し複写の方をリネン庫に置きもう一枚は受付にある青いファイルに綴じておく。

7　内診台の清掃（図 80）

・2 階は毎週火曜日、3 階は毎週水曜日に行う。

1．内診台の椅子のカバー、超音波本体のカバーを洗剤で洗う。

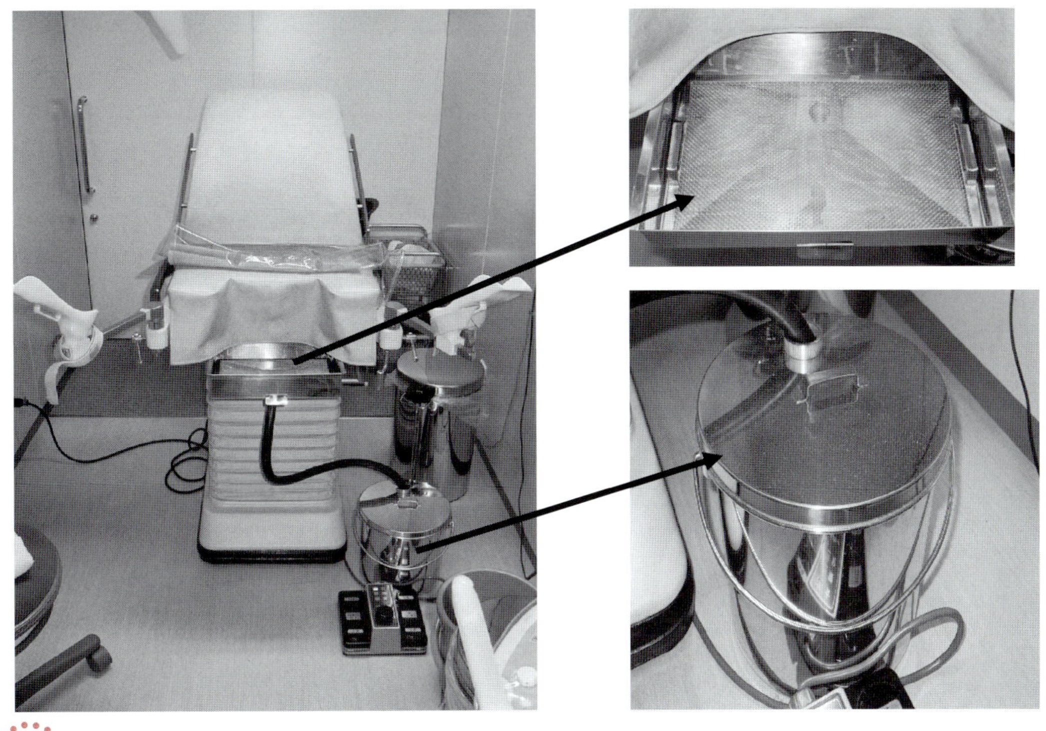

図 80 内診台

2．雑巾で超音波本体を拭く。
3．午前外来が終了したのを確認してから内診台を上げて汚物受け、瓶を洗剤で洗う。
4．マジックリンで床を磨きその際、医師側、患者様側のゴミ箱も拭く。
5．上記が終了した時点で内診台を降ろし洗ったカバーを取り付ける。

8 採精室清掃

1．掃除機をかける。
2．椅子、テーブル、TV、TV 台、洗面台、鏡、ゴミ箱、空気洗浄機を雑巾で拭く。
3．雑誌、ビデオを揃える。
4．ハンドソープ、ペーパータオル、ウェルパス、ウェットティッシュ、ティッシュを補充する。
①ハンドソープ、ウェルパスは、2 階内診室前流し台から補充する。
②ペーパータオルは、3 階エレベーターホール流し台から補充する。
③ウェットティッシュ、ティッシュは、2 階エレベーターホール倉庫から補充する。
④ティッシュ2 箱、ウェットティッシュの予備があるか確認する。
5．TV 電源を切る、ボールペンがあるか確認する。
※注意点：3 階のゴミを回収（OPU、安静室、安静室化粧室、更衣室、採血室、内診室、診察室、受付、ロビー化粧室、採精室、）し、2 階給湯室へおく。

9 外来終了時

・3階採精室のゴミ回収と片づけ。
・院内化粧室の清掃をする。
・レントゲン室の現像機の電源を切り蓋をあけて水を抜き、電気を消す。
・男性診察室の超音波の電源を切りゴミの回収。
・コーディネートルームのゴミを回収。
・内診室の医師側、患者様側のゴミを回収。

午後外来終了後上記と同様に超音波の患者様がいないことを確認し超音波、内診台、ライトのコンセントを抜く。

・内診台のコンセントは背もたれに巻いておく(3診以外)。
・ゴミをすべて回収後エレベーターホールの給湯室に持っていく。
・1、2、7、8診察室の印鑑を綺麗に揃える。
・1、2、7、8診察室の机をJKワイパーで拭き日付印を変える。
　※その際2診の机の下にあるマイクの電源を切る。
・診察で使用した器具を洗いカストに入れ滅菌をかける。
・2階全体の掃除機をかける。

すべてが終了した時点で2階の安静室、6、7、8診の電気を消す。

44 オートクレーブマニュアル

滅菌物を入れ扉を強く閉め電源をONにし、乾燥タイマーを30に合わせる。滅菌バック緑布で滅菌する場合オートクレーブ用のカゴに入れて滅菌する(図81)。

a．注意事項

①滅菌終了後、次に使用するときは、15分間待つこと。
②滅菌テープ→テープの線が黒になっているか。
③滅菌バック→ACが茶色になっているか確認。

b．整備

①1週間に一度(水曜日)に水の交換をする。
②透明の排水チューブからすべての水を排水。
③オートクレーブ本体の上のふたを開けて新しい水を添えつけのジョウロで6,000 cc入れる。

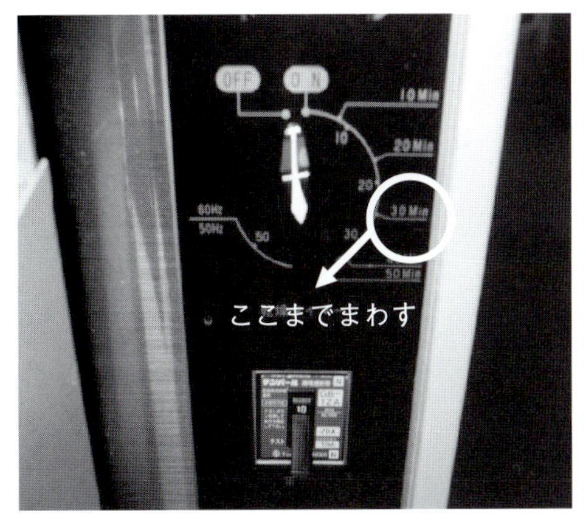

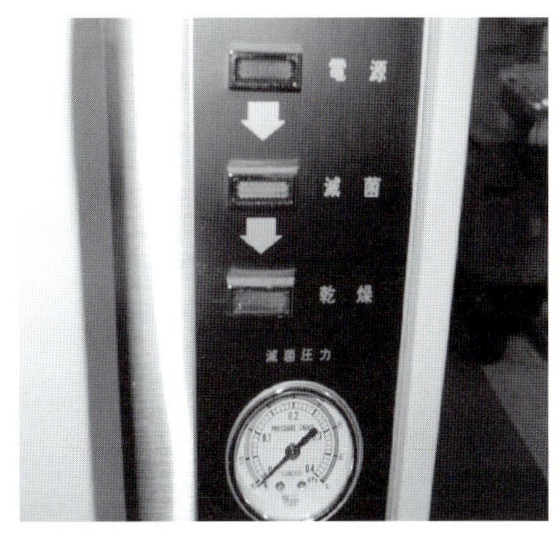

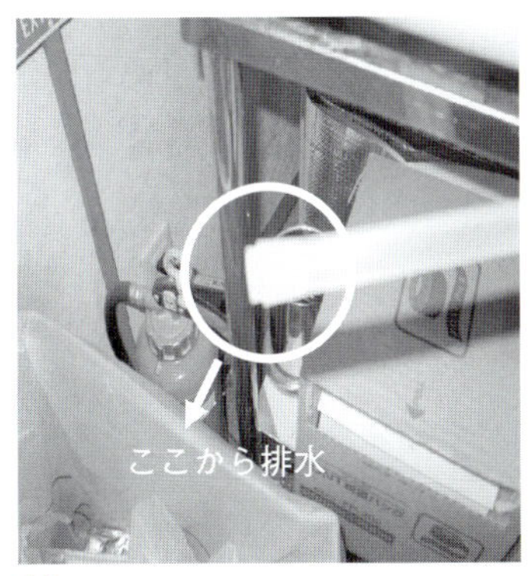

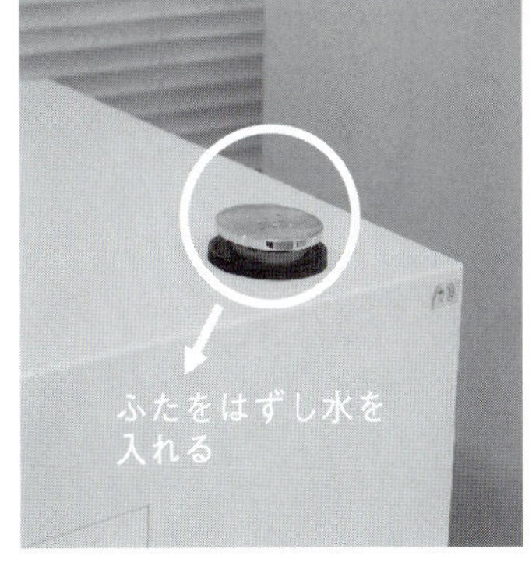

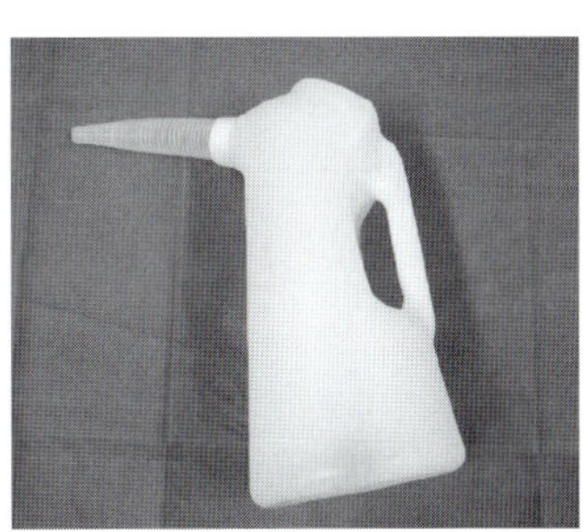

図 81　オートクレーブ

※滅菌期限は滅菌日より 1 週間

※滅菌パックは滅菌日より 3ヵ月間

※使用頻度によって順番を決め確認し滅菌すること

1．オートクレーブが可能な物品

- 塚原鉗子
- ゾンデ
- コッヘル
- 長セッシ
- セッシ
- ペアン
- モスキートペアン
- 5 枚ガーゼ
- 3 枚ガーゼ
- シャーレ
- セッシ立て
- カスト類
- 生食スメア用
- ガイド
- バイポーラセット
- AUS セット
- TESE セット
- 頸管拡張セット
- クスコ
- 万能壷
- キュレット
- 開腹セット

2．アウスセット（子宮内容清掃術）（図 82）

・長セッシ　2本
・ゾンデ　1本
・塚原鉗子　1本
・ブジー　1〜12
・長コッヘル　1本
・胎盤鉗子大小各　1本
・キュレット大中小　各1本

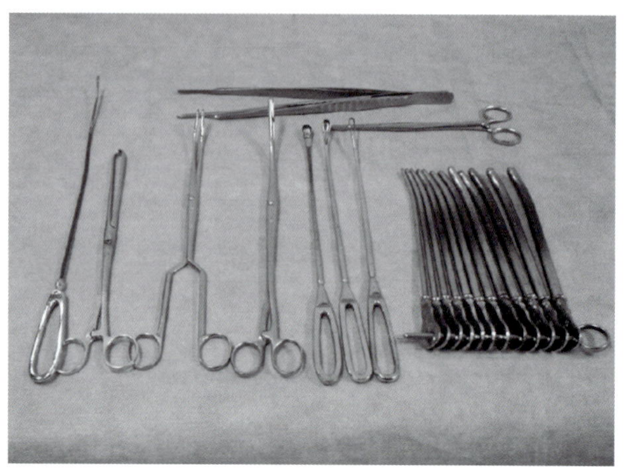

図 82

3．頸管拡張セット（子宮頸管拡張術）（図 83）

・塚原鉗子　各1本
・ゾンデ1　本
・ブジー　1〜12
・長セッシ　2本

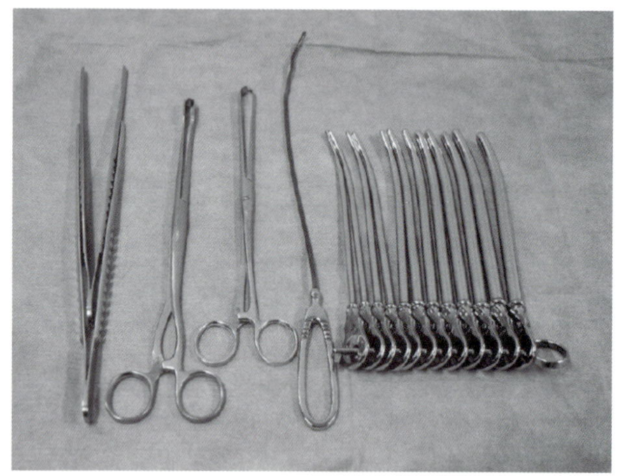

図 83

4．TESE セット（精巣生検）（図 84）

・モスキートペアン直・曲　各2本
・長ペアン曲　1本
・ペアン曲　1本
・長クーパー　1本
・小クーパー直・曲　各1本
・持針器　1本
・アドソンセッシ（無鈎）2本
・布鉗子　5本
・筋鈎　1組
・メスホルダーNo 3　1本

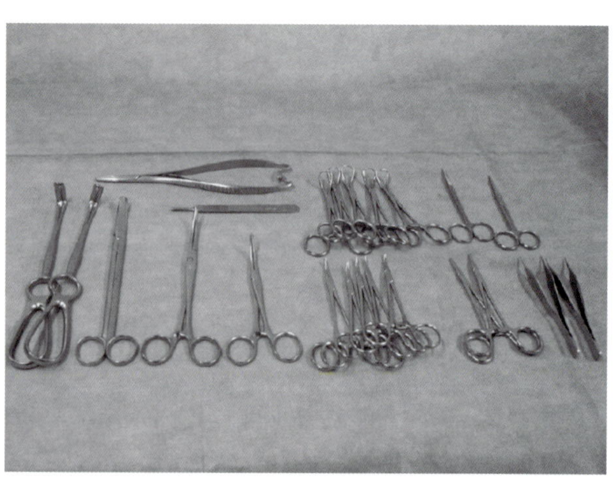

図 84

5．開腹セット(図 85)

・長ペアン 2 本
・コッヘル 7 本
・ペアン 1 本
・持針器 1 本
・長セッシ 2 本
・長クーパー1 本
・有鈎セッシ 2 本
・メスホルダーNo 3　1 本
・開腹器 1 個

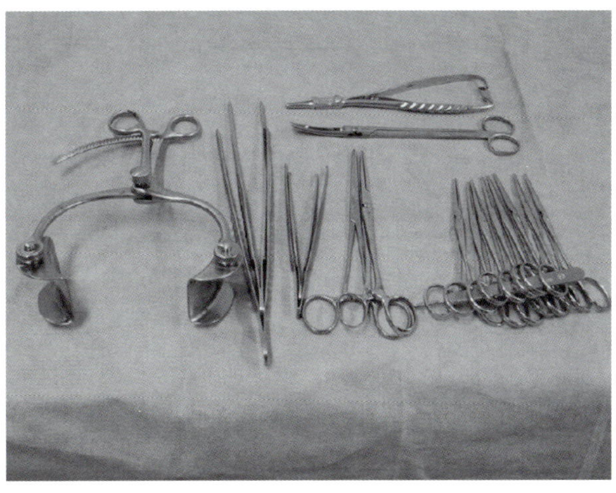

図 85

45 ガス滅菌マニュアル

・ガス滅菌には 2 日間かかるので、2 日目が休日ではないことを確認してから始める。
・必ず外来終了後に始めること。

1．かけ方(図 86)

a．1 日目

①ガス滅菌機の中にガーゼが 3 枚入っているので水で濡らして絞り、並べる。
②中に滅菌物を入れたら強く閉める。
③ガスを 2ヵ所開ける。
④タイマーを 10 分かけ同時に滅菌機の電源を入れつまんで排気に合わせる。
⑤10 分後排気が滅菌に変わっていたらガスを 2ヵ所閉める。

b．2 日目

①終了のブザーが鳴ったら一度電源を切る。
②すぐにもう一度電源を入れ排気 1 に合わせる。
③ブザーが鳴ったらガス滅菌終了。

2．ガス滅菌を終了後

物品に滅菌終了日の日付印を押し、看護主任にチェックをしてもらう。

3．その他

ガス滅菌を行うときはガス滅菌ノートに日付、開始時間、終了時間、使用した人の名前を記入する。
※有効期限は滅菌日より 1 年間。

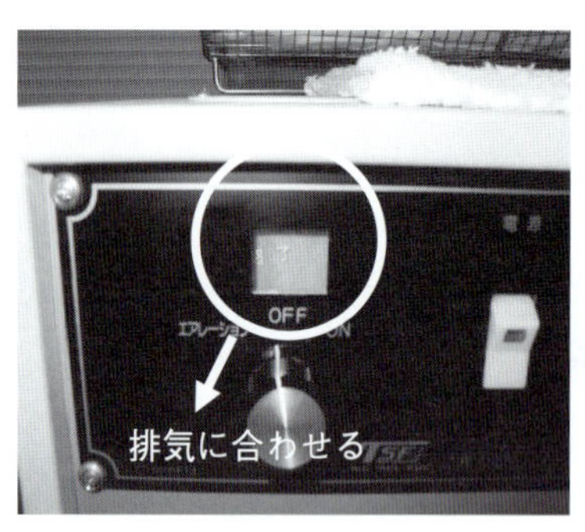

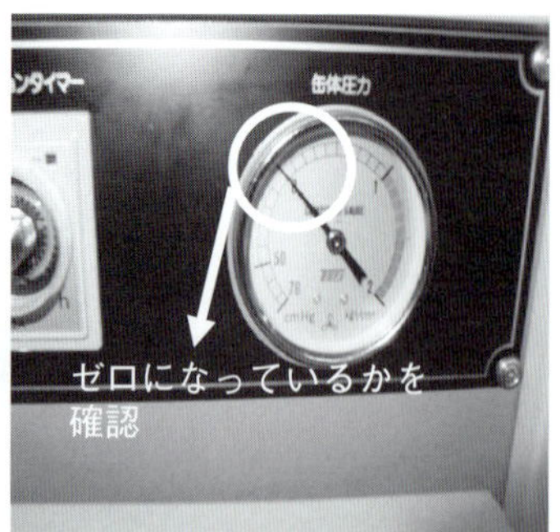

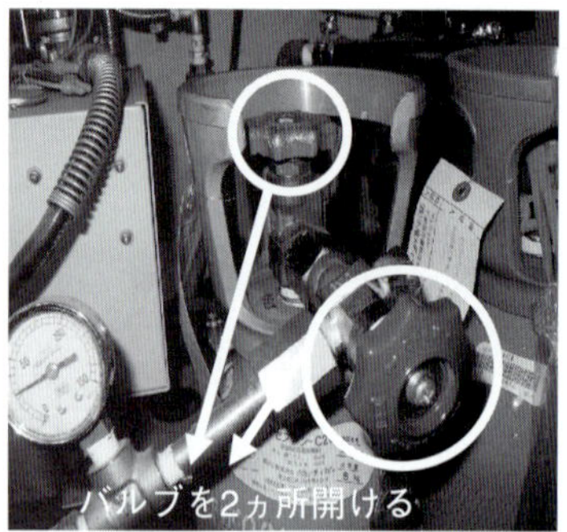

図 86

4．ガス滅菌が可能な物品

・消毒入れ用ポリ容器
・ラボ用滅菌物
・バイオプシー鉗子

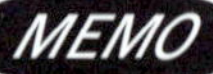

★好きなように使ってね！

2 看護マニュアル資料

●看護マニュアル一覧表

1	看護部教育計画表(3 枚)
2	看護力量一覧表(3 枚)
3	一般不妊症の検査スケジュール(2 枚)
4	子宮卵管造影を受けるみなさまへ
5	子宮卵管造影承諾書
6	子宮鏡を受けるみなさまへ
7	子宮鏡・通水検査　承諾書
8	手術説明・承諾書
9	手術説明・承諾書(子宮頸管拡張術)
10	手術説明・承諾書{子宮内容清掃術(流産手術)}
11	手術説明・承諾書(子宮内膜掻爬術)
12	手術説明・承諾書(子宮鏡下卵管通水術)
13	精液を採取される患者様へ
14	精液をご持参される患者様へ(2 枚)
15	体外受精・顕微授精のスケジュール　～ピルロング法～
16	体外受精・顕微授精のスケジュール　～セトロタイド法～
17	体外受精・顕微授精のスケジュール　～エストラジオール法～
18	凍結胚移植のスケジュール
19	エストラジオール使用同意書
20	体外受精・胚移植　説明表
21	胚移植直後の患者様への説明用紙(2 枚)
22	妊娠反応が陽性の方へ(2 枚)
23	精子凍結保存同意書
24	胚凍結保存継続願い
25	凍結胚・凍結精子・凍結精巣精子　連続延長保存同意書
26	凍結胚・凍結精子・凍結精巣精子　破棄依頼書
27	承諾書
28	精巣生検を受けられる方へ
29	精索静脈瘤の手術を受けられる方へ
30	バイアグラ処方承諾書
31	卵管造影　週間予定表
32	週間予定表(子宮鏡検査)
33	週間予定表(精巣生検査・凍結胚移植)
34	手術経過表
35	採卵スケジュール
36	凍結胚移植スケジュール
37	ART 予定表
38	採卵後の状態
39	看護師週間予定表
40	物品請求用紙
41	トイレ清掃チェックリスト
42	救急カート点検確認表
43	注文書

看護部教育計画表

氏名:　　　　　　　責任者:　　　　　　　日時:

	1ヶ月	2ヶ月	3ヶ月	4ヶ月	5ヶ月	6ヶ月	12ヶ月	18ヶ月	24ヶ月
処置室									
・採血	←	→							
・注射	←	→							
・皮内テスト	←	→							
アンタゴニスト注射	←	→							
・至急の採血	←	→							
妊娠判定	←	→							
染色体検査	←	→							
AZF検査	←	→							
MLC検査	←	→							
習慣性流産(免・血)	←	→							
NK細胞活性	←	→							
のう胞性線維症の保因者検査	←	→							

	1ヶ月	2ヶ月	3ヶ月	4ヶ月	5ヶ月	6ヶ月	12ヶ月	18ヶ月	24ヶ月
内診室									
・採尿後の検査(妊反)	←	→							
・採尿後の検査(LHチェック)	←	→							
・採尿後の検査(ウロペーパー)	←	→							
カルテ振り分け		←	→						
人工授精の介助	←	→							
フーナーテスト介助	←	→							
子宮癌検査の介助	←	→							
クラミジア検査	←	→							
一般細菌検査の介助	←	→							
ラミセル挿入介助	←	→							
ゾンデ診介助	←	→							
子宮鏡の予約・説明について		←	→						
卵管造影の検査の予約と説明について		←	→						
MRIの予約と説明について		←	→						
エコー紙の貼り付け方	←	→							
精液検査の案内	←	→							
クルーガーテストの案内	←	→							
イムノビーズテストの案内	←	→							
凍結精子の案内	←	→							
精液培養の案内	←	→							
院長診察介助						←	→		
一般診察介助		←	→						

	1ヶ月	2ヶ月	3ヶ月	4ヶ月	5ヶ月	6ヶ月	12ヶ月	18ヶ月	24ヶ月
各種検査・手術について									
・子宮鏡		←	→						
・子宮卵管造影		←	→						
・子宮拡張		←	→						
・子宮内膜ポリープ		←	→						
・子宮内容清掃術		←	→						
・非閉塞性精巣内精子回収法の間接介助							←	→	
・非閉塞性精巣内精子回収法の直接介助							←	→	
・閉塞性精巣内精子回収法の間接介助						←	→		
・閉塞性精巣内精子回収法の直接介助							←	→	
・精索静脈瘤						←	→		
・レントゲンの介助(HSG後の腹部)		←	→						
・レントゲンの介助(胸部)		←	→						

	1ヶ月	2ヶ月	3ヶ月	4ヶ月	5ヶ月	6ヶ月	12ヶ月	18ヶ月	24ヶ月
コーディネートについて									
スプレキュアの説明						←	→		
セトロタイドについて						←	→		
妊娠判定陰性						←	→		
pill-long法							←	→	
凍結ETのスケジュール							←	→	
エストラジオールについて						←	→		
妊娠判定マイナス						←	→		

	1ヶ月	2ヶ月	3ヶ月	4ヶ月	5ヶ月	6ヶ月	12ヶ月	18ヶ月	24ヶ月
特殊項目									
MLC採血の予約		←	→						
NK細胞活性の予約		←	→						
接遇		←	→						
緊急時の対応		←	→						

看護部教育計画表(コーディネーター)

氏名:　　　　　　　責任者:　　　　　　　日時:

	1ヶ月	2ヶ月	3ヶ月	4ヶ月	5ヶ月	6ヶ月	12ヶ月	18ヶ月	24ヶ月
知識の向上									
学会への参加									
品質システムの理解の向上									
緊急時の対応について									

看護力量一覧表

氏名＿＿＿＿＿＿

1：見学
2：2人で準備
3：1人で準備・確認
4：1人で準備・確認
5：1人で準備・実施
6：半年後のマニュアル確認
7：半年後のマニュアル確認

3．4の確認者は入職後1年以上の者でかつ看護主任が認めた者が行う
看護力量一覧表使用開始約1年を目途に院長および看護主任より教育計画書に基づく各スタッフの達成度を評価し有効性を評価する
著しく達成度の低さ（達成目標の60%に満たない場合）が認められた場合は院長および看護主任との話し合いを行い業務内容の制限を行うことがある

	1	日付	確認者	2	日付	確認者	3	日付	確認者	4	日付	確認者	5	日付	主任印	6	日付	7	日付	備考
処置室																				
・採血																				
・注射																				
・皮内テスト																				
アンタゴニスト注射																				
・至急の採血																				
妊娠判定																				
染色体検査																				
AZF検査																				
MLC検査																				
習慣性流産（免・血）																				
NK細胞活性																				
嚢胞性線維症の保因者検査																				
	1	日付	確認者	2	日付	確認者	3	日付	確認者	4	日付	確認者	5	日付	主任印	6	日付	7	日付	
内診室																				
・採尿後の検査（妊反）																				
・採尿後の検査（LHチェック）																				
・採尿後の検査（ウロペーパー）																				
カルテ振り分け																				
人工受精の介助																				
フーナーテスト介助																				
子宮癌検査の介助																				
クラミジア検査																				
一般細菌検査の介助																				
ラミセル挿入介助																				
ゾンデ診介助																				
子宮鏡の予約・説明について																				
卵管造影の検査の予約と説明について																				
MRIの予約と説明について																				

1：見学
2：2人で準備
3：1人で準備・確認
4：1人で準備・確認
5：1人で準備・実施
6：半年後のマニュアル確認
7：半年後のマニュアル確認

エコー紙の貼り付け方																				
精液検査の案内																				
クルーガテストの案内																				
イノビーズテストの案内																				
凍結精子の案内																				
精液培養の案内																				
院長診察介助																				
一般診察介助																				
	1	日付	確認者	2	日付	確認者	3	日付	確認者	4	日付	確認者	5	日付	主任印	6	日付	7	日付	
各種検査・手術について																				
・子宮鏡																				
・子宮卵管造影																				
・子宮拡張																				
・子宮内膜ポリープ																				
・子宮内容清掃術																				
・非閉塞性精巣内精子回収法の間接介助																				
・非閉塞性精巣内精子回収法の直接介助																				
・閉塞性精巣内精子回収法の間接介助																				
・閉塞性精巣内精子回収法の直接介助																				
・精策静脈瘤																				
・レントゲンの介助（HSG後の腹部）																				
・レントゲンの介助（胸部）																				

1：見学
2：2人で準備
3：1人で準備・確認
4：1人で準備・確認
5：1人で準備・実施
6：半年後のマニュアル確認
7：半年後のマニュアル確認

	1	日付	確認者	2	日付	確認者	3	日付	確認者	4	日付	確認者	5	日付	主任印	6	日付	7	日付	備考
採卵について																				
採卵室準備																				
リカバリー室準備																				
採卵前採血																				
採卵来院時の受付																				
採卵採精案内																				
更衣室案内																				
リカバリールーム案内																				
採卵室案内																				
採卵直接介助																				
採卵間接介助																				
リカバリールームの管理																				
採卵後の説明																				
ガーゼ抜去の介助																				
	1	日付	確認者	2	日付	確認者	3	日付	確認者	4	日付	確認者	5	日付	主任印	6	日付	7	日付	
胚移植について																				
胚移植の準備																				
胚移植前の採血																				
胚移植来院時の受付																				
セルシン内服準備・投薬																				
胚移植案内																				
胚移植エコー介助																				
胚移植間接介助																				
胚移植後の生活等の説明																				
	見学	日付	確認者	見学	日付	確認者	見学	日付	確認者	実施	日付	確認者	実施	日付	主任印	6	日付	7	日付	
・コーディネート																				
スプレキュアの説明																				
アンタゴニストの説明・同意書																				
スケジュール説明　Pill-long法																				
スケジュール説明　セトロタイド法（A）																				
凍結スケジュール																				
エストラジオール説明・同意書																				
注射開始時のコーディネート																				
採卵決定時のコーディネート																				
妊反（－）																				

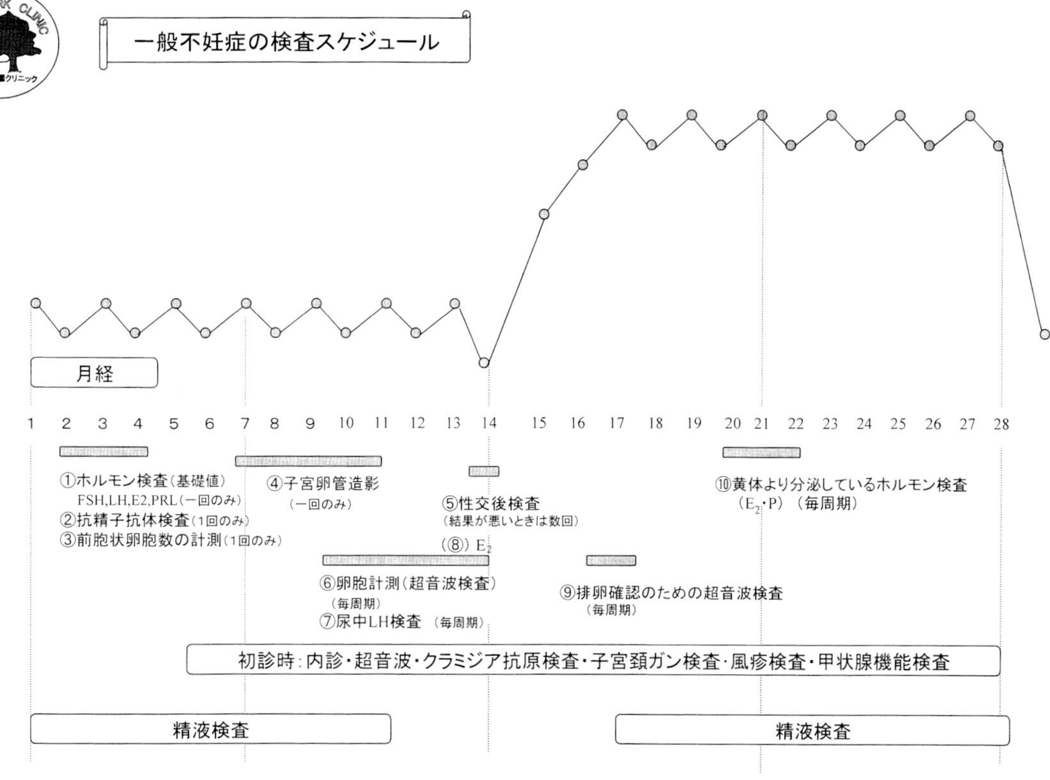

① ホルモン検査

FSH（卵胞刺激ホルモン）：下垂体から分泌されるホルモンで、卵巣に作用して卵の入っている卵胞を発育させます。
基準値：3.9～12.0 mlU/ml　血清FSH値から、卵巣がどのくらいの排卵能力を持っているかがわかります。

LH（黄体化ホルモン）：LHには成熟した卵を排卵させ、黄体を形成させる作用があります。
基準値：1.5～8.0 mlU/ml

プロラクチン（乳汁分泌ホルモン）：下垂体から分泌されるホルモンで、乳汁分泌ホルモンという名前の通り、分娩後の褥婦さんに大量に分泌されているホルモンです。このホルモンは、男女ともに正常でも少量分泌されていますが、値が高くなると男女ともに不妊症の原因になります。
基準値：5～35.0ng/ml　女性では、プロラクチンの値が高くなるのにしたがって、黄体機能不全、無排卵、無月経になります。

E_2 エストラジオール：エストラジオールは、卵巣の顆粒膜細胞というところから分泌され、卵胞期（低温期）の子宮内膜を厚くし、排卵前に子宮頚管粘液量を増加させる作用があります。
基準値：18～147 pg/ml

PRG 黄体ホルモン：プロゲステロンは、排卵した後に形成される黄体から分泌するホルモンで、子宮内膜に作用して内膜の正常を変化させて胚が着床しやすい環境にする作用があります。
基準値：0.10～0.54 ng/ml

② 抗精子抗体（約7000円）
抗精子抗体は夫婦生活によって生殖器官が精子にさらされたことによって発生し、精子の通り道である頚管粘液にあると抗体と精子が結びつき精子を不動化させてしまいます。治療として人工授精や体外受精・顕微授精を行います。

③ 前胞状卵胞の測定検査
月経中に超音波の検査を行い、卵巣内にある小さい卵胞（前胞状卵胞）の数を測定します。左右の卵巣内にある前胞状卵胞数イコール卵巣の排卵能力（卵巣年齢）といわれています。

④ 子宮卵管造影（約7000円）
子宮卵管造影は卵管の通過性、卵管の癒着、子宮腔の状態を調べる検査です。

⑤ フーナー検査（性交後検査）
検査当日の早朝または前日の夜遅くに性交をしていただき検査します。性交後、12時間以内までは検査可能です。400倍で頚管粘液を鏡検し、1視野中の全精子数と運動精子数をカウントします。

⑥ 卵胞計測
主に不妊症の検査では、経膣プローブによる超音波検査をします。排卵の前には、卵巣内の主席卵胞（最も大きい卵胞）の大きさや子宮内膜の厚さを測ります。

⑦ 尿中LH検査
排卵約34－42時間前にピーク状に分泌する（LHサージ）ため、排卵の時期を推定するために尿中LHを簡易測定キット（約2分で結果がでます）を用いて検出します。

⑧ E2採血
卵巣過剰刺激症候群（OHSS）の時や卵の成長を確認する目的で臨時に行います。

⑧ 排卵確認
きちんと排卵したかどうかを超音波で確認します。

⑨ 黄体ホルモン検査
黄体期の中期のプロゲステロン値より黄体機能を評価することができます。この時期のプロゲステロンの値が10以上であれば問題ありませんが10以下の場合は黄体機能不全が疑われます。
＊黄体機能不全の改善に用いる薬（デュファストン）には基礎体温を上げる作用はありません。
　内服しても基礎体温が上がらないことがありますが、黄体には作用していますのでご心配になさらないで下さい。

風疹検査（約2500円）
妊娠中の女性がかかると赤ちゃんに影響を与えます。風疹抗体がない場合は注射（5250円）にて抗体を獲得していただきます。

甲状腺機能検査（約5000円）
甲状腺ホルモンは高くても、低くても不妊症となる可能性があります。異常がある場合は甲状腺の専門病院を受診していただきます。

子宮卵管造影を受けるみなさまへ

～子宮卵管造影とは～

造影剤を使用し、透視下にて子宮の状態や卵管の通過性を見るための検査です。

☆　**検査当日**　☆（自宅にて…）

1．必ずスカートで来院して下さい。
　（下着や、ストッキング等を脱いでいただくだけで、検査ができます。）
2．お食事は軽めに摂取してきてください。
　（検査中に、気持ちが悪くなったりしないためです。）
ナプキンを１個ご持参ください。（検査後、使用します。）

★　**来院後**　★

1．痛み止めの坐薬を挿入していただきます。（ご自分で出来ない場合は看護師が行います。）
2．レントゲン室にて、造影剤を入れるためのチューブを挿入固定し、子宮卵管造影を行います。
　（検査は、約５分程度で終了します。）
3．造影終了後、その場でチューブを抜き洗浄します。
4．お支度を整えて、造影の際に撮影したレントゲンを見ながら先生と話をして、全て終了です。
　＊　造影剤がきちんと拡散しているかどうか、検査の翌日に腹部のレントゲンを撮ります。

＊検査後の注意事項＊

1．検査の当日より抗生物質を内服してください。（ お薬はすべて、飲み切るようにお願いします ）
2．浴槽に使っての入浴は、控えて下さい。シャワーはかまいません。
3．夫婦生活は、２．３日は控えて下さい。
4．検査後２．３日は、出血することがあります。また発熱、下腹部痛が続く可能性があります。
　高熱や激しい痛みが続く場合にはご連絡下さい。
　＊　その他、ご心配な事や、不安な事がありましたらご遠慮なくスタッフに声をかけるか、または電話でお問い合わせ下さい。

＊検査に伴う合併症について＊

1）骨盤腹膜炎：まれに骨盤腹膜炎を起こす可能性があります。また、腹膜炎併発後の卵管周囲癒着の可能性があります。
2）塞栓症：非常に低い確率ですが検査中あるいは検査後に塞栓症を起こす可能性があります。

木場公園クリニック

子宮卵管造影承諾書

私は、本日患者（　　　　　　　）殿（親族）に対し検査の必要性について以下のような説明をいたしました。

検査名　**子宮卵管造影（油性造影剤による）**

子宮卵管造影とは造影剤を使用し、透視下にて子宮の状態や卵管の通過性を見るための検査です。女性が受ける非常に重要な基本検査の一つです。

～検査に伴う合併症について～

1）造影剤によるアレルギー症状：発疹などの皮膚症状をはじめとするアレルギー症状やまれにショック等の重篤な副作用があらわれることがあります。
2）骨盤腹膜炎：まれに骨盤腹膜炎を起こす可能性があります。
　また、腹膜炎併発後の卵管周囲癒着の可能性があります。
3）塞栓症：非常に低い確立ですが検査中あるいは検査後の塞栓症を起こす可能性があります。

平成　　年　　月　　日
東京都江東区木場２－１７－１３亀井ビル２階
木場公園クリニック
吉田　淳・徳岡　晋・澤村　茂樹・中村　拓実・内田　裕子　　　印

今回、私は検査を受けるに当たり上記のような説明を受け納得いたしました。
よってその実施を承諾いたします。
なお、実施中に緊急の処置を行う必要性が生じた場合には、適宜処置されることについても承諾します。

平成　　年　　月　　日

本人　住所＿＿＿＿＿＿＿＿＿＿＿＿＿＿ＴＥＬ＿＿＿＿＿＿＿＿＿＿

氏名（自署）＿＿＿＿＿＿＿＿＿＿＿＿印

①検査当日の食事は軽めにお願いします。
②生理用のショーツ、ナプキンを持参してください。
③当日、この承諾書を記載し、必ず持参してください。
＊承諾書をお忘れになった場合、検査は受けられませんのでご留意下さい。

子宮鏡を受けるみなさまへ

〜子宮鏡とは〜

子宮腔の中に細い内視鏡を挿入して子宮の内面を観察する検査です。
（ 検査時間はおおよそ５分程度です ）

子宮鏡を行うことで次のようなことがわかります。

- 子宮腔内のポリープ
（ 小さなポリープであれば検査中に簡単に切除することができます ）
- 粘膜下にある子宮筋腫
（ 着床に問題があると考えられる場合は手術をして取り除くこともあります ）
- 子宮腔内の癒着
（ 軽い癒着であれば、検査中に直視下で剥離することができます ）
- その他

月経で剥がれなかった残存内膜を洗い流すことができ良質な子宮内膜を育てることができます。

子宮卵管造影で卵管閉塞が疑われる場合に子宮鏡を行うことで直視下による卵管の閉塞の有無がわかります。また、閉塞している場合には通水検査も同時に行うことができ、比較的簡単に通過性を改善させることができる場合があります。

〜 注意事項 〜

- 検査前のお食事は、軽めに摂取してきてください。
（ ポリープ切除の方は前日の 21 時以降は絶飲食をお願いします。検査当日も朝から飲んだり食べたりしないで来院いて下さい。 ）
- 検査後にナプキンをご使用になりますので、当日はナプキン（ １枚 ）をご持参ください。
- 検査後に感染予防のため４日間、抗生剤を処方しますので必ず飲みきるようにして下さい。
- 検査当日はシャワーのみにしてください。
- 子宮を刺激したことにより、検査後 2〜3 日は出血することがありますが心配いりません。

木場公園クリニック

子宮鏡・通水検査　承諾書

私は、本日患者（　　　　　　　　　）殿（親族）に対し検査の必要性について以下のような説明をいたしました。

検査名　**子宮鏡・通水検査**

〜検査に伴う合併症について〜

１）骨盤腹膜炎：まれに骨盤腹膜炎を起こす可能性があります。
　　また、腹膜炎併発後の卵管周囲癒着の可能性があります。

平成　　年　　月　　日
東京都江東区木場２－１７－１３亀井ビル２階
木場公園クリニック
吉田　淳・徳岡　晋・澤村　茂樹・中村　拓実・内田　裕子　　印

今回、私は検査を受けるに当たり上記のような説明を受け納得いたしました。
よってその実施を承諾いたします。
なお、実施中に緊急の処置を行う必要性が生じた場合には、適宜処置されることについても承諾します。

平成　　年　　月　　日

本人　住所＿＿＿＿＿＿＿＿＿＿＿＿＿＿ＴＥＬ＿＿＿＿＿＿＿＿＿＿

氏名（自署）＿＿＿＿＿＿＿＿＿＿＿＿印

①検査当日の食事は軽めにお願いします。
②生理用のショーツ、ナプキンを持参してください。
③当日、この承諾書を記載し、必ず持参してください。
＊承諾書をお忘れになった場合、検査は受けられませんのでご留意下さい。

手術説明・承諾書

私は、本日患者（　　　　　　　　）殿（親族）に対し手術・検査の必要性について以下のような説明をいたしました。

手術名（検査名）＿＿＿＿＿＿＿＿＿＿

平成　　年　　月　　日
東京都江東区木場２－１７－１３亀井ビル２階
木場公園クリニック
吉田　淳　　　印

今回、私は手術を受けるに当たり上記のような説明を受け納得いたしました。
よってその実施を承諾いたします。
なお、実施中に緊急の処置を行う必要性が生じた場合には、適宜処置されることについても承諾します。

平成　　年　　月　　日

本人　住所＿＿＿＿＿＿＿＿＿＿TEL＿＿＿＿＿＿＿＿

氏名（自署）＿＿＿＿＿＿＿＿＿＿印

配偶者（　　　　）

氏名（自署）＿＿＿＿＿＿＿＿＿＿印

住所＿＿＿＿＿＿＿＿＿＿TEL＿＿＿＿＿＿＿＿

入院　　月　　日　　　　　家族への説明　　月　　日
手術　　月　　日

①前日の夜 **21** 時以降は、飲んだり食べたりしないでください（当日の朝も禁食です）
②生理用のショーツ、ナプキンを持参してください。
③当日、この承諾書を記載し、必ず持参してください。

手術説明・承諾書

私は、本日患者（　　　　　　　　）殿（親族）に対し手術・検査の必要性について以下のような説明をいたしました。

手術名（検査名）　子宮頚管拡張術
子宮頚管拡張術のため上記手術を行います。
麻酔は、静脈麻酔を行います。

平成　　年　　月　　日
東京都江東区木場２－１７－１３亀井ビル２階
木場公園クリニック
吉田　淳　　　印

今回、私は手術を受けるに当たり上記のような説明を受け納得いたしました。
よってその実施を承諾いたします。
なお、実施中に緊急の処置を行う必要性が生じた場合には、適宜処置されることについても承諾します。

平成　　年　　月　　日

本人　住所＿＿＿＿＿＿＿＿＿＿TEL＿＿＿＿＿＿＿＿

氏名（自署）＿＿＿＿＿＿＿＿＿＿印

配偶者（　　　　）

氏名（自署）＿＿＿＿＿＿＿＿＿＿印

住所＿＿＿＿＿＿＿＿＿＿TEL＿＿＿＿＿＿＿＿

入院　　月　　日　　　　　家族への説明　　月　　日
手術　　月　　日

①前日の夜 **21** 時以降は、飲んだり食べたりしないでください（当日の朝も禁食です）
②生理用のショーツ、ナプキンを持参してください。
③当日、この承諾書を記載し、必ず持参してください。

手術説明・承諾書

私は、本日患者（　　　　　　　）殿（親族）に対し手術・検査の必要性について以下のような説明をいたしました。

手術名（検査名）　子宮内容清掃術（流産手術）
稽留流産のため上記手術を行います。
麻酔は、静脈麻酔を行います。

平成　　年　　月　　日
東京都江東区木場２－１７－１３亀井ビル２階
木場公園クリニック
吉田　淳　　　印

今回、私は手術を受けるに当たり上記のような説明を受け納得いたしました。
よってその実施を承諾いたします。
なお、実施中に緊急の処置を行う必要性が生じた場合には、適宜処置されることについても承諾します。

平成　　年　　月　　日

本人　住所＿＿＿＿＿＿＿＿＿＿TEL＿＿＿＿＿＿＿＿

　　氏名（自署）＿＿＿＿＿＿＿＿＿＿印
配偶者（　　　　）
　　氏名（自署）＿＿＿＿＿＿＿＿＿＿印
　　住所＿＿＿＿＿＿＿＿＿＿TEL＿＿＿＿＿＿＿＿

入院　　月　　日　　　　家族への説明　　月　　日
手術　　月　　日

①前日の夜21時以降は、飲んだり食べたりしないでください（当日の朝も禁食です）
②生理用のショーツ、ナプキンを持参してください。
③当日、この承諾書を記載し、必ず持参してください。
④ご希望があれば胎児の染色体の検査を行いますので手術前にご相談ください。
（検査費用￥４７２５０）

手術説明・承諾書

私は、本日患者（　　　　　　　）殿（親族）に対し手術・検査の必要性について以下のような説明をいたしました。

手術名（検査名）　子宮内膜掻爬術
子宮内膜ポリープのため上記手術を行います。
麻酔は、静脈麻酔を行います。

平成　　年　　月　　日
東京都江東区木場２－１７－１３亀井ビル２階
木場公園クリニック
吉田　淳　　　印

今回、私は手術を受けるに当たり上記のような説明を受け納得いたしました。
よってその実施を承諾いたします。
なお、実施中に緊急の処置を行う必要性が生じた場合には、適宜処置されることについても承諾します。

平成　　年　　月　　日

本人　住所＿＿＿＿＿＿＿＿＿＿TEL＿＿＿＿＿＿＿＿

　　氏名（自署）＿＿＿＿＿＿＿＿＿＿印
配偶者（　　　　）
　　氏名（自署）＿＿＿＿＿＿＿＿＿＿印
　　住所＿＿＿＿＿＿＿＿＿＿TEL＿＿＿＿＿＿＿＿

入院　　月　　日　　　　家族への説明　　月　　日
手術　　月　　日

①前日の夜21時以降は、飲んだり食べたりしないでください（当日の朝も禁食です）
②生理用のショーツ、ナプキンを持参してください。
③当日、この承諾書を記載し、必ず持参してください。

手術説明・承諾書

私は、本日患者（　　　　　　　　　）殿（親族）に対し手術・検査の必要性について以下のような説明をいたしました。

手術名（検査名）　子宮鏡下卵管通水術の手術を行います。
麻酔は必要に応じて静脈麻酔を行います。

平成　　年　　月　　日
東京都江東区木場２－１７－１３亀井ビル２階
木場公園クリニック
吉田　淳　　　印

今回、私は手術を受けるに当たり上記のような説明を受け納得いたしました。
よってその実施を承諾いたします。
なお、実施中に緊急の処置を行う必要性が生じた場合には、適宜処置されることについても承諾します。

平成　　年　　月　　日

本人　住所＿＿＿＿＿＿＿＿＿＿＿＿＿＿TEL＿＿＿＿＿＿＿＿＿

氏名（自署）＿＿＿＿＿＿＿＿＿＿＿＿印

配偶者（　　　　）

氏名（自署）＿＿＿＿＿＿＿＿＿＿＿＿印

住所＿＿＿＿＿＿＿＿＿＿＿＿＿＿TEL＿＿＿＿＿＿＿＿＿

入院　　月　　日　　　　　　家族への説明　　月　　日
手術　　月　　日

①前日の夜 **21** 時以降は、飲んだり食べたりしないでください（当日の朝も禁食です）
②生理用のショーツ、ナプキンを持参してください。
③当日、この承諾書を記載し、必ず持参してください。

精液を採取される患者様へ

～メンズルーム入室後について～

① メンズルーム入室後は**入室ランプスイッチをON**にして**カギ**をかけて下さい。
② **ラベルに書かれている名前と配偶者の名前を再度ご確認ください。**
③ 手を石鹸でよく**洗っていただき**、ポンプを押してアルコール（ウエルパス）で手を**消毒**して下さい。（消毒後はよく手を乾燥させてください）
④ 内部に触れないように注意し、容器の中に**全量を射精**して下さい。（潤滑剤はご使用にならないで下さい。）
⑤ 精液をおとりになった後は、**しっかりと蓋を閉めて**いただき、**ラベルに採精時間をご記入下さい。**
⑥ **容器**を紙袋に入れて下さい。
＊ **精液をこぼしてしまった場合は、スタッフにご連絡下さい。**（最初の精液は、最後の精液より多く精子を含んでいるため重要です。）

～採精後について～

① メンズルームから退出の際は**入室ランプスイッチを OFF** にして**扉を全開**にしたままにして下さい。
② 採取した容器・伝票は紙袋に入れ、**裏の図**に従い培養室の**小窓(パスボックス)**まで直接お持ちになって下さい。
③ 小窓(パスボックス)**左横のブザーを押し**、パスボックス内に**精液容器を置いて下さい。**
④ 検査室内のスタッフが受け取りに参りますので**そのままお待ちください。**その際に、再度スタッフと**名前の確認**を行って下さい。

＊精液検査の際にお待ちになる時間の目安
平日：採精後、約４５分　土曜日：採精後、約１時間
＊人工授精の際にお待ちになる時間の目安
平日：採精後、約１時間３０分
土曜日：採精後、約２時間
＊ イムノビーズテストの結果は当日にはでませんのでご了承ください。
＊ クルーガーテスト：３～４日間　**精液培養**：４～７日間
＊ **感染症採血**：１週間　ＡＺＦ**遺伝子検査**：約４ヶ月　**染色体検査**：３週間

精液をご持参される患者様へ

～ご自宅で精液をお取りになる際の注意点～

① ラベルに**書かれている名前と配偶者の名前を再度ご確認ください。**
② 手を石鹸でよく**洗ってください。**（洗浄後はよく手を乾燥させてください）
③ 内部に触れないように注意し、容器の中に**全量を射精**して下さい。（潤滑剤はご使用にならないで下さい。）
④ 精液をおとりになった後は、**しっかりと蓋を閉めて**いただき、**ラベルに採精時間をご記入下さい。**
⑤ **すぐに奥様へ渡し、ブラジャーの中に入れ保温してお持ちください。**
＊ **精液をこぼしてしまった場合は、スタッフにご連絡下さい。**（最初の精液は、最後の精液より多く精子を含んでいるため重要です。）

～ご持参時の注意点～

① **２階の受付へお越しください。**受付後トイレで精液を取り出し、お渡しした紙袋へ入れ看護師がお呼びするまで待合室でお待ちください。
② **看護師が精液容器のラベルと伝票を確認させて頂きます。**
③ **ハンコ又はサインをした伝票をお渡しします。**
④ 看護師より受け取った**伝票**と**持参した精液**を裏に書いてありますインターホーンの所までお持ちください。
⑤ 小窓(パスボックス)**左横のブザーを押し**、パスボックス内に**精液容器を置いて下さい。**
⑥ 検査室内のスタッフが受け取りに参りますので**そのままお待ちください。**
その際にパスボックス横にあります電話にて**お名前の確認**を必ず行って下さい。

＊直接３階にお持ちしていただいても、精液は受け取ることが出来ません。必ず２階で受付を済ませ、看護師より伝票を受け取ってから３階へお持ちください。

＊精液検査の際にお待ちになる時間の目安
平日：約４５分　土曜日：約１時間
＊人工授精の際にお待ちになる時間の目安
平日：約１時間３０分
土曜日：約２時間
＊状況により時間が前後する事がありますのでご了承ください。

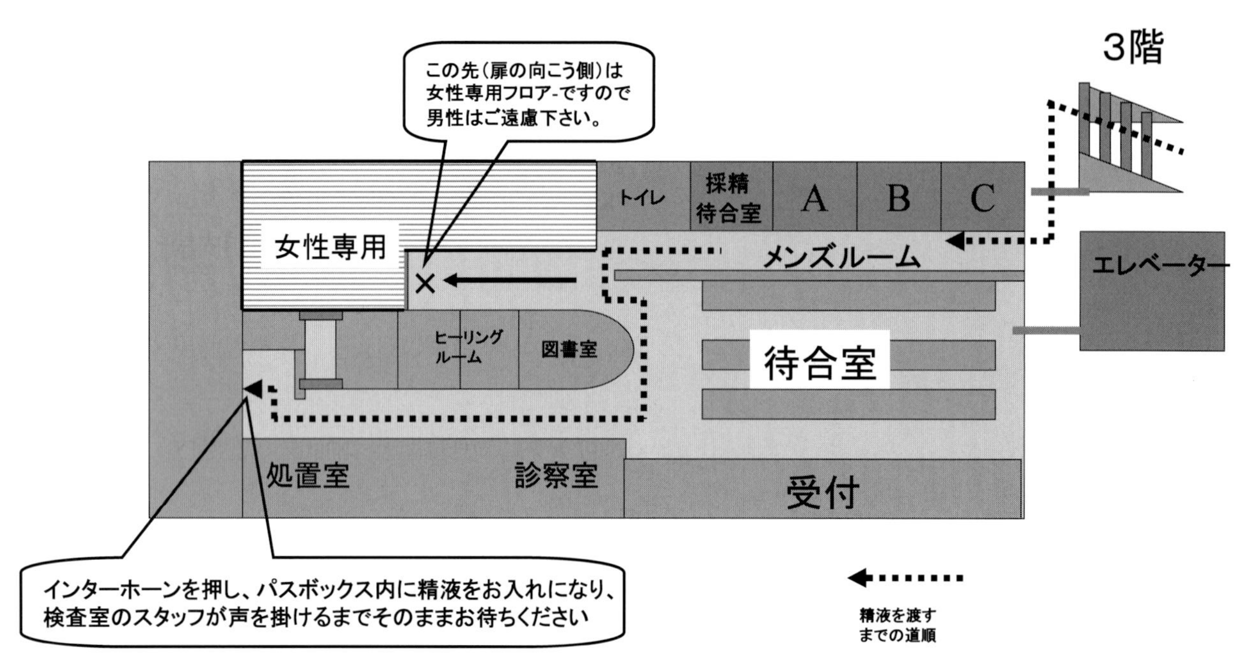

MEMO

★好きなように使ってね！

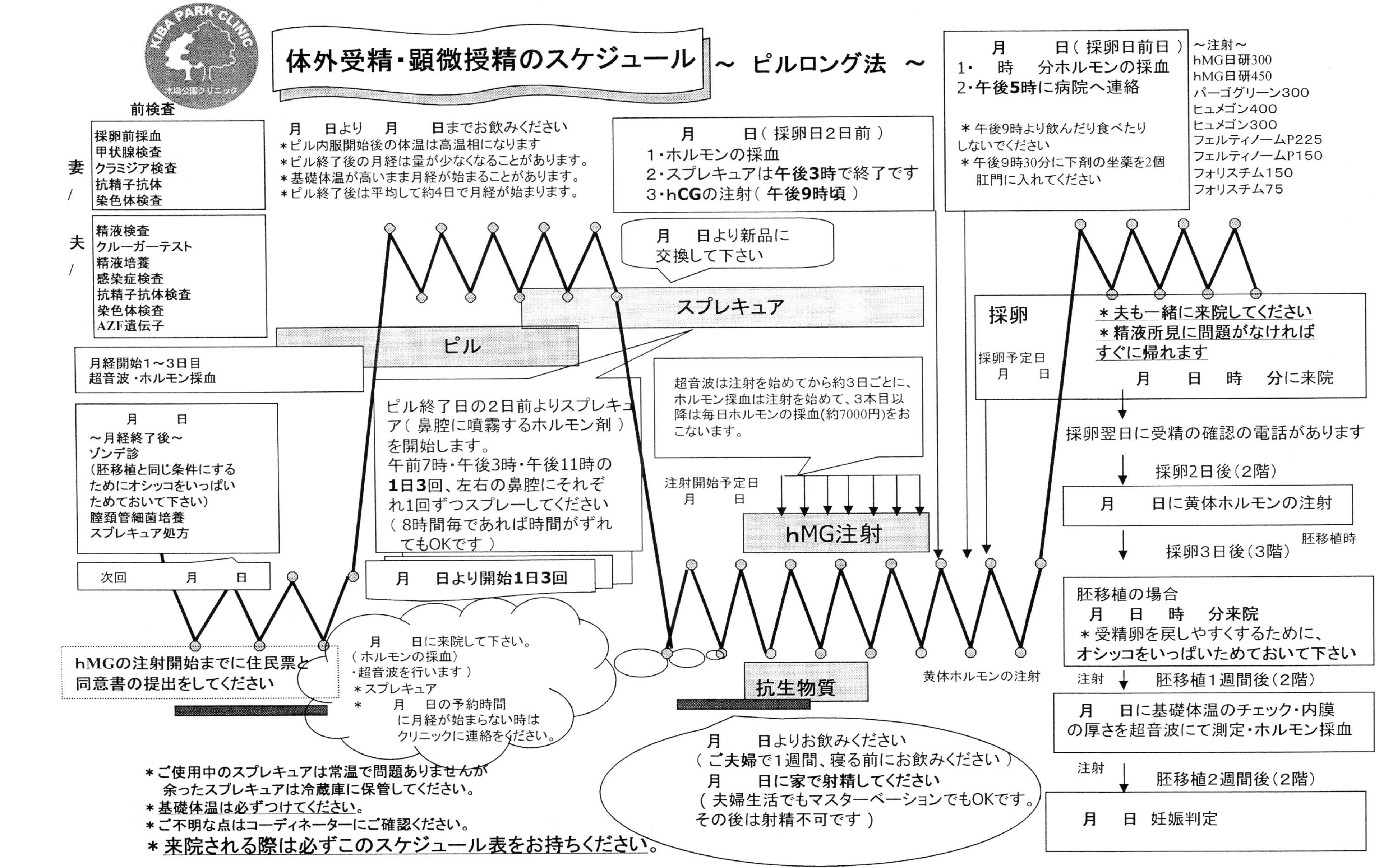
KIBA PARK CLINIC
木場公園クリニック
体外受精・顕微授精のスケジュール ～ ピルロング法 ～
前検査
妻/
採卵前採血
甲状腺検査
クラミジア検査
抗精子抗体
染色体検査
夫/
精液検査
クルーガーテスト
精液培養
感染症検査
抗精子抗体検査
染色体検査
AZF遺伝子
月　日より　月　日までお飲みください
＊ピル内服開始後の体温は高温相になります
＊ピル終了後の月経は量が少なくなることがあります。
＊基礎体温が高いまま月経が始まることがあります。
＊ピル終了後は平均して約4日で月経が始まります。
月　日（採卵日2日前）
1・ホルモンの採血
2・スプレキュアは午後3時で終了です
3・hCGの注射（午後9時頃）
月　日（採卵日前日）
1・　時　分ホルモンの採血
2・午後5時に病院へ連絡
＊午後9時より飲んだり食べたりしないでください
＊午後9時30分に下剤の坐薬を2個肛門に入れてください
～注射～
hMG日研300
hMG日研450
パーゴグリーン300
ヒュメゴン400
ヒュメゴン300
フェルティノームP225
フェルティノームP150
フォリスチム150
フォリスチム75
月　日より新品に交換して下さい
スプレキュア
ピル
月経開始1～3日目
超音波・ホルモン採血
月　日
～月経終了後～
ゾンデ診
（胚移植と同じ条件にするためにオシッコをいっぱいためておいて下さい）
膣頸管細菌培養
スプレキュア処方
次回　月　日
ピル終了日の2日前よりスプレキュア（鼻腔に噴霧するホルモン剤）を開始します。
午前7時・午後3時・午後11時の1日3回、左右の鼻腔にそれぞれ1回ずつスプレーしてください
（8時間毎であれば時間がずれてもOKです）
月　日より開始1日3回
超音波は注射を始めてから約3日ごとに、ホルモン採血は注射を始めて、3本目以降は毎日ホルモンの採血(約7000円)をおこないます。
注射開始予定日
月　日
hMG注射
採卵
採卵予定日
月　日
＊夫も一緒に来院してください
＊精液所見に問題がなければすぐに帰れます
月　日　時　分に来院
採卵翌日に受精の確認の電話があります
採卵2日後（2階）
月　日に黄体ホルモンの注射
胚移植時
採卵3日後（3階）
胚移植の場合
月　日　時　分来院
＊受精卵を戻しやすくするために、オシッコをいっぱいためておいて下さい
注射
胚移植1週間後（2階）
月　日に基礎体温のチェック・内膜の厚さを超音波にて測定・ホルモン採血
注射
胚移植2週間後（2階）
月　日　妊娠判定
hMGの注射開始までに住民票と同意書の提出をしてください
月　日に来院して下さい。
（ホルモンの採血）
・超音波を行います）
＊スプレキュア
＊　月　日の予約時間に月経が始まらない時はクリニックに連絡をください。
抗生物質
黄体ホルモンの注射
月　日よりお飲みください
（ご夫婦で1週間、寝る前にお飲みください）
月　日に家で射精してください
（夫婦生活でもマスターベーションでもOKです。その後は射精不可です）
＊ご使用中のスプレキュアは常温で問題ありませんが余ったスプレキュアは冷蔵庫に保管してください。
＊基礎体温は必ずつけてください。
＊ご不明な点はコーディネーターにご確認ください。
＊来院される際は必ずこのスケジュール表をお持ちください。

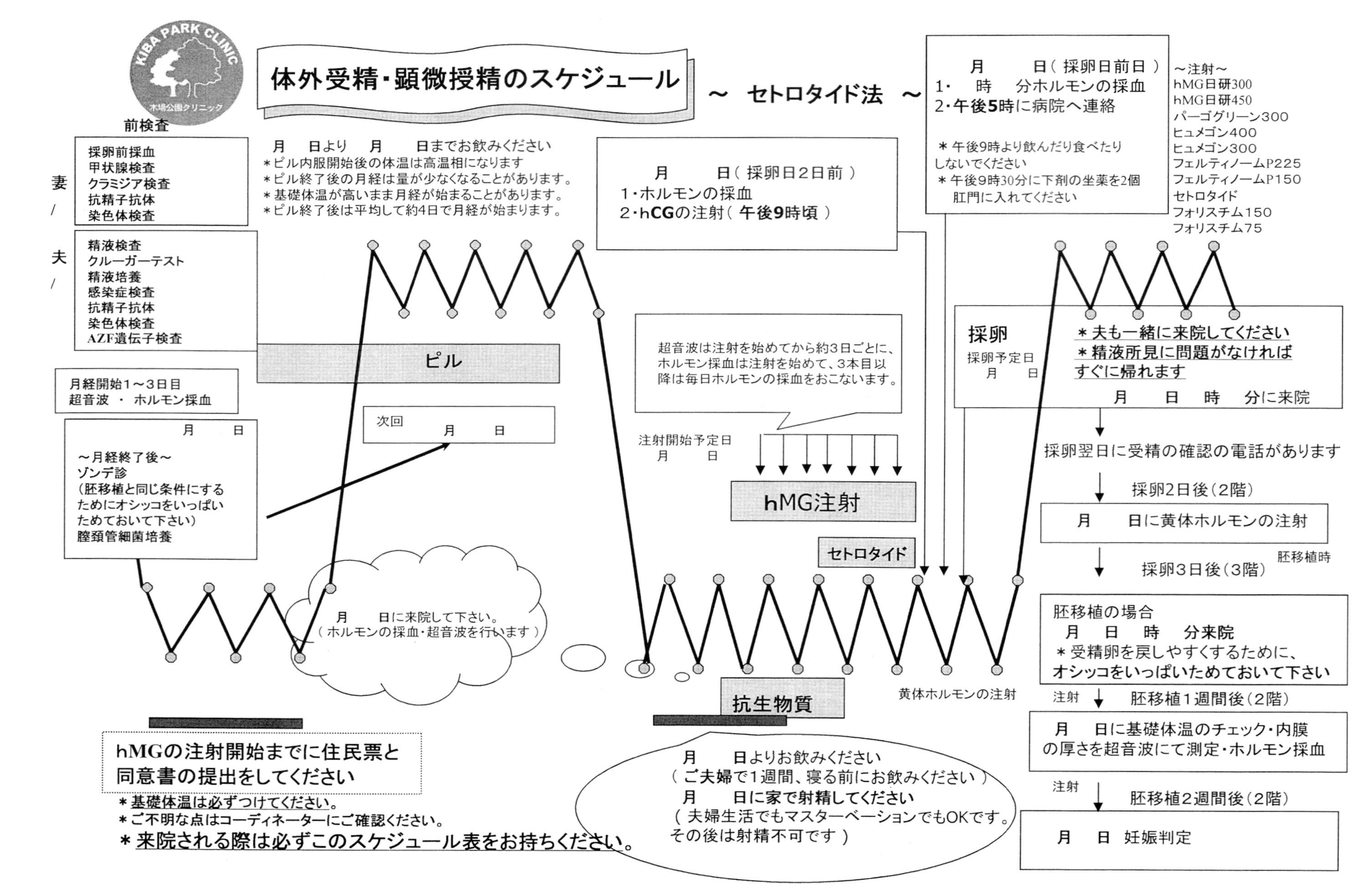
KIBA PARK CLINIC
木場公園クリニック
体外受精・顕微授精のスケジュール
～ セトロタイド法 ～
前検査
妻/
採卵前採血
甲状腺検査
クラミジア検査
抗精子抗体
染色体検査
夫/
精液検査
クルーガーテスト
精液培養
感染症検査
抗精子抗体
染色体検査
AZF遺伝子検査
月経開始1～3日目
超音波 ・ ホルモン採血
月 日
～月経終了後～
ゾンデ診
(胚移植と同じ条件にするためにオシッコをいっぱいためておいて下さい)
膣頚管細菌培養
月 日より 月 日までお飲みください
＊ピル内服開始後の体温は高温相になります
＊ピル終了後の月経は量が少なくなることがあります。
＊基礎体温が高いまま月経が始まることがあります。
＊ピル終了後は平均して約4日で月経が始まります。
ピル
次回 月 日
月 日に来院して下さい。
（ホルモンの採血・超音波を行います）
月 日（採卵日2日前）
1・ホルモンの採血
2・hCGの注射（午後9時頃）
超音波は注射を始めてから約3日ごとに、ホルモン採血は注射を始めて、3本目以降は毎日ホルモンの採血をおこないます。
注射開始予定日
月 日
hMG注射
セトロタイド
抗生物質
月 日（採卵日前日）
1・ 時 分ホルモンの採血
2・午後5時に病院へ連絡
＊午後9時より飲んだり食べたりしないでください
＊午後9時30分に下剤の坐薬を2個肛門に入れてください
～注射～
hMG日研300
hMG日研450
パーゴグリーン300
ヒュメゴン400
ヒュメゴン300
フェルティノームP225
フェルティノームP150
セトロタイド
フォリスチム150
フォリスチム75
採卵
採卵予定日
月 日
＊夫も一緒に来院してください
＊精液所見に問題がなければすぐに帰れます
月 日 時 分に来院
採卵翌日に受精の確認の電話があります
採卵2日後（2階）
月 日に黄体ホルモンの注射
採卵3日後（3階）
胚移植時
黄体ホルモンの注射
胚移植の場合
月 日 時 分来院
＊受精卵を戻しやすくするために、
オシッコをいっぱいためておいて下さい
注射
胚移植1週間後（2階）
月 日に基礎体温のチェック・内膜の厚さを超音波にて測定・ホルモン採血
注射
胚移植2週間後（2階）
月 日 妊娠判定
月 日よりお飲みください
（ご夫婦で1週間、寝る前にお飲みください）
月 日に家で射精してください
（夫婦生活でもマスターベーションでもOKです。その後は射精不可です）
hMGの注射開始までに住民票と同意書の提出をしてください
＊基礎体温は必ずつけてください。
＊ご不明な点はコーディネーターにご確認ください。
＊来院される際は必ずこのスケジュール表をお持ちください。

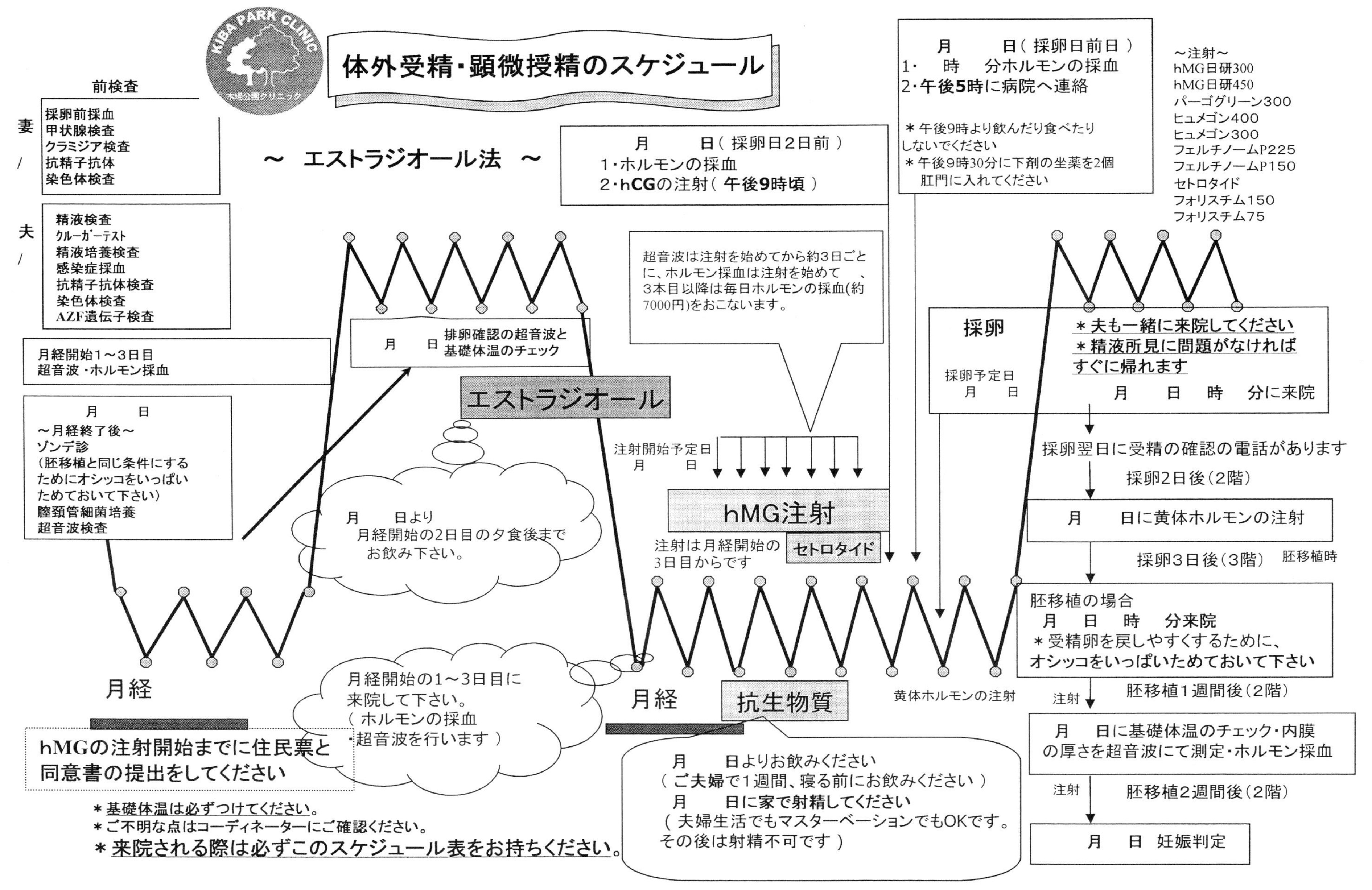

KIBA PARK CLINIC
木場公園クリニック
体外受精・顕微授精のスケジュール
～ エストラジオール法 ～
前検査
妻
採卵前採血
甲状腺検査
クラミジア検査
抗精子抗体
染色体検査
夫
精液検査
クルーガーテスト
精液培養検査
感染症採血
抗精子抗体検査
染色体検査
AZF遺伝子検査
月経開始1～3日目
超音波・ホルモン採血
月 日
～月経終了後～
ゾンデ診
(胚移植と同じ条件にするためにオシッコをいっぱいためておいて下さい)
膣頚管細菌培養
超音波検査
月経
hMGの注射開始までに住民票と同意書の提出をしてください
月 日 排卵確認の超音波と基礎体温のチェック
エストラジオール
月 日より
月経開始の2日目の夕食後まで
お飲み下さい。
月経開始の1～3日目に
来院して下さい。
（ホルモンの採血
・超音波を行います）
月 日（採卵日2日前）
1・ホルモンの採血
2・hCGの注射（午後9時頃）
超音波は注射を始めてから約3日ごとに、ホルモン採血は注射を始めて 、3本目以降は毎日ホルモンの採血(約7000円)をおこないます。
注射開始予定日
月 日
hMG注射
注射は月経開始の3日目からです
セトロタイド
月経
抗生物質
月 日よりお飲みください
（ご夫婦で1週間、寝る前にお飲みください）
月 日に家で射精してください
（夫婦生活でもマスターベーションでもOKです。その後は射精不可です）
月 日（採卵日前日）
1・ 時 分ホルモンの採血
2・午後5時に病院へ連絡
＊午後9時より飲んだり食べたりしないでください
＊午後9時30分に下剤の坐薬を2個肛門に入れてください
～注射～
hMG日研300
hMG日研450
パーゴグリーン300
ヒュメゴン400
ヒュメゴン300
フェルチノームP225
フェルチノームP150
セトロタイド
フォリスチム150
フォリスチム75
採卵
採卵予定日
月 日
＊夫も一緒に来院してください
＊精液所見に問題がなければすぐに帰れます
月 日 時 分に来院
採卵翌日に受精の確認の電話があります
採卵2日後（2階）
月 日に黄体ホルモンの注射
採卵3日後（3階） 胚移植時
黄体ホルモンの注射
胚移植の場合
月 日 時 分来院
＊受精卵を戻しやすくするために、オシッコをいっぱいためておいて下さい
注射
胚移植1週間後（2階）
月 日に基礎体温のチェック・内膜の厚さを超音波にて測定・ホルモン採血
注射
胚移植2週間後（2階）
月 日 妊娠判定

＊基礎体温は必ずつけてください。
＊ご不明な点はコーディネーターにご確認ください。
＊来院される際は必ずこのスケジュール表をお持ちください。

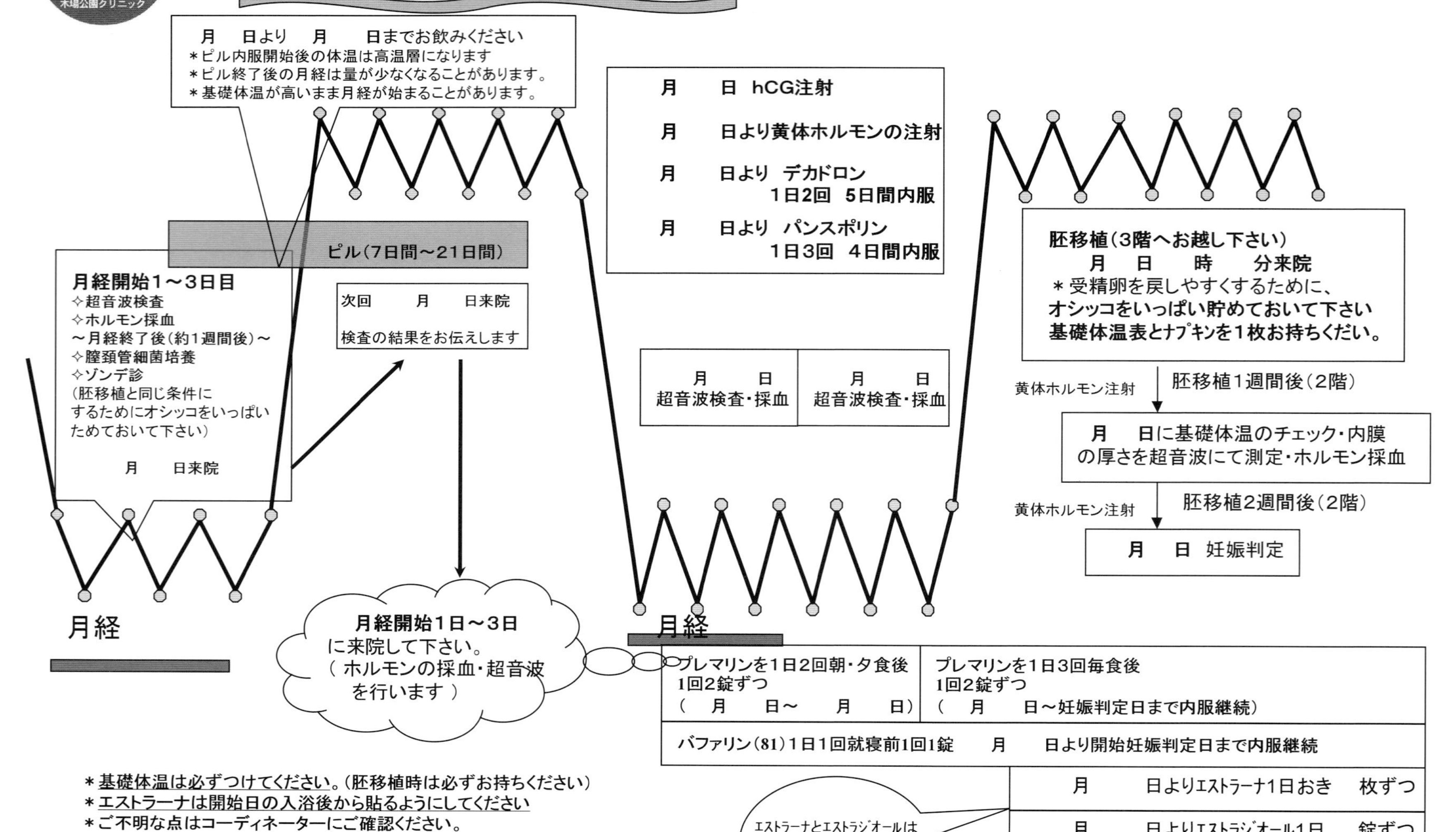
KIBA PARK CLINIC
木場公園クリニック
凍結胚移植のスケジュール
月　日より　月　日までお飲みください
＊ピル内服開始後の体温は高温層になります
＊ピル終了後の月経は量が少なくなることがあります。
＊基礎体温が高いまま月経が始まることがあります。
ピル(7日間～21日間)
月経開始1～3日目
✧超音波検査
✧ホルモン採血
～月経終了後(約1週間後)～
✧膣頚管細菌培養
✧ゾンデ診
(胚移植と同じ条件に
するためにオシッコをいっぱい
ためておいて下さい)
月　日来院
次回　月　日来院
検査の結果をお伝えします
月経
月経開始1日～3日
に来院して下さい。
(ホルモンの採血・超音波
を行います)
月　日 hCG注射
月　日より黄体ホルモンの注射
月　日より デカドロン
1日2回　5日間内服
月　日より パンスポリン
1日3回　4日間内服
月　日
超音波検査・採血
月　日
超音波検査・採血
月経
プレマリンを1日2回朝・夕食後
1回2錠ずつ
(　月　日～　月　日)
プレマリンを1日3回毎食後
1回2錠ずつ
(　月　日～妊娠判定日まで内服継続)
バファリン(81)1日1回就寝前1回1錠　月　日より開始妊娠判定日まで内服継続
月　日よりエストラーナ1日おき　枚ずつ
月　日よりエストラジオール1日　錠ずつ
エストラーナとエストラジオールは
使用することがあります
胚移植(3階へお越し下さい)
月　日　時　分来院
＊受精卵を戻しやすくするために、
オシッコをいっぱい貯めておいて下さい
基礎体温表とナプキンを1枚お持ちください。
黄体ホルモン注射
胚移植1週間後(2階)
月　日に基礎体温のチェック・内膜
の厚さを超音波にて測定・ホルモン採血
黄体ホルモン注射
胚移植2週間後(2階)
月　日　妊娠判定
＊基礎体温は必ずつけてください。(胚移植時は必ずお持ちください)
＊エストラーナは開始日の入浴後から貼るようにしてください
＊ご不明な点はコーディネーターにご確認ください。
＊来院される際は必ずこのスケジュール表をお持ちください。
木場公園クリニック

エストラジオール使用同意書

私は、体外受精、顕微授精のためにエストラジオールを使用することを希望します。

エストラジオールが日本では未だ許可されていない薬であること、またその薬の作用等についても理解しました。

平成　　　年　　月　　日

医療法人社団　生新会
木場公園クリニック　殿

患者様　住所

氏名　　　　　　　　　　　　　　印

体外受精・胚移植　説明表

スプレキュア　＿＿月＿＿日　１５時終了

hCG 注射　＿＿月＿＿日　２１時３０分（木曜日は**21**時）
（抗生物質のテストがある場合がありますので木曜日以外は**21:15**に
木曜日は**20:45**に来院してください）

前　　日　＿＿月＿＿日
１：　＿＿時＿＿分　採血
２：　＿＿時＿＿分　病院へ連絡をして下さい。
３：　２１時より絶飲食（飲んだり食べたりできません）を守って下さい。
４：２１時３０分に下剤の坐薬を２個肛門へ入れて下さい。
（坐薬挿入後、１５分はトイレに行くのを我慢して下さい。）

採　　卵　＿＿月＿＿日＿＿時＿＿分
夫と一緒に３階体外受精専用フロアーに来院して下さい。
～ 持ってきていただく物 ～
ナプキン１枚

注意事項

- **朝から飲んだり食べたりしないで下さい。**
- **化粧・マニキュア・アクセサリー等はしないで来院して下さい。**
- **当日は麻酔を使用しますので、車の運転はなさらないで下さい。**
- **安静を保つため採卵後・胚移植後はお子様と一緒に安静室にいることは出来ませんのでご了承ください。**

注　　射　＿＿月＿＿日（黄体ホルモンの注射）
胚 移 植　＿＿月＿＿日
＊胚移植の時間は採卵日に決定いたします。
尿をいっぱいためて３階体外受精専用フロアーに来院して下さい。
＊ 基礎体温表・ナプキン１枚をお持ち下さい。

～ お願い ～

- 帰宅後２～３日は、少量の出血があることがありますが心配いりません
- 体調がすぐれない場合、あるいは腰痛や腹部の膨満が強いときはご連絡下さい。
- 胚移植２週間後に妊娠確認のため、受診して下さい。

木場公園クリニック

胚移植後の　　　　　様へ

＊本日（胚移植後）より黄体ホルモン（膣坐薬・注射）をご使用下さい。

膣坐薬をご使用の方へ

- 胚移植当日は夕方に１個、胚移植翌日からは**朝・夕、１個ずつ**膣の奥の方へお入れ下さい。
- お入れになった後、できれば**３０分**は横になるようにお願いします。
- 起き上がるとお薬を溶かすための油が流れ出ることがありますが、ご心配は要りません。下着を汚さないためにナプキンのご使用をおすすめします。
- まれに膣内がただれて、かゆみや出血が起きることがあります。その際はクリニックへ連絡し受診して下さい。
- 膣坐薬挿入後２～３時間は入浴しないで下さい。

＊　　　月　　日より卵胞ホルモン（エストラーナ）をご使用下さい。

- **２枚ずつ**、お臍の下のやわらかい部分へ貼り**一日おきに交換**して下さい。
- 入浴時にエストラーナを貼ってある部分を強く洗ったり、こすったりしないで下さい。
- はがれてしまった際はすぐに貼り直して下さい。次回の貼り変え時は新しく張り直したのも一緒に２枚共はがし、新たに２枚を貼るようにして下さい。また、貼り直した場合は診察時に不足分の処方をお受け下さい。
- 長時間使用により貼ってあった場所の皮膚が赤くなることがありますので毎回貼る位置を変えるなどしてご使用下さい。（太ももの内側や二の腕でも大丈夫です）

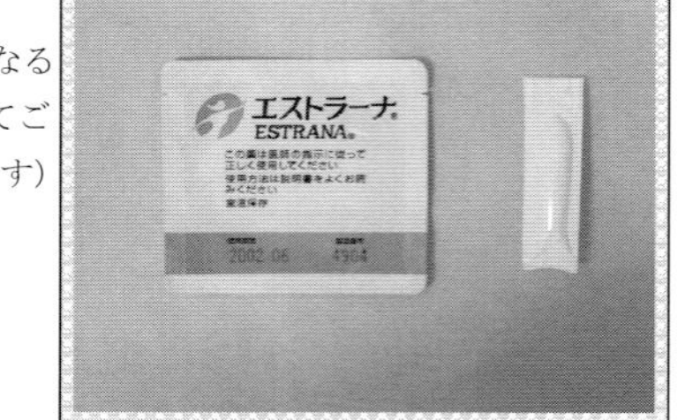

＊　　　月　　　日　採血を行います。
＊　　　月　　　日　超音波検査・採血・基礎体温表のチェックを行います。
＊　　　月　　　日　妊娠判定検査（　尿と血液検査で判定いたします　）

＊あなたの内膜の厚さは＿＿＿＿＿＿mmです。
＊あなたは卵巣の腫大が≪認められます＜軽度・中等度・重度＞・認められません≫
・卵巣の腫大が認められる方は、激しい運動を控え、腹部膨満感、吐き気、尿量減少等が認められましたら、クリニックに連絡するようにして下さい。

～胚移植後の日常生活について～

＊　基礎体温は黄体補充の状態を知る重要な目安となります。**毎日必ず計り**「**いつもの高温層まで上がらない**」・「**０.３℃以上の体温の下降があった**」等がみられた時はクリニックに連絡して下さい。

＊　**Q．仕事はどのくらい休めばいいのですか？**
＊　**A．胚移植後の当日と翌日は休むようにして下さい。**

＊　**Q・入浴はいつからできますか？**
＊　**A．採卵当日はシャワー・入浴ともに不可、採卵翌日からはシャワーのみOK。胚移植後はシャワーのみであれば当日からOKです。その後、出血などの異常がない場合は胚移植日の翌々日から湯船に浸かっての入浴もかまいません。**

採卵日	1日目	2日目	3日目	4日目	5日目	6日目
不可	シャワーのみ	シャワーのみ	シャワーのみ	シャワーのみ	この日以降入浴可	入浴可

＊　**Q．スポーツジムに通っているのですが卵を戻した後も通っていて大丈夫ですか？**
＊　**A．妊娠判定の結果が出るまで、スポーツは控えるようにして下さい。**

＊　**Q．通勤に自転車を使っていますが大丈夫ですか？**
＊　**A．自転車の振動で胚（分割卵）が出てくることはありません。胚移植の２４時間後からは普通に乗っていただいてかまいません。**

＊　**Q．重いものを持つ時や排便時など、おなかに力を入れても大丈夫ですか？**
＊　**A．自転車の時と同じようにおなかに力を入れても胚（分割卵）が出てくることはありませんので通常通り日常生活をお過ごし下さい。**

＊　Q．アルコール・**煙草**・コーヒーなどは大丈夫ですか？
＊　A．アルコール・**煙草は体外受精の成績を下げるとの報告があります**。アルコールは禁止、もちろんタバコも禁止です。コーヒーは１～２**杯程度であれば問題ありません**。

＊　**Q．夫婦生活はいつ頃から開始してもいいのですか？**
＊　**A．胚移植後、５日目からは普通に性交渉を持っていただいてもかまいません。**

＊　**Q．胚移植後少し出血があったのですが、どうしたらいいですか？**
＊　**A．胚移植後や妊娠初期にはよく出血が起こることがあります。ティッシュや下着に付く程度の出血であれば様子をみていただいてかまいません。しかし、出血の量が急に増えてきたり、生理と同じくらいの出血が見られたりした場合にはクリニックへ連絡をして下さい。**

妊娠反応が陽性の方へ

＿＿＿＿＿＿＿＿＿＿様、妊娠おめでとうございます。

本日＿＿月＿＿日は妊娠＿＿週＿＿日になります。

分娩予定日は＿＿年＿＿月＿＿日です。
（妊娠週数の出し方は月経周期に関係なく採卵日を２週０日として出しています。）

長い努力が実った嬉しさと同時に、本当に妊娠しているのだろうか？順調に妊娠が継続するのだろうか？という不安もすでにあると思います。このパンフレットはそのような人のために妊娠初期に起こりうる医学的な症状について解説したものですので、今後のご参考にして下さい。

1）　出血について

医学書には、妊娠中の出血は異常と書いてあります。しかし、実際には妊娠6週までに約 7 割の方が出血を経験しています。妊娠初期の出血のメカニズムは不明ですが、治療を受けていない人は生理の前兆だと信じていますのでそれが異常とは誰も思っていないのです。
「出血＝流産」と皆さん驚かれますが、決して異常ではありません。
トイレでティッシュに付く程度の出血は問題ないと思って下さい。但し、通常の生理と同じくらいの量の場合はクリニックへ連絡を下さい。

2）　腹部痛、下腹部膨満感

個人差はありますが、多く採卵ができた人には下腹部痛や下腹部膨満感が出現する傾向があります。妊娠初期、胎盤が完成するまで（妊娠７～８週）は妊娠継続のために卵巣からのホルモン供給が欠かせません。そのため、HCG というホルモンが胚から分泌され卵巣を刺激します。その結果、採卵した数の卵胞（黄体）が大きくなってホルモンを分泌するために卵巣が腫れ、このような症状が出現します。したがって、ある程度このような症状が出ることは妊娠が順調である証拠でもあります。もちろん、このような症状が無いからといって心配されることはありません。あくまでも、症状の出現は個人差が大きいのです。

3）流産について

やっと妊娠反応が陽性になったのに流産の話をしてショックだと思いますが、人間には流産が多いことを知っておいてください。決して、体外受精をした人に非常に多いわけではありません。
多くの方は今日が採卵日（排卵日）から 17 日目だと思います。皆様は妊娠反応を本日行い妊娠に気が付きましたが、治療を受けていない方はそろそろ生理が来る頃と思っているので、この時期に妊娠の検査をする人はいません。つまり、治療を受けていない方は仮に今日妊娠していても、そのことには気が付かないわけです。次のような研究があります。避妊をしていない生理周期が正確な女性の予定生理開始日頃に尿検査をしたところ、約 **40%**の人が妊娠反応陽性となりました。数ヵ月後に再検査すると陽性の人の **25%**はその後 **2** 週間以内に生理が始まっていました。このように人は妊娠していても次の生理の前にかなりの率で初期流産しており、本人だけが知らないだけなのです。その原因のほとんどが受精卵（胚）の異常と考えられており、初期流産の多くは自然淘汰によるものと考えられています。それゆえに生まれてくる赤ちゃんのほとんどが正常であるわけです。体外受精や顕微授精でも同じことで、胚が悪ければ着床しないし着床しても流産に終わり、その結果生まれてくる赤ちゃんは自然妊娠と変わらないわけです。
皆様は妊娠したということを知っているため色々心配なことが増えますが、医学的には初期流産は種の保存のためにやむをえない現象なのです。私たちにとっても何もできない自然界のルールなのです。従って流産に終わったからといって、何をしたから、また何をしなかったから流産してしまったということはありませんので、妊娠したからといって急に生活を変える必要はまったくありません。

4）夫婦生活は 12 週までお控えください。

5）今後の予定は妊娠が正常に継続すると以下のようになります。

原則的に胚移植した曜日に超音波診断をします。
採卵から 3 週目（妊娠 5 週）：胎嚢（GS）が見える。
採卵から 4 週目（妊娠 6 週）：胎児嚢が見える。
採卵から 5 週目（妊娠 7 週）：胎児心拍が見える。
胎児心拍が確認できますとその後の流産率は低下しますし、本当の意味での体外受精の成功、妊娠成立となり、その後は自然妊娠の人たちと同様の妊娠管理となります。ですから、心拍の確認までは妊娠の事実は夫婦間だけのことにしておく方が賢明だと思います。

精子凍結保存同意書

平成　　年　　月　　日

木場公園クリニック
院長　吉田　淳　殿

私は、私の不妊治療の目的のため、貴院において私の精子の凍結保存を行うことを希望いたします。
ただし、以下の３点の場合には保存精子は遅滞無く破棄されることを了解いたします。

１、私から特別な申し出がなく、採取の日から１年が経過した場合。
２、私が破棄を希望した場合または私が死亡した場合。
３、不慮の事故（地震・火災・異常気象など）により精子の損壊・喪失が生じた場合。

住所

（夫）　氏名　　　　　　　　印

（妻）　氏名　　　　　　　　印

（直筆でご署名ください）

胚凍結保存継続願い

木場公園クリニック院長殿

木場公園クリニックに預けている、すべての凍結胚を継続保存すること望みます。

平成　　年　　月　　日

住所
____
____

夫氏名____________________㊞

妻氏名____________________㊞

凍結胚・凍結精子・凍結精巣精子

（　該当項目に○をしてください　）

連続延長保存同意書

木場公園クリニック院長殿

木場公園クリニックに預けている、

（　凍結胚・凍結精子・凍結精巣精子）　該当項目に○をしてください

の連続保存を望みます。

凍結希望期間：平成　　年　　月～平成　　年　　月（　　ヶ月間）

平成　　年　　月　　日

住所

＿＿＿＿＿＿＿＿＿＿＿＿＿＿＿＿

＿＿＿＿＿＿＿＿＿＿＿＿＿＿＿＿

夫氏名＿＿＿＿＿＿＿＿＿＿＿＿＿㊞

妻氏名＿＿＿＿＿＿＿＿＿＿＿＿＿㊞

凍結胚・凍結精子・凍結精巣精子

（　該当項目に○をしてください　）

破棄依頼書

木場公園クリニック院長殿

木場公園クリニックに預けている、

（　凍結胚・凍結精子・凍結精巣精子）　該当項目に○をしてください

をすべて破棄することを望みます。

平成　　年　　月　　日

住所

＿＿＿＿＿＿＿＿＿＿＿＿＿＿＿＿

＿＿＿＿＿＿＿＿＿＿＿＿＿＿＿＿

夫氏名＿＿＿＿＿＿＿＿＿＿＿＿＿㊞

妻氏名＿＿＿＿＿＿＿＿＿＿＿＿＿㊞

承諾書

木場公園クリニック
院長　吉田　淳　殿

私（　　　　　　　）は、凍結精巣精子の輸送を委託業者（　　　　　　　　　　）に任せることに承諾いたします。
なお、輸送中に発生した不適合についてはいっさいの責任を木場公園クリニックに問わないことにも合わせて承諾いたします。

平成　　年　　月　　日

本人　住所＿＿＿＿＿＿＿＿＿＿TEL＿＿＿＿＿＿＿＿

氏名（自署）＿＿＿＿＿＿＿＿＿＿印

配偶者（　　　　）

氏名（自署）＿＿＿＿＿＿＿＿＿＿印

住所＿＿＿＿＿＿＿＿＿＿TEL＿＿＿＿＿＿＿＿

精巣生検を受けられる方へ

検査日　平成　　年　　月　　日

（1）染色体検査（¥28000）・AZF 遺伝子検査（¥4000）（　　月　　日）
✧ 染色体・AZF 遺伝子検査を行なっていない方は予約(**検査は午前中のみです**)をして、検査をお受けになってください。検査結果は染色体が約 3 週間、AZF 遺伝子検査は約 3 ヶ月かかります。
（2）検査日の約 2 週間前に感染症採血（¥8000）をお受けになってください。
（3）検査前日（　　月　　日）
✧ 翌日の手術時間の確認のため、午前中までにクリニックへ連絡をお入れになってください。(03-5245-4122)
✧ 検査する部位の毛を剃ってください。ご自分で無理な場合は、奥様に手伝ってもらってください。　全て剃ってください
✧ 食事は午後 9 時までに済ませその後は水分も取らないでください。
（4）検査当日（　　月　　日）＊**ブリーフ・同意書**をご準備してください。
✧ 朝から水分も取らずに 3 階ご来院ください。
✧ （　　：　　）までに 3 階受付に必ず来院してください。
✧ 麻酔は局所麻酔を使用します。
✧ 検査後、痛みが強い時は痛み止めの坐薬を使用してください。
（痛みが強く、連続して使用する場合は 8 時間以上間隔をあけてください。）
（5）検査後について
✧ 検査当日の昼より感染予防のため、朝・昼・夕の 1 日 3 回、食後に抗生物質を内服していただきます。
✧ 検査翌日から抜糸の日までは、お渡しする消毒セットを使用して、必ず傷口を消毒してください。
（4）抜糸日（　　月　　日）
✧ 検査から 1 週間で抜糸となりますので、忘れずに来院してください。

〜抜糸までの注意事項〜
- 閉塞性の場合は検査の翌日まで、非閉塞性の場合は検査後 2 日間（検査が火曜日の場合は木曜日まで）は仕事を控えてください。
- 重いものを持ったり、重労働は避けてください。
- 入浴は避けてください。検査後 2 日目からはシャワーは OK です。
- 夫婦生活はしないでください。

木場公園クリニック

精索静脈瘤の手術を受けられる方へ

手術日　平成　　年　月　日

（1）手術前日（　月　日）

- 手術する部位の毛を剃ってください。ご自分で無理な場合は奥様に手伝ってもらってください。
- 夕食は21時までに済ませてください（その後は飲んだり食べたりしないでください）

（2）手術当日（　月　日）

- 朝から水も食事もできません
- （　　時　　分）までに必ず来院してください。
- 麻酔は局所麻酔で行いますが、場合によっては静脈麻酔を併用しますので当日は車の運転などはできません。

（3）手術翌日以降

- 感染予防のために、朝・昼・夕１日３回、食後に抗生物質を内服していただきます。また、一緒に止血剤もお渡ししますので必ず飲みきるようにお願いします。
- 手術翌日から次回の診察の日までは、お渡しする消毒セットを使用して、必ず傷口を消毒してください
- シャワー・入浴は次回の診察まではひかえてください。
- 重いものを持つなどの重労働は避けてください。
- 夫婦生活も次回の診察まではしないでください。

（4）次回診察日（　月　日）

- 抜糸は必要ありませんが、手術から１週間後に診察がありますので、忘れずに来院してください。
- 診察の結果でシャワー・入浴の許可があります。

＊　その他、ご心配な事や、不安がありましたらご遠慮なくスタッフに声をかけてください。

木場公園クリニック

バイアグラ処方承諾書

１．　私は、バイアグラについて医師より十分説明を受けました。
（患者服薬指導冊子を受け取り、良く理解しました。）

２．　私は医師に過去と現在の病気について正直に話しました。

３．　私は現在使用している薬（飲み薬・舌下薬・貼り薬・注射・吸入薬など）についてすべて医師に伝え、不明な薬はありません。（私の使用している薬は、患者服薬指導冊子の硝酸剤リストに載っていないことを確認しました。）

４．　私は、他の診療科・医療機関を受診するとき、バイアグラを服用していることを医師に伝えます。

５．　私は、バイアグラの服用をパートナーにあらかじめ伝え、体調不良になった時は医師にバイアグラの服用が確実に伝わるようにしておきます。（心臓発作時、救急医療機関では、真っ先に硝酸剤が使われるので危険です。）

６．　私は、バイアグラを他の人に渡しません。

７．　私は、常用量（１日１錠）を守り、効果がなければ医師に相談します。

８．　私は、バイアグラを不倫や性交の強要に使用しません。（既婚者は妻の承諾が必要です。）

９．　私は、健康チェックで問題が発見されれば、バイアグラの服用を諦め他の治療法を選択します。

平成　　年　　月　　日　本人氏名＿＿＿＿＿＿＿＿印

１０．私（妻）は患者服薬指導冊子の内容を理解し夫がバイアグラを服用することに同意し、問題（性交痛その他）があれば医師に相談します。

平成　　年　　月　　日　妻氏名＿＿＿＿＿＿＿＿印

＊　注意＊承諾書を忘れると処方できません。
妻に同意確認の連絡を取ることがあります。

木場公園クリニック

卵管造影　週間予定表

月	(　　)月	(　　)火	(　　)水	(　　)木	(　　)金	(　　)土
卵管造影 ～注意事項～ ①予約時クラミジアチェック ②木曜日は13：30 ③土曜日は8：30	① Day ② Day ③ Day ④ Day	① Day ② Day ③ Day ④ Day	① Day ② Day ③ Day ④ Day	① Day ② Day	① Day ② Day ③ Day ④ Day	
その他						

週間予定表

月	(　　)月	(　　)火	(　　)水	(　　)木	(　　)金	(　　)土
子宮鏡						
子宮鏡＋通水 (午前診察が完全に終わってからなので待つ事をつたえる)						
子宮頚管拡張	(　) ・ ・ : ラミ入れ ・ : OPE	(　) ・ ・ : ラミ入れ ・ : OPE	(　) ・ ・ : ラミ入れ ・ : OPE	(　) ・ ・ : ラミ入れ ・ : OPE	(　) ・ ・ : ラミ入れ ・ : OPE	
	(　) ・ ・ : ラミ入れ ・ : OPE	(　) ・ ・ : ラミ入れ ・ : OPE	(　) ・ ・ : ラミ入れ ・ : OPE	(　) ・ ・ : ラミ入れ ・ : OPE	(　) ・ ・ : ラミ入れ ・ : OPE	
D＆C	(　) ・ ・ : ラミ入れ ・ : OPE	(　) ・ ・ : ラミ入れ ・ : OPE	(　) ・ ・ : ラミ入れ ・ : OPE	(　) ・ ・ : ラミ入れ ・ : OPE	(　) ・ ・ : ラミ入れ ・ : OPE	
子宮鏡下ポリープ切除	(　) ・ ・ : ラミ入れ ・ : OPE	(　) ・ ・ : ラミ入れ ・ : OPE	(　) ・ ・ : ラミ入れ ・ : OPE	(　) ・ ・ : ラミ入れ ・ : OPE	(　) ・ ・ : ラミ入れ ・ : OPE	
ポリープ切除	(　) ・ ・ : ラミ入れ ・ : OPE	(　) ・ ・ : ラミ入れ ・ : OPE	(　) ・ ・ : ラミ入れ ・ : OPE	(　) ・ ・ : ラミ入れ ・ : OPE	(　) ・ ・ : ラミ入れ ・ : OPE	
その他						

週間予定表

月	(　)月	(　)火	(　)水	(　)木	(　)金	(　)土
TESE (火:NOA 金:OA)		(　) ・ ・　:　～			(　) ・ ・　:　～	
凍結胚移植	(　) ・ ・ 日融解 ・ 日融解ET 住所	(　) ・ ・ 日融解 ・ 日融解ET 住所	(　) ・ ・ 日融解 ・ 日融解ET 住所	(　) ・ ・ 日融解 ・ 日融解ET 住所	(　) ・ ・ 日融解 ・ 日融解ET 住所	(　) ・ ・ 日融解 ・ 日融解ET 住所
子宮鏡						
子宮鏡＋通水 (午前診察が完全に終わってからなので待つ事をつたえる)						
子宮鏡下ポリープ切除	(　) ・ ・ : ラミ入れ ・ : OPE	(　) ・ ・ : ラミ入れ ・ : OPE	(　) ・ ・ : ラミ入れ ・ : OPE	(　) ・ ・ : ラミ入れ ・ : OPE	(　) ・ ・ : ラミ入れ ・ : OPE	
子宮頚管拡張	(　) ・ ・ : ラミ入れ ・ : OPE	(　) ・ ・ : ラミ入れ ・ : OPE	(　) ・ ・ : ラミ入れ ・ : OPE	(　) ・ ・ : ラミ入れ ・ : OPE	(　) ・ ・ : ラミ入れ ・ : OPE	
ポリープ切除	(　) ・ ・ : ラミ入れ ・ : OPE	(　) ・ ・ : ラミ入れ ・ : OPE	(　) ・ ・ : ラミ入れ ・ : OPE	(　) ・ ・ : ラミ入れ ・ : OPE	(　) ・ ・ : ラミ入れ ・ : OPE	
D&C	(　) ・ ・ : ラミ入れ ・ : OPE	(　) ・ ・ : ラミ入れ ・ : OPE	(　) ・ ・ : ラミ入れ ・ : OPE	(　) ・ ・ : ラミ入れ ・ : OPE	(　) ・ ・ : ラミ入れ ・ : OPE	
その他						

手術経過表

術式（　　　　　　）

患者氏名（　　　　　　　　）　カルテNo.（　　　　）

時間

（　:　）　ルート確保　（ハルトマン500ml　サーフロ　　G）

（　:　）　手術室入室　　モニターセット

（　:　）　麻酔注入　　（1%キシロカイン10ml×　　V）

（0.25%マーカイン20ml×　　V）

（ペンタジン15mg　　A　セルシン　　A）

（　:　）　手術開始　　（Bp　　/　　・HR　　・PO_2　　）

（　:　）　ケタラール（　　ml）

（　:　）　O_2　　（　　ℓ/min）

（　:　）　手術終了

（　:　）　帰室　　（Bp　　/　　・HR　　・PO_2　　）

呼名反応　有・無　　気分不快　有・無

疼痛　有・無

採卵スケジュール

月日	名前	カルテ番号	採卵方法	ピル終了日	注射開始日	予定日	サイン	入力	シート

凍結胚移植スケジュール

月日	名前	カルテ番号	ピル内服期間	エストラジオール開始日	予定日	サイン	入力	シート
			～					

ART 予定表

月　　日（　　）

	順番	Bed	妻氏名	ID	夫氏名	ID	住所	電話番号	来院時間	ARTの種類
採卵	①	1								
	②	2								
	③	3								
	④	4								
	⑤	5								
	⑥	6								

		妻氏名	ID	住所	時間	Day	卵の種類	カテーテルの種類	
胚移植	①					3・5	新鮮・凍結	北・ウォ・＋スタイ（　cm）	膣錠・注射
	②					3・5	新鮮・凍結	北・ウォ・＋スタイ（　cm）	膣錠・注射
	③					3・5	新鮮・凍結	北・ウォ・＋スタイ（　cm）	膣錠・注射
	④					3・5	新鮮・凍結	北・ウォ・＋スタイ（　cm）	膣錠・注射
	⑤					3・5	新鮮・凍結	北・ウォ・＋スタイ（　cm）	膣錠・注射
	⑥					3・5	新鮮・凍結	北・ウォ・＋スタイ（　cm）	膣錠・注射
	⑦					3・5	新鮮・凍結	北・ウォ・＋スタイ（　cm）	膣錠・注射
	⑧					3・5	新鮮・凍結	北・ウォ・＋スタイ（　cm）	膣錠・注射
	⑨					3・5	新鮮・凍結	北・ウォ・＋スタイ（　cm）	膣錠・注射
備考									

1）採卵シートを用いて氏名を確認 □　2）凍結・胚移植の予定表を見て凍結 ET 有無の確認 □　3）精巣生検について予定表の確認 □　4）ラボに電話をかけて、Fresh　ET の有無について確認 □

KIBA　PARK　CLINIC　　作成者　　確認者

採卵後の状態

年　　月　　日

	患者氏名	ID	電話番号	生年月日	体の状態	担当者
①			自宅： 妻： 夫：	妻：　年　月　日 夫：　年　月　日		
②			自宅： 妻： 夫：	妻：　年　月　日 夫：　年　月　日		
③			自宅： 妻： 夫：	妻：　年　月　日 夫：　年　月　日		
④			自宅： 妻： 夫：	妻：　年　月　日 夫：　年　月　日		
⑤			自宅： 妻： 夫：	妻：　年　月　日 夫：　年　月　日		
⑥			自宅： 妻： 夫：	妻：　年　月　日 夫：　年　月　日		

看護師 週間予定表

	月曜日	火曜日	水曜日	木曜日	金曜日	土曜日
診察2　AM						
診察2　PM						
診察6　AM						
診察6　PM						
処置室　AM						
処置室　PM						
フリー　AM						
フリー　PM						
ART後の管理						
HSG						
子宮鏡						
OPE						
ET						
休憩ラスト						

物品請求用紙

		記入者名		記入者名
月　日			月　日	
月　日			月　日	
月　日			月　日	
月　日			月　日	
月　日			月　日	
月　日			月　日	
月　日			月　日	
月　日			月　日	
月　日			月　日	
月　日			月　日	
月　日			月　日	
月　日			月　日	
月　日			月　日	
月　日			月　日	
月　日			月　日	
月　日			月　日	
月　日			月　日	
月　日			月　日	
月　日			月　日	
月　日			月　日	
月　日			月　日	
月　日			月　日	
月　日			月　日	
月　日			月　日	
月　日			月　日	
月　日			月　日	
月　日			月　日	
月　日			月　日	
月　日			月　日	
月　日			月　日	
月　日			月　日	
月　日			月　日	
月　日			月　日	
月　日			月　日	
月　日			月　日	
月　日			月　日	
月　日			月　日	

トイレ清掃チェックリスト

	10時	12時	14時	16時	18時
1日					
2日					
3日					
4日					
5日					
6日					
7日					
8日					
9日					
10日					
11日					
12日					
13日					
14日					
15日					
16日					
17日					
18日					
19日					
20日					
21日					
22日					
23日					
24日					
25日					
26日					
27日					
28日					
29日					
30日					
31日					

救急カート点検確認表　　　　月

	定数	薬品有効期限	滅菌物有効期限	物品	喉頭鏡	酸素
1日						
2日						
3日						
4日						
5日						
6日						
7日						
8日						
9日						
10日						
11日						
12日						
13日						
14日						
15日						
16日						
17日						
18日						
19日						
20日						
21日						
22日						
23日						
24日						
25日						
26日						
27日						
28日						
29日						
30日						
31日						

KIBA PARK CLINIC

注文書

FAX 済

________会社御中　　　　　　＿＿月＿＿日

以下の注文よろしくお願いします。　　　送信枚数＿＿枚

メーカー名	薬剤名	含量	内容量	数量

注文者名＿＿＿＿＿＿＿＿　院長署名＿＿＿＿＿＿＿＿

木場公園クリニック東京都江東区木場２－１７－１３　TEL03-5245-4122　FAX03-5245-4125

ART

Ⅳ エンブリオロジスト

Assisted Reproductive Technology Assistec

このラボマニュアルは、私たちが日常で使っているラボマニュアルそのものである。国内外の学会、シンポジウムへの参加や世界トップレベルの施設見学を経て学んできたことや、国内外の多くの先生方に私たちのラボをみて頂きご指導して頂いたこと、そしてそれらに日々改善に改善を重ね、私たちのラボマニュアルが完成している。内容にはまだまだ不十分な点が多くあるが、現時点(2005年8月)で私たちが一番妥当であると考え、実施している方法であることをご理解して頂きたい。また、木場公園クリニックのラボマニュアルなので、読みにくい点や、理解しにくい点があるかも知れない。しかし、このラボマニュアルを通して、私たち木場公園クリニックのラボチームが生命の源である卵子・精子をどのような姿勢でどのように取り扱っているか、少しでも多くの皆様にお伝えすることができれば幸いである。今後も患者様のためにエンブリオロジストとして何ができるかを考え、今に満足することなくよりよい方法を求めて貪欲な姿勢で生殖医療に携われるラボチームでありたい。

1 ラボ

1 ラボ管理

1 入室

1．ラボ前室に最初に入室するスタッフは、入室前にボンベ室の鍵を開け、ボンベ室内の CO_2、O_2、N_2ボンベの残量、自動窒素発生装置の稼動の有無を確認し、ボンベ管理表（318 頁）に記入しサインをする。確認後はボンベ室の鍵を掛ける。

※残量が規定値（CO_2：3.0 MPa、O_2、N_2：5.0 MPa）以下になったら主任に報告する（1-5 参照）。

2．ラボ前室に入室の際には前室専用サンダルに履き替え、外履きは靴棚に入れ、ラボ前室の無停電用ラボ室内灯のスイッチを入れる。

3．インキュベーター監視システムを無効にする。インキュベーター監視システムの無効化は必ず確認者と 2 人 1 組で行う。インキュベーター監視システム管理表に無効化実施時間を記入し、実施者・確認者はサインをする。

4．ラボ入室の際は白衣を脱ぎ、ラボ内専用サンダルに履き替える。所定のマスク、帽子を着用する。

5．手洗い機（AIR TECH）正面のキーに暗証番号を押す。備え付けの洗剤で肘下から腕、手をきちんと洗い、エアーで乾かす。

※暗証番号は定期的に主任が変更し、院長・ラボスタッフに報告する。

6．エアーシャワー室に入り、埃を落とす（10 秒間）。

7．10 秒間のエアーシャワーの後、ラボ側のドアが自動で開くので、ラボ内に入ったら、備え付けの 70％エタノールで手指、腕を消毒する。

※ラボ内に持ち込むものは必要最低限にする。

※手を清潔に保つために、こまめに 70％エタノールで消毒もしくは手の洗浄をすることを心がける。

※爪は短く切り、マニキュアは塗らない。

※髪の毛が長い場合はひとまとめにし、帽子から髪の毛が出ないようにする。

※化粧は最低限とし、香水など匂いのあるものは避ける。

2 ラボ内（入室後）

1．クリーンベンチを起動させる。PERTICLE COUNTER で埃（0.3 μm、0.5 μm）の数を測定し、Laboratory quality control シート（319 頁）に記入する。室温と湿度を確認し、Laboratory quality control シートにラボ入室時間とともに記入する。胚培養スペース（320 頁）の各クリーンベンチ内を 70％エタノール綿で消毒する。

2．空気清浄機①②（320 頁）の目盛りを「Ⅰ」にする。

3．保冷庫②（320 頁）から Flush 用培養液（5-1 参照）を出し、精液処理スペース（321 頁）の精液処理用クリーンベンチ内のウォーマー付き試験管立て（DRY-BATH）に置く。ウォーマーのスイッチを入れ、Flush 用培養液を 37.0℃に温める。

4．精液処理用クリーンベンチ、ウォーマー付き試験管立て（DRY-BATH）、マニピュレーター、遠心分離器、ホットプレート、CCD カメラ、モニター機器の電源を点け、生物顕微鏡を覆っているカバーを外す。各精液処理用クリーンベンチ内を 70％エタノール綿で消毒する。

5．保温庫（320 頁）の中から温度計を半分出し（根元が保温庫内に入っている状態）、温度を素早く測定し保温庫管理表に測定時間とともに記入する。測定後、温度計は精液処理用クリーンベンチ内のウォーマー付き試験管立て（DRY-BATH）にセットする。

6．乾熱滅菌器（320 頁）の乾熱が終了していることを確認する（「END」点灯）。乾熱滅菌器を開け、中に入っているものを所定の位置に移す。あらかじめ貼っておいた乾熱滅菌用インジケーターテープの色がきちんと変化していることを確認し乾熱滅菌用インジケーターテープを Laboratory quality control シートに貼る。

7．各クリーンベンチ用ゴミ箱をクリーンベンチ横にセットする。

8．当日の AIH 実施予定件数分の 90％ SpermGrad（Vitrolife）5 ml（FALCON 2096）、Flushing Medium（FertiCult）6 ml（FALCON 2096）を保冷庫③から出し、保温庫に入れる。

9．当日採卵がある場合、適当数の FALCON 1007 とアルミボックス試験管立てを検卵用クリーンベンチ（320 頁）のホットプレート（ThermoPlate：MAT-SPT）に置き、適当数の FALCON 2057 をアルミボックス試験管立てに置き、温めておく（採卵開始後採卵室に移動）。

10．検卵を合格したエンブリオロジストと検卵補助を合格したエンブリオロジストがラボ内に揃ったら、看護師にラボ内の採卵準備が完了したことを電話で伝える。

11．Fyrite を用いてすべての（No. 1～16）インキュベーター（320 頁）の CO_2濃度を測定する。また表示温度、表示 CO_2濃度、表示 O_2濃度、庫内温度計の測定値、保湿水の有無を確認する。すべての結果は Laboratory quality control シートに記入する。

＜Fyrite 操作方法＞

①Fyrite のホースをインキュベーターの空気孔（インキュベーター下部）に差し入れる。

②ホースのポンプを2回押し、ホース内の空気を出す。

③Fyriteの0点調整を行う。

④Fyrite上部にホースを取り付ける。

⑤18回ポンプを押す。

⑥Fyriteを2回ひっくり返す。

⑦1分後にFyrite内溶液水面の目盛を読む。

※早出出勤のラボスタッフはⅠ～Ⅱの操作を効率よく処理していく。

3 退室

1. ラボ内の可燃ゴミ、不燃ゴミをまとめ前室のゴミとともに破棄する。医療廃棄箱は満杯になったら蓋を閉め、前室で蓋との境目にガムテープを貼り、2階の倉庫に持っていく。
2. 保温庫(320頁)にウォーマー付き試験管立て(DRY-BATH)にセットしてある温度計を入れる。
3. マニピュレーター、実体顕微鏡、生物顕微鏡、遠心分離器、ホットプレート、CCDカメラ、モニター機器の電源を切る。クリーンベンチ内を片づけ、70%エタノール綿で消毒する。十分にエタノールを揮発させてから、クリーンベンチを閉め、クリーンベンチの電源を切る。
4. クリーンベンチ横のゴミ箱の中身を医療廃棄箱に捨てる。ゴミ箱は洗って、流しの奥に置く。
5. 使用した器具は洗浄し、乾熱滅菌をかけられるものはアルミホイルで全体を包み、乾熱滅菌器の中に入れる。滅菌するものがすべて入ったら、乾熱滅菌用インジケーターテープを適当な場所に貼り、乾熱滅菌器のスイッチを入れる(条件：180℃×3時間)。
6. ラボ内をクイックルワイパーで掃除する。
7. 空気清浄機①②(320頁)の目盛りを「III」にする。
8. Laboratory quality controlシート付属のラボ内最終チェックシート(320頁)に従って、その日の作業抜けや翌日の準備が万全であることを確認する。ラボ内最終チェックシートの確認者はラボ内最終チェックシートの確認者欄にサインする。ラボ内の電気を薄暗くし(完全に切ってしまうと監視カメラに何も映らなくなるため完全に切らない)、エアーシャワー室のライトを切り、ラボを退室する。
9. インキュベーターのCO_2、O_2濃度、庫内温度、室温、湿度、保冷庫の温度が安定したら、インキュベーター監視システムを有効にする。インキュベーター監視システムの有効化は必ず確認者と2人1組で行う。インキュベーター監視システム管理表に有効にした時間、実施者と確認者のサインを記入する。
10. ボンベ室の鍵を開け、ボンベ室内のCO_2、O_2、N_2ボンベの残量、自動窒素発生装置の稼動の有無を確認し、ボンベ管理表(318頁)に記入しサインをする。また再度、同じ項目を確認者に確認してもらう。確認者はボンベ管理表にサインをする。

   ※残量が規定値(CO_2：3.0 MPa、O_2、N_2：5.0 Mpa)以下になったら主任に報告する(Ⅰ-5参照)。

11. 最終確認者はアラームシステムの有効化、実施者、確認者のサイン、異常値の有無、ボンベ室の CO_2、O_2、N_2ボンベの残量、自動窒素発生装置の稼動を再度確認(確認後はボンベ室の鍵を掛ける)し、前室の扉に貼り付けてある退出時最終確認表にチェックしサインする。また、ラボ内最終チェックシート確認者、もしくはラボ内最終チェックシート確認者のサインを確認した人は退出時最終確認表にサインする。

12. 前室をクイックルワイパーで掃除し、前室のゴミをラボ内の可燃ゴミ、不燃ゴミとまとめて破棄する。ラボ前室の無停電用ラボ室内灯のスイッチを切る。前室の電気と空調のスイッチを切り、鍵をかけて退室する。

4 設備・定期管理

1. Laboratory quality control シートによる管理

①ラボ入・退出時間

②ラボ入・退出時のラボ内の室温・湿度

・温度は 27±1℃、湿度は約 40%とする。

・湿度は 40%以下になっていたら主任に報告し、加湿器をつける。

③各液体窒素タンク内液体窒素量

④保冷庫・冷凍庫温度

⑤インキュベーター

・庫内温度・CO_2濃度(表示・Fyrite)・O_2濃度(表示)

・pH 測定値(i-STAT 使用):pH の有効範囲は 7.330〜7.359(GI.3)とする。

・庫内温度:37.0℃・CO_2濃度:6.0%・O_2濃度:5.0%とする。

※温度、Fyrite の CO_2濃度などの異常値を確認した場合、速やかにラボ主任に報告し対処する。培養に使用できないインキュベーターは「調整中」の札を貼り誤って使用することのないように識別をする。

⑥埃チェック値:ラボ内以外に、遅出勤者が第一月曜日には採卵室、手術室、待合室も測定する。

⑦当日の仕事量内訳(件数):精液検査・AIH・精液注入・TESE・クルーガーテスト・精子凍結・精子融解・胚凍結・胚融解・IVF・ICSI・IVF/ICSI・ET

⑧ラボ退出時の各機器の電源・ライト・清掃のチェック

⑨乾熱滅菌の有無(乾熱滅菌用インジケーターテープ併用)

2. その他のシートもしくは表による管理

①CO_2、O_2、N_2ボンベの残量(ボンベ管理表)

②自動窒素発生装置の稼動(ボンベ管理表)

③インキュベーター監視システムの有効化、無効化(インキュベーター監視システム管理表)

④保温庫の温度管理(保温庫管理表)

3. 各機器についての管理は機器管理表に示す。

※インキュベーターの清掃

棚、バット、内扉などの器具はすべてはずして各部品を洗剤で洗う。洗剤を水道水でよく洗い流した後、蒸留水をかける。キムタオルで水気をとり、乾熱滅菌をかけられるものは乾熱滅菌をかける。インキュベーターの中は70%エタノール綿にて消毒し、エタノールを揮発させるため少し開けておく。インキュベーター掃除後は、水交換時と同様に、pHチェック（i-STAT使用）を行う。pHを2回測定し、いずれも有効範囲内であれば、インキュベーターの使用が可能とする。

※ラボ内大掃除（毎週水または木曜日）

ラボ内の床をクイックルワイパーで清掃後、水拭きする。棚や椅子も水拭きする。ラボ前室も床はクイックルワイパーで清掃後、水拭きする。棚やテーブルなども水拭きする。

※ラボ内大掃除（採卵停止時：年約4回）

天井、床、壁、棚内外、椅子を水拭きする。その後、乾拭きする。

※インキュベーターの水交換（5日に1回）

翌日にi-STATを用いてpHチェックを行う。使用する培養液（胚培養に使用している培養液）をFALCON 3037に約0.8 ml分注し、インキュベーター内で一晩平衡化させる。

5 ボンベ室およびガスの管理

- CO_2ボンベ：使用中1本と予備の1本がある。
- O_2ボンベ：使用中1本と予備の1本がある。
- N_2ボンベ：予備2本がある。
- 自動窒素発生装置：A、Bの2台を使用

1．ボンベの定期点検

1．使用中のボンベ（CO_2、N_2、O_2）の残量を朝（ラボ入室時）、夜（ラボ退室時）と点検し、ボンベ管理表に記入しサインする。

2．窒素自動発生装置のタンク（A、B）の残量と稼動の有無を朝、夜と点検し、ボンベ管理表に記入しサインする。

3．使用中のCO_2ボンベは残量が3.0 MPa以下になったら予備のボンベに交換する（要確認者）。

4．使用中のO_2、N_2ボンベは残量が5.0 MPa以下になったら予備のボンベに交換する（要確認者）。

5．自動窒素発生装置のタンクの残量が0.30 MPa以下で、自動窒素発生装置が稼動していない場合、故障している可能性があるので主任に報告する。

2．ボンベの注文

1．上記の限度残量以下になり、予備ボンベに交換した際、納入日の状況を考えて速やかにボンベを注文する。

2．納入日は、月～金曜日（午前）の注文なら当日の午後、月～金曜日（午後）の注文なら次の日

の午前、土、日、祝日の注文なら次の営業日の午前となる。

3. ボンベ納入の際、スタッフが1人必ず付き添い、ボンベの交換を確認する。また、自動室素発生装置をボンベ室から出す。

3. トラブルシューティング

1. O_2(ラボ内のボンベの警報盤)

①使用中の O_2ボンベの残量がなくなると警報が鳴る。

②O_2ボンベには自動切り替え装置が付いているので、予備のボンベには切り替わっている。

③切り替え装置のハンドルを予備ボンベ側に倒す。

2. CO_2(インキュベーターの CO_2アラーム)

①インキュベーターの CO_2濃度が設定濃度よりも約±1.0%以上はずれた状態が約4分間継続するとアラームが鳴る。

②アラームはインキュベーターの「Silence」ボタンを押すことによって止まる。

③ラボ内の CO_2のレギュレーター(圧力計)を確認する。

④圧力計が0 MPaでない場合、CO_2の供給は行われているので、時間とともに CO_2濃度は設定値に戻っていく。

⑤圧力計が0 MPaの場合、使用中の CO_2ボンベの残量がないもしくは CO_2ボンベが開栓していない可能性がある。

⑥予備の CO_2ボンベに交換するもしくは CO_2ボンベを開栓する。

3. N_2(インキュベーターの O_2アラーム)

①インキュベーターの O_2濃度が設定濃度よりも約±5.0%以上はずれた状態が約40分間継続するとアラームが鳴る。

②インキュベーターの O_2濃度は N_2の流入出によって管理されている。

③アラームはインキュベーターの「Silence」ボタンを押すことによって止まる。

④インキュベーター1、3(320頁)の場合、使用している N_2の流入ライン(インキュベーター下部の「1」、「2」ランプの点灯)を調べる。

⑤N_2の流入ラインは「1」だけなので、なんらかのトラブルで「2」の流入ラインを使用していた場合(「2」ランプが点灯)、N_2は供給されない。

⑥「1」「2」ランプ横の「MANUAL CHANGE」ボタン(黒ボタン)を押すことによって、使用する流入ラインは変換させることができる。

⑦インキュベーター1、3以外もしくは「1」の流入ラインを使用している場合、ラボ内の O_2の圧力計を確認する。

⑧圧力計が0 MPaでない場合、N_2の供給は行われているので、時間とともに O_2濃度は設定値に戻っていく。

⑨圧力計が0 MPaの場合、使用中の自動室素発生装置のボンベ(A、B)の残量がない可能性がある。

⑩使用中の自動室素発生装置のタンク(A、B)の残量がない場合、速やかに N_2ボンベに交換する。

⑪ボンベ室内の棚にラインの切り替え装置がある。

⑫「1」ランプが自動窒素発生装置のタンク(A、B)のラインの使用、「2」ランプが N_2 ボンベのラインの使用を表している。

⑬「MANUAL CHANGE」(緑)ボタンを押すことによってラインが切り替わる。

4．窒素供給ライン

①自動窒素発生装置のタンク A はインキュベーター1、4、5、6、7、15、16 番に供給している。

②自動窒素発生装置のタンク B はインキュベーター3、8、9、11、12、13、14 番に供給している。

6 不適合管理

不適合内容は不適合製品一覧に記入する。

1．培養液

月ごとに受精率、分割率、Day 3 胚の平均割球数・フラグメント率、胚盤胞発生率、妊娠率のデータをまとめ、著しい発育速度の低下、フラグメント率の上昇、妊娠率の低下が認められた場合、主任は院長の承認を得て、その培養液の使用を停止する。

不良培養液には×印、もしくは「pH」と大きく記入し、保冷庫③の「pH チェック用培養液」エリアに移動させる。

主任は、供給先に不適合内容を伝え、早期に原因の究明、改善を要求する。

2．不適合物品

不適合物品を確認した場合、主任はその物品の使用を直ちに停止する。供給先に連絡を取り必要に応じて不適合原物を供給先に送る。そして返品、交換、代用品の確認をとる。不適合物品は、その他物品と容易に識別ができるように紙に大きく「不適合」と記載し不適合物品に張り付けておく。

3．精液カップと検査報告書の不適合

患者様本人と名前を確認する際に、精液カップもしくは検査報告書の不適合を確認した場合は、速やかに主任に報告し、担当看護師と連絡を取り患者様本人のものであるかどうかを確認する。

患者様本人の精液であるという確認ができない場合は、主任は院長に報告し承認を得て再度患者様に採精してもらう。不適合精液は医療廃棄箱に廃棄する。

4．精子、卵子、胚

精子調整、卵子、胚の操作中、不適合の可能性があると判断されたものは、主任に報告し、主任は院長の承認を得て破棄する。

7　部外者ラボ入室

1．事前にラボ入室許可書（321 頁）を作成する。ラボ入室許可書にはラボ入室予定日、所属、入室目的を記入し、院長に許可をもらう（院長印欄に日付とサインを記入してもらう）。
2．ラボ入室当日、入室者に誓約書を読んでもらい、所属、名前、日付を記入してもらう。
3．責任権限表に従って、当日の責任者は責任者印欄に日付とサインをする。
4．帽子、マスクを着用してもらう。暗証番号は必ずスタッフが入力し、入室者を入室させる。
5．ラボ入室許可書はラボ前室のラボ入室許可書ファイルに綴る。

8　安全管理

詳細については院内感染対策マニュアル、医療事故予防マニュアル参照。

1．液体窒素の取り扱い

作業中に液体窒素の取り扱いを誤り、過度の痛みや凍傷になった場合は速やかに主任と院長に報告し、適切な治療を受ける。

2．火災

火災が発生した場合は周りのスタッフに声をかけ、速やかにラボから外に脱出し院長、主任に報告をする。直ちに安全な場所（ビルの外）に避難する。またラボの自動扉が作動しなかった場合は手動で開けて避難する。

3．針刺し事故

「院内感染対策マニュアル」参照。

4．感染症検体

各操作は手袋をつけて行う。

2　精液検査

1　精液検査

1．採精後、精液カップ・精液検査報告書（321 頁）を患者様（夫）もしくは奥様にパスボックス前まで届けてもらう。パスボックス横のインターホーンを通して、患者様（夫）もしくは奥様とエンブリオロジストは氏名を確認する。氏名の確認は、まず患者様（夫）もしくは奥様に名前を言ってもらい、必ずこちらから復唱し患者様(夫)に確認をとる。

2. 精液を採取時間から約30分間保温庫内(37.0℃)に静置し液化させる。液化不良の場合はさらに30分間静置する。
3. 精液検査開始：実施者と確認者は精液カップ・精液検査報告書の患者様氏名を確認し検査開始欄にサインをする。
4. 実施者は採精時間・検査時間を精液検査報告書に記入する。
5. 実施者はFALCON 7575もしくは5 mlシリンジ(TERUMO)や10 mlシリンジ(TERUMO)を用いて、①精液量、②液化状態を確認する。
6. 実施者は、MAKLER COUNTING CHAMBERにFALCON 7575で精液を約5 μlのせ、以下の項目を調べる。
   ①精子濃度
   ②精子運動率
   ③精子高速運動率
   ④精子正常形態率
   ⑤円形細胞数
   ⑥凝集
7. 実施者は精液検査報告書・患者様用精液検査報告書に結果を記入する。
8. 確認者は精液検査報告書・患者様用精液検査報告書の患者様氏名・検査結果を確認し、サインする。
9. 検査済みの精液カップは「検査済み精液カップ入れ」トレーに入れる。
10. 「検査結果待ち」の場合：確認者による確認が終わった後、別のラボスタッフが最終確認を行い、確認欄にサインをする。最終確認者は看護師(2階もしくは3階)に連絡し、精液検査報告書・患者様用精液検査報告書を取りに来てもらう。その際、提出最終確認欄に看護師が確認のサインをすることを確認する。
11. 「検査結果次回」の場合：ラボスタッフは精液検査報告書をカルテに貼り、患者様用精液検査報告書をカルテの一番前に挟む。提出する際に再度、患者様氏名・カルテNo.・各項目が正確に記入されていることを確認し、提出最終確認欄にサインをする。

2 凍結(液体窒素蒸気凍結法)

1. 通常の精液検査をする(2-1参照)。
2. 精液：Sperm Freeze(FertiPro)＝1：0.7の割合になるようにSperm Freezeを必要量シリンジに採取し室温に戻す。精子濃度が低い場合は精液を遠沈処理してから凍結する。
3. 実施者は精液検査報告書・患者様用精液検査報告書に凍結チューブ数などの必要事項を記入する。
4. アルミケーン[2 ml凍結チューブ(FALCON 2813)：C-7、1 ml凍結チューブ(FALCON 2806)：C-2 J]にカルテ番号を記入する。凍結する数分のチューブの蓋にカルテ番号(FALCON 2813のみ)、側面にカルテ番号・日付・患者様氏名(カタカナ)を記入する(FAL-

CON 2813、FALCON 2806 共通)。

5．確認者は精液検査報告書・患者様用精液検査報告書・凍結チューブ数・凍結チューブ・アルミケーン・精液カップの患者様氏名・検査結果・カルテ No.・日付・患者様氏名を確認しサインをする。

6．実施者は、精液に Sperm Freeze を少しずつ加えながら混和する (Sperm Freeze は滴下しながら加え混和する)。加えてから 10 分の間に精液-Sperm Freeze 混合液をチューブに等量ずつ分注し、静置する。

7．液体窒素の気相中に 15 分間静置する。

8．液体窒素の液相中に 15 分間静置する。

9．液体窒素タンク内に移動し、保管する。

10．実施者は凍結するチューブ数分、タンク番号・キャニスター番号・ケーン番号・カルテ No.・患者様氏名(カタカナ)・精液所見を精子凍結保存台帳(322 頁)に記入する。確認者はその内容を確認し、コメント欄にサインする。

11．精液検査と同様に結果を提出する (2-1 参照)。

3 融解①：射出精子

1．実施者は、37.0℃の湯を準備する。

2．実施者と確認者は精子凍結保存台帳・精液検査報告書もしくは ART シート・液体窒素タンク内の凍結チューブの患者様氏名・カルテ No.・凍結実施日を確認する。

3．実施者はケーンから凍結チューブをはずし、37.0℃の湯の中で振りながら融解する。

4．実施者は精子凍結保存台帳にある融解した凍結チューブの欄に融解実施日、実施者のサインを記入し、その欄に赤線を引く。

5．実施者は FALCON 7575 を用いて精液-Sperm Freeze 混合液をよく混和し MAKLER COUNTING CHAMBER に約 5 μl のせる。

6．精液検査と同様に各項目を測定する (2-1 参照)。

4 融解②：精巣内精子

1．実施者は、37.0℃の湯を準備する。

2．実施者と確認者は精子凍結保存台帳・精液検査報告書もしくは ART シート・液体窒素タンク内の凍結チューブの患者様氏名・カルテ No.・凍結実施日を確認する。

3．実施者はケーンから凍結チューブをはずし、37.0℃の湯の中で振りながら融解する。

4．実施者は精子凍結保存台帳にある融解した凍結チューブの欄に融解実施日、実施者のサインを記入し、その欄に赤線を引く。

5．実施者は、マイクロピペットを用いて精液-Sperm　Freeze 混合液をよく混和し、FALCON 3037 の中央ウェルに 5 μl のせ、Mineral Oil (FertiCult) で 0.5 ml 弱覆う。

6．倒立顕微鏡下で観察し、精液検査と同様に各項目を測定する (2-1 参照)。

5　クルーガーテスト

1．実施者はクルーガーテスト受付表に、依頼日・患者様氏名（カタカナ）・IDを記入し、塗沫実施者欄にサインをする。スライドガラスに依頼日・患者様氏名（カタカナ）・IDを鉛筆で記入する。
2．実施者は精液を約5 μl スライドガラス上の端に滴下し、もう1枚のスライドガラスを使用し均等に薄くひく。
3．実施者は精液検査報告書のクルーガーテストの欄にサインをする。
4．確認者はクルーガーテスト受付表とひいたスライドガラスの依頼日・患者様氏名（カタカナ）・ID・精液検査報告書のクルーガー塗抹者サインの確認を行い、[3]の実施者のサインの右横にサインをする。
5．スライドガラス上の精液が乾燥した後、スライドガラスをDiff Quik液の固定液に5分間浸す。
6．Diff Quik液Ⅰに10〜20秒間浸す。
7．Diff Quik液Ⅱに10〜20秒間浸す。
8．スライドガラスの裏側に蒸留水をかけながら洗う。
9．染色実施者はクルーガーテスト受付表の染色日を記入し染色者欄にサインをする。
10．スライドガラスが乾燥したら生物顕微鏡下で観察する。100匹以上の精子を形態的に分類し、クルーガーテスト報告書（322頁）に数値を記入する。
11．観察実施者はクルーガーテスト受付表のクルーガー実施者欄にサインし、クルーガー確認日欄に日付を記入する。
12．クルーガーテスト報告書は2部コピーを取り、原本はカルテの黄色用紙の間に挟む。コピーの1部は患者様控えとして二ッ折りしてカルテの一番前に挟む。もう1部はラボ前室にあるクルーガーテスト報告書控えファイルに綴る。検査結果は検査依頼から3日以内に提出する。
13．報告書提出実施者はクルーガーテスト受付表の提出日欄に日付を記入し、提出者・コピー欄にサインをする。

6　精子生存試験：Eosin Y 染色法

1．精液2 μl と0.5% Eosin Y溶液2 μl をスライドガラス上に滴下する。
2．カバーガラスをかける。

（0.5% Eosin Y溶液作成）

1）Eosin Yを生食水に溶解し、0.5%（w/v）（例：5 mg/1 ml）とする。

3．素早く約100匹程度の精子を数えて、うち非染色精子（生存精子）の割合を生存率として算出する（正常値：生存率50%以上）。
4．結果を精液検査報告書のコメント欄と患者様用精液検査報告書に記入し、精液検査と同様に提出する（2-1参照）。

7 直接イムノビーズ試験(D-IBT)

直接イムノビーズ試験は運動精子の膜抗原に反応している抗体をスクリーニングする試験である。

1．FALCON 2057を4本用意し、それぞれにG、A、M、検体とFALCON 2057の側面に書く。

<イムノビーズ試薬G、A、M>

①凍結乾燥イムノビーズG、A、M 50 mgを含むバイアルに5 mlの蒸留水を加えて復元する。

②よく撹拌後、保存用チューブに50 μlずつ分注し、保存用イムノビーズとする(ビーズ量としてはチューブあたり0.5 mgとなり、1瓶から約100本の保存用イムノビーズを作製できる。イムノビーズ使用液中には、最低0.2 mgのイムノビーズが必要となる)。

③保冷庫内で6ヵ月間保存可能。

2．FALCON 7575を用い、各FALCON 2057にBuffer Ⅰを約4 mlずつ分注する。

<Buffer Ⅰ：0.3%BSAタイロード液作成>

①BSAを0.12 gずつ秤量し、FALCON 2003に移し替えて4.0℃で保存する。

②50 mlカルチャーボトル(FALCON 3014)にタイロード液40 mlを入れ、保温庫内で温める。

③小分けしたBSAを全量、タイロード液40 ml(FALCON 3014)に加え、BSA顆粒が肉眼で確認できなくなるまでよく転倒混和し、Buffer Ⅰとする。

3．検体(精液)の精子濃度、運動率を測定し、下記の基準に照らし合わせて検体のFALCON 2057に必要量の精液を加える。

<検体種類と必要量>

①検体種類：新鮮精液(凍結はできれば不可、Severe Oligo、不動症などには不可)

②イムノビーズ試験前に精液検査を実施し、精子濃度と運動率の結果により必要量を判断する。

精子濃度	5,000万以上/ml		0.1 ml
	2,000～5,000万/ml	運動率40%以上	0.2 ml
	2,000～5,000万/ml	運動率40%以下	0.4 ml
	2,000万以下/ml	運動率40%以上	0.5 ml
	2,000万以下/ml	運動率40%以下	1.0 ml
	1,000万以下/ml		1.0 ml以上

4．イムノビーズを保存チューブからFALCON 2057に移し替える。

※イムノビーズが保存チューブの蓋部分に付着していると十分量のイムノビーズが得られないので、蓋を開ける前に蓋部分のイムノビーズを、体温計を振る要領で振り落とす。また、保存チューブはBuffer Ⅰで共洗いする。

5．各FALCON 2057を約500 G(1,800 rpm)で5分間遠心し、遠心後、デカンテーションにより上清を捨てる。管壁に残った上清はキムワイプで拭き取る。

6. イムノビーズ入り FALCON 2057 の沈渣に Buffer IIを 100 μl ずつ加え、よく混和し、イムノビーズ検査液とする。

<Buffer II：5.0%BSA タイロード液>

①タイロード液 20 ml に BSA を 1.0 g 加え、よく撹拌後、0.45 μm のフィルターで濾過し、1.0 ml ずつ FALCON 2003 に小分けし、−30.0℃に凍結保存する。

7. 検体の FALCON 2057 の沈渣をよく撹拌し、再び Buffer Ⅰを約 4 ml 添加後、約 500 G (1,800 rpm)で 5 分間遠心する。

8. 遠心後、デカンテーションにより上清を捨て、検体の遠心管の沈渣に Buffer IIを 100 μl 加え、よく混和する。精子懸濁液とする。

9. 清拭したスライドガラス上で 5 μl の精子懸濁液と 5 μl のイムノビーズ検査液をマイクロピペットでよく混和し、すぐに観察をする。

10. 400〜500 倍の位相差顕微鏡、または光学顕微鏡を用いて 200 以上の運動精子を観察し、イムノビーズ結合の有無と、結合している場合にはその部位を記録する。但し、精液所見が極端に悪く、検査に必要な十分量の運動精子数が得られない場合は、最低 50 の運動精子を観察し、参考値として報告する。実施者は結果をイムノビーズテスト報告書に記入し、サインする。確認者は内容を確認し、サインする。

11. イムノビーズテスト報告書は 2 部コピーをとり、原本はカルテの黄色用紙の間に挟み、一部は患者様控えとして二つ折りしてカルテの 1 番前に挟む。もう一部はラボ前室にあるイムノビーズテスト報告書控えファイルに綴る。

<判定基準>

判定は運動精子を対象に行い、静止している精子は無視する。精子表面に 1 個以上のビーズが付着している場合をイムノビーズ結合精子とし、イムノビーズ結合精子が全体の 20%以上存在した場合にイムノビーズ試験陽性と判定する。

イムノビーズ付着精子

<20%：negative

≧20%：positive

(20〜49%：positive、≧50%：clinically significant positive)

陽性の場合にはビーズの結合部位も同時に記録する。

結合部位の区別は、

①head

②midpiece

③tail

④それらの組み合わせ

とする。

※一見、頭部が付着していると思われる精子でも、単にビーズ間に引っかかっているだけのことが多いため、注意が必要である。

※精子に付着しているビーズは精子とともに揺れているので区別する。

※判定は位相差顕微鏡で行った方がビーズの付着がはっきりする。光学顕微鏡では中片部の形態学的異常や、精子形成時に中片部に残った遺残体などをビーズ付着と見誤る危険性がある。

※イムノビーズ試薬は、周囲の温度により不活性化されやすいので、イムノビーズ検査液も長時間使用しない場合は 4.0℃に保管する。

※Buffer II のアルブミン量が低い場合、精子とビーズ間に非特異的結合がみられる。

＜精度検査＞

日常検査において、精度管理を目的として直接イムノビーズ試験陽性精子を確保することは非常に困難である。しかし、イムノビーズの付着は、Lot. によって変動するといわれ変更時には、必ず精子不動化抗体を含む血清にて間接イムノビーズ試験を行う。

①Buffer I を用い、正常なドナー精子を直接イムノビーズ試験と同様に洗浄し、精子懸濁液を作成する。最終濃度約 5,000 万/ml となるように Buffer II を加える。

②精子不動化抗体陽性血清 10 μl を Buffer II 40 μl と混合し、精子懸濁液を 50 μl 添加する。

③37.0℃で 1 時間感作させる。

④感作後、直接イムノビーズ試験と同様に Buffer I で 2 回洗浄し、沈渣に Buffer II を 100 μl 加えて、感作精子懸濁液とする。

⑤感作精子懸濁液を用いてイムノビーズ試験を行い、新旧 Lot. 間のビーズ結合に差がないことを確認する。

8 無精子症

1. 実施者は MAKLER COUNTING CHAMBER を用いて精子が確認できない場合、スライドガラスに精液をのせて確認する。
2. スライドガラス上でも精子が確認できなかった場合、実施者は 37.0℃に温めた Flushing Medium (Ferti Cult) 6 ml を分注したスピッツ (FALCON 2096) の側面、蓋に患者様氏名 (カタカナ) を記入する。実施者と確認者は Flushing Medium (FALCON 2096)・精液カップの患者様氏名を確認し、精液検査報告書の遠心前欄にサインする。精液を全量加えて混和し (全量加えた後に Flushing Medium 1 ml で精液カップ内を洗浄しきれいに精液を回収する)、約 500 G (1,800 rpm) × 10 分間、遠心分離処理する。
3. 遠心後 0.5 ml もしくは 1.0 ml 残して上澄みを除去し、懸濁液を作成する。実施者と確認者は、Flushing Medium (FALCON 2096)・精液カップ・FALCON 3037 の患者様氏名 (事前に作成) を確認し精液検査報告書の遠心後欄にサインする。
4. FALCON 3037 の中央ウェルに懸濁液をすべて移し、倒立顕微鏡下で鏡検する。
5. 精子が確認できなかった場合、確認者がダブルチェックする。実施者と確認者は観察欄にサインする。
6. 精液検査と同様に結果を提出する (2-1 参照)。

9 尿中精子検査

1．精液カップ・尿カップ・検査報告書が届いたら、精液検査の場合と同様に患者様とエンブリオロジストにより患者様氏名を確認する（2-1 参照）。

2．検査開始：実施者と確認者は尿カップ・検査報告書の患者様氏名を確認し検査開始欄にサインする。

※尿中精子は死滅が早いため、ラボに届いたらすぐに検査を行う。

3．尿中精子所見は以下の項目を調べる

①尿量

②精子濃度

③精子運動率

④精子高速運動率

⑤精子正常形態率

⑥白血球数

4．実施者は尿中に精子が確認できない場合、FALCON 2070 に FALCON 7525 を使用し尿量を計りながら全量移す。約 500 G（1,800 rpm）×10 分間、遠心分離処理し、ペレットを FALCON 3037 の中央ウェルに全量移し顕微鏡下で鏡検する。

5．精液は通常の精液検査と同様に検査を行い、尿と精液の検査結果を提出する（2-1 参照）。

10 精巣生検

1．閉塞性無精子症（OA）

1．事前に Flushing Medium 約 30 ml（FALCON 3014）を保温庫（37.0℃）で温めておく。使用する Flushing Medium は前日に FALCON 3014 に分注しておく。

2．摘出直前に、患者様氏名（カタカナ）・通し番号を記入した 3 枚の組織片運搬用ディッシュ（FALCON 1008）に培養液を 2 ml ずつ分注し、手術室の保温板の上に置く。

3．運ばれてきた組織片を、培養液が 1 ml ずつ分注された FALCON 3037 に一片ずつ、適度な大きさに分ける。

4．組織片を 26 G 針付き 1 ml シリンジで（TERUMO）丸め込む（精細管から細胞が押し出されるよう丸めては押し丸めては押しを繰り返す）。組織片がある程度小さくなったら細かく裂く。細かくなった組織片を 24 G のサーフロー留置針（TERUMO）の外側に付いたシリンジを用いて繰り返し吸い吐きする（50 回程度）。

5．倒立顕微鏡下で処理した FALCON 3037 内の精巣内精子を探す（400 倍）。

6．精子が確認できた時点で、医師にその旨を報告し、手術室のモニターに精子を映す。その後、運動性が確認できた場合も、同様に医師にその旨を報告し、手術室のモニターに運動精子を映す。患者様も一緒に精子を確認することができる。

7. 精子が確認できたFALCON 3037は、精子濃度、精子運動率、精子正常形態率を算出し、ディッシュの蓋に記入する。
8. すべてのディッシュの確認が終了したら、合計平均の精子濃度、精子運動率、精子正常形態率を算出し、それぞれのFALCON 3037の精子懸濁液を共洗いしながらFALCON 2096に回収する。
9. 約500 G(1,800 rpm)×10分間、遠心分離処理する。
10. 上清みを除去する。
11. 精巣内精子懸濁液：Sperm Freeze＝1：0.7の割合で混合し、液体窒素蒸気凍結法で凍結する(2-2参照)。
12. 精子が確認できない場合、非閉塞性無精子症(NOA)と同様の処理となる。
13. 精巣生検(OA)報告書に必要事項を記入し、組織片処理実施者、ディッシュの確認者、凍結実施者、凍結確認者はサインをする。

2. 非閉塞性無精子症(NOA)

1. 事前にFlushing Medium約60 ml(約30 ml×2本)(FALCON 3014)を保温庫(37.0℃)で温めておく。使用するFlushing Mediumは前日にFALCON 3014に分注しておく。
2. 摘出直前に、患者様氏名(カタカナ)・通し番号を記入した10枚の組織片運搬用ディッシュ(FALCON 1008)に培養液を2 mlずつ分注し、手術室の保温板の上に置く。
3. 運ばれてきた組織片を、少量の培養液とともにFALCON 3037の中央ウェルに一片ずつ移す。
4. 移した組織片をハサミ(小反剪刀両鋭)で細かく切る。
5. 細かくなった組織片を24 Gのサーフロー留置針(TERUMO)の外側に付いたシリンジを用いて繰り返し吸い吐きする(100回以上)。
6. FALCON 7575で懸濁液を吸い、FALCON 1007(**図1**)にドロップをつくっていく。ドロップは薄く延ばしていく。ドロップの上をMineral Oilで覆う。
7. 倒立顕微鏡下で作成したFALCON 1007内の精巣内精子を探す。精巣内精子が確認できた場合、医師にFALCON 1007の番号と精巣内精子が確認できたことを報告し、手術室のモニターに精子が映るようにする。また、精巣内精子の運動性が確認できた場合も、医師にその旨を報告し、手術室のモニターに運動精子が映るようにする。患者様も一緒に精子を確認することができる。
8. 精巣内精子が確認できた場合、処理したすべてのFALCON 1007を確認した後、ドロップにした懸濁液を共洗いをしながらパスツールピペットで集め、精巣内精子懸濁液：Sperm Freeze＝1：0.7の割合で混合し、液体窒素蒸気凍結法で凍結する(2-2参照)。

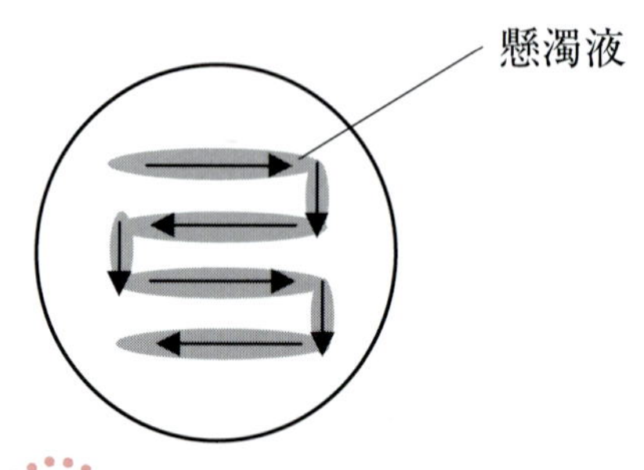

図1 FALCON 1007：懸濁液ドロップ

9. すべての FALCON 1007 を確認後、ドロップにした懸濁液をパスツールピペットで集め、懸濁液：Sperm Freeze＝1：0.7 の割合で混合し、液体窒素蒸気凍結法で凍結する（2-2 参照）。

10. 精巣生検（NOA）報告書（323 頁）に必要事項を記入し、記入者欄にサインをする。確認者は各項目が正しいかを確認し確認者欄にサインをする。

3 AIH

1 AIH(artificial insemination with husband's semen；配偶者間人工授精)

1. 事前（当日の朝、件数分）に 90% SpermGrad 液（Vitrolife）5 ml（FALCON 2096）、Flushing Medium（FertiCult）6 ml（FALCON 2096）を保温庫（37.0℃）で温めておく。

   ※90% SpermGrad 液作成法

   100% SpermGrad 液：Flushing Medium＝9：1 の割合で混合し作成する。

2. 精液検査と同様に、患者様（夫）もしくは奥様とエンブリオロジストにより運ばれてきた精液カップ・精液検査報告書の名前を確認する。

3. 30 分間保温庫内で静置させ液化させる。液化不良の場合はさらに 30 分間静置する。

4. 実施者は精液カップ・精液検査報告書・90% SpermGrad 液 5 ml・Flushing Medium 6 ml を準備し、90% SpermGrad 液（FALCON 2096）・Flushing Medium（FALCON 2096）の側面に夫婦の氏名（カタカナ）、蓋に奥様の氏名（カタカナ）を記入し、精液検査報告書にサインする。

5. 確認者は、精液カップ・精液検査報告書・90% SpermGrad 液（FALCON 2096）の患者様氏名を確認し、精液検査報告書にサインをする。

6. 実施者は採精時間・検査時間を精液検査報告書に記入する。

7. 実施者は、精液を MAKLER COUNTING CHAMBER に約 5 μl のせ、90% SpermGrad 処理が可能かどうかを判断し、可能な場合は FALCON 7575 で 90% SpermGrad 液（FALCON 2096）に静かに重層する（精子所見によっては 90% SpermGrad 液の量を調節する）。液化の悪いものは重層するときに使用した FALCON 7575 で 90% SpermGrad 液と精液の境界面をよく馴染ませる。

8. 約 500 G（1,800 rpm）×20 分間、遠心分離処理する。

   ※遠心分離中に原液の精液検査を行う（2-1 参照）。

   ※Flushing Medium をニプロ AIH キャス（スタイレット付き）に 1 ml 採取しておき、シリンジの裏側に奥様の氏名（カタカナ）を記入する。

   ※ニプロ AIH キャス（スタイレット付き）の包装にご夫婦の名前（カタカナ）、カルテ番号を記入する。

9. 実施者と確認者は、精液カップ・90% SpermGrad 液（FALCON 2096）・Flushing

Medium（FALCON 2096）の患者様氏名を確認し、精液検査報告書にサインをする。

10. 実施者は FALCON　7575 で上澄みを除去し、新しい FALCON　7575 でペレットを Flushing Medium 5 ml に加え混和する（90% SpermGrad 液と精液の境界面は特に不純物が溜まる部分なのでスポイトを管壁に沿わせて回しながら丁寧に取り除く）。
11. 約 500 G（1,800 rpm）×10 分間、遠心分離処理する。
12. 実施者と確認者は精液カップ・Flushing Medium（FALCON 2096）・ニプロ AIH キャス（スタイレット付き）の患者様氏名を確認し精液検査報告書にサインする。
13. 実施者は、FALCON 7575 で上澄みを除去し、予め採取しておいた Flushing Medium 1 ml を加え、新しい FALCON 7575 で混和する。
14. MAKLER COUNTING CHAMBER に約 5 μl のせ、ニプロ AIH キャス（スタイレット付き）に精子懸濁液を吸引する。
15. 実施者は調整後の精子懸濁液の精子濃度と精子運動率を測定し、精液検査報告書・患者様用精液検査報告書に記入する。
16. 確認者は精液検査報告書・患者様用精液検査報告書・ニプロ AIH キャス（スタイレット付き）の内容および患者様氏名を確認し、確認者欄にサインをする。
17. 最終確認者は（2 階もしくは 3 階）に連絡し、精液検査報告書・患者様用精液検査報告書・ニプロ AIH キャス（スタイレット付き）を取りに来てもらう。その間、ニプロ AIH キャス（スタイレット付き）は保温庫に、検査報告書 2 枚は連絡済み報告書入れに保管する。受け渡しの際、提出最終確認欄に看護師が確認のサインをすることを確認する。

2 融解 AIH

1. 事前（当日の朝、件数分）に 90%　SpermGrad 液 5 ml（FALCON　2096）、Flushing Medium 6 ml（FALCON 2096）を保温庫（37.0℃）で温めておく。
2. 検査用紙がパスボックスまで届けられる。
3. 精子凍結保存台帳から融解する患者様の凍結チューブを探す。
4. 湯（37.0℃）を準備する。
5. 凍結チューブをタンクから出す。実施者と確認者は精液検査報告書・凍結チューブ・精子凍結保存台帳の患者様氏名を確認する。
6. 実施者はケーンから凍結チューブをはずし、37.0℃の湯の中で振りながら融解する。
7. 融解後、通常の AIH と同様に処理をし結果を提出する（3-1 参照）。

3 精液注入

1. 精液カップ受け取りの際、紙袋は保管しておく（受け渡し時に使用）。
2. 実施者は、通常の精液検査を行い結果を提出する（2-1 参照）。
   ※検査中、精液カップは保温庫に保管する。
   ※精液カップ・FALCON 7575 1 本を紙袋に入れて看護師に渡す。

4 逆行性射精 AIH

1. 事前(当日の朝)に Flushing Medium 50 m*l* (TERUMO 50 m*l* シリンジ)を保温庫で温めておく。
2. 事前(当日の朝、件数分)に 90% SpermGrad 液 5 m*l* (FALCON 2096)、Flushing Medium 6 m*l* (FALCON 2096)を保温庫で温めておく。
3. 精液カップ・尿カップ・精液検査報告書が届いたら、精液検査と同様に患者様本人とエンブリオロジストにより氏名を確認する。
4. 精液検査、尿中精子検査と同様に検査を行う(2-1、2-7 参照)。

<尿>

5. 実施者は尿中に精子が確認できたら、確認者とともに FALCON 2070 と尿カップのご夫婦の氏名を確認し、FALCON 7525 を使用し尿量を計りながら FALCON 2070 に移す。
6. 約 500 G(1,800 rpm)×10 分間、遠心分離処理する。
7. 実施者と確認者は、尿カップ・FALCON 2070・90% SpermGrad 液(FALCON 2096)のご夫婦の氏名を確認する。
8. 実施者は上澄みを FALCON 7575 で除去し、90% SpermGrad 液に重層する。
9. 約 500 G(1,800 rpm)×20 分間、遠心分離処理する。
10. 実施者と確認者は FALCON 2070・90% SpermGrad 液(FALCON 2096)のご夫婦の氏名を確認する。
11. 実施者は、FALCON 7575 で上澄みを除去し、ペレットを残す。

<精液>

12. 実施者と確認者は、精液カップ・90% SpermGrad 液(FALCON 2096)・精液検査報告書のご夫婦の氏名を確認する。
13. 実施者は、90% SpermGrad 処理が可能な場合、90% SpermGrad(FALCON 2096)に精液を重層する。
14. 約 500 G(1,800 rpm)×20 分間、遠心分離処理する。
15. 実施者は、FALCON 7575 で上澄みを除去し、ペレットを残す。
16. ニプロ AIH キャス(スタイレット付き)に、Flushing Medium 6 m*l* (FALCON 2096)から 1 m*l* 採取しておき、シリンジの裏側に奥様の氏名(カタカナ)を記入する。ニプロ AIH キャス(スタイレット付き)にご夫婦の氏名(カタカナ)・カルテ No.を記入する。

<尿+精液>

17. 実施者と確認者は精液カップ・11 と 15 の尿と精液のペレット(FALCON 2096)・Flushing Medium 5 m*l* (FALCON 2096)のご夫婦の氏名を確認する。
18. 実施者は 11 と 15 の尿と精液のペレットを FALCON 7575 で Flushing Medium 5 m*l* (FALCON 2096)に移し混和する。
19. 約 500 G(1,800 rpm)×10 分間、遠心分離処理する。
20. 実施者と確認者は精液カップ・Flushing Medium(FALCON 2096)・ニプロ AIH キャス

(スタイレット付き)のご夫婦の氏名を確認する。

21. 実施者はFALCON 7575で上澄みを除去し、予め採取しておいたFlushing Medium 1 mlを加える。新しいFALCON 7575で混和しMAKLER COUNTING CHAMBERに約5 μlのせる。ニプロAIHキャス(スタイレット付き)に精子懸濁液を吸引する。
22. 実施者は精子懸濁液の精子濃度と精子運動率を測定し、検査報告書・患者様用報告書に記入する。
23. 確認者はニプロAIHキャス(スタイレット付き)・検査報告書・患者様用報告書の内容を確認しサインをする。通常のAIHと同様に結果を提出する(3-1参照)。

5 90% SpermGrad処理不適当症例

1. 実施者と確認者は、精液カップ・Flushing Medium 6 ml(FALCON 2096)のご夫婦の氏名を確認し精液検査報告書にサインをする。
2. 90% SpermGrad処理を省略するほかは、AIHと同様に検査を行い結果を提出する(3-1参照)。

4 ART精子処理

1 ART精子処理

1. 採卵当日、精液検査の場合と同様に、患者様とエンブリオロジストにより精液カップ・ARTシートのご夫婦の氏名の確認を行う。
2. 精子処理を行う直前に精液を30分間保温庫内で静置させる(液化処理)。
3. 実施者と確認者により、精液カップ・ARTシートのご夫婦の氏名の確認をする。
4. 実施者はMAKLER COUNTING CHAMBERに精液を約5 μlのせ、以下の項目を調べる。

   ①精液量
   ②精子濃度
   ③精子運動率
   ④精子高速運動率
   ⑤精子正常形態率
   ⑥円形細胞数
   ⑦精液色
5. 必要事項をARTシート、採卵数・精子状態報告書(323頁)に記入する。
6. 精液所見により、精子の処理法を判断する。

2 2層・3層 Isolate 処理法

ICSI(3層 Isolate 法)もしくは IVF(2層 Isolate 法)、TESE(OA)-ICSI(ミニ3層 Isolate 法)などの場合。

1. 実施者は FALCON 2096[側面に夫婦氏名(カタカナ)、蓋に妻氏名(カタカナ)を記入する]に 90・70・50%もしくは 90・50% Isolate(Irvine Scientific)を FALCON 7575 で静かに重層する。2層もしくは3層 Isolate 液を室温に戻す。

   ※室温に戻るまでの間に、実施者は MAKLER COUNTING CHAMBER に精液を約 5 μl のせ、以下の項目を調べ ART シート、採卵数・精子状態報告書に記入する。

   ①精液量(ART シート、採卵数・精子状態報告書)

   ②精子濃度(ART シート、採卵数・精子状態報告書)

   ③精子運動率(ART シート、採卵数・精子状態報告書)

   ④精子高速運動率(ART シート)

   ⑤精子正常形態率(ART シート)

   ⑥白血球数(ART シート)

   ⑦精液色(ART シート)

2. 確認者は2層もしくは3層 Isolate 液(FALCON 2096)・精液カップの名前を確認し、ART シートにサインをする。
3. 実施者は2層もしくは3層 Isolate 液(FALCON 2096)に FALCON 7575 で精液を静かに重層する。
4. 約 500 G(1,800 rpm)×20 分間、遠心分離処理する。
5. 実施者と確認者により2層もしくは3層 Isolate 液(FALCON 2096)・精液カップ・精子洗浄用 Medium(IVF medium：FertiCult)(FALCON 2096)・新しい精子洗浄用チューブ(FALCON 2096)の名前を確認する。実施者と確認者は ART シートにサインをする。
6. 実施者は FALCON 7575 で上澄みを除去する。FALCON 2096 に 5 ml の精子洗浄用 Medium を分注し、新しい FALCON 7575 を用いてペレットを加えて混和する。
7. 約 500 G(1,800 rpm)×10 分間、遠心分離処理する。
8. 実施者と確認者により精液カップ・精子洗浄用 Medium(FALCON 2096)・精子洗浄用チューブ(FALCON 2096)のご夫婦の氏名を確認する。実施者と確認者は ART シートにサインをする。
9. 実施者は FALCON 7575 で上澄みを除去し、新しい FALCON 7575 でペレットに 5 ml の精子洗浄用 Medium を加え、混和する。
10. 約 500 G(1,800 rpm)×10 分間、遠心分離処理する。
11. 実施者と確認者により精液カップ・精子洗浄用 Medium(FALCON 2096)・精子洗浄用チューブ(FALCON 2096)のご夫婦の氏名を確認する。実施者と確認者は ART シートにサインをする。
12. 実施者は FALCON 7575 で上澄みを除去し、必要に応じて Swim up を行う。

3 Swim up 処理

1．実施者は、洗浄処理まで終わっている精子を使用する（4-2参照）。
2．実施者は、2本のFALCON 2003の蓋および側面に妻の氏名（カタカナ）を記入する。1本は「Swim up」と追記する。
3．確認者はペレットの入っている精子洗浄用チューブ（FALCON 2096）・氏名のみのFALCON 2003・Swim up用培養液（IVF medium もしくはHTF medium（Irvine Scientific））の妻氏名を確認する。実施者と確認者はARTシートにサインをする。
4．実施者は氏名のみのFALCON 2003にパスツールピペットでSwim up用培養液を入れ（液量は処理前の精子濃度、ペレット量に依存する）、その底にペレットをパスツールピペットでゆっくりと入れる。
※培養液と混合しないように注意する。
5．【4】をFALCON 1007に、ペレットの入っていた精子洗浄用チューブの蓋と氏名のみのFALCON 2003の蓋をおいて挟み斜めにして、インキュベーター内で静置させる。静置時間はペレットの濃度、Swim up用培養液の量により判断する。
6．実施者と確認者は一定時間の静置後、氏名のみのFALCON 2003・「Swim up」と記入してあるFALCON 2003の妻氏名を確認しARTシートにサインをする。
7．実施者はパスツールピペットでSwim up した精子を回収する。回収した精子を混和しMAKLER COUNTING CHAMBERに約5 μlのせ、精子濃度と精子運動率を測定し、ARTシートに記入する。
8．調整後の値をICSIもしくはIVFの担当者に報告する。

4 遠沈処理

実施者と確認者は通常のARTの場合と同様に、精液カップとARTシートの夫婦氏名を確認する。Frozen TESEもしくは凍結射出精子の場合は通常の精子融解法に従い準備し夫婦氏名の確認を行う。

1．TESE(NOA)-ICSIの場合

1．FALCON 3037に5 μlのせ、0.5 ml弱のMineral Oilをかける。顕微鏡下で精子の有無を観察する。
2．「2．射出精子濃度が10万/ml以下の場合」と同様に処理を進める。

2．射出精子濃度が10万/ml以下の場合

1．実施者と確認者は精液カップ・精子洗浄用Medium（IVF medium）（FALCON 2096）・新しい精子洗浄用チューブ（FALCON 2096）のご夫婦の氏名を確認する。実施者と確認者はARTシートにサインをする。

2．実施者は FALCON 7575 で、5 ml の精子洗浄用 Medium を分注した新しい FALCON 2096 に精液全量を加えて混和する。

3．約 500 G(1,800 rpm)×10 分間、遠心分離処理する。

4．実施者と確認者は精液カップ・精子洗浄用 Medium(FALCON 2096)・精子洗浄用チューブ(FALCON 2096)のご夫婦の氏名を確認する。実施者と確認者は ART シートにサインをする。

5．実施者は FALCON 7575 で上澄みを除去し、新しい FALCON 7575 でペレットに再度 5 ml の精子洗浄用 Medium を加え、混和する。

6．約 500 G(1,800 rpm)×10 分間、遠心分離処理する。

7．実施者と確認者は、精液カップ・精子洗浄用 Medium・精子洗浄用チューブの名前を確認する。実施者・確認者は ART シートにサインをする。

8．実施者は FALCON 7575 で上澄みを除去し、新しい FALCON 7575 でペレットに 0.1～0.3 ml の精子洗浄用 Medium を加え、混和する。

9．FALCON 3037 の中央ウェルに精子懸濁液を 5 μl のせ 0.5 ml 弱の Mineral Oil をかける。

10．顕微鏡下にて精子を確認し、ART シートに精子濃度と精子運動率を記入する。

11．調整後の結果を ICSI もしくは IVF の担当者に報告する。

5 採卵前日準備

1 Flush 用培養液(卵胞液共洗い用培養液)の作成

1．採卵 1 症例あたり 3 本の FALCON 2057 を準備する。

2．FALCON 2057 の側面と蓋に、油性マジックで採卵番号と患者様(妻)の氏名(カタカナ)を記入する。

3．確認者は採卵番号と妻氏名が正しいことを確認し、翌日採卵準備確認シートにサインをする。

4．FALCON 2057 に FALCON 7525 もしくは FALCON 7551 を用いて HSA 入り Flushing Medium(FertiCult)を 10 ml ずつ分注する。

5．ヘパリンを[4]液 10 ml に対して 0.1 ml(1%ヘパリン Flushing Medium)入れ、泡が立たないように転倒混和する。

6．作成後、保冷庫③に保存する。実施者は翌日採卵準備確認シートにサインをする。

2 検卵および前培養用ディッシュ(FALCON 3037)の準備

1．患者様のネームプレートを作成し、翌日採卵準備確認シートにサインする。

2．確認者は患者様のネームプレートの採卵番号と氏名が正しいことを確認し、翌日採卵準備シートにサインする。配列は１段に１症例とし、採卵番号順に上の段からインキュベーターのドアの外側にネームプレートを貼る。

3．実施者は翌日採卵実施予定の ART シートに記入されている hCG 投与日の E_2値と卵胞数から、各症例あたりの必要な FALCON 3037 の枚数を計算する。

※計算方法

hCG 投与日 E_2値÷350＝予定採卵個数

1 枚の FALCON 3037 につき卵子を 4 個ずつ入れるため、

予定採卵個数÷4＝前培養に必要な FALCON 3037 の枚数

ヒアルロニダーゼ処理後に新しい FALCON 3037 に移すため、

前培養に必要な FALCON 3037 の枚数×2＝FALCON 3037 必要総枚数

4．FALCON 3037 をクリーンベンチ内に準備する。FALCON 3037 の蓋上部と底にマーカーで妻氏名（カタカナ）を書き、蓋下部に通し番号を書く。物品 lot. 表に使用する件数と使用する日付を記入する。

5．翌日採卵準備確認シートにサインをする。

6．確認者は FALCON 3037 の枚数・妻氏名・通し番号が正しいことを確認する。

7．翌日採卵準備確認シートにサインをする。

8．培養液の準備は必ず２人１組で行う。１人は前培養用培養液（IVF medium：FertiCult）を FALCON 3037 の外側に 3 m*l*、中央ウェルに 1 m*l* 分注し、もう１人は直ちに中央ウェルに Mineral Oil 1 m*l*（FertiCult）で覆う。

9．作業は最大２症例ずつ、FALCON 3037 が 10 枚以内で行い、分注後は直ちにインキュベーターに並べる。同一患者様のネームプレートが貼ってある段のインキュベーター中央よりやや手前に、右から通し番号順で２列に並べる。

3 IVF 用培養液の準備：NUNC 176740（4 ウェルディッシュ）

1．実施者は予定採卵個数をもとに NUNC 176740 を準備する（5-2 参照）。予定採卵個数が 2 個以上の場合は HTF（Irvine Scientific）と K-SIFM（Cook）用の NUNC 176740 を準備する。

2．蓋上部と底に妻氏名（カタカナ）を書き、蓋下部に IVF 用培養液名を書く。

3．翌日採卵準備確認シートにサインする。

4．確認者は NUNC 176740 の枚数・妻氏名・IVF 用培養液名が正しいことを確認する。

5．翌日採卵準備確認シートにサインする。

6．IVF 用培養液を１ウェルに 0.8 m*l* ずつ、外側に 3 m*l* 分注し、ウェル内の培養液が被る程度、Mineral Oil を覆う（必ず２人１組で行う）。

7．検卵用（前培養用）ディッシュ（FALCON 3037）の後ろに並べる。

4 培養用ドロップの作成：Day 0用

1．FALCON 1007もしくはFALCON 1008の蓋上部と底にマーカーで妻氏名(カタカナ)を書き、蓋下部に培養液名を書く。物品lot.表に使用する件数と使用する日付を記入する。

2．翌日採卵準備確認シートにサインする。

3．確認者はFALCON 1007もしくはFALCON 1008に書かれている妻氏名、培養液名が正しいことを確認する。Medium Lot. 表に妻氏名(カタカナ)を書く。

4．確認者は翌日採卵準備確認シートにサインをする。

5．FALCON 7575を用いて、FALCON 1007もしくはFALCON 1008の下部に約50 μl、上部に約20 μlのドロップを素早く作成する。直ちにドロップをFALCON 1007は7 ml、FALCON 1008は3 mlのMineral Oilで覆う。一度保冷庫から出した培養液は戻さないため、必要量のみ保冷庫から持ってくる。

6．検卵用(前培養用)ディッシュ(FALCON 3037)の奥もしくは横に並べる。

※Day 1・Day 3のmedium change用ディッシュ(FALCON 1007もしくはFALCON 1008)の準備は、ディッシュの作成をmedium changeする前日に行い、ドロップの作成をmedium changeする当日の朝に行う。当日作成したディッシュは、インキュベーター内で蓋を斜めに傾けた状態で平衡化する。

5 精子洗浄用培養液(IVF medium)の作成

1．FALCON 2096の側面にご夫婦の氏名(カタカナ)、蓋に妻氏名(カタカナ)、採卵番号を書く。

2．翌日採卵準備確認シートにサインをする。

3．確認者は側面および蓋の氏名が正しいことを確認する。

4．翌日採卵準備確認シートにサインをする。

5．FALCON 2096に精子洗浄用培養液(IVF medium：FertiCult)を13 mlずつ分注し、予備用としてFALCON 2096に適量分注する。

6．蓋を緩め、CO_2インキュベーター内の試験管立てに採卵順に右から並べる。翌日採卵準備確認シートにサインをする。

6 Swim up用培養液の作成

1．FALCON 2003の側面および蓋に妻氏名(カタカナ)、側面にはさらに採卵番号、培養液名を書く。

2．翌日採卵準備確認シートにサインをする。

3．確認者は、妻氏名・採卵番号・培養液名が正しいことを確認する。

4．翌日採卵準備確認シートにサインをする。

5．HTF medium(Irvine Scientific)またはIVF medium(FertiCult)を約2 ml分注する。

6．蓋を緩め、CO_2インキュベーター内の試験管立てに並んでいる精子洗浄用培養液の後ろに並べる(同一採卵患者様)。翌日採卵準備確認シートにサインをする。

6 検卵手技

1．検卵は必ず実施者と補助(確認)者の2人1組で行う。

2．前日に準備したFlush用培養液(卵胞液共洗い用培養液)[Flushing Medium(FertiCult)]を、精液処理用クリーンベンチ内のウォーマー付き試験管立て(DRY-BATH)に置き温める。

3．使用する顕微鏡のモニタースイッチをONにする。

4．FALCON 1007をホットプレート(ThermoPlate：MAT-SPT)の上に並べて温めておく。

5．パスツールピペット(5インチ3/4)にゴムスポイトを取り付け、ピペット立てに置いておく。

6．検卵が開始できる状態になったら、看護師にその旨を連絡する。

7．採卵室から検卵開始OKの連絡(「お願いします」)がきたら、採卵室とラボ室との連絡扉を開ける。この際、採卵室に入れるFlush用培養液(卵胞液共洗い用培養液)(Flushing Medium)とARTシートの妻氏名を確認する。

8．実施者と補助者は37.0℃に温めておいたFlush用培養液(卵胞液共洗い用培養液)(Flushing Medium)2本とARTシートの妻氏名を医師とともに確認し、Flush用培養液(卵胞液共洗い用培養液)(Flushing Medium)は採卵室のウォーマー付き試験管立てに置く。

9．実施者と補助者は採卵室内にいる採卵する患者様の左斜め下(患者様の目の下)に立ち、以下のように挨拶を行う。

実施者：「○○様の卵を探す操作、体外受精(顕微授精)を担当させて頂きます○○と申します。よろしくお願い致します」。

補助者：「補助に付かせて頂きます○○と申します。よろしくお願い致します」。

10．実施者と補助者の2人で患者様のご夫婦氏名、生年月日、住所を確認する(補助者はカルテを持ち、実施者はARTシートを持ち合わせて確認を行う)。確認の際は患者様にご夫婦氏名、生年月日、住所を言ってもらう。確認後、実施者はカルテに記入してある妻の身長と体重をARTシートに記入する。

11．実施者は検卵用クリーンベンチ内のガスジャーにガスを流す。

12．補助者はARTシートの表側に日付を記入し、ARTシートの裏側と採卵数・精子状態報告書にカルテ番号、妻氏名(カタカナ)を書き、ARTシートには採卵開始時間を記入する。採卵数メモに妻氏名(カタカナ)を記入する。

13. 補助者は採卵室のライトが消えたら、もう 1 本の Flush 用培養液(卵胞液共洗い用培養液)(Flushing Medium)をホットプレート(ThermoPlate：MAT-SPT)上のアルミブロック試験管立てに置く。

14. FALCON 2057 に入った卵胞液がきたら補助者は看護師から卵胞液(FALCON 2057)を受け取り、左右どちらの卵胞からか確認する。

15. 直ちに用意した FALCON 1007 に注意深く適量(約 5 m*l*、血液が多い場合は約 3～4 m*l*)分注する。

16. 実施者は直ちに実体顕微鏡下にて確認する。弱拡大でディッシュを傾けながら全体を素早く確認し、青白い顆粒膜細胞を確認したら強拡大で卵子の有無を確認する。

17. 卵子が確認できたら補助者に顆粒膜細胞のグレード(良、普通、やや不良、不良)と個数を伝える。補助者は復唱しながら採卵数メモに正の字で数を記入していく。

18. 補助者はインキュベーターから前培養用ディッシュ(IVF medium：FertiCult)(FALCON 3037)を 1 枚取り出しガスジャーに入れ、実施者と妻氏名を確認する。

19. 実施者はパスツールピペットで前培養用ディッシュ(IVF medium)(FALCON 3037)の外側から培養液を少量吸う。吸った培養液を卵子の上に滴下し、できるだけ余分な血球を吸わないように顆粒膜細胞とともに卵子を吸い上げる。

20. 前培養用ディッシュ(IVF medium)(FALCON 3037)の外側でディッシュを回しながら卵子を洗う。ディッシュの中央ウェルの培養液を少量吸い、外側の卵子を吸い上げ内側に移す。

21. ガスジャーに前培養用ディッシュ(IVF medium)(FALCON 3037)を戻す。

22. その間に、補助者は卵の個数を正確にはっきりと採卵室に伝える。

23. 実施者は卵胞液の入ったディッシュ(FALCON 1007)を 2 回確認し、卵子がなければそのディッシュ(FALCON 1007)は破棄し、すべてのディッシュ(FALCON 1007)の確認が終わったら採卵終了とする。

24. 採卵が終了したら、実施者と補助者はお互いの把握している卵数を確認し数に違いがないことを確認する。実施者と補助者は ART シートの卵数確認欄にサインする。補助者は採卵終了 3 分前に採卵室に次の採卵患者様の準備が OK の連絡を入れる。

25. 70%エタノール綿でクリーンベンチ内を清掃する(こぼれた卵胞液や培養液は乾燥する前に拭き取る)。

26. 採卵が終了したら終了時間、卵総数を ART シート、卵子数・精子状態報告書に記入する。IVF・ICSI 報告書(323 頁)に日付、妻氏名(カタカナ)、カルテ番号を記入する。次の患者様の ART シートを準備する(必ず前の採卵シートの記入がすべて終わってから)。

7 IVF(*in vitro* fertilization；体外受精)

1 メディウムチェンジ：前培養した卵を、媒精用NUNC 176740(4ウェルディッシュ)に移す

1．実施者はパスツールピペット(5インチ3/4)にゴムスポイトを付け、クリーンベンチ内のガスジャーにガスを流す。
2．確認者はARTシートを準備する。モニターの番号を合わせ、一連の操作をモニターで確認する。
3．実施者はインキュベーター内扉の外側から前培養された卵の入ったFALCON 3037の場所と妻氏名を確認する。
4．実施者はNUNC 176740と前培養された卵の入ったFALCON 3037を必要な数だけインキュベーターから取り出し、ガスジャーの中に入れる。
5．確認者はディッシュ(NUNC 176740、FALCON 3037)の妻氏名が正しいことを声に出して読みあげながら確認する。
6．実施者はパスツールピペットでNUNC 176740中央の培養液を少量吸い、FALCON 3037の中央ウェルに入った卵に吹きかけながら卵を顆粒膜細胞と共に吸い上げる。
7．NUNC 176740の中央に卵を置き、4〜5回ピペッティングしながら顆粒膜細胞に付いた血液や不純物を取り除く。
8．NUNC 176740の1番ウェルで洗い、3番ウェルに卵を置く(1つのウェルに最多4個まで卵を入れる。5個以上卵がある場合は2番ウェルで洗い、4番ウェルにおく)。
9．速やかにインキュベーターに戻す。
10．実施者と確認者はARTシートにサインをする。

2 媒精(採卵から約4〜5時間後、媒精を行う)

1．実施者は、あらかじめ媒精に必要な精子量を計算しておく。媒精は10×10^4/mlもしくは20×10^4/mlの精子濃度で行う。

※簡易計算法：精子処理後の運動精子濃度　a$\times10^6$/ml

(1/[a×0.01])μl＝10×10^4/mlの精子懸濁液の量

(2/[a×0.01])μl＝20×10^4/mlの精子懸濁液の量

2．確認者はモニターの番号を合わせ、一連の操作をモニターで確認する。
3．実施者は使用するクリーンベンチ内のガスジャーにガスを流す。マイクロピペットの目盛を媒精量に合わせ、フィルター付き滅菌チップを準備する。
4．確認者はマイクロピペットの目盛が正確な媒精量であることを確認する。
5．実施者はフィルター付き滅菌チップを、マイクロピペットに取り付ける。

6. 実施者は CO_2 インキュベーターから swim up 用チューブ(FALCON 2003)を出し試験管立てに置く。3番インキュベーター(もしくは1番)から、NUNC 176740 に入った卵を出し、ガスジャーに入れる。
7. 確認者は ART シート・NUNC 176740・swim up 用チューブ(FALCON 2003)の妻氏名を声に出して確認する。
8. 実施者はマイクロピペットでチューブ内の精子を撹拌後吸い上げる。
9. 実体顕微鏡下でウェルに入っている卵の個数を確認する。
10. 精子懸濁液を卵の周りにかける(オイルの上に媒精しないように注意する)。直ちに倒立顕微鏡下で、精子濃度を確認する。
11. 培養用のマルチガスインキュベーターに入れる。
12. 実施者と確認者は ART シートにサインをする。
13. IVF のみの場合は、実施者と確認者は精子原液チューブの妻氏名を確認し破棄する。ART シートの破棄(原液)欄にサインをする。
14. ART シートと IVF・ICSI 報告書に媒精濃度・媒精卵子数を記入し、記入者欄にサインをする。

8 ICSI(intracytoplamic sperm injection；卵細胞質内精子注入法)

1 400 IU/ml のヒアルロニダーゼ溶液(10倍濃縮液)の作製

1. M-HTF(Irvine Scientific)を使用し、40 ml 作成する場合は以下の式でヒアルロニダーゼ(SIGMA)の必要量を求める。
   16,000(IU)/x(IU)← Lot. によって変わる
   (x=1 mg あたりの IU)
2. FALCON 3014 に M-HTF の必要量、ヒアルロニダーゼの必要量を明記し、確認者に確認してもらう。
3. FALCON 3014 に FALCON 7525 で M-HTF を 40 ml 入れ、計算式により求めたヒアルロニダーゼを計って加え、保冷庫で 2〜3 時間静置し、ヒアルロニダーゼを完全に溶かす。
4. 0.22 μm ミリポアフィルターで濾過滅菌する。
5. 0.5 ml ずつ FALCON 2806 に 20 本、1.0 ml ずつ FALCON 2813 に 30 本分注し、パラフィルムを巻いて−30.0℃で冷凍保存する(チューブには M-HTF の使用期限と作成日を記入する)。

   ※注意事項

   ヒアルロニダーゼは凍結乾燥品のため、冷凍庫から出したら素早く計り、使用後はパラフィルムを巻いてすぐに冷凍庫へ戻す。

2 ヒアルロニダーゼ処理：採卵後 4〜5 時間の前培養後

1. 実施者はゴムスポイト付きパスツールピペット(5インチ 3/4)・卵の直径と同じ太さ・直径よりやや太い幅・太い幅のピペットをそれぞれ1本ずつ準備する。
2. 予め 37.0℃に温めておいた M-HTF を FALCON 3037 の中央ウェルに 0.9 ml 入れ、10 倍濃縮ヒアルロニダーゼ 0.1 ml を加える。Mineral Oil(FertiPro)で覆い、蓋上部に妻氏名(カタカナ)、下部にヒアルロニダーゼと記入する。
3. 卵の入ったディッシュと洗浄用ディッシュ1枚ずつをインキュベーターから出す。
4. 直ちにガスジャーの中に入れ、実施者は確認者と名前を確認する。
5. ゴムスポイト付きパスツールピペット(5インチ 3/4)で少量の培養液と共に卵を取り出し、[2]のヒアルロニダーゼ液に入れる。
6. 顆粒膜細胞がある程度ばらけるまで、気泡が出ないよう丁寧にピペッティングし、ばらけ始めたら素早くやや太いパスツールピペットに交換し、余分なヒアルロニダーゼ液が入らないように卵のみを取り出す。もとのディッシュの外側で移動させながらヒアルロニダーゼを洗い落とす(30 秒以内にヒアルロニダーゼ内から卵を取り出す)。
7. ディッシュの中央ウェルの培養液を少量吸ってから、外側にある卵を中央ウェルに移す。
8. 太いパスツールピペットで顆粒膜細胞を粗むきする。
9. やや太いパスツールピペットで顆粒膜細胞を粗むきする。
10. 細いパスツールピペットに変えてさらに細かな顆粒膜細胞をきれいに剝す。
11. 新しい培養液の入ったディッシュの外側で卵を洗い、中央ウェルに移す。
12. MII、MI、GV、変性卵の個数を確認しディッシュの蓋に記入する[ここまでの操作を1ディッシュ(卵子 4ヶずつ)につき 5 分以内に終了させる]。
13. 実施者と確認者は ART シートにサインをする。
14. すべての顆粒膜細胞をむき終わったら、ICSI 担当者に卵の成熟状況を報告する。

3 PVP の準備

1. 事前に PVP を室温に戻しておく。

※5%PVP 作成法

①凍結乾燥 PVP(Irvine Scientific)に M-HTF(Irvine Scientific)2 ml を入れる。

②保冷庫内で PVP を溶解させる。

③PVP が完全に融解したら、0.22 μm ミリポアフィルターで濾過滅菌する。

④FALCON 2813、5 本に分注する。

※4.0℃で保存する。使用期限は融解後 1 週間とする。

4 ICSIディッシュの作成

1．確認者はICSI用FALCON 1006、精子懸濁液の妻氏名を確認しARTシートにサインをする。

実施者は、FALCON 1007にICSI針リンス用PVPドロップ、精子懸濁液＋PVP溶液ドロップ、ICSI実施用ドロップ［Flushing Medium（FertiCult）］（図2）をつくり、ARTシートにサインをする。

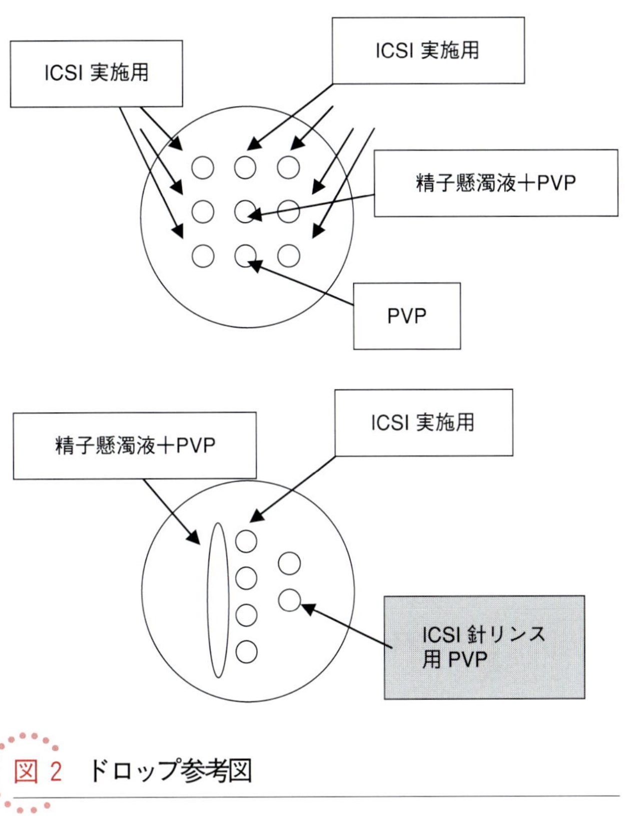

図2　ドロップ参考図

5 セットアップ

1．マニピュレーターの設定をする。

※ICSIを行ううえでマニピュレーターのセッティングは重要である。

※マイクロインジェクター精子注入用にはミネラルオイルを充鎮し、卵保持用はエアーのみで設定されている。

2．ICSI開始直前に倒立顕微鏡ステージ上のThermoPlate（MATS-55 R 30）の温度をデジタル温度計（北里サプライ）で計測し、37.0℃から38.0℃になるように設定する。

3．インジェクションピペットの設定をする。

※インジェクションピペットをセットする際には、チューブ内にエアーが入っていないことを確認し、針をセットする。ピペット先端の水平部分がディッシュの底と平行になるように角度を調節する（324頁）。

6 ICSI

1．実施者は、ヒアルロニダーゼ処理をした卵の入ったディッシュをインキュベーターから取り出し、確認者はICSI用FALCON 1007とヒアルロニダーゼ処理をした卵の入ったディッシュの名前を確認する。

2. 確認者は ART シートにサインをする。
3. 実施者は、実体顕微鏡下で ICSI 用ドロップに卵を 1 つずつ入れる。
4. セットアップの終了したマニピュレーターにディッシュを移動させ、ART シートに日付、開始時間を記入する。
5. ICSI 針リンス用ドロップに精子注入用インジェクションピペットを下ろし、インジェクションピペットの調整を行う。
6. 精子用ドロップの右端に移動してきた精子の中から、正常形態の運動精子を選ぶ。
7. 尾部をインジェクションピペットで圧挫し運動性を落とし(不動化処理)、精子頭部のアクロソームをよく確認する。
8. 不動化処理をした精子を尾部から吸い、常に視野の中に入れながらステージを横に動かし、卵の入っているドロップに移動させる。
9. 卵辺縁にピントを合わせ、極体が 11 時の位置になるように卵を保持する。
10. インジェクションピペットを 3 時の位置に合わせ、卵辺縁とピントを合わせる。
11. ピペット先端まで精子を移動させ、インジェクションピペットを卵細胞質にゆっくりと穿刺し細胞膜を吸引して破る。細胞質と精子をゆっくりと注入する。
12. 精子が細胞質内に入っていることを確認する(細胞膜の破り方については 324 頁を参照)。

7 ICSI 後の培養

1. 実施者は、ICSI 終了時間を ART シートに記入する。
   実施者はインキュベーターから培養用ディッシュを出し、確認者は名前を確認し ART シートにサインをする。
2. 卵 1 個に対して 5 ドロップの洗浄用ドロップで卵を洗浄する。
3. 洗浄後、培養用ドロップの左端から順番に卵を移す。
4. ディッシュの裏にマーカーで番号を書き、培養用マルチインキュベーター内に入れる。
5. 残りの卵を再度顕微鏡下で確認し、MII になっていなかったものは 2 番インキュベーター内に入れる。
6. 実施者は ART シートにサインし、MII・MI・GV・変性卵数、ICSI 終了時間を記入する。
7. 実施者は IVF・ICSI 報告書に MII卵数、卵の状態など記入する。
8. すべての ICSI が終了したら院長に報告する。

9 PN チェック

1 PN チェック

PN チェックは媒精または ICSI 後、16～18 時間の間に行う。必ず実施者、確認者の 2 人 1 組で行い、すべての操作はダブルチェックする。

1．確認者は ART シートを準備し、ART シートに日付、観察開始時間を記入する。モニターの番号を合わせる。
※胚を観察する際は、培養しているインキュベーターに近いクリーンベンチを使用する。
2．実施者は妻氏名を読み上げ、インキュベーターの内扉の外から患者様の培養ディッシュの妻氏名、培養液の種類を確認し、確認後内扉を開け胚の入ったディッシュを慎重に取り出す。
3．実施者は手に持ったディッシュの妻氏名と培養液名、胚の個数を読み上げ、確認者はディッシュの妻氏名、培養液名を読み声に出して実施者と確認する。
4．実施者は 1 番から番号順に前核の個数、状態、卵細胞質の状態を観察する（核小体の状態、Halo の有無、細胞質の色、空胞の有無など）。
5．実施者は前核、細胞質の状態を評価していき、確認者はそれを復唱しながらシートに記入していく。
6．観察が終わったらディッシュをもとのインキュベーターに戻す。
7．実施者と確認者は共に ART シートの PN チェック欄にサインをする
8．確認者は、本日の卵状況報告書（324 頁）に採卵順に患者様氏名（カタカナ）、カルテ番号、生年月日、方法、卵状況（記入順は 2 PN、1 PN、未、分割、Deg、Zona のみ、なし、3 PN とする）を記入し、記入者欄にサインをする。
9．第 3 者は、本日の卵状況報告書の採卵順番どおりに患者様氏名、カルテ番号、生年月日、方法、卵状況が正しく記載されていることを確認し、確認者欄にサインする。
10．本日の卵状況報告書を本日の卵状況ファイルに綴る。

2 2 cell（early cleavage）観察～メディウムチェンジ

媒精・ICSI から 25 時間後に行う。

1．確認者は ART シートを準備し、観察開始時間を記入する。モニターの番号を合わせる。
胚を観察する際は、培養しているインキュベーターに近いクリーンベンチを使用する。
2．実施者は適度な太さのパスツールピペットを作成し、ガスジャーにガスを流しメディウムチェンジの準備をする。
3．実施者は患者様氏名を読み上げ、インキュベーターの内扉の外から患者様のディッシュの名前、培養液の種類を確認し、確認後内扉を開け胚の入ったディッシュを慎重に取り出す。

4．実施者は、手に持ったディッシュの名前と培養液名、胚の個数を読み上げる。確認者もディッシュの名前、培養液名を声に出して読み確認する。

5．実施者は1番から番号順に2 cell（early cleavage）の状態を観察する（分割数：2 cellはA、それ以外は分割球数、分割途中：B、未分割：C、前核の有無、フラグメント、割球の大小など）。

6．実施者は2 cell（early cleavage）の状態を評価していき、確認者はそれをモニターで確認しながら、復唱しARTシートに記入していく。

7．実施者は2 cell（early cleavage）の観察後､胚の入ったディッシュをガスジャーに入れる。インキュベーターの中にあらかじめ用意してあるディッシュ（5-4参照）を患者様氏名、培養液の種類を確認後持ってくる。

8．持ってきたディッシュをガスジャーに入れ、2 cell（early cleavage）の観察が終わったディッシュの横に並べる。

9．確認者が声に出して患者様氏名、培養液の種類が同じであることを確認後、実施者は胚を移動し始める。

<胚の移動方法>

①パスツールピペットに新しい培養液を少量吸い、胚の入っているドロップにパスツールの先端を入れ、極少量の培養液とともに胚を吸う。

②新しい培養液の洗浄用ドロップ左端に少量の培養液とともに胚を置き、順番に胚を洗っていく（胚1個に対して5ドロップ洗う）。

③洗浄が終わったら上段の培養用ドロップ左端から胚を順番に置く（このとき余分な培養液が入らないように胚のみをドロップに置く感じで、またエアーが出ないように細心の注意を払いながら行っていく）。

④実施者はすべての胚を移し終わったら、胚が入ったドロップに左端から順番にマーカーで番号をつけていく。もう一度各ドロップに個数分正確に胚が入っていることを確認する。実施者が確認後、確認者が同様に顕微鏡下で各ドロップに個数分正確に胚が入っていることを確認後、胚の入っているディッシュをインキュベーターに戻す。

⑤実施者は、古いディッシュに胚が残っていないことを確認し胚が残っていないことを確認者に伝えた後、医療廃棄箱に破棄する。

10．実施者と確認者は共にARTシートのearly cleavage欄にサインする。

10 Assisted Hatching（AH/AHA、補助孵化）

※移植胚に対して行い、胚移植の2～3時間前に行う。

※適応症例

①20％スプレキュア® を用いたすべての患者様

②38歳以上の患者様

③FSH値が10以上の患者様

④2回ETを行っても着床しない患者様

⑤20%以上のフラグメンテーションを含む胚を移植する患者様

⑥凍結融解胚移植をする患者様

1 酸性タイロード

1．FALCON 1007を使用し、A-HA用ディッシュを作成する。

酸性タイロードドロップのディッシュ（FALCON 1007蓋）、A-HA実行用ディッシュ（横長く大きめに、高さを高く、Flushing Medium（FertiCult）を使用）を準備する（図3）。

2．マニピュレーターにホールディングピペット、A-HAセット（A-HA用ピペット、マウスピース付きインジェクター）をセットする。

3．酸性タイロード液をA-HA用ピペットに十分量吸い込む。

4．胚をA-HA用ドロップに移す。

5．ホールディングピペットで一番広い囲卵腔もしくは広い囲卵腔がない場合はフラグメントが多くある位置が3時の方向にくるようにセットする。

6．A-HA用ドロップの右端ぎりぎりでディッシュの底から最も高い位置に胚を持ってくる。

7．A-HA用ピペットをA-HA用ドロップの外（ドロップの脇ぎりぎり）に待機させておく。

8．一気に酸性タイロード液を吹きかけ（約3秒以内）透明帯の一番内側の膜まで確実に穴を開ける。

9．内側の膜まで確実に穴が開いたら、直ちに余分な酸性タイロード液を吸い込む。

10．ホールディングピペットをドロップの左端まで移動させ、胚をホールディングピペットから離す。

11．A-HA後、ET用のディッシュもしくは胚培養用のドロップに胚を移し、ETまでインキュベーター内で培養する。

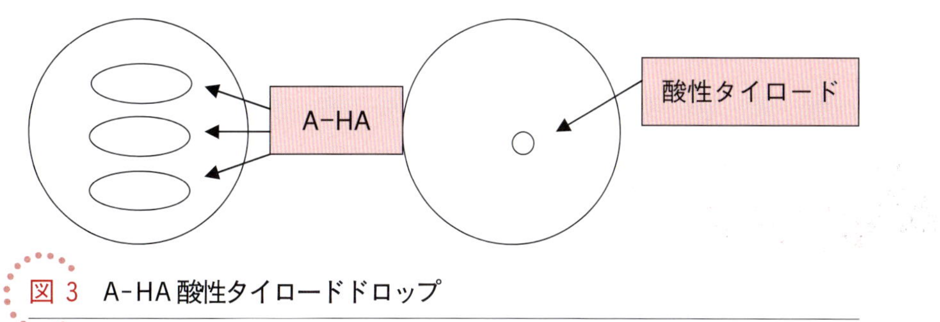

図3 A-HA酸性タイロードドロップ

2 レーザー

※Blastocyst Vitrificationの融解時のみ、レーザーによるA-HAを行う。

※レーザー装置(ZILOS-tk)はマニピュレーター3(倒立顕微鏡オリンパス IX-71)に付随している。

※A-HAレーザー用ドロップ[Flushing Medium(FertiCult)を使用]をつくる(図4)。

1. 顕微鏡の対物レンズをレーザー用のレンズにする。
2. レーザー装置のモニターでA-HAする胚を確認する(最も囲卵腔が広い部分を選ぶ。広い部分が見当たらない場合はホールディングピペットをセットし胚を回転させて囲卵腔が広い部分を選ぶ。または内側の透明帯の部分だけは照射時間を300または200 μsecに下げて細胞に温度影響がないように照射する)。
3. レーザーの設定条件は出力100%、照射時間400 μsec.とする。「Fire」をクリックするとレーザーが照射される。
4. レーザーによる透明帯への穴の開け方を図5に示す。
5. A-HA後、胚培養用のドロップに胚を移し、ET時までインキュベーター内で培養する。

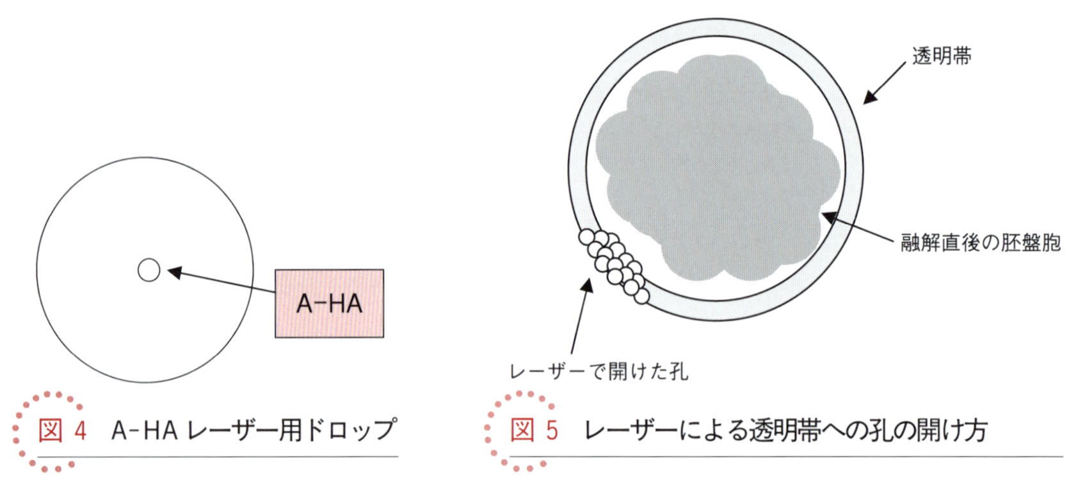

図4 A-HAレーザー用ドロップ

図5 レーザーによる透明帯への孔の開け方

11 胚移植(ET)

胚移植(ET)は通常Day 3またはDay 5で行う。ET用培養液は、胚を培養している系統の後期胚培養液とする。

必ず実施者、確認者の2人1組で行いすべての操作はダブルチェックする。

<使用器具>

- Edwards-Wallace Embryo Replacement Catheter(Wallace):REF 1816
- Malleable Stylet(Wallace):REF 1816 ST
- フレスポイトETカテーテル(北里サプライ):FS-ET 30 S-6 Fr

・フレスポイト ET カテーテル 6 Fr 外筒(北里サプライ)：FS-ET 6-G 17
・針なし 1 ml ツベルクリン用シリンジ(TERUMO)
・ノーパウダー手術用手袋：size 6.5、7.0(NIPRO)
・FALCON 3037

1 ET 胚の観察

1．確認者は ART シートを用意し、モニターのスイッチを入れる。
2．胚を培養しているインキュベーターに近いクリーンベンチを使用する。
3．実施者は患者様氏名を読み上げ、インキュベーター表面のネームプレートと庫内のディッシュの名前を内扉の外から確認し、胚の入ったディッシュ(FALCON 1007 もしくは FALCON 1008)を慎重に取り出す。
4．確認者は実施者が手に持ったディッシュ(FALCON 1007 もしくは FALCON 1008)の妻氏名、培養液の種類を確認する。
5．実施者は、倒立顕微鏡下(300 倍)で番号順に胚を観察し、声に出して評価していく(評価は割球の数、割球の大小の有無、compaction の有無、Fragmentation の割合、空胞の有無、細胞質の状態などを評価、Day 5 の胚評価はガードナーのスコアに従い評価する)。確認者は復唱しながら ART シートに記入していき、それぞれ胚の写真を撮っていく。
6．実施者は評価が終わったら、いったんディッシュをインキュベーターに戻す。確認者は、すべての写真を撮り終わったら(観察終了後)、ラボ控え、カルテ控え、患者様用の合計 3 枚をプリントアウトする。写真の右側に日付、妻氏名(漢字)、培養日数を記入する。
7．実施者と確認者は、ART シートにサインをする。
8．実施者は写真とシートを合わせて院長に報告し、ET 胚を選択する。

2 ET 胚の移植用培養液移動

1．使用する顕微鏡のモニタースイッチを ON にし、ガスジャーの栓を開ける。
2．実施者は、確認者と選択された ET 胚の番号と培養液の種類を確認する。
3．インキュベーターから ET 用ディッシュ(FALCON 3037)を取り出し、ガスジャーに入れる。
4．インキュベーターから培養ディッシュ(FALCON 1007 もしくは FALCON 1008)を出し、ガスジャーに入れる。
5．確認者は ET 用ディッシュ(FALCON 3037)と培養ディッシュ(FALCON 1007 もしくは FALCON 1008)の妻氏名、培養液の種類が同じであることをガスジャーの外から確認する。
6．実施者はパスツールピペットに ET 用ディッシュ(FALCON 3037)外側の培養液を少量吸い、ET 胚を吸う(追加培養を行う胚がある場合はガスジャーに戻し、ない場合はそのままクリーンベンチ端におく)。その際、確認者は実施者が選択された番号の ET 胚を確実にパスツールピペットに吸っていることを確認する。

7. ET用ディッシュ(FALCON 3037)の外側に胚をおき、左手でディッシュを回しながら胚を洗う(このときパスツールピペットの外側のオイルを落とすように胚を洗う)。
8. ET用ディッシュ(FALCON 3037)中央ウェルの中央に胚を置く(胚が複数個ある場合は、揃えてディッシュ中央の底に胚を置く)。一連の操作はモニターに写るように顕微鏡の中央で行い、確認者はモニターでその様子を確認する。
9. 確認者はモニターを見ながら声に出してその胚の個数を言い、確認したことを実施者に伝える。
10. 実施者はET用ディッシュ(FALCON 3037)に蓋をかぶせ、蓋の右端に胚の個数を記入する。速やかにET用インキュベーターにディッシュを入れる(ETの順番が早い順に右から並べる)。
11. 確認者が培養用ドロップのうち選択された番号の胚が正確に移されていることを顕微鏡下で確認した後、実施者は培養用ドロップをインキュベーターのもとの位置に戻す。
12. 培養用インキュベーターに貼ってあるネームプレートをET用インキュベーターのET用ディッシュ(FALCON 3037)のある段の扉表面部分に貼り付ける。
13. 実施者と確認者はARTシートにサインする。
14. 確認者は体外受精・顕微授精報告書(325頁)を仕上げ、サインをする。
15. 確認者は体外受精・顕微授精報告書の内容を他者に確認してもらう。
16. 体外受精・顕微授精報告書確認者はサインし、3階受付へ持っていく。

3 追加培養

追加培養はDay 3の12時以降に行う。

1. 実施者は適度な太さのパスツールピペットを作成する。
2. 補助者はARTシートを準備し、使用する顕微鏡とモニターの番号を合わせる。
3. 実施者は追加培養用のディッシュ(FALCON 1007もしくはFALCON 1008)をインキュベーターの内扉の外から追加培養用ディッシュの妻氏名、培養液の種類を確認する。確認後、内扉を開け胚の入ったディッシュを慎重に取り出しガスジャーに入れる。
4. 追加培養をする胚の入ったディッシュ(FALCON 1007もしくはFALCON 1008)をインキュベーターから出しガスジャーに入れる。
5. 確認者は2枚のディッシュの妻氏名が同じであること、また培養液の系統[G 1.3(Vitrolife)→ G 2.3(Vitrolife)、K-SICM(Cook)→ K-SIBM(Cook)]が正しいことを声に出して確認する。
6. 実施者は2枚のディッシュをガスジャーから取り出し、パスツールピペットで追加培養用(G 2.3、K-SIBM)ディッシュの洗浄用ドロップの上段左端から少量の培養液を吸う。
7. 胚が入っているドロップにパスツールピペットの先端を付け、先に吸った培養液を胚に少量かけた後、ごく僅かな培養液とともに胚を吸う。

8. 追加培養洗浄用ドロップ左端に胚を置き、左から順に胚を丁寧に洗っていく（1個の胚につき5ドロップ通して洗っていく）。
9. 洗い終わったら上段の培養用ドロップ左端から順番に胚を置いていき、マーカーでディッシュ裏に通し番号を書く。
10. 確認者が培養用ドロップにすべての胚が移されていることを顕微鏡下で確認した後、実施者はインキュベーターにディッシュを戻す。実施者と確認者は古い培養用ディッシュに胚が残っていないことを顕微鏡下で確認し、医療廃棄箱に破棄する。
11. 実施者と確認者はARTシートにサインをする。

※Day 3の時点で余剰胚が未受精卵、変性卵、発育停止卵のみの場合は、実施者はET終了後、確認者と破棄胚を確認し培養ディッシュとともに医療廃棄箱に破棄する。

※追加培養した胚は最長Day 7まで観察する。Day 7観察後に実施者と確認者は、実体顕微鏡下で残っている胚の番号を確認し、医療廃棄箱に破棄する。

※胚を破棄した場合は、ARTに培養液名と実施者と確認者のサインをする。

※余剰胚を研究目的で破棄しない場合は、患者様の同意を確認した後、ディッシュの患者様氏名を消し「研究用」と記入し、2番インキュベーター上段に移動させる。

4 頸管洗浄液の準備

1. 5 mlシリンジに18 Gの針を付ける。
2. シリンジの裏に使用するM-HTF（Iervine Scientific）の使用期限を書く。
3. M-HTF 5 mlをシリンジに吸い、針との接続部分をパラフィルムで巻く。
4. 保冷庫③に保存する［ETを行う際は事前に保温庫で温めておく（37.0℃）］。
5. ETが始まる前に37.0℃に温められたM-HTFシリンジの先を18 Gの針からフレスポイト007 S（北里サプライ）に付け替えて、検卵用クリーンベンチ内のホットプレート（ThermoPlate：MAT-SPT）の上に置く。

5 ET手技

1. 使用するクリーンベンチのモニターのスイッチをONにする。
2. ET用クリーンベンチ右端に、実施者用パウダーフリー滅菌手袋（NIPRO）、針なし1 mlツベルクリン用シリンジ（TERUMO）、フレスポイトETカテーテル（北里サプライ）、Edwards-Wallace Embryo Replacement Catheter（Wallace）を準備する。
3. 採卵室とラボ室との間に医師用スリッパを準備する。
4. 採卵室からET可能の連絡（「お願いします」）を受けたらラボ室と採卵室の連絡扉を開ける。
5. 実施者と補助者は患者様に挨拶を行う。
6. 実施者と補助者の2人で患者様の妻氏名、生年月日を確認する（補助者はカルテを持ち、実施者はARTシートを合わせて確認を行う）。確認の際は患者様に氏名、生年月日を言ってもらう。確認後、実施者は胚のグレードの説明を患者様に行う。

7. 補助者はフレスポイト ET カテーテル 6 Fr 外筒と予め温めておいた頸管洗浄液を 1 本ずつ採卵室のホットプレート上に置く。2 番インキュベーター内扉から、患者様のチューブ洗浄用ディッシュの有無と位置を確認する。
8. 実施者はパウダーフリー滅菌手袋をはめ待機する。
9. 補助者は ET 実施医師より使用する ET カテーテルの報告を受けたら、実施者に ET カテーテルの種類を伝え、2 番インキュベーターよりチューブ洗浄用ディッシュを取り出す。
10. 補助者は、クリーンベンチ内にチューブ洗浄用ディッシュを置き、妻氏名、培養液の種類を ET 実施者とともに確認し蓋を開ける。
11. 実施者は針なし 1 ml ツベルクリン用シリンジにチューブ洗浄用培養液を 0.5 ml 吸い、丁寧に空気抜きをする。
12. 補助者は使用する ET カテーテルが不潔にならないようにカテーテルの封を開ける。
13. 実施者は、クリーンベンチ内で針なし 1 ml ツベルクリン用シリンジと ET カテーテルをしっかりと接続し、培養液で ET カテーテル内を充填する(針なし 1 ml ツベルクリン用シリンジ内の培養液をチューブ洗浄用ディッシュにすべて押し出す)。
14. 補助者は再度 ART シートの妻氏名を確認する。
15. 補助者はインキュベーター表面に貼ってあるネームプレートで ET ディッシュの場所を確認し、ET 患者様の氏名を「○○様のディッシュ出します」と、ET 患者様、スタッフ全員に聞こえるように大きな声でゆっくりはっきりと言う。
   補助者はストップウォッチを押す。
16. 補助者は 3 番インキュベーター内扉から ET ディッシュの患者様氏名を確認し、ET ディッシュを水平に持ち取り出したら、ガスジャーに入れる。
17. ET 実施医師と実施者と補助者は、ET ディッシュの蓋に書かれてある患者様氏名、ET 個数、培養液の種類を確認する(医師が確認を行うのは Edwards-Wallace Embryo Replacement Catheter 使用時のみ)。
18. 補助者は実体顕微鏡下の弱拡大で ET 個数を確認し(このとき胚が離れていたらディッシュを軽く回すように揺らし中央に集める)、強拡大にする。ラボ内と採卵室のモニターを通して患者様、スタッフ全員で ET 胚を確認する。
19. 補助者は ET 実施医師より OK のサインが出たら、直ちに弱拡大にしてピントと光量を合わせる。
20. 実施者は、チューブ先端に触れないように(フレスポイト ET カテーテルは先端から 3 cm より上の部分、Edwards-Wallace Embryo Replacement Catheter は外筒の白い部分)持ち、空気層を 1〜1.5 mm つくり、約 3 μl の培養液とともに胚を吸う(モニターで胚を吸っている様子がわかるようにゆっくりと)。
21. チューブを横にして、向きを変えながら吸った胚の個数がモニター上でわかる位置で制止し、チューブ内の胚の数を患者様、スタッフ全員で確認する。
22. ET 実施医師の OK サインが出たら、採卵室の ET 実施医師にチューブを持って行き、慎重に渡す。補助者はストップウォッチの時間を ART シートに記入する。

23. ET 実施医師は経腹超音波下で確認しながら ET カテーテルを子宮内腔の最適な位置に入れ、胚を戻す(超音波担当者は超音波画面上に、常に ET チューブ先端を出し続ける)。補助者はストップウォッチの時間を ART シートに記入する。
24. 実施者は、ET カテーテルを ET 実施医師より受け取り、ET カテーテル内の培養液を ET ディッシュ内にすべて出し、ET カテーテル内に胚が残っていないこと、ET カテーテル外側内側の粘性に取り込まれていないことを入念に確認する(胚が残っていた場合は、ET 実施医師に胚数を伝え、一度インキュベーター内に胚を戻し、新しい手袋、ET カテーテルの準備ができたら前の手順で胚を吸う)。
25. 実施者は胚が残っていないことを確認したら、ET 実施医師に「OK です」と伝える。
26. 補助者は ART シートに必要事項をすべて記入する。
27. ET 実施医師が ET ディッシュを確認した場合は ET 実施医師に ART シートにサインをもらう。
28. 実施者と補助者は swim up 用チューブの名前を確認し、破棄する。実施者と補助者は ART シートに破棄サインをする。
29. 長期培養胚がない場合は、ART シートの表と裏のサインがすべて書かれてあることを確認し『データ入力シート』籠に ART シートを入れる。サインに抜けがある場合、サイン待ちシートファイルに入れる。長期培養胚がある場合は胚が入っているインキュベーターのネームプレートの下に ART シートを貼っておく。

12 Slow Freezing 法

1 凍結培養液作製

1. FALCON 2057 に a・b・c 液を作成する。
凍結 a 液：M-HTF(Irvine Scientific)4 m*l*+プラズマネート・カッター® (バイエル薬品)1 m*l*
凍結 b 液：M-HTF 8 m*l*+プラズマネート・カッター® 2 m*l*+PROH(SIGMA)1.25 m*l*
凍結 c 液：凍結 b 液 5 m*l*+Sucrose(SIGMA)0.171 g
2. 新しい FALCON 2057 に a・b・c 液を濾過滅菌し保温庫(37.0°C)で 30 分以上温めてから使用する。

2 凍結手順(図 6)

1. 温めた a・b・c 凍結培養液を、NUNC 176740 の左右 2 ウェルに 0.5 m*l* ずつ分注し、約 0.5 m*l* の Mineral Oil(FertiCult)で覆う。

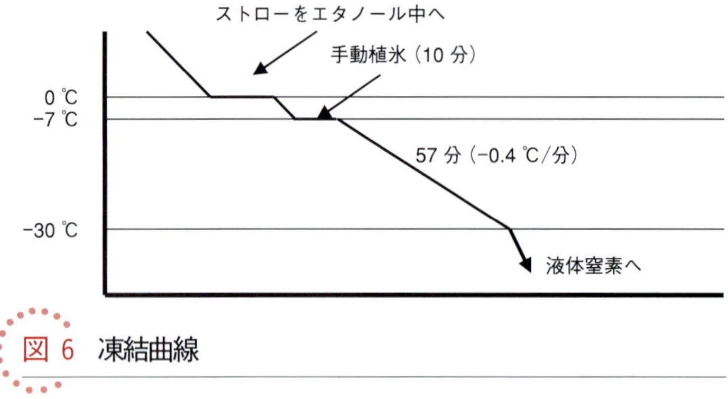

図 6　凍結曲線

2．実施者は、ケーン・ストローカップ・凍結胚保存台帳（326 頁）にカルテ番号、妻氏名など必要事項を記入する。確認者はそれらを確認する。
3．事前にプログラムフリーザーを起動させる。
4．実施者は、胚培養用ディッシュをインキュベーターから取り出し、確認者とともに妻氏名を確認する。
5．凍結 a 液に胚培養用ディッシュから取り出した胚を左側のウェルで洗い、右側のウェルに移し、10 分間静置する。
6．同様に凍結 a 液から凍結 b 液に胚を移し、15 分間静置する。
7．同様に凍結 b 液から凍結 c 液に胚を移し、15 分間静置する。
8．新しいウェルに凍結 c 液を約 0.5 ml 分注し、胚を移す。クリスタルストローに 1 ml シリンジを接続させたものに培養液＋エアー＋胚（培養液含む）＋エアー＋培養液の順に詰めパテで栓をし、プログラムフリーザーのプログラムに基づいて凍結を開始する。
9．プログラム終了後、液体窒素の気相に 5 分間静置する。静置する前に気相中に、クリスタルストローに付いているエタノールをキムワイプの上で転がしながらよく取る。
10．液相に 5 分間静置する。
11．ケーンに付けたケーンカップにストローを収め液体窒素タンクに保管する。
12．実施者は ART シート・胚凍結保存台帳に必要事項を記入し、確認者はそれらを確認する。
13．胚凍結報告書（325 頁）を作成する。確認者が内容を確認後、胚凍結報告書、凍結胚保存台帳にサインをする。胚凍結報告書は患者様のカルテに挟む。

3　融解培養液作製

1．濾過滅菌前の融解 A 液は 50 ml のカルチャーボトルで作成し、その他は FALCON 2057 を使用する。融解 D・E 液は融解 B・C 液を濾過滅菌したものから作成する。
2．融解 A 液：M-HTF 12 ml＋プラズマネート・カッター® 3 ml
融解 B 液：融解 A 液 8 ml＋Sucrose 0.548 g
融解 C 液：融解 A 液 5 ml＋Sucrose 0.385 g＋PROH 0.63 ml
融解 D 液：融解 C 液（濾過滅菌後）2 ml＋融解 B 液（濾過滅菌後）1 ml
融解 E 液：融解 C 液（濾過滅菌後）1 ml＋融解 B 液（濾過滅菌後）2 ml

3．保温庫（37.0℃）で30分以上温めてから使用する。

4 融解手順

1．温めたD・E・B・A融解培養液をNUNC 176740の左右2ウェルに0.5 m*l*ずつ分注し、約0.5 m*l*のMineral Oil（FertiCult）で覆う。30.0℃の湯を用意する。
2．実施者は液体窒素をデュワーコンテナーに入れる。融解胚を凍結胚保存台帳から探し、凍結保存タンクからケーンごとデュワーコンテナーに移す。
3．確認者は胚融解依頼書・融解シート・ケーン・ストローカップのカルテ番号、妻氏名を確認する。
4．実施者は、ストローカップからピンセットでストローを取り出し、約10秒間Air-Thawingする。
5．ピンセットで挟んだまま、左右に振りながら約20秒間湯（30.0℃）に入れる。
6．湯から出し、ストローの周りをアルコール綿で軽く消毒する。
7．FALCON 1007の蓋の上で、パテ側をハサミでカットし、次に綿栓側をハサミでカットし中身を出す。
8．直ちに胚を探し、以下のように融解培養液に移す。
※個数分胚がみつからなかった場合は、ストローにシリンジを接続し残っている培養液を出したり、ストローを洗浄するなどして胚を探す。
9．融解D液に移し、5分間静置する。凍結培養液から胚を取り、左のウェルで洗い右のウェルに移す。
10．同様に融解D液から融解E液に移し、5分間静置する。
11．同様に融解E液から融解B液に移し、10分間静置する。
12．同様に融解B液から融解A液に移し、10分間静置する。
13．実施者は、インキュベーターから胚培養用ディッシュを取り出し、確認者とともに名前を確認する。
14．融解A液から胚培養用ドロップに胚を移し、通し番号を書く。実施者は、倒立顕微鏡下で胚の形態を声に出しながら観察し、確認者は復唱しながら融解胚移植シートに記入し、番号順に写真を3枚撮る（ラボ控え、カルテ控え、患者様用。右側に日付、妻氏名、凍結時培養日数を記入する）。
15．実施者と確認者は、融解胚移植シートにサインする。
16．実施者は、融解胚移植シートと写真1枚とともに医師に報告し、移植する胚を決定後、AH-Aを実施する。
17．実施者と確認者は胚移植の準備をする（11-2参照）。
※実施者と確認者は、事前に胚融解依頼書、凍結胚保存台帳、タンク内のケーン、ストローを照らし合わせて凍結胚の有無を確認し、胚融解依頼書にサインをする。

13 Vitrification法

1 Vitrification用培養液の作製

1．Solution　a

M-HTF(Irvine Scientific)　9.8 m*l*

HSA(バクスター)　0.2 m*l*

2．50 m*l* のカルチャーボトルに5倍量のM-HTFとHSAを加え、濾過滅菌をする。

3．Solution　b

M-HTF　9.8 m*l*

Sucrose(SIGMA)　3.4 g

HSA　0.2 m*l*

4．FALCON 2057にSucrose 3.4 gを計り、Solution　a液から10 m*l* 取り加える。Sucroseが溶けたら濾過滅菌する。

5．Solution　c

M-HTF　9.8 m*l*

Ficoll 70(AmershamPharmaciaBiotech)　0.1 g

Sucrose　3.4 g

HSA　0.2 m*l*

6．FALCON 2057にSucrose 3.4 gとSolution　a液を10 m*l* 加える。Sucroseが溶けたら、Ficoll 70 0.1 gに全量加え、溶けたら濾過滅菌する。

※それぞれの容器に作製日・M-HTFの使用期限も記載する。

※使用期限は作成してから2週間とする。

2 凍結手順

1．NUNC 176740に、I液(左上)・II液(右上)・III液(右下)を分注する。

I：Solution　a液　840 μ*l*

II：Solution　a液　840 μ*l*

DMSO(SIGMA)　75 μ*l*

エチレングリコール(SIGMA)　75 μ*l*

III：Solution　c液　840 μ*l*

DMSO　175 μ*l*

エチレングリコール　175 μ*l*

I・II液をMineral Oil(Ferti Cult)で覆う。

2. ケーンにカルテ番号、Cryoloop に患者様氏名(カタカナ)・カルテ番号・日付・胚のグレードを記入する。FALCON 1007・FALCON 7575・クリスタルワンド・ストップウォッチ・デュワーコンテナーに液体窒素を準備する。

3. 確認者は、ケーン・Cryoloop の内容を確認する。

4. 実施者は、胚培養用ディッシュをインキュベーターから取り出し、確認者とともに名前を確認する。凍結胚の写真を 3 枚撮る(ラボ控え、カルテ控え、患者様用。右側に日付、患者様氏名、凍結時培養日数を記入する)。

5. I 液に胚を移す(約 3 分)。

6. 【0'00】II 液に移しタイマーを押す。吸い吐きを繰り返し、胚を収縮させる。

7. 【〜1'30】清潔な FALCON 1007 の蓋にIII液で大きめの drop を 2 個つくる。

8. 【1'30】loop をIII液に浸け膜を張る。

9. 【1'45】III液に移す。一方の drop で洗い、もう一方の drop に移す。再度膜を張る。

10. 【2'15】loop に胚をのせ液体窒素に入れる。

11. 蓋(チューブ部分)に loop を収める(loop を壁、ケーンに当てないように注意する)。

12. 液体窒素タンクに移す。

13. 実施者は、ART シート・凍結胚保存台帳に必要事項を記入する。胚凍結報告書を作成する。

14. 確認者は、ART シート・凍結胚保存台帳の必要事項と胚凍結報告書を確認し、胚凍結報告書をカルテに挟む。

3 融解手順

1. NUNC 176740 に、I 液(左上)・II 液(右上)・III液(右下)を分注する。

I:Solution a 液 840 μl
　Solution b 液 420 μl
II:Solution a 液 840 μl
　Solution b 液 210 μl
III:Solution a 液 840 μl

※II・III液を Mineral Oil で覆う。

※A-HA の準備をする(10-2 参照)。

2. デュワーコンテナーに液体窒素を用意し、ケーンごと胚を移す。

3. 実施者と確認者はともに患者様氏名、カルテ番号を確認する。融解胚移植シートにサインする。

4. 準備したホットプレートの上で NUNC 176740 の蓋を開ける。

5. クリスタルワンドを Cryoloop の蓋に取り付け、液体窒素中でゆっくりと loop を取り出す(loop 部分はどこにも当てないように)。

6. 液体窒素より素早く loop を取り出し、直ちに I 液に loop 部分だけを浸け、胚を確認したらストップウォッチを押す。数回洗浄し 2 分間静置する。

7. II液に胚を移す。数回洗浄し 3 分間静置する。

8．III液に胚を移す。数回洗浄し５分間静置する。

9．実施者と確認者はA-HA用ディッシュの名前を確認する。A-HA用ディッシュに胚を移し、声に出して観察する。A-HAを施行する。

10．確認者は、復唱しながら融解胚移植シートに記入し、写真を１枚撮る(融解直後)。融解胚移植シートにサインをする。

11．実施者は、インキュベーターから胚培養用ディッシュを取り出し、確認者とともに名前を確認する。胚培養用ドロップに胚を移動し、インキュベーターに入れる。実施者と確認者は、融解胚移植シートにサインをする。

12．実施者と確認者は、2時間後の胚形態を観察し写真を１枚撮る。融解胚移植シートにサインする。

13．実施者と確認者は、５時間後の胚形態を観察し写真を３枚撮る(ラボ控え、カルテ控え、患者様用。右側に日付、患者様氏名、凍結時培養日数を記入する)。融解胚移植シートにサインをする。

14．実施者は、融解胚移植シートと写真１枚とともに医師に報告し、移植胚を決定する。

15．実施者と確認者は胚移植の準備をする(11-2参照)。

14 凍結精子移動

1．ラボに凍結精子移動依頼書が届く。

2．実施者と確認者は、カルテ・凍結精子移動依頼書・凍結精子保存台帳・凍結タンク中の夫氏名・カルテ番号・凍結年月日・凍結本数を確認し、凍結精子移動依頼書に確認日を記入しサインをする。

3．凍結本数などに間違いがあった場合は、直ちにラボ主任・院長に確認する。

＜移動日当日＞

1．魔法瓶に液体窒素を満杯に入れ、準備する(移動直前)。

2．実施者と確認者は凍結精子移動依頼書・凍結精子移動台帳・凍結タンク中の夫氏名・カルテ番号・凍結年月日を確認し、移動依頼日を確認する。

3．依頼本数分を魔法瓶に移動させる。凍結チューブはケーンの下から取り付け、下から２本までとする。

4．実施者と確認者は、凍結精子保存台帳の移動したチューブに赤線を引き、赤で「～に移動」と記入しサインする。

5．2階コーディネートルームで、凍結精子移動願書のコピーをもらう。原則的に患者様本人・看護師・エンブリオロジストにより、凍結精子移動依頼書・凍結精子移動願書・カルテ・凍結チューブの夫氏名・カルテ番号・移動本数を確認する。

6．凍結精子移動願書のコピーはラボ控え用として、凍結精子移動依頼書とともにラボ前室に保管する。

15 凍結精子・凍結胚の廃棄

※凍結精子・胚の廃棄は必ず2人1組で行う。

1．凍結精子・凍結胚破棄願いが出されている患者様のカルテを出す。

2．実施者と確認者はカルテ・凍結精子保存台帳もしくは凍結胚保存台帳・凍結精子・凍結胚破棄願書のご夫婦の氏名・住所・印・凍結精子・凍結胚の個数を確認する。

3．タンク内の凍結精子・凍結胚を確認する。

4．相違がなければ、凍結精子・凍結胚を破棄する。

※もしくは研究用としてタンクXIIIに移動する。

5．実施者と確認者はカルテ・凍結精子保存台帳もしくは凍結胚保存台帳に、破棄実施日と破棄願いの旨を記入しサインする。

6．凍結精子・凍結胚破棄願書を1部コピーし、原本はカルテに挟む（オレンジ枠の会計ページの前）。コピーはラボ保管用として凍結精子・凍結胚破棄願書ファイルに綴る。コピーには破棄実施日を記入し、実施者と確認者はサインする。

16 エンブリオロジストの育成

1 国内・海外の学会への参加・発表

国内・海外の学会への参加・発表をする機会を与え、一人ひとりのモチベーションを高く保つことができる環境をつくる。国内の学会、勉強会などはほぼ平等に参加・発表する機会を与える。国際学会への参加はIVFを合格したジュニアエンブリオロジスト以上で、初回は参加のみでもよいが2回目以降は基本的には発表がなければ参加はできない。参加後は報告書を提出する。国内学会は3日以内、国際学会は7日以内に院長に提出する。提出する際にはラボ控え用としてもう一部コピーをし、ラボ前室内の学会参加および報告書管理表に院長提出日、ラボ控えをファイルに綴った日を書き、ラボ前室内の報告書一覧ファイルに綴る。参加できなかったスタッフは報告書や抄録集に目を通し最新の情報を学ぶように心がける。学会への参加は貴重な経験となるので、あらゆることに耳を傾け貪欲に学ぶ姿勢が重要である。またそのような姿勢が次の学会参加・発表のチャンスを掴む。

2 教育計画

1．ジュニアエンブリオロジスト

a．経験なし

これまでのバックグラウンドに関係なく、すべて平等にゼロから行う。教育計画に基づいたエンブリオロジストの教育を行い2年目までは3ヵ月ごとにエンブリオロジスト力量評価シートを用いてその力量を評価する（327頁）。週に一度日誌・各種トレーニングシートを院長・主任に提出し、各段階で試験を行い合格したもののみが次へ進むことができる。

b．経験あり

経験年数に応じ、個別に教育計画を立て、教育計画に基づいたエンブリオロジストの教育を行っていく。3ヵ月ごとにその力量を評価する。週に一度日誌・各種トレーニングシートを院長・主任に提出する。各段階で試験を実施し合格したもののみが次へ進む。

2．シニアエンブリオロジスト

シニアエンブリオロジストとは、各試験を合格し最終段階のICSI技術を習得したエンブリオロジストを示す。未経験の新人エンブリオロジストがシニアエンブリオロジストと認められるまでには約3年以上の訓練期間を要する。シニアエンブリオロジストの教育は毎月個別に受精率、分割率、妊娠率、平均フラグメント率、平均割球数、胚盤胞到達率などを算出し、自分の技術の成果を把握している。必要な場合は部分的なトレーニングを追加し、全体の成績に影響が出ないように配慮している。一度合格した試験（精液検査、検卵、胚移植など）についても定期的に確認し、結果について技術者間に差がないこと、また技術が低下していないことのチェックを行い、半年に一度その力量を評価する。

3 トレーニング

それぞれのトレーニングは教育計画書をもとに、必要な力量と経験に従ってトレーニングを進める。指導技術者はトレーニング方法を指導し、新技術者はそれぞれのトレーニングシートを用いて定められた方法で定められた件数を実施していく。週に一度トレーニングシートを主任に提出し、トレーニング内容の確認を行う。定められた件数を達成した場合は、指導技術者に報告する。指導技術者は主任に報告し結果が合格範囲内であった場合は実技試験を行い、合格した場合は補助付きで実際の検査を行うことができる。滞りなく検査を実施できるようになった場合は、補助をはずし1人で検査を実施することができる。トレーニングの結果が不合格の場合は追加で件数を増やし、主任・指導技術者とともにトレーニング方法を再検討しトレーニングを進める。

＜トレーニングシートの種類＞

・精液検査トレーニングシート
・AIH トレーニングシート
・Swim up トレーニングシート
・クルーガーテストトレーニングシート
・精液凍結・融解トレーニングシート
・Day 3 Slow Freeze トレーニングシート
・Day 5 Vitrification トレーニングシート
・ヒアルロニダーゼ処理トレーニングシート
・Day 1 ICSI トレーニングシート、など

4　エンブリオロジストの給与

年齢や経験年数、管理職によって異なるが、基本的には完全能力給である。完全能力給とは、ジュニアエンブリオロジスト 1、ジュニアエンブリオロジスト 2、シニアエンブリオロジスト 1、シニアエンブリオロジスト 2、と能力別に分かれており、各種試験を合格すると、それぞれの段階で能力手当が加算される。

Assisted Reproductive Technology

ART

2 ラボ資料

●ラボ資料一覧表

1	ボンベ管理表	10	採卵数・精子状態報告書
2	Quality Control シート	11	IVF・ICSI 報告書
3	ラボ見取り図	12	ICSI を行う際のセッティング
4	ラボ内最終チェックシート	13	ICSI の実際
5	ラボ入室許可書	14	本日の卵状況報告書
6	精液検査報告書	15	体外受精・顕微授精報告書
7	精子凍結保存台帳	16	胚凍結報告書
8	クルーガーテスト報告書	17	凍結胚保存台帳
9	精巣生検(NOA)報告書	18	エンブリオロジスト力量評価シート

ボンベ管理表

＊CO2:3.0以下、O2:5.0以下、N2(C):5.0以下になったら、主任に連絡すること！

月		時間	CO_2	交換	O_2	交換	N_2(C)	交換	N_2(A)	稼働	N_2(B)	稼働	確認者	報告
1日	AM	:												→
	PM	:											/	→
2日	AM	:												→
	PM	:											/	→
3日	AM	:												→
	PM	:											/	→
4日	AM	:												→
	PM	:											/	→
5日	AM	:												→
	PM	:											/	→
6日	AM	:												→
	PM	:											/	→
7日	AM	:												→
	PM	:											/	→
8日	AM	:												→
	PM	:											/	→
9日	AM	:												→
	PM	:											/	→
10日	AM	:												→
	PM	:											/	→
11日	AM	:												→
	PM	:											/	→
12日	AM	:												→
	PM	:											/	→
13日	AM	:												→
	PM	:											/	→
14日	AM	:												→
	PM	:											/	→
15日	AM	:												→
	PM	:											/	→
16日	AM	:												→
	PM	:											/	→
17日	AM	:												→
	PM	:											/	→
18日	AM	:												→
	PM	:											/	→
19日	AM	:												→
	PM	:											/	→
20日	AM	:												→
	PM	:											/	→
21日	AM	:												→
	PM	:											/	→
22日	AM	:												→
	PM	:											/	→
23日	AM	:												→
	PM	:											/	→
24日	AM	:												→
	PM	:											/	→
25日	AM	:												→
	PM	:											/	→
26日	AM	:												→
	PM	:											/	→
27日	AM	:												→
	PM	:											/	→
28日	AM	:												→
	PM	:											/	→
29日	AM	:												→
	PM	:											/	→
30日	AM	:												→
	PM	:											/	→
31日	AM	:												→
	PM	:											/	→

Quality Control シート

Date（　/　/　/　）

	入室	退室
Labo	（ : ）	（ : ）
温度	℃	℃
湿度	%	%
加湿器水交換		
液体窒素残量		
タンク Ⅰ	cm	
タンク Ⅱ	cm	
タンク Ⅲ	cm	
タンク Ⅳ	cm	
タンク Ⅴ	cm	
タンク Ⅵ	cm	
タンク Ⅶ	cm	
タンク Ⅷ	cm	
タンク Ⅸ	cm	
タンク Ⅹ	cm	
冷蔵室（①）	表示温度	℃
	温度計	℃
冷凍室（①）	℃	
冷蔵庫（②）	表示温度	℃
	温度計	℃
ホコリチェック	0.3μm:	
	0.5μm:	

COMMENT

＊タンクXの残量が20cm以下
になったら鈴木に連絡すること

2階オペ室（第1月曜-ホコリチェック）
0.3μm:　0.5μm:
2階待合い（第1月曜-ホコリチェック）
0.3μm:　0.5μm:
3階オペ室（第1月曜-ホコリチェック）
0.3μm:　0.5μm:
3階待合い（第1月曜-ホコリチェック）
0.3μm:　0.5μm:

INCUBATER

1	表示温度	℃	5	表示温度	℃	9	表示温度	℃	13	表示温度	℃
測定者：	温度計	℃	測定者：	温度計	℃	測定者：	温度計	℃	測定者：	温度計	℃
	CO_2	%		CO_2	%		CO_2	%		CO_2	%
	FYRITE	%		FYRITE	%		FYRITE	%		FYRITE	%
	O_2	%		O_2	%		O_2	%		O_2	%
	保湿水確認			保湿水確認			保湿水確認			保湿水確認	
	medium			medium			medium			medium	
	pH			pH			pH			pH	
	pCO_2			pCO_2			pCO_2			pCO_2	
	pO_2			pO_2			pO_2			pO_2	
2	表示温度	℃	6	表示温度	℃	10	表示温度	℃	14	表示温度	℃
測定者：	温度計	℃	測定者：	温度計	℃	測定者：	温度計	℃	測定者：	温度計	℃
	CO_2	%		CO_2	%		CO_2	%		CO_2	%
	FYRITE	%		FYRITE	%		FYRITE	%		FYRITE	%
	O_2	%		O_2	%		O_2	%		O_2	%
	保湿水確認			保湿水確認			保湿水確認			保湿水確認	
	medium			medium			medium			medium	
	pH			pH			pH			pH	
	pCO_2			pCO_2			pCO_2			pCO_2	
	pO_2			pO_2			pO_2			pO_2	
3	表示温度	℃	7	表示温度	℃	11	表示温度	℃	15	表示温度	℃
測定者：	温度計	℃	測定者：	温度計	℃	測定者：	温度計	℃	測定者：	温度計	℃
	CO_2	%		CO_2	%		CO_2	%		CO_2	%
	FYRITE	%		FYRITE	%		FYRITE	%		FYRITE	%
	O_2	%		O_2	%		O_2	%		O_2	%
	保湿水確認			保湿水確認			保湿水確認			保湿水確認	
	medium			medium			medium			medium	
	pH			pH			pH			pH	
	pCO_2			pCO_2			pCO_2			pCO_2	
	pO_2			pO_2			pO_2			pO_2	
4	表示温度	℃	8	表示温度	℃	12	表示温度	℃	16	表示温度	℃
測定者：	温度計	℃	測定者：	温度計	℃	測定者：	温度計	℃	測定者：	温度計	℃
	CO_2	%		CO_2	%		CO_2	%		CO_2	%
	FYRITE	%		FYRITE	%		FYRITE	%		FYRITE	%
	O_2	%		O_2	%		O_2	%		O_2	%
	保湿水確認			保湿水確認			保湿水確認			保湿水確認	
	medium			medium			medium			medium	
	pH			pH			pH			pH	
	pCO_2			pCO_2			pCO_2			pCO_2	
	pO_2			pO_2			pO_2			pO_2	

今日の件数	精液検査	
	（無精子症）	
	（重度乏、無力、奇形）	
	（尿中精子検査）	
	（その他）	
	AIH	
	精液注入	
	TESE	
	クルーガーテスト	
	イムノビーズテスト	
	精液凍結	
	精液融解	
	（AIH用）	
	（ART用）	
	（その他）	
	胚凍結	
	（Slow Freeze）	
	（Vitrification）	
	胚融解	
	（Slow Freeze）	
	（Vitrification）	
	IVF	
	ICSI	
	IVF/ICSI	
	ET	
各機器の電源確認	マニピュレーター	
	実体顕微鏡	
	生物顕微鏡	
	遠心分離器	
	ホットプレート	
	カメラ	
	モニター	
	各クリーンベンチ	
その他	ゴミ箱	
	ラボ電灯	
	床掃除	
定期的	木曜日-大掃除	

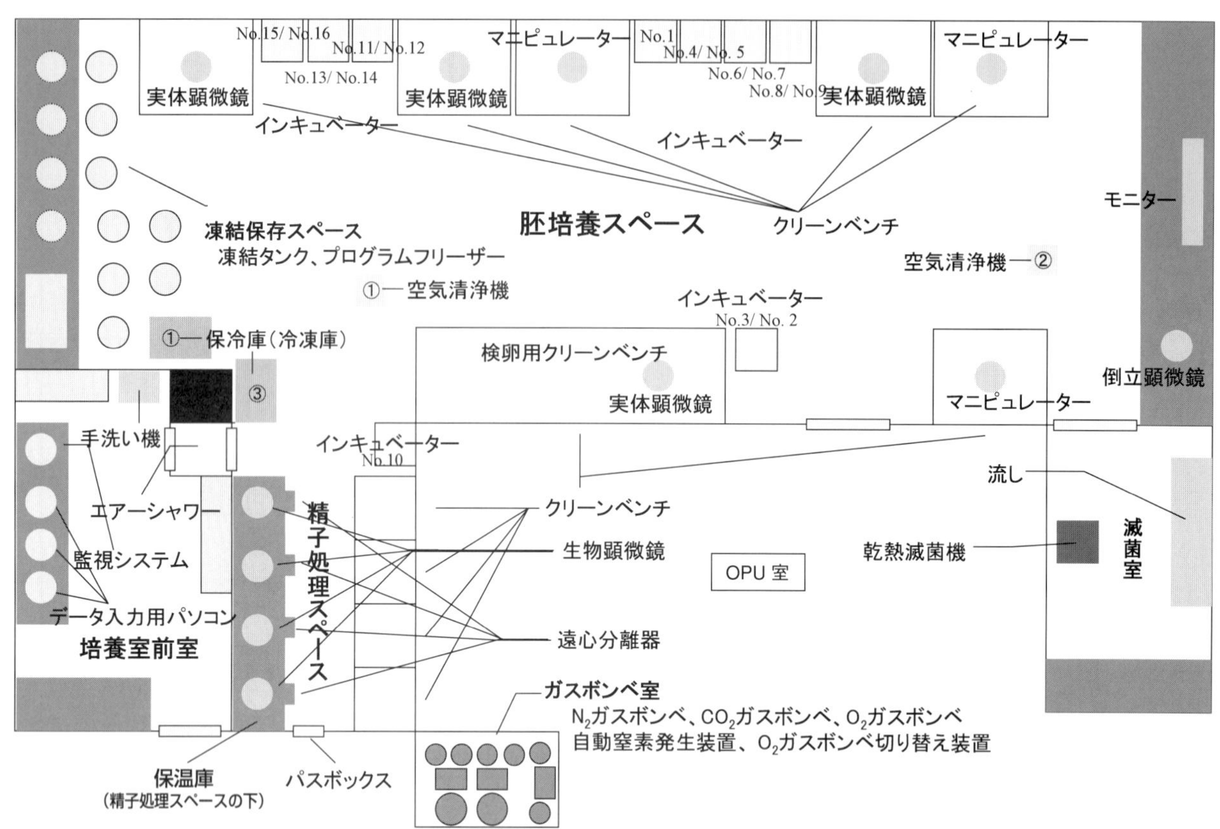

木場公園クリニック ラボ 見取り図

ラボ内最終チェックシート

年　月　日

	確認項目	チェック
1	本日の追加、EarlyのMedium changeは終わりましたか？	
2	short insemination の change は終わりましたか？	
3	採卵前日準備（Dish, スピッツ）はしましたか？	
4	採卵前日準備（Flushing）はしましたか？	
5	翌日の追加、Earlyのdishは準備しましたか？	
6	Day2ETmediumはG1.3、K-SICMで準備しましたか？（Day2ETある時のみ）	
7	Day1ICSI用Dishは準備しましたか？（Day1ICSIを実施時のみ）	
8	翌日の凍結/融解準備（medium, mediumの期限, シート, はさみ）はしましたか？（凍結/融解ある時のみ）	
9	翌日のTESE用のはさみは滅菌済みですか？	
10	ICSI/IVF報告書・TESE報告書は提出済みですか？	
11	結果次回の精液検査は提出済みですか？	
12	Quolity controlシートのチェックはしましたか？	
13	パスツールは十分ですか？	
14	滅菌器スイッチONにしましたか？	
15	今日のインキュベータ保湿水交換はしましたか？（カレンダーで再度確認）	
16	pH Dishをインキュベータに入れましたか？	
17	i-STATカートリッジを冷蔵庫からだしましたか？	
18	Antagonistは2階に下ろしましたか？（Antagonist作製時のみ）	
19	エタノール消毒したループはエタノールからだしましたか？（管理表で確認）	
20	2日前に注文した培養液は届いていますか？（注文ノートで確認）	
21	翌日採卵準備確認シートにサインはありますか？	
22	本日分の納品書は提出しましたか？	

時　分　確認者

ラボ入室許可書

院長印	責任者印
/ /	/ /

入室予定日　平成　　年　　月　　日

所属　　　　　　　　　　　　　様

入室目的　□御見学

□修理・点検

誓約書

平成　　年　　月　　日

木場公園クリニック殿

貴院で知り得た情報に関し、これを一切外部に漏らさないことを誓約いたします。

御所属 ____________________

御名前 ____________________

木場公園クリニック精液検査報告書　　年　　月　　日

夫氏名　　　　　　　　カルテNO(　　　　)　**結果(待ち・次回)**

妻氏名　　　　　　　　カルテNO(　　　　)　**診察(2階・3階)**

【検査項目】　1. 精液検査　2. 凍結　3. 培養　4. クルーガーテスト　5. イムノビーズテスト　　**看護師**

6. AIH　7. 生存性試験　8. 精巣生検　9. その他　　（印）

採精時間　　：　　　**検査時間**　　：

量	ml	90%アイソレート処理	ml		
濃度	$\times 10^6$/ml	濃度	$\times 10^6$/ml		
運動率	%	運動率	%		
高速運動率	%	検査開始	洗浄	調整後	最終確認
正常形態率	%				
円形球	$\times 10^6$/ml				
凝集	有/無	カテーテル	007S/007M		
液化	良/普通/不良	出血	有/無　容易/やや難/難		
コメント		実施医師			

検査開始	遠心前	遠心後	観察	最終確認	判定	妊娠( )　胎嚢( )　FHB( )
					誘発	セキソビット/クロミフェン/HMG 自然/レトロゾール/メトフォルミン
不妊原因	1.性交障害因子　2.男性因子　3.頸管因子　4.子宮因子　5.卵管因子 6.排卵因子　7.受精因子　8.子宮内膜症　9.免疫異常　10.原因不明					

提出最終確認：

融解したら赤線で消して下さい。

精子凍結保存台帳

タンク番号	キャニスター	ケーン番号	ケーン位置	患者番号	患者氏名	凍結日	精液の種類・状態	凍結実施者	融解日	融解実施者	コメント
						/ /	TESE ・射精・他（ ）		/ /		
						/ /	TESE ・射精・他（ ）		/ /		
						/ /	TESE ・射精・他（ ）		/ /		
						/ /	TESE ・射精・他（ ）		/ /		
						/ /	TESE ・射精・他（ ）		/ /		
						/ /	TESE ・射精・他（ ）		/ /		
						/ /	TESE ・射精・他（ ）		/ /		
						/ /	TESE ・射精・他（ ）		/ /		
						/ /	TESE ・射精・他（ ）		/ /		
						/ /	TESE ・射精・他（ ）		/ /		
						/ /	TESE ・射精・他（ ）		/ /		
						/ /	TESE ・射精・他（ ）		/ /		
						/ /	TESE ・射精・他（ ）		/ /		
						/ /	TESE ・射精・他（ ）		/ /		
						/ /	TESE ・射精・他（ ）		/ /		
						/ /	TESE ・射精・他（ ）		/ /		
						/ /	TESE ・射精・他（ ）		/ /		
						/ /	TESE ・射精・他（ ）		/ /		
						/ /	TESE ・射精・他（ ）		/ /		
						/ /	TESE ・射精・他（ ）		/ /		

クルーガーテスト報告書

精子の形態分類

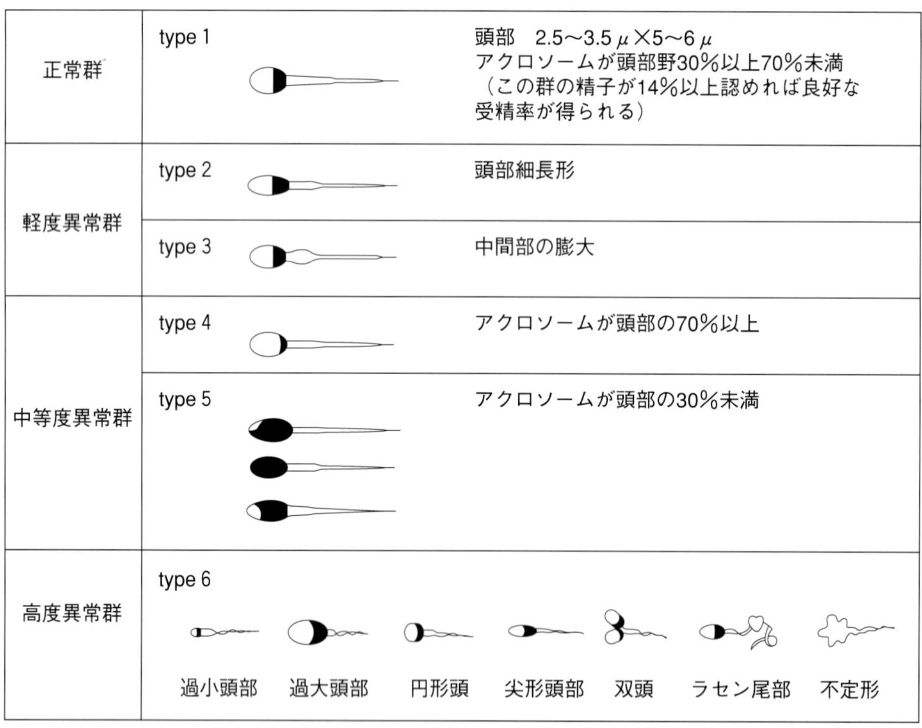

正常群	type 1	頭部　2.5～3.5 μ×5～6 μ アクロソームが頭部野30％以上70％未満 （この群の精子が14％以上認めれば良好な受精率が得られる）
軽度異常群	type 2	頭部細長形
	type 3	中間部の膨大
中等度異常群	type 4	アクロソームが頭部の70％以上
	type 5	アクロソームが頭部の30％未満
高度異常群	type 6	過小頭部　過大頭部　円形頭　尖形頭部　双頭　ラセン尾部　不定形

(Kruger TF, et al：Predict value of abnormal sperm morphology in *in vitro* fetrilization. Fertil Steril 46：112, 1988 を一部改変)

精 巣 生 検(NOA) 報告書

患者名：(　　　　　　　　　　　　) ID(　　　　)　　年　　月　　日

住所：

電話番号：

切片No.	所見	凍結チューブ数
1		
2		
3		
4		
5		
6		
7		
8		
9		
10		
11		
12		
13		
14		
15		
16		
17		
18		
19		
20		
21		
22		
23		
24		
25		
26		
27		
28		
29		
30		

記入者：　　　　　　確認者：

採卵数・精子状態報告書　　年　　月　　日

	名前	I D	方法	採卵数	卵の質	精子の状態	記入者
1				個		ml ×10^6ml %	
2				個		ml ×10^6ml %	
3				個		ml ×10^6ml %	
4				個		ml ×10^6ml %	
5				個		ml ×10^6ml %	
6				個		ml ×10^6ml %	

確認者：

IVF・ICSI報告書　　年　　月　　日

	名 前	ID	IVF	ICSI	コメント	記入者
1						
2						
3						
4						
5						
6						

確認者：

ICSIを行う際のセッティング

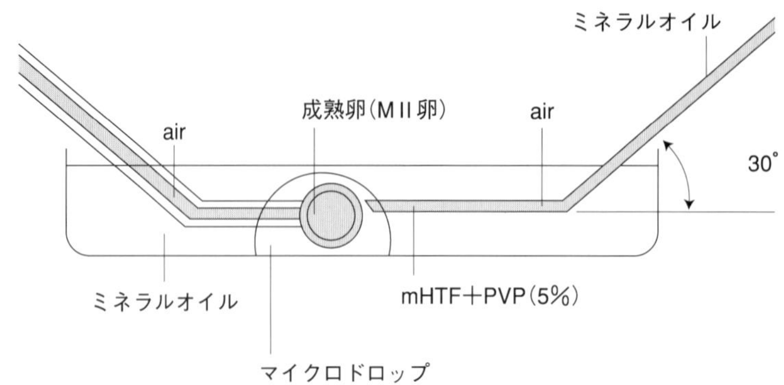

ICSIの実際

a：卵の奥深くまで穿刺する

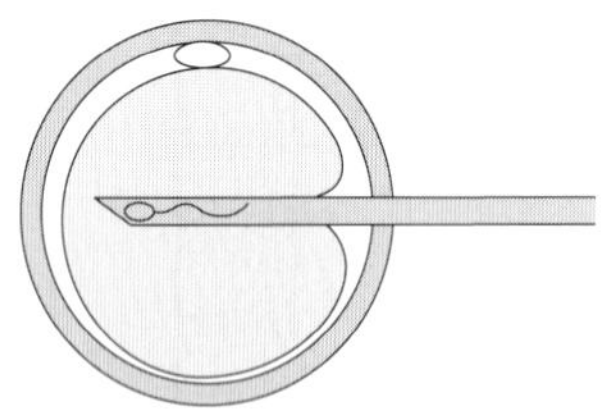

b：細胞膜が破れない場合、下方に向け再度穿刺する。

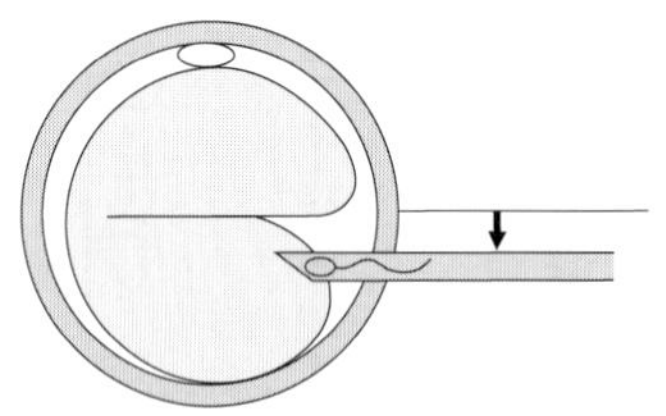

c：矢印方向へピペットを進める。

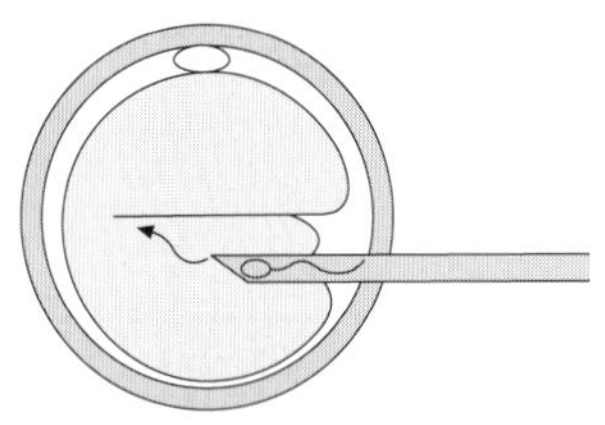

d：細胞膜が破たかどうか、少量吸引する。

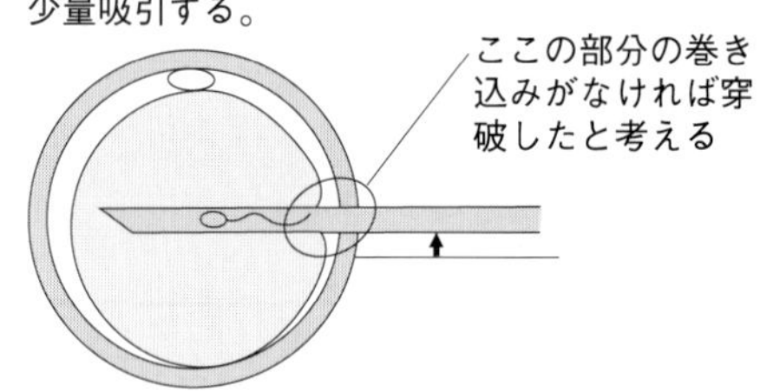

e：精子を注入、ゆっくりとピペットを抜く。

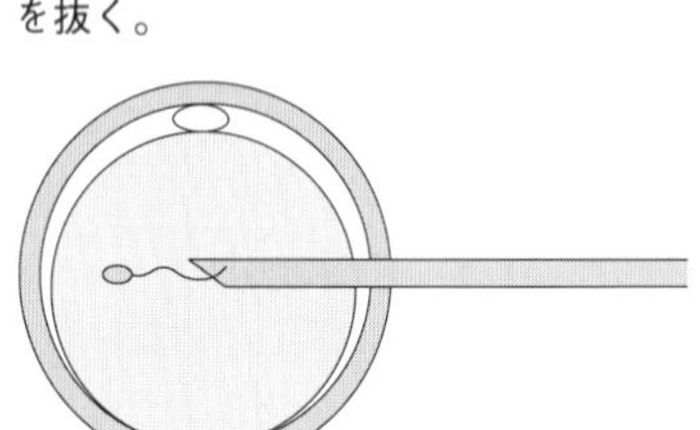

本日の卵状況報告書　　　　年　月　日

	名前	ＩＤ	生年月日	方法	受精状況	記入者
1			年　月　日			
2			年　月　日			
3			年　月　日			
4			年　月　日			
5			年　月　日			
6			年　月　日			

確認者：

体外受精・顕微授精報告書

平成　　年　　月　　日

＿＿＿＿＿＿＿＿＿＿殿

今回行った体外受精・顕微授精の結果を報告いたします。

（1）排卵誘発剤（hMG.　FSH）に対する反応は、（過剰・良好・普通・やや不良・不良）でした。
（2）排卵数は（　　　）個でした。
（3）精液所見は、以下の結果でした。
　　精液量（　　　）ml・精子濃度（　　　）×100 万・精子運動率（　　　）%
（4）受精卵数（前核期卵数）は、以下の通りでした。
　　正常受精卵数　（　　　）個
　　異常受精卵数　（　　　）個
　　未受精卵数　（　　　）個
　　遅延受精卵数　（　　　）個
　　前核が確認できずに分割した卵数　（　　　）個
（5）子宮内膜の状態は（　　　）mm でした。
（6）配分割の状態は、以下の結果でした。

分割 / フラグメント	2	3	4	5	6	7	8	桑実期胚	胚盤胞
～5									
5～15									
15～30									
30～									

（7）胚移植は（　　　）個行いました。
（8）胚の凍結保存は、（　　　）個、ストロー（　　　）本行いました。
（9）あなたの卵巣の腫大が（認められます｛軽度・中等度・重度｝・認められません）
　　卵巣の腫大が認められる方は、水分を十分に取り、激しい運動は控えてください。
　　ときに、腹部膨満感、吐き気など起こる事があります。ご心配な事がおありでしたら、
　　遠慮なく当院までご連絡ください。
（10）退院後は、ゆったりとした気持ちで日常生活を送ってください。シャワー浴は OK です。
（11）妊娠反応は、胚移植後約 2 週間で判定可能です。それまで着床を助けるために
　　黄体ホルモンなどの補充治療が必要です。以下の注射または坐薬などの投与を必ず受けてください。
　　また夫婦生活はしばらくの間控えてください。

（12）次回診察は　　　月　　　日になります。

木場公園クリニック　TEL 03-5245-4122

記入者：　　　　確認者：

胚 凍 結 報 告 書

平成　　年　　月　　日

＿＿＿＿＿＿＿＿様　ID（　　　　）

今回行った胚凍結の結果を報告いたします。

培養3日目（平成　　年　　月　　日）　記入者：

培養3日目の凍結法は（ 緩慢凍結法 ・ 急速ガラス化法 ）を行いました。
胚の凍結保存は（　　　）個、（ ストロー ・ クライオループ ）（　　）本に行いました。

培養3日目凍結胚報告

番号	評価	番号	評価	番号	評価	番号	評価	番号	評価

培養5日目（平成　　年　　月　　日）　記入者：

培養5日目の凍結法は急速ガラス化法を行いました。
胚の凍結保存は（　　　）個、クライオループ（　　）本に行いました。

培養5日目凍結胚報告

番号	評価	番号	評価	番号	評価	番号	評価	番号	評価

培養6日目（平成　　年　　月　　日）　記入者：

培養6日目の凍結法は急速ガラス化法を行いました。
胚の凍結保存は（　　　）個、クライオループ（　　）本に行いました。

培養6日目凍結胚報告

番号	評価	番号	評価	番号	評価	番号	評価	番号	評価

分割胚の評価：（培養3日目）
　○cell-○%　＝　○細胞期胚-フラグメント○%　　morula　＝　桑実胚期

胚盤胞の評価：（培養5日目又は6日目）

・発育段階の評価
- Class 1：胞胚腔が全体の1/2以下の初期胚盤胞
- Class 2：胞胚腔が全体の1/2以上の胚盤胞
- Class 3：胞胚腔が全体に広がった胚盤胞
- Class 4：胞胚腔が拡大し透明帯が薄くなった拡張期胚盤胞
- Class 5：透明帯より栄養芽層の一部が抜けかかった胚盤胞
- Class 6：透明帯より完全に脱出した胚盤胞

・内細胞塊の評価（胎児になる細胞塊）
- A：密で細胞数が多い
- B：疎らで細胞数が数個である
- C：細胞数が非常に少ない

・栄養芽層の評価（胎盤になる細胞塊）
- A：密で細胞数が多い
- B：疎らで細胞数が数個である
- C：細胞数が非常に少ない

例：4AB
4：拡張期胚盤胞
A：内細胞塊の細胞数が密で多い
B：栄養芽細胞数が疎らに存在している

確認者：

凍結胚保存台帳

タンク番号	キャニスター	ケーン番号	ケーン位置	患者番号	患者氏名	凍結日	IVF	day	胚数	Grade	凍結 実施者	融解日	融解 実施者	コメント
						/ /						/ /		
						/ /						/ /		
						/ /						/ /		
						/ /						/ /		
						/ /						/ /		
						/ /						/ /		
						/ /						/ /		
						/ /						/ /		
						/ /						/ /		
						/ /						/ /		
						/ /						/ /		
						/ /						/ /		
						/ /						/ /		
						/ /						/ /		
						/ /						/ /		
						/ /						/ /		
						/ /						/ /		
						/ /						/ /		
						/ /						/ /		
						/ /						/ /		

コピー保存して下さい。

<ラボ室/エンブリオロジスト力量評価シート>

氏名：＿＿＿＿＿＿＿　入職日：＿＿＿＿＿＿＿　評価日：＿＿＿＿　主任印：＿＿＿＿　院長印：＿＿＿＿　(3ヶ月)

評価日：＿＿＿＿　主任印：＿＿＿＿　院長印：＿＿＿＿　(6ヶ月)

評価日：＿＿＿＿　主任印：＿＿＿＿　院長印：＿＿＿＿　(9ヶ月)

評価日：＿＿＿＿　主任印：＿＿＿＿　院長印：＿＿＿＿　(12ヶ月)

評価日：＿＿＿＿　主任印：＿＿＿＿　院長印：＿＿＿＿　(15ヶ月)

評価日：＿＿＿＿　主任印：＿＿＿＿　院長印：＿＿＿＿　(18ヶ月)

評価日：＿＿＿＿　主任印：＿＿＿＿　院長印：＿＿＿＿　(21ヶ月)

評価日：＿＿＿＿　主任印：＿＿＿＿　院長印：＿＿＿＿　(24ヶ月)

評価日：＿＿＿＿　主任印：＿＿＿＿　院長印：＿＿＿＿　(30ヶ月)

評価日：＿＿＿＿　主任印：＿＿＿＿　院長印：＿＿＿＿　(36ヶ月)

評価(1,2)
A：期日を守り提出できる
B：提出が遅れる時がある
C：期日を守らない
D：ほとんど提出しない

評価(3～177)
A：1人で出来る
B：技術者の補助付きでできる
C：トレーニング中
D：見学のみ
E：出来ない

■：目標達成期間

		計画日数	入職日	1カ月	2カ月	3ヶ月 自己評価	3ヶ月 主任評価	4カ月	5カ月	6ヶ月 自己評価	6ヶ月 主任評価	7カ月	8カ月	9ヶ月 自己評価	9ヶ月 主任評価	10カ月	11カ月	12ヶ月 自己評価	12ヶ月 主任評価	13カ月	14カ月	15ヶ月 自己評価	15ヶ月 主任評価	16カ月	17カ月	18ヶ月 自己評価	18ヶ月 主任評価	19カ月	20カ月	21ヶ月 自己評価	21ヶ月 主任評価	22カ月	23カ月	24ヶ月 自己評価	24ヶ月 主任評価	36ヶ月 自己評価	36ヶ月 主任評価
	1	日誌をつけ主任、院長に提出																																			
	2	各種ワークシートの記入と提出																																			
	3	清潔と不潔																																			
	4	データベース「ART」への入力																																			
	5	データベース「F-ET」への入力																																			
	6	データベース「胚情報」への入力																																			
	7	物品の補充																																			
	8	物品の注文																																			
	9	ファイライトによるインキュベーター炭酸ガス濃度測定																																			
	10	パーティカルカウンター測定																																			
	11	インキュベーター温度計測定																																			
	12	アイスタットによるインキュベーター内pHの測定																																			
	13	インキュベーター保湿水交換																																			
	14	インキュベーター清掃																																			
	15	インキュベーター立ち上げ(pHと温度調整)																																			
	16	培養内mediumチューブの作成																																			
	17	培養内mediumチューブの分注																																			
精液検査	18	一般精液検査																																			
	19	Azospermia検査																																			
	20	膀胱内(尿中)精子検査																																			
	21	精子生存性試験																																			
	22	クルーガーテスト																																			
	23	精液培養																																			
	24	イムノビーズテスト																																			
AIH	25	フラッシング液の分注																																			
	26	90%アイソレートの分注																																			
	27	通常のAIH																																			
	28	逆行性射精のAIH																																			
	29	膣内精子注入																																			
ART精子処理	30	90%、70%、50%アイソレート作成																																			
	31	IVFのアイソレート層の判断																																			
	32	IVFのアイソレート層作成																																			
	33	ICSIのアイソレート層の判断																																			
	34	ICSIのアイソレート層の作成																																			
	35	ミニ三層アイソレートの使用判断																																			
	36	ミニ三層アイソレートの作成																																			
	37	精子洗浄(新鮮射出精子)																																			
	38	精子洗浄(TESE)																																			
	39	射出凍結精子の融解																																			
	40	TESE凍結精子融解(OA)																																			
	41	TESE凍結精子融解																																			

		計画日数	入職日	1カ月	2カ月	3ヶ月		4カ月	5カ月	6ヶ月		7カ月	8カ月	9ヶ月		10カ月	11カ月	12ヶ月		13カ月	14カ月	15ヶ月		16カ月	17カ月	18ヶ月		19カ月	20カ月	21ヶ月		22カ月	23カ月	24ヶ月		36ヶ月	
						自己評価	主任評価			自己評価	主任評価			自己評価	主任評価			自己評価	主任評価			自己評価	主任評価			自己評価	主任評価			自己評価	主任評価			自己評価	主任評価	自己評価	主任評価
TESE	42	TESE用ディッシュの準備(NOA)																																			
	43	組織の処理(OA)																																			
	44	組織の処理(NOA)																																			
	45	組織の観察																																			
	46	コラゲナーゼ準備																																			
	47	コラゲナーゼ処理																																			
	48	ドロップの作成																																			
	49	ドロップ組織の観察																																			
	50	TESE組織凍結(OA)																																			
	51	TESE組織凍結(NOA)																																			
ART準備	52	採卵患者ネームプレート作成																																			
	53	卵胞液洗浄用培養液の作成																																			
	54	検卵用ファルコン3037ディッシュの準備と分注																																			
	55	精子洗浄用スピッツの準備と分注																																			
	56	インキュベーター内ディッシュ配列																																			
	57	培養用ドロップディッシュの準備																																			
	58	培養用ドロップの作成																																			
	59	ミネラルオイルの作成																																			
	60	ミネラルオイルかけ																																			
	61	IVF用NUNCディッシュの準備																																			
	62	IVF用NUNCディッシュへの分注																																			
ET準備	63	ETディッシュの作成																																			
	64	ET培養液の判断																																			
	65	ET培養液の分注																																			
	66	膣洗浄用m-HTFの作成																																			
	67	膣洗浄用m-HTFのET前準備																																			
	68	追加培養用ディッシュの作成																																			
	69	追加培養用ドロップの作成(採卵日の早朝)																																			
	70	プロゲステロン膣坐薬の作成																																			
採卵	71	卵胞液分注用ディッシュの準備																																			
	72	検卵補助																																			
	73	検卵																																			
IVF	74	Mediumチェンジ																																			
	75	Insemination濃度、個数の判断																																			
	76	Insemination																																			
	77	Day1 Mediumチェンジ用パスツールピペット作成																																			
	78	Day1 Mediumチェンジ																																			
	79	PNチェック																																			
	80	PNチェック補助																																			
	81	Early cleavageの観察																																			
	82	Early cleavage補助																																			

		計画日数	入職日	1カ月	2カ月	3ヶ月		4カ月	5カ月	6ヶ月		7カ月	8カ月	9ヶ月		10カ月	11カ月	12ヶ月		13カ月	14カ月	15ヶ月		16カ月	17カ月	18ヶ月		19カ月	20カ月	21ヶ月		22カ月	23カ月	24ヶ月		36ヶ月	
						自己評価	主任評価			自己評価	主任評価			自己評価	主任評価			自己評価	主任評価			自己評価	主任評価			自己評価	主任評価			自己評価	主任評価			自己評価	主任評価	自己評価	主任評価
IVF	83	多核の観察																																			
	84	Day3胚観察																																			
	85	Day3胚観察補助																																			
	86	Day5へのET胚追加培養																																			
	87	Day5への余剰胚追加培養																																			
	88	Day3ET胚選別																																			
	89	Day5胚観察																																			
	90	Day5余剰胚観察																																			
	91	Day5胚観察補助																																			
	92	Day5ET胚選別																																			
	93	Day6胚観察																																			
	94	Day6余剰胚観察																																			
	95	Day6胚観察補助																																			
	96	Day6ET胚選別																																			
	97	患者様用ETシート作成																																			
	98	ET用mediumチェンジ																																			
	99	ET用mediumチェンジ補助																																			
	100	ET																																			
	101	ET補助																																			
	102	TM-ET																																			
	103	TM-ET補助																																			
ICSI	104	5%PVP液の作成と分注																																			
	105	10倍濃縮ヒアルロニターゼ液の作成																																			
	106	ヒアルロニターゼ(40IU)液の準備																																			
	107	3段階パスツールピペットの作成																																			
	108	顆粒膜細胞の除去 1個																																			
	109	顆粒膜細胞の除去 2個																																			
	110	顆粒膜細胞の除去 3個																																			
	111	顆粒膜細胞の除去 4個																																			
	112	顆粒膜細胞の除去 全て																																			
	113	成熟度の観察																																			
	114	ICSIドロップの作成 Normal																																			
	115	ICSIドロップの作成 Severe																																			
	116	ICSIドロップの作成 TESE																																			
	117	ICSIドロップの作成 HOST																																			
	118	Injectionセットアップ																																			
	119	Holdingセットアップ																																			
	120	精子圧座																																			
	121	Day1ICSI																																			
	122	ICSI 1割 Normal																																			
	123	ICSI 2割 Normal																																			

		計画日数		入職日	1ヵ月	2ヵ月	3ヶ月 自己評価	3ヶ月 主任評価	4ヵ月	5ヵ月	6ヶ月 自己評価	6ヶ月 主任評価	7ヵ月	8ヵ月	9ヶ月 自己評価	9ヶ月 主任評価	10ヵ月	11ヵ月	12ヶ月 自己評価	12ヶ月 主任評価	13ヵ月	14ヵ月	15ヶ月 自己評価	15ヶ月 主任評価	16ヵ月	17ヵ月	18ヶ月 自己評価	18ヶ月 主任評価	19ヵ月	20ヵ月	21ヶ月 自己評価	21ヶ月 主任評価	22ヵ月	23ヵ月	24ヶ月 自己評価	24ヶ月 主任評価	36ヶ月 自己評価	36ヶ月 主任評価
ICSI	124	ICSI 5割 Normal																																				
	125	ICSI 全て Normal																																				
	126	ICSI 1割 Severe																																				
	127	ICSI 2割 Severe																																				
	128	ICSI 5割 Severe																																				
	129	ICSI 全て Severe																																				
	130	ICSI 1割 TESE(OA)																																				
	131	ICSI 2割 TESE(OA)																																				
	132	ICSI 5割 TESE(OA)																																				
	133	ICSI 全て TESE(OA)																																				
	134	ICSI 全て TESE(NOA)																																				
	135	ICSI 1割 HOST																																				
	136	ICSI 2割 HOST																																				
	137	ICSI 5割 HOST																																				
	138	ICSI 全て HOST																																				
	139	PNチェック																																				
	140	PNチェック補助																																				
	141	Early cleavageの観察																																				
	142	Early cleavageの観察補助																																				
	143	多核の観察																																				
	144	Day3胚観察																																				
	145	Day3胚観察補助																																				
	146	Day3ET胚選別																																				
	147	Day5胚観察																																				
	148	Day5余剰胚観察																																				
	149	Day5胚観察補助																																				
	150	Day5ET胚選別																																				
	151	Day6胚観察																																				
	152	Day6余剰胚観察																																				
	153	Day6胚観察補助																																				
	154	患者様用ETシート作成																																				
	155	ET用mediumチャレンジ																																				
	156	ET用mediumチャレンジ補助																																				
	157	ET																																				
	158	ET補助																																				
	159	TM-ET																																				
	160	TM-ET補助																																				
AHA	161	タイロード液分注																																				
	162	AHAドロップ準備																																				
	163	AHAニードルセットアップ																																				
	164	AHA																																				

		計画日数		入職日	1ヵ月	2ヵ月	3ヶ月 自己評価	3ヶ月 主任評価	4ヵ月	5ヵ月	6ヶ月 自己評価	6ヶ月 主任評価	7ヵ月	8ヵ月	9ヶ月 自己評価	9ヶ月 主任評価	10ヵ月	11ヵ月	12ヶ月 自己評価	12ヶ月 主任評価	13ヵ月	14ヵ月	15ヶ月 自己評価	15ヶ月 主任評価	16ヵ月	17ヵ月	18ヶ月 自己評価	18ヶ月 主任評価	19ヵ月	20ヵ月	21ヶ月 自己評価	21ヶ月 主任評価	22ヵ月	23ヵ月	24ヶ月 自己評価	24ヶ月 主任評価	36ヶ月 自己評価	36ヶ月 主任評価
AHA	165	AHA補助																																				
胚凍結	166	Slow凍結medium作成																																				
	167	Slow凍結準備																																				
	168	Slow凍結																																				
	169	Slow融解medium作成																																				
胚凍結	170	Slow融解準備																																				
	171	Slow融解																																				
	172	Vitrification medium作成																																				
	173	Vitrification準備																																				
	174	Vitrification																																				
	175	Vitrification融解 medium作成																																				
	176	Vitrification融解準備																																				
	177	Vitrification融解																																				

ART

V ホルモンコーディネーター

Assisted Reproductive Technology Assisted

当院には、ホルモンコーディネーターがいる。各種卵巣刺激法や性腺ホルモンなどについて、医師より厳しい研修を受けた臨床検査技師が業務を行っている。不妊治療に不可欠な性腺ホルモン値をリアルタイムに測定し、かつ ART の患者様の個人ホルモンシートを作成、管理し、不妊治療に活かす役割を担っている。また、ART の患者様には胚移植時に卵巣刺激中のホルモン測定値の結果などを医師の指導のもと説明している。

実際業務を遂行するにあたり、ミスを防ぐための工夫や関連する教育・訓練が必要となる。ミスを防ぐための工夫としては、業務に関するマニュアルの見直し、必要に応じて内容の改定をする。教育においては、業務を遂行するうえで必要な力量を明確にし、個別性を考え、教育・訓練を実施している。

ホルモンコーディネーターという新しい職種が、このマニュアルを通じて支持され、多くの場で活躍することを願っている。

1 ホルモン検査室マニュアル

1 ホルモン測定法

1 測定までの流れ

1．VIDAS アッセイキットを冷蔵庫から出し、常温に戻してから使用する(室内に約 30 分放置後使用)。希釈用ウマ血清は使用分だけ冷蔵庫から出す(希釈用ウマ血清は凍結保存してあるので、随時 1、2 本冷蔵庫へ移動させ解凍しておく)。

2．処置室に検体を取りに行く(**院内検体**は院内用ホルモンカップ内に院内検査伝票と検体があり、**外注検体**は外注用試験管立てに検体、その横に依頼伝票がある。外注検体については 2．外注検体処理方法、336 頁を参照)。

3．検体は、遠心分離機に入れる前に、院内検査伝票とスピッツの日付・氏名・カルテ No. を確認し、遠心分離(3,000 rpm：5 分)を行う。

4．受付をする。

①院内検査伝票、検体スピッツに、受付をする順番に番号をふる(測定日ごとで番号を付ける)。

②番号順に、受付ノートへ **Origin・カルテ No.・氏名・測定項目・希釈倍率**、ART 検体の場合は備考欄に **OPU、HCGaf、ETday ○、day ○、hMG ○本後**などを記入する。

注 1）院内検査セットの**ホル女**は、E_2 II・LH・FSH・PRL、**ホル男**は、E_2 II・LH・FSH・PRL・TES とする。

注 2）ART 検体の E_2 II 値は、前日の値を必ず確認して希釈倍率を決める。

注 3）ET 当日(OPU 後)の検体は希釈する(原則として、E_2 II は 2 倍希釈、PRG は 5 倍希釈)。

注 4）妊娠判定の血中 hCG の検体は、尿試験紙判定で(+)の場合、希釈をする(通常 hCG は 2 倍希釈、PRG は 5 倍希釈)。

5．キットの準備

VIDAS アッセイキットのストリップに、受付 No.・氏名・希釈倍率を記入する。

注）同姓同名の場合は、カルテ No. も記入する。

6．測定機 VIDAS への依頼、セット(「バイオリンク操作マニュアル」参照)

①バイオリンク　PC へ入力。

受付ノートより、依頼・結果に依頼項目 etc を入力する。

<入力項目>

・患者様 ID(カルテ No.)、名前(カタカナ)、区分(ART・一般)

・受付日、採血日

・測定項目

単独の依頼ものは、測定項目を直接入力する。

短縮で入力できるものは、下記で入力する。

P 1　H-Male(ホル男)：E_2II　LH　FSH　PRL　TES

P 2　H-Female(ホル女)：E_2II　LH　FSH　PRL

P 3　ART 1(E_2II　PRG　LH　FSH)

P 4　ART 2(E_2II　PRG　LH)

P 5　General(E_2II　PRG)

・hMG ○本後、day ○、採卵当日、ETday ○、FETday ○

・コメント

②受付一覧で入力の確認をする。

③オンライン→バイダス依頼送信にて依頼項目を VIDAS PC へ送信する。

④VIDAS PC にて、バイオリンクより送信されてきた依頼項目を受付 No. 順に並び換え、測定位置にセットする(「VIDAS PC 操作マニュアル」参照)。

希釈がある場合は、Dilution に希釈倍率を入力する。

7．検体の分注

・遠心終了後の検体スピッツは、「**未検査**」用の試験管立てに立てる。

・バイダスアッセイキットのサンプル用ウェルには、希釈をしない場合、ミスを回避するために下記の容量を注入する(**最低量** 200 μl、500 μl 分注可能)。

・検体分注後のスピッツは、「**検査済**」の試験管立てに並べ、分注前後がわかるようにする。

注 1) 検体分注に関しては、ミスを回避するために必ず 1 人の人が最後まで検体を分注すること。

注 2) 作業をほかの人と交代する際には、作業をどこまで行ったか、どの作業から交代するかなどを確認する。また、希釈する検体においては、ウマ血清を入れるだけなど作業を途中で止めず最後まで希釈を行ってから、交代する。

(E_2 II　PRG　LH　FSH　PRL　TES：250 μl
hCG：100 μl)

8．測定開始

測定を実施する人は、測定を開始する前に**必ず VIDAS PC の画面と、ストリップの受付 No.、希釈倍率が同じかを確認してから測定を開始する。**

表 1 E_2II・PRG・PRL・FSH

	（ウマ血清）		（検体血清）
●×2	150 μl	：	150 μl
●×3	200 μl	：	100 μl
●×5	200 μl	：	50 μl
●×10	270 μl	：	30 μl

注）PRL、FSH の希釈は、PRL、FSH 希釈液で行う。

表 2 hCG

	（hCG 希釈液）		（検体血清）
●×2	100 μl	：	100 μl
●×3	100 μl	：	50 μl
●×5	200 μl	：	50 μl
●×10	180 μl	：	20 μl
●×20	190 μl	：	10 μl

2 希釈法

必ず希釈液（ウマ血清、hCG 希釈液、PRL 希釈液）を先に入れ、次に血清を入れてピペッティングする（同じ操作で行わないと希釈誤差が生じやすいため）。また、希釈に使用するマイクロピペットは希釈液時および血清時ともに同一のピペットを使用する（**表 1、2**）。

3 結果

測定終了後、VIDAS PC より測定結果が印字されるので、受付ノートの結果が出た項目に√印を入れる。

4 報告書

1．受付ノートにて、結果がすべて揃った検体から、バイオリンク PC より報告書を打ち出す。
　報告書→打ち出す受付 No.
2．出力した報告書と受付ノートを確認し、受付ノートの「報告書 check」欄に√印を入れる。

5 キャリブレーション

VIDAS、miniVIDAS は、2 週間に 1 回キャリブレーションが必要なため、キャリブレーションが切れたら随時キャリブレーションを行う。

キャリブレーションが切れると、VIDAS は PC 画面上に切れたことが表示され、miniVIDAS は印字される。

①朝キャリブレーションが切れていれば、使用している各項目の Lot . No. のスタンダードとコントロールを解凍し、キャリブレーションを行う。

② VIDAS アッセイキット試薬の Lot . No. が異なる場合、スタンダードとコントロール試薬を作成後、MLE カードを読み込ませ、キャリブレーションを行う。

注 1）項目ごとに 2 重測定、3 重測定があるので、確認してから行う。

2 重測定…LH、FSH、PRL、TES、hCG

3 重測定…E_2 II、PRG

注 2）miniVIDAS はバックアップ用機器のため、必ず 1 項目は立てておく。

キャリブレーション終了後、校正記録、コントロール結果が印字されるので、コントロール結果を「VIDAS 精度管理」ファイルに転記する。VIDAS 結果は「VIDAS 校正記録」ファイルに綴じ、miniVIDAS 結果は「miniVIDAS ＊測定結果」ファイルに綴じる。

＜スタンダードとコントロール＞

スタンダードとコントロール試薬は、注射用蒸留水より作成する。保存は必ず冷凍庫で行い、凍結融解を繰り返さないようにする。

2 外注検体処理方法

外注検体はすべてホルモン検査室で管理する。

外注委託先…江東微研、SRL、BML

1. 処置室に検体を取りに行く。
   外注用試験管立てに検体とその横に依頼伝票があるため、その場で検体と伝票を必ず確認(採取日、氏名、カルテ No.)し、一致すればホルモン検査室に持ち帰る。
   注 1）血液検体以外の検体(培養、細胞診 etc)は、内診の裏に検体がある。
   注 2）凍結検体、NK 活性検体は、看護師が検体と伝票をホルモン検査室へ持ってくる。
2. 遠心分離を行う。通常 3,000 rpm：5 分。凝固系の検体は、3,000 rpm：10 分
3. 項目によって検体修理、保存方法が異なるため、検査案内を参照し、検体を管理する。
   凍結検体(**採卵前 2、習慣性流産**のセット)は、凍結用検体容器に採取し冷凍庫で保存する。血清と血漿があるので、**名前ラベルに血清(S)と血漿(P)と書いてわかるようにする**)容器は図 1 に示す。
4. 通常の検体は夕方に江東微研が集配に来る。検査伝票と検体を提出する。

3 シートの作成および記入

1 ART チェックリスト

妻カルテ、夫カルテより以下の項目の検査結果を記入。

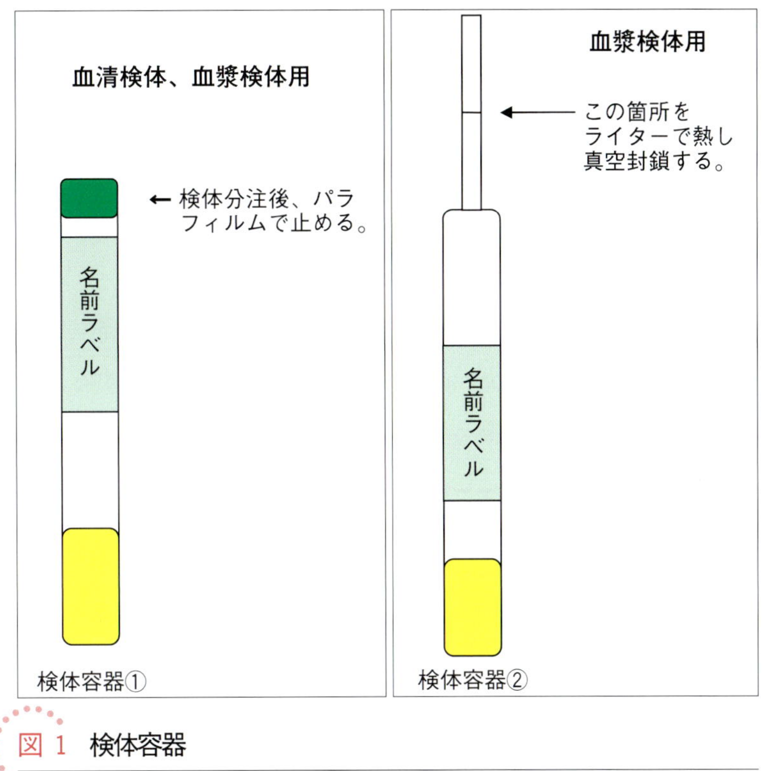

図 1　検体容器

<記入方法>

・検査年月日：03.1.1

・検査結果　：Normal…√（チェック）

　　　　　　　Abnormal…赤字で結果記入

・未検査のもの：未検査とわかるようにインデックスなどを貼る。また、妻カルテの表紙に妻か夫、何の検査が未検査なのかを記入して貼る。

・結果待ちのもの：採血は済んでいるが結果待ちの場合、わかるようにインデックスを貼る。

1．妻検査項目

・採卵前検査（子宮癌検査、感染症、血液一般、血液型 ABO、Rho（D））
・採卵前 2 検査（各種自己抗体）
・甲状腺検査
・特殊検査（クラミジア抗体、抗精子抗体、子宮頸管培養、HSG）
・習慣性流産検査（各種自己抗体、血清補体価、血液一般、NK 活性、MLC、染色体）
・ゾンデ診
・子宮鏡
・頸管拡張

2．夫検査項目

・感染症検査
・精液検査

・特殊検査[クルガーテスト、精液培養、血液型 ABO、Rho(D)、抗精子抗体、染色体、MLC、AZF 遺伝子]

注1）各検査結果は新しい日付のものを記入する。

注2）抗核抗体は、染色パターンを記入する。

注3）頸管培養、精液培養は、検出された細菌の種類を記入する。但し、妻で乳酸桿菌が検出された場合は、常在菌として Normal とする。

注4）クルガーテストは、type I の結果を記入する(Normal：14.0%以上)。

注5）染色体検査で Abnormal の場合は、異常部位を記入する。

注6）AZF 検査で欠失がある場合は、欠失場所を記入する。

2-1 ホルモンシート

1．患者様情報の記入

・ID No…妻、夫カルテ No

・氏名…妻、夫

・生年月日…妻、夫

・年齢…妻、夫

・住所

・TEL

・Cycle No…妻カルテ No-○(当院採卵予定数)

・Cycle type…IVF、ICSI、IVF/ICSI(split)、FTESE〜、〜Blast

・Stim type…Pill ○-Short、Pill ○-Long、Pill ○-hMG-Antagonist、
Estradiol-hMG-Antagonist、Pill ○-SP-hMG-Antagonist、
hMG-Antagonist、Natural

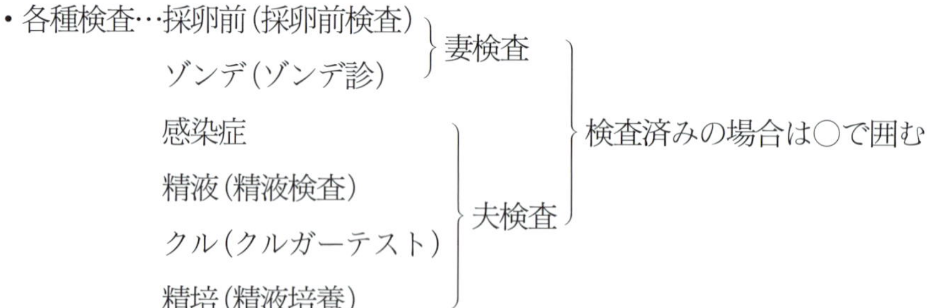

・他院、当院での既往歴…当院の場合、COH 中に採卵をキャンセルした場合も既往歴として数える。

・不妊原因…**院長のシートチェック終了後に記入する。**

2．ホルモン動態記入順序

1．卵巣刺激前周期ホル♀＋TES の値、子宮内膜の厚さ、RAF と LAF 数の記入(月経 1〜3 日)。

2．ピル内服開始日とピル錠数の記入。
3．スプレキュア® の使用開始日と1日使用量の記入(900 μg/day)(**Short・Long 法の場合**)。
4．卵巣刺激周期の E_2II、PRG、LH、FSH の値、子宮内膜の厚さ、RAF と LAF 数の記入(月経 1～3 日)。
5．**卵巣刺激開始日より hCG/Agonist 投与日まで**注射の種類、単位(アンプル数)の記入。
6．**hMG 3～4 本後から採卵日まで** E_2II、PRG、LH の値の記入。B-scope をとっている場合は、子宮内膜の厚さと卵胞径も記入。
7．Antagonist を使用し始めたら1日の使用量を記入(1 A：0.25 mg)(**Antagonist 法**)。
8．hCG/Agonist 投与日に hCG 投与単位/スプレキュア® 使用量(300 μg/day)を記入。
9．採卵後 Day 3 の E_2II、PRG の値を記入。ET 当日ならば子宮内膜の厚さも記入する。Day 2、Day 4、Day 5(Blast)戻しの場合は、後日に ET 時の子宮内膜の厚さを記入。
10. 体補充状態 OPU 後 Day 7 時の E_2II、PRG の値を記入。
11. 黄体補充状態チェック時(OPU 後 Day 10)の E_2II、PRG の値と子宮内膜の厚さを記入。
12. 妊娠反応(尿中と血中の hCG 値)を記入。
13. 妊娠反応が(＋)の場合、最終的な GS と FHB の確認数を記入。

3．E_2II グラフの記入(裏面)

採卵周期の E_2II値(月経 1～4 日)を開始点として、hCG 投与翌日までの E_2II値をもとにグラフを作成する。

2-II ホルモンシート

凍結胚移植(FET)のホルモンシートの作成

1．患者様情報の記入

- ID No…妻、夫カルテ No
- 氏名…妻、夫
- 生年月日…妻、夫
- 胚年齢…妻、夫
- 住所
- TEL
- OPU…戻す胚を採卵した日―Day ○
- 当院での既往歴

2．ホルモン動態記入順序

1．凍結 ET 前周期ホル♀＋TES の値、子宮内膜の厚さ、Cyst の有無、RAF と LAF 数の記入(月経 1～3 日)。

2. ピル内服開始日とピル錠数の記入(SP、SK、スプレキュア® 使用の場合も記入)。
3. 凍結 ET 周期の E_2II、PRG、LH、FSH の値、子宮内膜の厚さ、Cyst の有無、RAF と LAF 数の記入(月経 1～3 日)。
4. エストラーナ®、エストラジオール、プレマリン® の錠数、枚数の記入。
5. E_2II値の記入。B-scope を行っている場合は、子宮内膜の厚さも記入。
6. hMG を使用している場合は、注射の種類を記入。
7. hCG を投与した日、プロゲストン® の開始日の記入(ルトラール® 使用の場合も記入)。
8. ET 時の E_2II、PRG の値と子宮内膜の厚さの記入。
9. 黄体補充状態チェック時の E_2II、PRG の値と子宮内膜の厚さの記入。
10. 妊娠反応(尿中と血中の hCG 値)を記入。
11. 妊娠反応が(+)だった場合、最終的な GS と FHB の確認数を記入。

3 ART シート

1. **パソコン(Vaio)にて、患者様情報および不妊原因を入力し、プリントアウトする。**

〈患者様情報の入力〉

- ID No…妻、夫カルテ No
- 氏名(フリガナ)…妻、夫
- 生年月日…妻、夫
- 年齢…妻、夫
- 住所
- TEL

〈不妊原因の入力〉

- 採卵初回の場合は未入力にし、院長のシートチェックの際に記入してもらう。
- 採卵予定 2 回目以降は前回の ART シート、ホルモンシートを見て入力する。

2. **Cycle type の記入**

- IVF、ICSI の□を√チェックする。
- Split の場合は IVF、ICSI の□両方を√チェックし、Split と記入する。

3. **既往歴**

- 不妊期間
- 当院、他院それぞれの IVF、ICSI、ET、凍結 ET の回数を記入する。
- 当院で実施した IVF、ICSI の前回までの採卵日を余白に記入する。
- 当院で実施した IVF、ICSI の前回 ET した胚のコメント、使用した Medium の種類を余白に記入する。

4. **採卵前検査**

- 感染症の有無(有の場合、夫・妻に○をし、赤字で検査結果を記入)
- 夫　▶染色体異常の有無(有の場合、赤字で異常部位を記入)
  ▶ AZF 欠失の有無(有の場合、赤字で欠失場所を記入)

▶クルガーテスト type 1 の結果の記入
▶精液検査…検査年月日
精液量、濃度、運動率、高速運動率、正常形態
凍結日(凍結した場合)
精液培養の検査結果が陽性の場合は菌名を余白に記入
注）精液検査は最新の結果を記入。
・妻　▶ HSG の所見(問題なし…n. p、異常…赤字で所見を記入)
▶ TES の数値、検査日の記入
▶抗核抗体 etc(問題なし…n. p、異常…赤字で検査結果を記入)

5．誘発方法

・卵巣刺激前周期の E_2II、FSH の数値を記入する。
＊未検査の場合は、「未」と記入。
・卵巣刺激周期の Small antral follicle(R、L)の数
・Stim type を○で囲む。
(hMG、antagonist、Long、Short、ピル(　)、
20%スプレキュア®、CLOMIPHENE、エストラジオール、リュープリン®)
注１）ピルは(　)に使用錠数を記入する。
注２）Long、Short の場合は、hMG に○をふらない。
・hCG または Agonist 投与日の E_2II、PRG、LH の数値、左右の卵胞数を記入し、hCG/Agonist のうち投与したものを○で囲む。
注）hCG/Agonist 投与日に B-scope をとっていない場合は、投与前日の卵胞数を記入する。
・hCG/Agonist 投与翌日の E_2II、PRG、LH の数値を記入する。

6．予定

・ET カテーテルの種類を○で囲む。
初回の場合…カルテのゾンデ診の結果を○で囲む。
２回目以降…前回の ET で使用した種類を○で囲む。
・その他は、**院長の指示もしくはカルテに請求が記載された時点で**、赤字**で記入する。**

4　シートチェック

1　患者様情報のチェック

ホルモンおよび ART シートの**作成者**は、シート作成後、シートが正しく記入されているかカルテと確認し、ART シートの**左下にサイン**をする。

また、ホルモンおよび ART シートを**作成していない者**は、ART ミーティングが行われる前

までに、ホルモンおよびARTシートとARTチェックリストを照らし合わせ、正しく記入されているかカルテとともに確認し、**ARTシート作成者サインの横に確認サインをする。**

注）正しい記入は、「3．シートの作成および記入」(336頁)を参照。

2 院長のシートチェック

妻、夫のカルテに、ARTチェックリスト、ARTシート、ホルモンシートを挟み、院長に提出する。

注）提出する際に、**必ずカルテ内の請求を確認**し、必要があればARTシートのその他に記入する。

3 シートチェック後の作業

・ARTチェックリストは妻カルテの検査結果を貼る紙(黄色)の一番前に挟む。
・ARTシートの不妊原因をホルモンシートに記入する。

5 ホルモンシートの説明

・ET、FET当日に、今回行った卵巣刺激方法、ホルモン値etcについてホルモンシートをもとに、医師の指導下で患者様に話をし、ホルモンシートをお渡しする。
　注）ホルモンシートは採卵日の E_2 II、PRG、LHの結果記入分までをコピーする。
・ホルモンシートの説明が終了したら、カルテにホル説済の印を押し、その隣に説明をした人のサインをする。

6 心電図測定法

（心電図測定場所…2階、病室5)

1．心電図の依頼：看護師が患者様カルテを持って、依頼に来る。
2．心電計の準備：エーカクリップ、胸部電極を心電計に設置し、電源を入れる。患者様のカルテNo、年齢を入力する。
3．測定：カルテを持って患者様を呼び、心電図測定を行う。
4．心電計の片づけ：エーカクリップ、胸部電極を心電計から外し、アルコール綿で拭いてから、指定の場所に片づける。

＜日常点検＞

心電図の依頼があるときは、日常点検記録表に従って、日常点検を行い、「ECG＊点検記録」

ファイルに綴じる。

注1）1日2回以上心電図の依頼がある場合は、1回でよい。

注2）2ヵ月に1回は業者(フクダ電子)に簡単な点検をしてもらう。

7 ホルモン検査室の1日(検体測定は随時行う)

1. 朝、入室時に室温と湿度を「作業環境チェックシート」に記録し、毎日の温度、湿度をチェックする(夏は30℃を超えないようにチェック!!)。
2. VIDAS PCにて、前日測定したデータを印字し、「ホルモン測定結果」ファイルに綴じる。報告書用PC(バイオリンク)にて、前日の「検査台帳」を印字し、「検査台帳」ファイルに綴じる。
3. VIDASアッセイキットを冷蔵庫より出す。随時ストックの確認を行い、補充分をFAXにて注文する(注文先：スズケン)。週2回、月曜と木曜に注文する。不足分はその都度注文。注文時に院長にサインをもらい、FAXする。FAX終了後の注文書は受付の「スズケン注文書ファイル」に綴じる。FAX終了後、スズケンより注文確認のFAXが返ってくるので、確認する。
4. ピペットチップ、ウマ血清etcなどの注文は、不足時その都度行い、注文時に“注文ノート”に記入し、納品日も記入する。

   注）納品が遅い場合は、注文先に確認をとる。
5. ホルモン測定結果は、ARTの結果を優先にカルテに記入し、院内検査伝票は患者カルテの黄色い紙に貼る。ARTの卵巣刺激を行っている結果は、ホルモンシートの記入も一緒に行う。

   注1）カルテNo.・氏名と院内検査伝票のカルテNo.・氏名が同じか確認する。

   注2）カルテの検査依頼日と依頼書の日付を確認してから結果を記入し、検査値の記入ミスがないよう、**一つひとつの項目を√印を入れながら確認し、記入者はサイン**をする。

   注3）測定漏れ、検査依頼項目に間違いがないか確認する。

   注4）PRLの値が35.0 ng/ml 以上の場合、カルテの結果に赤で○をする。

   注5）黄体補充時 E_2 II、PRG(OPU後Day 7、Day 10)、妊娠判定時の E_2 II、PRGをすべて院長に報告する。
6. 翌日の採卵予定者のシート(ホルモン&ART)を準備する。前日もしくは朝早くに採卵予定表作成担当者(看護師)へシートを渡す。hCG投与翌日の測定を早めに行い、測定結果をホルモン&ARTシート、カルテに記入する。

   注1）異常値(E_2 IIの急激な上昇、LHサージetc)があれば、院長に報告。

   注2）LHが20 mIU/ml ↑の場合、妻カルテに「採卵前エコー」とインデックスを貼る。
7. ET終了後に翌日の採卵予定者のミーティングを行う。ARTシート、ホルモンシートを用い、予定患者様氏名・不妊原因・ホルモン値の結果etcを報告し、ARTチェックリストを用

いて、採卵前検査の確認、報告を行う。ミーティング終了後、ホルモンシートを“ART 終了記録”のファイルに綴じる。

注）**17時に採卵予定の患者様より確認のTELが入る**ため、17時までにミーティングが行われない場合は、院長に直接、ホルモン値の結果を報告する。

8. 検体測定の合間に、新しいシートの作成や、データ入力および整理をする。
9. 夕方、注文したVIDASアッセイキットが届いたら、速やかに、箱の側面に日付とLot. No.を記入して、冷蔵庫にしまう。納品書は受付の「スズケン納品書ファイル」に綴じる。
10. 後片づけをし、キットを冷蔵庫にしまう。
11. 検体を取り扱った机を、次亜塩素ナトリウムを含めたもので清掃する。また、作業中に検体をこぼした場合も清掃する（感染対策）。
12. 退室前に床の掃除をし、「作業環境チェックシート」の清掃確認欄にチェック☑する。
13. すべての検体をVIDASにかけて終了する。測定が開始したか、プリンターの用紙があるかなど確認してから退室する。

8 検体および試薬保存法

1 血清検体

1．平日採血

検体を随時回収して、依頼された全項目の測定が完了するまで常温保存。検査済み試験管立てがfullになったら、検体スピッツを検体保存用Boxに入れ、凍結保存する。区切りよく午前中で冷蔵保存し、1日終了後凍結保存する。

検体は古い日付のものから破棄し、新しい検体に交換する。必ず日付を差し込む。

再検を要する際は、血清を解凍して使用する（**凍結融解を繰り返さないようにする**）。

＊原則として検体は、5日間保存する。

2．夜間採血

検体は、2～8℃（冷蔵庫）で保存し、翌朝測定する。

注）夜間採血の検体は、看護師に冷蔵庫へ保管してもらう。

3．休日採血

土曜の夜間採血および日曜採血、休日採血の検体は、2～8℃（冷蔵庫）で保存し、休日明けに測定する。

注）夜間採血の検体は、看護師に冷蔵庫へ保管してもらう。

2 VIDAS アッセイキット

キットが届いたら、購入した日付と Lot. No. を箱の側面に記入し、直ちに冷蔵庫に保存する。使用分だけ常温に出し使用し、それ以外のものは冷蔵庫で保存する。

また、付属のスタンダードとコントロールは、試薬を作成してキャリブレーションをかけた後、凍結保存する。2 週間後にキャリブレーションをかける際は、同一の Lot. No. であれば、解凍して使用する。検体と同様に**凍結融解を繰り返さない**ようにする。

3 ウマ血清

ウマ血清の購入時、防腐剤が入っていないため、検査室で防腐剤（アジ化ナトリウム：100 m*l* のウマ血清に対して 0.01％分）を入れ攪拌する。防腐剤を入れた後に、1.8 m*l* の sperm 凍結用容器に分注して凍結保存する。

注）sperm 凍結用容器にはウマ血清製造年月日を記入する。

4 アジ化ナトリウムの取り扱いおよび保管法

保管場所…ホルモン検査室金庫

- アジ化ナトリウムは劇物であるため、使用の際には十分注意すること!!
- 使用時には金庫内に入っているメモ帳に、使用日と使用者、使用量を記入する。
- 使用時は、0.01％なので目分量でごく少量（ディスポ 3 m*l* 用のスポイト先端にのる量）を入れる。
- 鍵はホルモン検査室の代表と院長が保持する。

9 各種シート・データの管理

1 採卵までのシート管理法

ART チェックリストは、院長のシートチェックが済むまで「ART チェックリスト」ファイルに保管し、シートチェック終了後、患者様カルテの検査結果を貼る紙（黄色）の一番前に挟む。

ホルモンシートと ART シートは、採卵前日のミーティングが終わるまで、「ART&ホルモンシート」のファイルで保管する。

注）COH 中、採卵予定がキャンセルとなった患者様のホルモン＆ART シートは、**キャンセル原因をホルモンシートに記入**して、ART シートと一緒に「ART キャンセルシート」ファイルに綴じ保管する。ART チェックリストは、シートチェック終了後と同様に、患者様カ

ルテの検査結果を貼る紙(黄色)の一番前に挟む。

FET ホルモンシートは、FET 日が決定するまで「FET ホルモンシート」ファイルに綴じ、FET が終了したら、「FET ＊ホルモンシート終了記録」ファイルに保管する。

2 採卵後のシート管理法

採卵前日のミーティングが終わったら、ホルモンシートを「ART 終了記録」ファイルへ綴じる。その後、以下の項目を随時記入する。

・OPU 時ホルモン値

・ET 時(OPU 後 Day 3)のホルモン値と内膜の厚さ

・黄体補充期(OPU 後 Day 7)のホルモン値

・黄体補充期(OPU 後 Day 10)のホルモン値と内膜の厚さ

・妊娠判定の結果とホルモン値

・GS、FHB の確認数

ホルモンシートは、すべての記入を終えたシートから裏表コピーして、妻カルテの同一採卵日 ART シートのコピー(ピンク)の後ろに挟む。ホルモンシートの原本は、「ART 終了記録」ファイルに綴じ、保管する。ART 終了記録ファイルに綴じてあるすべてのホルモンシートのコピーが終了したファイルはホルモン検査室で管理する。

3 データ管理

全検査データ記入済みのホルモンシートから、データベース(Vaio PC)に入力していく。

ホルモンデータとキャンセルホルモンデータの 2 種類のデータベースがあるので、それぞれ入力する。

注）入力後、データのバックアップをとる。

10 トラブル対処

表 3

	不適合	対処
検体の取り扱い	感染予防	・検体は、すべて感染症のあるものとして扱う！ ・検体を扱うときには手袋をする！ ・1日の作業終了後、検体を取り扱った机を、次亜塩素ナトリウムを含めたもので清掃する。また、作業中に検体をこぼした場合も清掃する。
	検体スピッツと院内検査伝票の日付・氏名・カルテ No. に不備があった場合	・不備のある検体を採取した看護師に確認を取る。確認が取れるまで受付はせずに、検体スピッツに確認中とわかるようにインデックスを貼る。
検査キット	VIDAS アッセイキットに不適合があった場合	・発見者が「VIDAS アッセイキット不適合品チェックシート」に記録する。不適合キットは保管しておき、必要に応じて日本ビオメリュー当院担当者に連絡する。
測定結果	異常値	・医師に報告。
	測定限界を超えた場合	・原則として、ART 検体の依頼項目はすべて数値を出す!! ・一般検体の依頼項目のうち E_2 II、hCG 値は数値を出す。 ・依頼項目のうち PRL は ART・一般にかかわらず、数値を出してから医師に報告する。 ・結果待ちの場合は、測定限界を超えたことを医師に報告し、再測定中であることを伝える。
	測定エラー	・新しい VIDAS アッセイキット（試薬ストリップ）に検体を入れ直し、再測定する。 ・測定機器バイダスにエラーが出ていれば、「VIDAS PC 操作マニュアル」、「ミニバイダスオペレーションマニュアル」に従って処置する。
	測定不可能な状況が生じた場合（検体量不足 etc.）	・検査の依頼を出した医師に報告し、指示を仰ぐ。
	ECG の異常波形	・検査の依頼を出した医師に報告する。また、インデックスに結果を記入し、カルテの表に貼る。
測定機器	VIDAS・mini VIDAS の故障	・発見者が「VIDAS PC 操作マニュアル」、「ミニバイダスオペレーションマニュアル」に従って、処置をする。 ・必要に応じて発見者が日本ビオメリューカスタマーサービスに連絡し、対応を取る。
	VAIDAS プリンターの故障	・測定結果は VAIDAS PC に取り込まれているため、PC で結果確認をする。 ・必要に応じて発見者が日本ビオメリューカスタマーサービスに連絡し、対応を取る。
	バイオリンク PC の故障	・測定は、VIDAS に直接入力し測定を開始する。報告書は手書きで行う。 ・発見者が日本ビオメリュー当院担当者に連絡し、対応を取る。
	校正エラー	・試薬（スタンダード）を作成し直し、再キャリブレーションを行う。 ・2度行ってもエラーが出る場合は、異なる Lot. No. のバイダスアッセイキットでキャリブレーションを行い、キットに問題があるのか確認する。 ・測定機器 VAIDAS にエラーが出ていれば「VIDAS PC 操作マニュアル」、「ミニバイダスオペレーションマニュアル」に従って処置し、必要であれば、日本ビオメリューカスタマーサービスに連絡し、対応を取る。
	心電計の故障	・日常点検時、測定時に異常がみられたら、すぐにフクダ電子に連絡し、対応をとる。

注）赤字：予防処置

2 ホルモン検査室資料

<ホルモン検査室/教育計画書>

1．新人教育

①教育は、「教育計画表」の計画日数に従い、教育者が「ホルモン検査室マニュアル」に基づいて実施する。

教育者とは、業務に1年以上携わった者とする。但し、該当者がいない場合は、先に業務に就いている者とする。

②力量の評価は、主任が各項目の計画日数内に実施する。

評価結果は「力量一覧表」に記録する。

また、評価は「ホルモン検査室マニュアル」を基準とし、評価方法は下記のとおりに実施する。

○：指示なしで業務ができる
△：マニュアルに従って業務ができる
×：教育者の指示、確認を必要とする

評価が「×」の場合は、再評価日を設ける。

③主任の評価を院長が確認、承認する。

2．教育

①既存の「教育計画」以外の知識・技術を習得する場合は、主任が「新知識シート」に新課題内容を記入する。

②新課題の習得方法、理解の確認方法および評価方法は、新課題が発生するごとに院長と主任によって決定する。

③新課題の評価は院長が実施する。

評価の結果は「新知識シート」に記録し、承認する。

●ホルモン検査室資料一覧表

1	教育計画表	5	FET ホルモンシート
2	ホルモン検査室/力量一覧表(新人教育シート)	6	下垂体・性腺ホルモンの説明
		7	排卵誘発剤
3	ホルモン検査室/新知識シート		
4	ホルモンシート		

教育計画表

責任者:　　　　　　　日付:

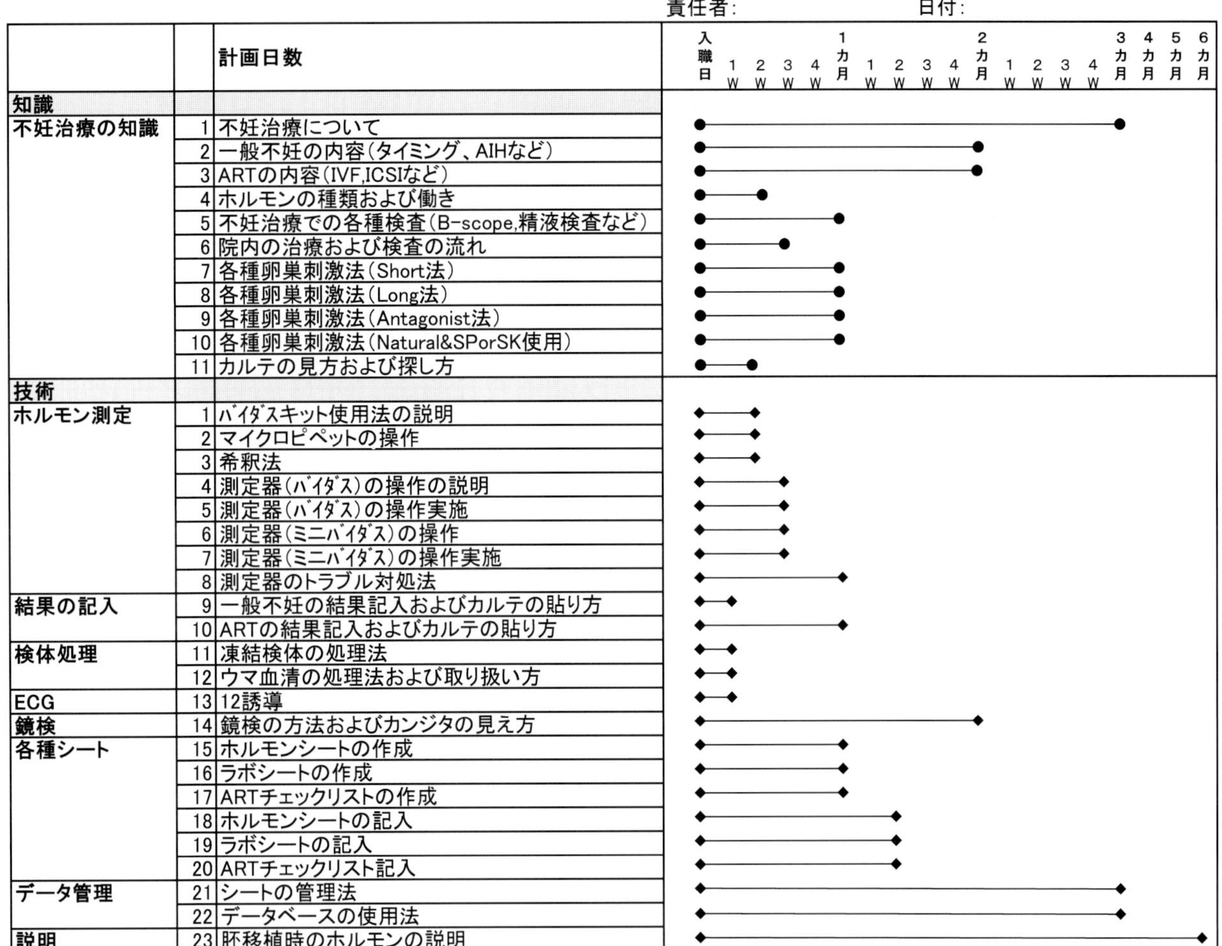

		計画日数	入職日	1W	2W	3W	4W	1カ月	1W	2W	3W	4W	2カ月	1W	2W	3W	4W	3カ月	4カ月	5カ月	6カ月
知識																					
不妊治療の知識	1	不妊治療について	●															●			
	2	一般不妊の内容(タイミング、AIHなど)	●										●								
	3	ARTの内容(IVF,ICSIなど)	●										●								
	4	ホルモンの種類および働き	●		●																
	5	不妊治療での各種検査(B-scope,精液検査など)	●					●													
	6	院内の治療および検査の流れ	●			●															
	7	各種卵巣刺激法(Short法)	●					●													
	8	各種卵巣刺激法(Long法)	●					●													
	9	各種卵巣刺激法(Antagonist法)	●					●													
	10	各種卵巣刺激法(Natural&SPorSK使用)	●					●													
	11	カルテの見方および探し方	●		●																
技術																					
ホルモン測定	1	ﾊﾞｲﾀﾞｽキット使用法の説明	◆		◆																
	2	マイクロピペットの操作	◆		◆																
	3	希釈法	◆		◆																
	4	測定器(ﾊﾞｲﾀﾞｽ)の操作の説明	◆			◆															
	5	測定器(ﾊﾞｲﾀﾞｽ)の操作実施	◆			◆															
	6	測定器(ミニﾊﾞｲﾀﾞｽ)の操作	◆			◆															
	7	測定器(ミニﾊﾞｲﾀﾞｽ)の操作実施	◆			◆															
	8	測定器のトラブル対処法	◆					◆													
結果の記入	9	一般不妊の結果記入およびカルテの貼り方	◆	◆																	
	10	ARTの結果記入およびカルテの貼り方	◆					◆													
検体処理	11	凍結検体の処理法	◆	◆																	
	12	ウマ血清の処理法および取り扱い方	◆	◆																	
ECG	13	12誘導	◆	◆																	
鏡検	14	鏡検の方法およびカンジタの見え方	◆										◆								
各種シート	15	ホルモンシートの作成	◆					◆													
	16	ラボシートの作成	◆					◆													
	17	ARTチェックリストの作成	◆					◆													
	18	ホルモンシートの記入	◆							◆											
	19	ラボシートの記入	◆							◆											
	20	ARTチェックリスト記入	◆							◆											
データ管理	21	シートの管理法	◆															◆			
	22	データベースの使用法	◆															◆			
説明	23	胚移植時のホルモンの説明	◆																		◆

＜ホルモン検査室/力量一覧表(新人教育シート)＞

氏名:　　　　　　　　　責任者:

知識		評価内容	教育日	教育者	実施日	評価	備考(注意点)	承認者
不妊治療の知識	1	不妊治療について						
	2	一般不妊の内容(タイミング、AIHなど)						
	3	ARTの内容(IVF,ICSIなど)						
	4	ホルモンの種類および働き						
	5	不妊治療での各種検査(B-scope,精液検査など)						
	6	院内の治療および検査の流れ						
	7	各種卵巣刺激法(Short法)						
	8	各種卵巣刺激法(Long法)						
	9	各種卵巣刺激法(Antagonist法)						
	10	各種卵巣刺激法(Natural&SPorSK使用)						
	11	カルテの見方および探し方						

技術		評価内容	教育日	教育者	実施日	評価	備考(注意点)	承認者
ホルモン測定	1	ﾊﾞｲﾀﾞｽキット使用法の説明						
	2	マイクロピペットの操作						
	3	希釈法						
	4	測定器(ﾊﾞｲﾀﾞｽ)の操作の説明						
	5	測定器(ﾊﾞｲﾀﾞｽ)の操作実施						
	6	測定器(ミニﾊﾞｲﾀﾞｽ)の操作						
	7	測定器(ミニﾊﾞｲﾀﾞｽ)の操作実施						
	8	測定器のトラブル対処法						
結果の記入	9	一般不妊の結果記入およびカルテの貼り方						
	10	ARTの結果記入およびカルテの貼り方						
検体処理	11	凍結検体の処理法						
	12	ウマ血清の処理法および取り扱い方						
ECG	13	12誘導						
鏡検	14	鏡検の方法およびカンジタの見え方						
各種シート	15	ホルモンシートの作成						
	16	ARTシートの作成						
	17	ARTチェックリストの作成						
	18	ホルモンシートの記入						
	19	ARTシートの記入						
	20	ARTチェックリスト記入						
データ管理	21	シートの管理法						
	22	データベースの使用法						
説明	23	胚移植時のホルモンの説明						

＊評価は、「教育計画書」に基づいて実施する。

＜ホルモン検査室/新知識シート＞

氏名:　　　　　　　　　責任者:

知識・技術		新課題内容	備考(習得方法・理解の確認方法・評価方法)	評価	承認者

ホルモンシート

木場公園クリニック

Cycle No		Cycle Type		卵巣刺激法		採卵前	ゾンデ	感染症	精検	クル	精培		IVF	ET	FET	ICSI	ET	FET
妻 ID		妻 氏名		B.D		年齢		住所				他院既往歴						
夫 ID		夫 氏名		B.D		年齢		TEL				当院既往歴						
不妊原因	1)		2)		3)		4)		5)									

Day Info		FP	γFSH フォリスチム		パーゴグリーン		日研		ヒュメゴン			SP	SK	hCG	AT	AG		OC	ホルモン検査						エコー検査						
																									EM	右卵巣		左卵巣			
Date	Day	75	75	150	75	150	75	150	150	100	75	50	100	プロファシー	セトロタイド	S	R	プラノバール	E2	PRG	LH	FSH	PRL	hCG	(mm)	AF	cyst	AF	cyst	右卵胞径	左卵胞径
																								T							

〈ホルモン略語〉 *E2・・エストロゲン（卵胞ホルモン） *PRG・・プロゲステロン（黄体ホルモン） *LH・・黄体化ホルモン *FSH・・卵胞刺激ホルモン *PRL・・プロラクチン（乳汁分泌ホルモン）☆基準値：35.0以下

GS・・ FHM・・

FETホルモンシート

木場公園クリニック

Cycle Type	FET	OPU−	Day−	当院既往歴	IVF		ET		FET		ICSI		ET		FET	
妻 ID		妻 氏名		生年月日		胚年齢		住所								
夫 ID		夫 氏名		生年月日		胚年齢		電話番号								

Day Info		エストラジオール		プレマリン	エストラーナ	PD	SP	SK	AG	hMG	黄体補充		hCG	OC	ホルモン検査						エコー検査				
																					ETh	右卵巣		左卵巣	
Date	Day	IN	膣	IN		10	50	100	S		ルトラール	プロゲストン	プロファシー	プラノバール	E2	PRG	LH	FSH	PRL	hCG	(mm)	AF	Cyst	AF	Cyst
																				T					

GS・・ FHM・・

＊ ホルモン略語 ＊

*E2・・・ エストロゲン（卵胞ホルモン）

*PRG・・・ プロゲステロン（黄体ホルモン）

*LH・・・ 黄体化ホルモン

*FSH・・・ 卵胞刺激ホルモン

*PRL・・・ プロラクチン（乳汁分泌ホルモン）

☆基準値：35.0以下

＊ memo ＊

ホルモン参考資料

＊下垂体・性腺ホルモンの説明＊

E_2（エストロゲン） 卵胞ホルモン

卵胞から分泌されるホルモンで、女性ホルモンといわれています。

◆ホルモンの働き
卵胞期（卵巣刺激中）の子宮内膜を厚くし、排卵前に子宮頚管粘液量を増加させる働きがあります。

◆ホルモン値からわかること
E_2は、卵胞の成熟により分泌されます。卵巣刺激中では値の上昇により卵胞の発育状態を予測できます。

LH 黄体化ホルモン

脳下垂体から分泌されるホルモンです。

◆ホルモンの働き
卵胞の成熟・排卵・黄体の形成を促す働きがあります。

◆ホルモン値からわかること
スプレキュアまたはセトロタイド使用の場合・・・ホルモン値の上昇が抑えられているか確認しています。

スプレキュアまたはセトロタイド未使用の場合・・・ホルモン値の上昇がないかを確認しています。

PRG（プロゲステロン） 黄体ホルモン

排卵後、卵巣内に黄体ができ、黄体から分泌されるホルモンです。

◆ホルモンの働き
子宮内膜に作用し、胚を着床しやすい環境に整える働きがあります。またPRGの分泌によって基礎体温が上昇します。

◆ホルモン値からわかること
排卵誘発剤を使用している時は、PRGの上昇がないかを確認しています。明らかなPRGの上昇が認められた場合は卵巣刺激そのものをキャンセルしたり、全ての胚を凍結して、別の周期に胚を戻すこともあります。早めにPRGが上昇すると、子宮内膜が早く成熟し着床に影響がでてきます。
また、hCG（プロファシー）の注射を打った翌日にはPRGが上昇しているかをみています。PRGが上昇したということはhCGが有効であったということを意味しています。

FSH 卵胞刺激ホルモン

脳下垂体から分泌されるホルモンです。

◆ホルモンの働き
卵巣に作用して、卵胞の発育を促す働きがあります。

◆ホルモン値からわかること
卵巣がどのくらい排卵能力をもっているかがわかります。

PRL（プロラクチン） 乳汁分泌ホルモン

脳下垂体から分泌されるホルモンです。

◆ホルモンの働き
乳汁を分泌させる働きがあります。

◆ホルモン値からわかること
PRLの値が高くなると、月経不順や排卵障害の原因になると言われています。

TES（テストステロン）

男性ホルモンといわれています。

◆ホルモン値からわかること
異常高値を示す場合、排卵障害の原因になります。特に、多嚢胞性卵巣症候群（PCOS）と呼ばれる排卵障害の場合には、卵巣を被う膜が肥厚し排卵を障害する原因になると思われます。

＊下垂体・性腺ホルモンの女性参考値＊

項目	E_2 (pg/ml)	PRG (ng/ml)	LH (mIU/ml)	FSH (mIU/ml)	PRL (ng/ml)	TES (ng/ml)
卵胞期（低温期）	18.00～80.00	≦0.25～0.54	1.50～8.00	3.90～12.00	正常周期 5.00～35.00	正常周期 0.10～0.90
排卵日 ※排卵前ピーク時の値	93.00～573.00※	≦0.25～6.22	9.60～80.00	6.30～24.00		
黄体期（高温期）	43.00～214.00	1.50～20.00	－	－		

＊排卵誘発剤＊

卵巣刺激とは、排卵誘発剤を使用し、卵を多く育てることです。通常では、毎月何個かの卵のうち1個が選ばれ、大きくなり排卵が起こりますが、成熟卵の数を増やすために排卵誘発剤を使用します。

1) hMG製剤

hMG製剤	単位	比率（FSH：LH）
FP（フェルティノームP）	75	1：<0.000033
PG（パーゴグリーン）	75	1：1
	150	1：1
日研（HMG日研）	75	1：<0.05
	150	1：<0.05
HG（ヒュメゴン）	75	1：1
	100	1：<0.06
	150	1：0.33

◇当院では左表の注射を使用しています。
◇hMG剤は、FSH（卵胞刺激ホルモン）とLH（黄体化ホルモン）の混合薬です。種類や単位によって混合されている比率が異なります。これらの中から卵巣刺激周期のLH値ならびに小卵胞の数より使用する注射の種類・量を決めています。

2) γFSH（リコンビナントFSH） フォリスチム

人工的に作られたFSH（卵胞刺激ホルモン）の注射液剤です。
hMG剤と同様に卵巣刺激周期のLH値ならびに小卵胞の数より使用する注射の量を決めています。

3) hCG（ヒト絨毛性ゴナドトロピン） プロファシー

hCGにはLH様の作用があり、卵胞を成熟させる作用と黄体を刺激する作用があります。
通常、hCGは採卵の約35時間前に使用します。

4) セロフェン（クロミフェン）

非ステロイド系の抗エストロゲン製剤（卵巣から分泌される卵胞ホルモンの作用を抑える）で、内服すると下垂体からFSHとLHが分泌されて卵胞が発育します。副作用として、子宮内膜が薄くなる場合もあります。
卵巣の機能が非常に低下している場合には、最初からhMGを使用するよりも有効な時もあります。

5) セキソビット（サイクロフェニール）

セロフェンよりは卵巣刺激作用は弱いが、子宮内膜が薄くなることはありません。

＊卵巣刺激に使用するお薬＊

スプレキュア（GnRH agonist）

点鼻薬／1日3回投与
Long法での卵巣刺激中のLHサージを抑制し、早期排卵を阻止する目的で使用します。
※LHサージ・・・急激な大量の黄体化ホルモン（LH）の放出のこと。排卵の直接的な引きがねとなります。

セトロタイド（GnRH antagonist）

皮下注射／連日投与
セトロタイド法または自然周期での卵巣刺激中のLHサージを抑制し、早期排卵を阻止する目的で使用します。
GnRH agonistと異なる点は、即効性にLHを低下させることができるため、投与期間は短くなります。

ピルを使用する目的

①卵胞の大きさのばらつきが少なくなる。
②cyst（腫れ）の形成の率が低くなる。
③妊娠している時にGnRH agonistを使う可能性がなくなる。
④GnRH agoniostでおこる頭痛などの副作用を予防することができる。
⑤スケジュールがコントロールしやすい。

エストラジオールを使用する目的

均一な卵を発育させるために使用します。

おわりに

「ART は生き物だ」といわれるように、ART の進歩は目覚ましく、10 年前は不可能であろうと思われたことが可能となることがあるため、ART に従事するものは、常に前向きに勉強をし続けていく必要があります。

また、ART はチーム医療です。木場公園クリニックでも、下図のように医師(産婦人科医、泌尿器科医)、看護スタッフ(看護士、看護助手)、体外受精コーディネーター、エンブリオロジスト、ホルモンコーディネーター、心理カウンセラー、遺伝カウンセラー、表現音楽療法士、受付が多面的かつ総合的な患者様へのサポートを目指して連携をしています。

木場公園クリニックの品質方針である「不妊症の治療の実践を通じ、世界最高レベルの質の高い医療の提供と患者様満足度の向上を目指します」を念頭におきながら、どのようなときでも患者様を診察させて頂いているという謙虚な姿勢で、一つひとつの行程が患者様の人生そのものに関与していることを忘れずに熱意をもって魂を込めた医療を行いたいと思っています。また、常に危機意識をもってトラブルに対しては迅速に対応し、進化し続ける木場公園クリニックでありたいと思っています。

この「Kiba Park Clinic Method」が不妊症の治療をお受けになっている患者様の少しでもお役に立てれば幸せです。

また、本書の刊行主旨に快くご賛同頂き、当初より諸々の作業に携わって頂いた、永井書店編集部 渡邉弘文氏に心から御礼を申し上げます。

最後に、木場公園クリニックで働いているスタッフ全員に感謝して筆を置きたいと思います。

平成 17 年 12 月吉日

木場公園クリニック院長　**吉田　淳**

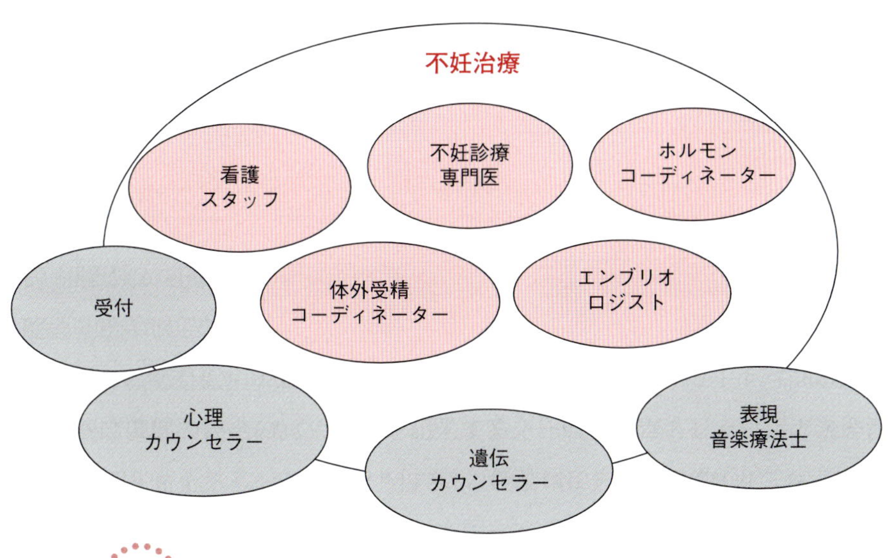

木場公園クリニックにおけるさまざまな専門スタッフの連携

和文索引

欧文索引

すぐに役立つ ART 実践マニュアル
—木場公園クリニック式 method—
ISBN4-8159-1739-6 C3047

平成17年12月1日　第1版発行

編　著———吉　田　　淳
発行者———松　浦　三　男
印刷所———三報社印刷株式会社
発行所———株式会社 永　井　書　店
〒553-0003 大阪市福島区福島8丁目21番15号
電話(06)6452-1881(代表)/Fax(06)6452-1882

東京店
〒101-0062 東京都千代田区神田駿河台2-10-6(7F)
電話(03)3291-9717(代表)/Fax(03)3291-9710

3階平面図

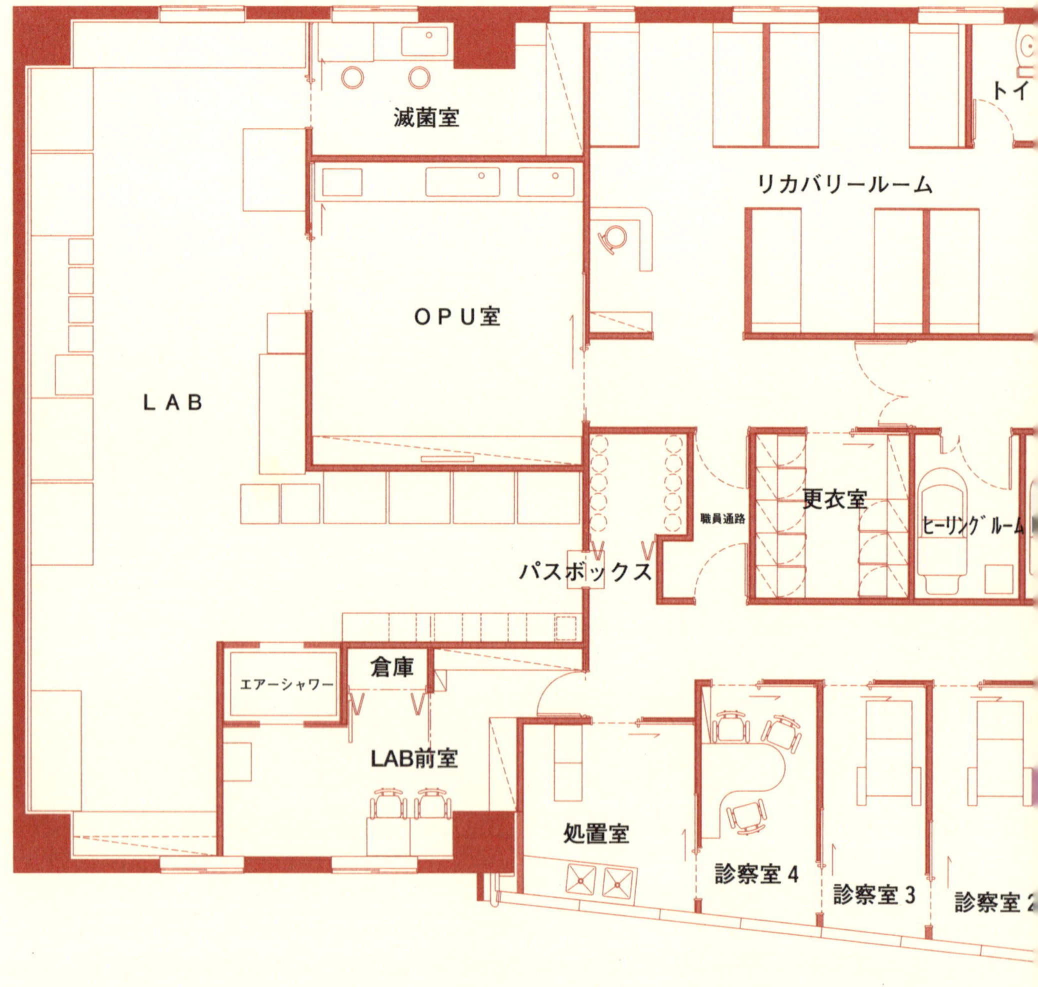

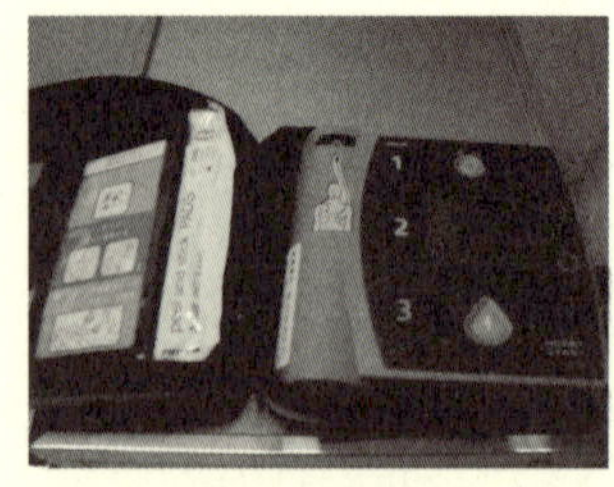
AED(OPU室)

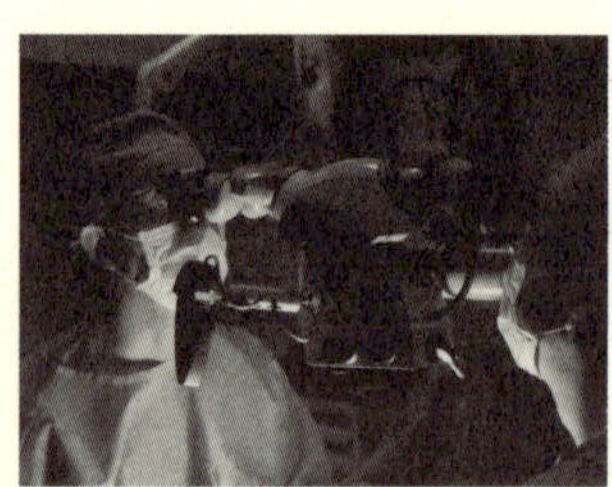
MD-TESE(OPU室)

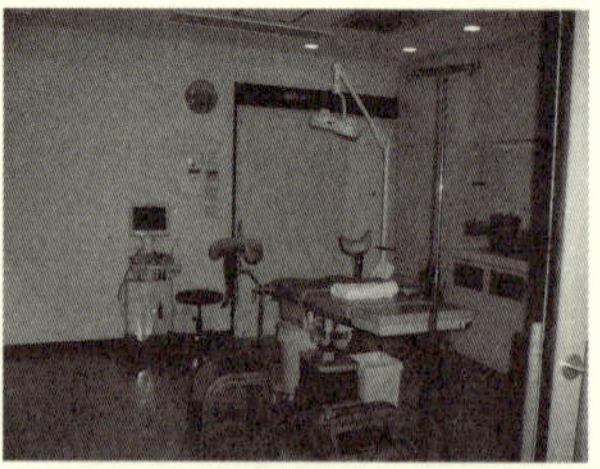
OPU室

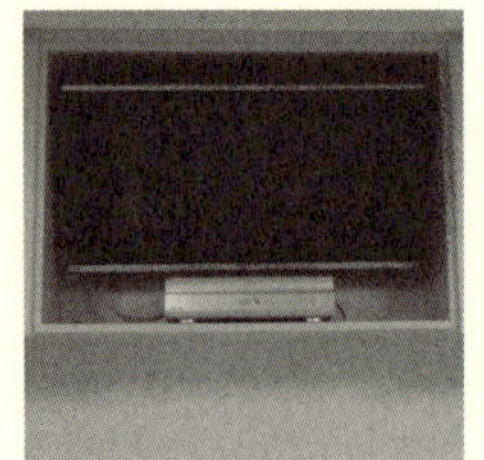
OPU室モニター

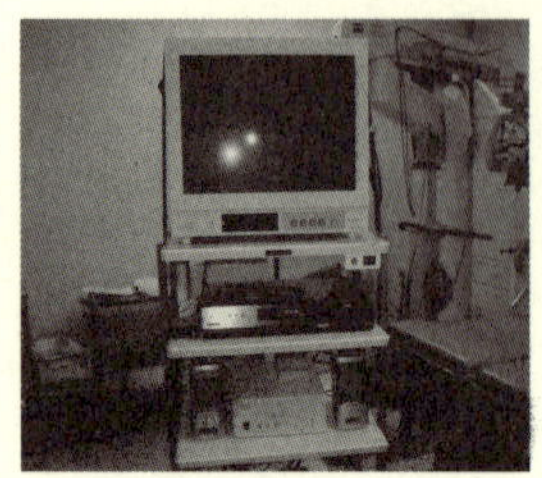
TESEビデオコントローラー(OPU室)

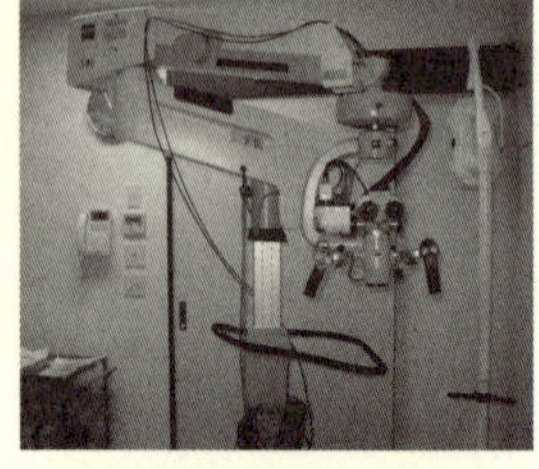
TESE顕微鏡(OPU室)

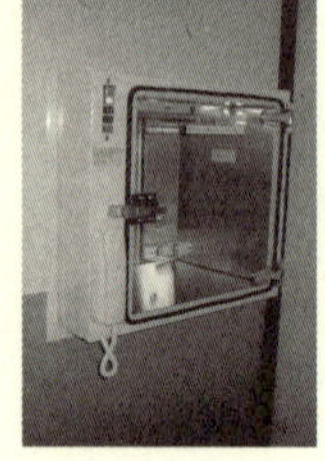
パスボックス

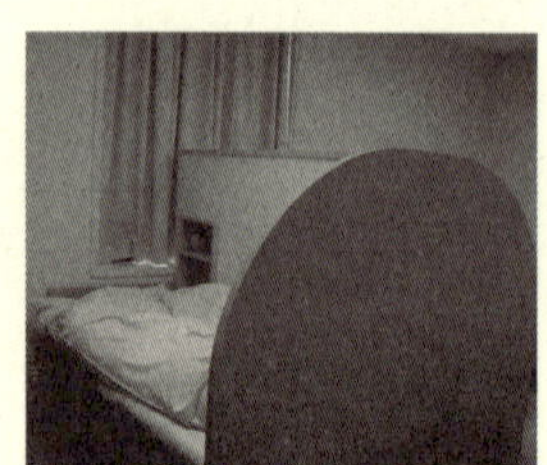
リカバリールーム